Sistemas Rotatórios em Endodontia

Instrumentos de Níquel-Titânio

Sistemas Rotatórios em Endodontia

Instrumentos de Níquel-Titânio

SÉRIE EAP-APCD-ARTES MÉDICAS

VOLUMES PROGRAMADOS

1. MONDELLI, J. Proteção do Complexo Dentinopulpar
2. NAVARRO, M. F. L., PASCOTTO, R.C. Ionômeros de Vidro
3. DOTTO, C. A. Implantes osseointegrados
4. LEONARDO/LEONARDO, Sistemas Rotatórios em Endodontia
5. FERRAZ, C. Periodontia
6. OLIVEIRA, W. Disfunções Temporomandibulares
7. PEGORARO, L. F. Prótese Fixa
8. FELLER, C. Emergências em Endodontia
9. MELO, L. L. Traumatismo Alvéolo-Dentário
10. IMURA, N. ZUOLO, M. Endodontia para o Clínico Geral
11. GUEDES PINTO, A. C. Odontopediatria Clínica
12. CHAIN, M., BARATIERI, L. N. Restaurações Estéticas em Dentes Posteriores
13. ESTRELA, C. Dor Odontogênica
14. FONSECA, A. S., BOBBIO, C. A. Restaurações Estéticas em Dentes Anteriores
15. BOTTINO, M. A., PAGANI, C. Prótese Fixa
16. CHILVARQUER, I/NEISSER, M. Imageologia em Odontologia
17. CARVALHO, L. FALTIN Jr., K. Ortodontia
18. MIRANDA, C. C. Preparo e Moldagem em Prótese Fixa Unitária
19. ARAÚJO, M. A. M. Tratamento Clínico dos Traumatismos Dentários
20. OPPERMAN, R. Doenças Periodontais na Infância e Adolescência
21. FRANCISCHONE, C. E., VASCONCELOS, L. W., Osseointegração e Próteses Unitárias
22. BUISCHI, I. A. Promoção de Saúde Bucal
23. BELÉM NOVAES Jr, A. Tratamento Periodontal com Finalidade Protética

Série EAP • APCD

VOLUME

SISTEMAS ROTATÓRIOS EM ENDODONTIA

INSTRUMENTOS DE NÍQUEL-TITÂNIO

MÁRIO ROBERTO LEONARDO
RENATO DE TOLEDO LEONARDO

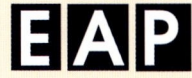

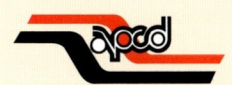

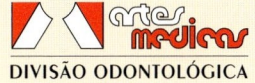
DIVISÃO ODONTOLÓGICA

2 0 0 2

© 2002 by Editora Artes Médicas Ltda.

Todos os direitos reservados. Nenhuma parte desta obra poderá ser publicada sem a autorização expressa desta Editora.

Série EAP-APCD-Artes Médicas:
Presidente da APCD: Dr. Raphael Baldacci Filho
Diretor da EAP-APCD: Dr. Antonio Salazar Fonseca
Assessor Científico: Dr. Marco Antonio Bottino
Diretor Editorial: Milton Hecht

Equipe de Produção:
Gerente de Produção: Virgínia S. Araujo
Revisão Tipográfica: Maria Eugênia de Camargo B. Affonso
Composição e Diagramação: GraphBox•Caran
Projeto Gráfico e Capa: Nelson Mielnik
Impressão e acabamento: Donnelley Cochrane Gráfica Editora

ISBN 85-74040-52-5 (enc.)

Dados Internacionais de Catalogação na Publicação (CIP)
(Câmara Brasileira do Livro - SP - Brasil)

L581e

    Leonardo, Mário Roberto.
       Endodontia: sistemas rotatórios: nova era no tratamento de canais radiculares / Mário Roberto Leonardo, Renato de Toledo Leonardo. – São Paulo: Artes Médicas, 2001.
       400p. ; cm. – (EAP-APCD ; 4)

    ISBN 85-74040-52-5 (enc.)

    1. Endodontia. 2. Odontologia. I. Leonardo, Renato de Toledo. II. Título. II. Título. III. Série: (EAP-APCD ; 4)

                                                   CDD-617.6342

Índices para catálogo sistemático

Editora Artes Médicas Ltda.
R. Dr. Cesário Mota Jr, 63 — Vila Buarque
CEP: 01221-020 — São Paulo - SP — Brasil
Home Page: http://www.artesmedicas.com.br
E-Mail: artesmedicas@artesmedicas.com.br
Tel: (011) 221-9033
Fax: (011) 223-6635
Linha direta do consumidor: 0800-559033

AUTORES

■ MÁRIO ROBERTO LEONARDO

Professor Titular da Disciplina de Endodontia do Departamento de Odontologia Restauradora da Faculdade de Odontologia de Araraquara - UNESP.
Coordenador dos Programas de Pós-Graduação em Odontologia (Mestrado e Doutorado) - Área de Endodontia, da Faculdade de Odontologia de Araraquara - UNESP.
Professor Visitante ("Sabbatic Professor") do Departamento de Endodontia da Faculdade de Medicina Dentária ("School of Dental Medicine") da Universidade de Connecticut - USA (1983/1985).

■ RENATO DE TOLEDO LEONARDO

Professor Assistente Doutor da Disciplina de Endodontia do Departamento de Odontologia Restauradora da Faculdade de Odontologia de Araraquara - UNESP.
Especialista em Endodontia pelo CRO-SP.
Mestre em Endodontia pela Faculdade de Odontologia de Bauru - USP (1992).
Doutor em Patologia Bucal, pela Faculdade de Odontologia de Bauru - USP (1997).
Professor Visitante do Departamento de Endodontia da Universidade do Texas (Health Science Center Dental School), em San Antonio - Texas - USA (1996).

UNIVERSIDADE ESTADUAL PAULISTA "JULIO DE MESQUITA FILHO"

Reitor: Prof. Dr. José Carlos Souza Trindade
Vice-Reitor: Prof. Dr. Paulo Cezar Razuk

FACULDADE DE ODONTOLOGIA DE ARARAQUARA - UNESP

Diretor: Prof. Dr. Ricardo Samih Georges Abi Rached
Vice-Diretor: Prof. Dr. Roberto Miranda Esberard

DEPARTAMENTO DE ODONTOLOGIA RESTAURADORA

Chefe: Prof. Dr. Marcelo Ferrarezi de Andrade
Vice-Chefe: Prof. Dr. Fábio Luiz Camargo Villela Berbert

Preparação dos Originais: Célia Regina Fachine Sanches Silva - Oficial Administrativo (aposentado) da UNESP-Araraquara.

COLABORADORES

Hélio Pereira Lopes
Professor Livre-Docente em Endodontia, pela Faculdade de Odontologia da Universidade do Estado do Rio de Janeiro-RJ (U.E.R.J.).
Coordenador do Curso de Especialização em Endodontia da Associação Brasileira de Odontologia - RJ (A.B.O.R.J.).
Professor Convidado do Curso de Especialização em Endodontia da Associação Brasileira de Odontologia de Alfenas - MG.

Henrique Artur Azevedo Bassi
Especialista em Endodontia (1991), pelo Centro de Estudos Odontológicos - CEO - IPSEMG - Belo Horizonte-MG.
Coordenador do Instituto de Endodontia Avançada - Belo Horizonte-MG.
Idealizador do "Easy Endo System"

Ilson José Soares
Professor Titular da Disciplina de Endodontia - Faculdade de Odontologia de Florianópolis - SC (U.F.S.C.).
Professor Responsável Técnico do Centro de Estudos Endodônticos - "Ensino de Alto Nível" - Florianópolis - SC.

José Carlos Rivas Gutierrez
Professor de Traumatologia Dental e de Odontopediatria do Instituto Latinoamericano de Ciências e Humanidades. León - Guanajuato - México
Aluno do Programa de Pós-Graduação em Odontologia - Área de Endodontia-Mestrado (2002/2003) - Faculdade de Odontologia de Araraquara-UNESP (Convênio PEC-PG).

José Freitas Siqueira Jr.
Coordenador da Disciplina de Endodontia da Universidade Estácio de Sá (U.N.E.S.A.) - RJ.
Coordenador da Disciplina de Microbiologia, Imunologia e Parasitologia da Universidade Veiga de Almeida - RJ.
Mestre e Doutor em Ciências.

Pedro Ardines Limonchi
Coordenador e Professor do Instituto Latinoamericano de Ciências e Humanidades. León - Guanajuato - México
Professor de Endodontia da Faculdade de Odontologia da Universidade Nacional Autônoma do México - DF.

Agradecimentos

Desde o convite do estimado colega e amigo **Prof. Dr. Marco Antonio Bottino** para escrevermos este livro, várias foram as contribuições que recebemos para tornar realidade este empreendimento.

Destacamos assim a valiosa colaboração de nossos colegas da Disciplina de Endodontia da Faculdade de Odontologia de Araraquara, UNESP, **professores doutores Roberto Miranda Esberard, Idomeo Bonetti Filho, Mário Tanomaru Filho e Fábio Luiz Camargo Villela Berbert;** dos nossos alunos dos cursos de graduação, atualização, especialização, mestrado e doutorado; profissionais da área de metalurgia, engenharia, computação e microscopia eletrônica.

A todos esses colaboradores, nosso profundo e eterno agradecimento.

Os autores

APRESENTAÇÃO

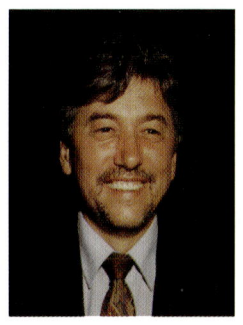

Bem vindo a este novo produto da EAP-APCD. Nossa intenção é tornar possível a você, profissional ou estudante de Odontologia, a obtenção das informações de que necessita da forma mais objetiva e clara possível.

A constante evolução das técnicas e dos produtos odontológicos, proporcionada pela pesquisa científica, faz com que as informações se tornem rapidamente obsoletas. Os livros-texto clássicos trazem conhecimentos que são indispensáveis para a formação básica do profissional. Porém, a exiguidade de tempo, motivada pelo árduo trabalho de consultório, nos fez pensar em uma série de livros destinada ao cirurgião-dentista e ao estudante, com texto extremamente conciso e farta ilustração, cujo objetivo primordial é a educação continuada. Estas informações foram ordenadas de modo a fazer com que o profissional possa aplicar imediatamente em sua clínica o conhecimento adquirido.

Nosso intuito é publicar volumes em todas as especialidades, buscando sempre os melhores autores brasileiros.

A qualidade técnica atingida, a nível de ilustrações à cores e qualidade de impressão conferem padrão internacional a estas publicações, condições estas que foram possibilitadas pela parceria EAP-APCD e Editora Artes Médicas-Divisão Odontológica.

Desfrute da leitura.

Antonio Salazar Fonseca
Diretor da EAP-APCD

Apresentação

Esse livro é fruto do reconhecimento paterno ao seu idealizador, RENATO DE TOLEDO LEONARDO.

A somatória de quatro décadas de estudos mentalmente arquivados, de experiências clínicas adquiridas e de um exaustivo conhecimento literário, aliada ao esforço, dedicação e idealismo de um jovem professor, tornou possível a concretização dessa obra. Além da grande satisfação e privilégio de tê-lo como co-autor, existe a certeza de que essa obra técnico/científica, será um verdadeiro estímulo à carreira universitária por ele ora iniciada.

Os autores desse livro, o Pai, MÁRIO ROBERTO LEONARDO, com seus 42 anos de dedicação integral à especialidade endodôntica e o Filho, RENATO DE TOLEDO LEONARDO, com sua ousadia, próprio da idade, e com sólidas bases técnicas e biológicas, tiveram como objetivo, oferecer aos endodontistas e clínicos gerais que aplicam essa especialidade, subsídios técnicos obtidos através da experiência vivida nos últimos 5 anos, com o emprego dos SISTEMAS ROTATÓRIOS QUE ACIONAM INSTRUMENTOS DE NÍQUEL-TITÂNIO.

Os SISTEMAS ROTATÓRIOS constituem a terceira geração no aprimoramento e simplificação do tratamento de canais radiculares e podem ser considerados como uma nova era na atividade diária do endodontista, como também, dos clínicos gerais que aplicam essa especialidade.

Porém, antes de aplicar clinicamente essa nova tecnologia de tratamento, o profissional deverá praticá-la inicialmente, em canais radiculares simulados em blocos de resina, em dentes extraídos e/ou, ainda melhor, através de cursos especializados, nos quais, os mesmos (sistemas rotatórios) são ensinados teoricamente e após, treinados em laboratório, para finalmente serem aplicados em humanos, através de atividades clínicas.

Assim, para aplicar os SISTEMAS ROTATÓRIOS clinicamente, o profissional deverá, conseguir com eles, o mesmo domínio técnico (predicados técnicos) obtido anteriormente com a aplicação dos instrumentos manuais. Somente assim, os tratamentos endodônticos se tornarão mais fáceis, isto é, realizados com menores dificuldades e, alguns obstáculos técnicos, antes considerados como verdadeiros desafios, poderão ser vencidos com essa nova tecnologia de tratamento.

Sem ter as informações necessárias para melhor compreensão e aplicação das grandes vantagens oferecidas pelos SISTEMAS ROTATÓRIOS, o profissional poderá correr o risco de uma frustração inicial, o que o levará a abandonar prematuramente essa nova tecnologia de tratamento, deixando consequentemente, de aproveitar suas reais vantagens.

MÁRIO ROBERTO LEONARDO

Prefácio

O elevado número de novos produtos levados ao mercado e o clamor de seus patrocinadores levam a uma confusão na correta escolha das mesmas. Tais produtos tornam-se obsoletos mesmo antes de ser completamente avaliados. Assim a necessidade de se conhecer os princípios e a eficaz utilização dos instrumentos rotatórios tornou-se evidente. A avaliação científica analisa somente uma pequena parte da funcionalidade completa, porque os instrumentos são descritos somente através de suas características peculiares. Dessa maneira, a necessidade de consolidar informações é indispensável para um endodontista que se esforça em avaliar características além daquelas recomendadas no folheto de instrução. Contando com uma melhor compreensão, os erros de julgamento são evitados e horas de trabalho são ganhas. Com compreensão e entendimento, a melhoria na qualidade do atendimento é mais rápida e consistentemente conquistada. O princípio é tornar o conhecimento acessível. A edição do livro dos professores Mário Roberto Leonardo e Renato de Toledo Leonardo será certamente apreciada na nossa profissão e terá a finalidade de tornar compreensível uma realidade.

John T. McSpadden

ÍNDICE

Capítulo 1 - Aprimoramento e simplificação de técnicas endodônticas 1

Capítulo 2 - Motores/Aparelhos que acionam os instrumentos de níquel-titânio 35

Capítulo 3 - Sistemas rotatórios: princípios gerais 49

Capítulo 4 - Sistema Quantec Séries 2000 57

Capítulo 5 - Sistema Quantec Séries 2000 - Técnicas 85

Capítulo 6 - Sistema Maillefer Profile .04/.06 123

Capítulo 7 - Sistema Maillefer Profile .04/.06 - Técnicas 141

Capítulo 8 - Sistema GT™ "Great Tapers" (Dentsply/Maillefer) 169

Capítulo 9 - Sistema GT "Great Tapers" (Dentsply/Maillefer) - Técnica 177

Capítulo 10 - Sistema Profile Séries 29 195

Capítulo 11 - Sistema Profile Séries 29 - Técnica 203

Capítulo 12 - Sistema Profile GT™ - Prosystem GT™ (Dentsply/Tulsa) 209

Capítulo 13 - Sistema Profile Séries 29 - Técnica 213

Capítulo 14 - Sistema Profile GT™ - Prosystem GT™ (Dentsply/Tulsa) - Técnica 217

Capítulo 15 - Sistema HERO 642 - (Micromega) 225

Capítulo 16 - Sistema Pow-R (Moyco Union Broach) - Técnicas 235

Capítulo 17 - Sistema Lightspeed 249

Capítulo 18 - Sistema ProTaper - Dentsply/Maillefer 257

Capítulo 19 - Sistema K³ Endo (Sybron Dental Specialties) 271

Capítulo 20 - Sistema Easy Endo 287

Capítulo 21 - Sistemas rotatórios que acionam instrumentos de níquel-titânio - Perguntas mais freqüentes 315

Terminologia empregada e definições

BIOPULPECTOMIA - Denominação didática atribuída ao tratamento de canal radicular de dentes que apresentam vitalidade pulpar.
- Pulpites irreversíveis
- Pulpites crônicas
- Tratamentos endodônticos por finalidade protética e/ou cirúrgica
- Polpas alteradas por reabsorção interna

NECROPULPECTOMIA I - Denominação didática atribuída ao tratamento de canal radicular de dentes com necrose pulpar (dentes despulpados) sem reação patológica periapical visível radiograficamente.
- Necroses pulpares
- Gangrenas pulpares
- Pericementites apicais agudas
- Abscessos dentoalveolares agudos levados à cronicidade

Obs.: Essas alterações patológicas, podem evidenciar apenas, um espessamento do ligamento (espaço) periodontal apical.

NECROPULPECTOMIA II - Denominação didática atribuída ao tratamento de canal radicular de dentes com necrose pulpar (dentes despulpados) com nítida evidência radiográfica de lesão periapical crônica.

RADIOGRAFIA PARA DIAGNÓSTICO - Radiografia inicial que ao oferecer dados subjetivos, irá contribuir para o estabelecimento do diagnóstico clínico/radiográfico do caso.

ABERTURA CORONÁRIA - Ato operatório pelo qual se abre (expõe) a câmara pulpar, também denominado abertura de acesso (à câmara pulpar). Inicialmente, a abertura coronária nada mais é do que a projeção mecânica da anatomia interna da câmara pulpar sobre a superfície do dente. Portanto, inicialmente, a abertura coronária, através de movimentos imprimidos à broca do interior para a superfície, irá refletir o TAMANHO e a FORMA (originais) da câmara pulpar.

DESGASTE COMPENSATÓRIO - Ato operatório através do qual se obtém um acesso direto e em linha reta ao canal radicular. O desgaste compensatório é a denominação atribuída à remoção mecânica do ombro palatino (lingual), que nos dentes anteriores é realizado com brocas esféricas especiais de haste longa. Nos molares, o desgaste compensatório é obtido através da remoção da convexidade das paredes da câmara pulpar e é realizado com o emprego de brocas especiais (BATT, ENDO Z, PONTAS DIAMANTADAS).

FORMA DE CONVENIÊNCIA - O contorno final da abertura coronária, deverá apresentar determinadas características que facilitarão à visualização, localização e acesso aos canais radiculares, principalmente nos molares. Assim, a parede mesial da abertura coronária, deverá ser divergente para oclusal e a parede distal, ligeiramente convergente para mesial com a consequente preservação da ponte de esmalte. Uma vez que o orifício de entrada do canal mésio-vestibular encontra-se localizado imediatamente abaixo da cúspide mesiovestibular, a abertura coronária, nos molares, deveria incluí-lo (ângulo mesiovestibular da abertura, divergente para oclusal).

ÁREA DE SEGURANÇA (ABOU-RASS) - É a porção da parede do canal radicular onde a espessura dentinária é mais volumosa, o que permite maior desgaste mecânico, e menor risco de perfurações (trepanações) nessa região, por exemplo, parede mesial ao nível cervical dos canais radiculares mesiovestibular e mesiolingual dos molares inferiores.

ÁREA DE RISCO (ABOU-RASS) - É a porção da parede do canal radicular com pouca espessura dentinária que, se mecanicamente desgastada em excesso, acarretará o risco de atingir o periodonto, por exemplo, a região de furca dos molares inferiores.

DESGASTE ANTICURVATURA (ABOU-RASS) - É o ato operatório que tem por finalidade retificar a curvatura do canal radicular ao nível de seus terços cervical e médio, para oferecer acesso direto e em linha reta à curvatura apical do mesmo. O desgaste anticurvatura é realizado nas "áreas de segurança" dos dentes, constituindo atualmente uma das fases operatórias do tratamento endodôntico que muito contribui para o sucesso dessa terapia.

COMPRIMENTO APARENTE DO DENTE (CAD) - É a medida obtida, na radiografia para diagnóstico, da distância entre a borda incisal ou face oclusal até o ápice radicular do dente a ser submetido ao tratamento de canal radicular. Essa medida representa o comprimento aproximado do dente, quando observada a angulagem vertical no momento da tomada radiográfica.

COMPRIMENTO REAL DO INSTRUMENTO (CRI) - É a medida pré-determinada no instrumento utilizado na exploração ou cateterismo do canal radicular para a realização da Odontometria. Nesse instrumento, será delimitada a medida correspondente ao Comprimento Aparente do Dente (CAD), deduzindo-se deste, 2 a 4mm como margem de segurança para possíveis variações da angulação vertical normal do cilindro de raios-X, no momento da tomada radiográfica inicial (radiografia para diagnóstico).

COMPRIMENTO DE TRABALHO PROVISÓRIO (CTP) - É a delimitação inicial do comprimento do instrumento a ser introduzido no interior do canal radicular, com topes ou cursores de borracha ou silicone, durante sua exploração ou cateterismo, com o objetivo de realizar a Odontometria.
É, portanto, um comprimento de trabalho provisório, uma vez que ainda não foi estabelecido o Comprimento Real de Trabalho (CRT). A medida do Comprimento de Trabalho Provisório (CTP) corresponde à do Comprimento Real do Instrumento (CRI).

ODONTOMETRIA - Recurso técnico radiográfico, que tem por objetivo a obtenção do Comprimento Real do Dente (CRD). Como alternativa às radiografias, podemos empregar os localizadores eletrônicos do ápice radicular, que oferecem vantagens de emprego.

COMPRIMENTO REAL DO DENTE (CRD) - Acrescentando-se ao Comprimento de Trabalho Provisório (CTP) a medida obtida da distância entre a ponta do instrumento até o ápice radicular do dente sob tratamento, na radiografia para odontometria, obtém-se o Comprimento Real do Dente (CRD).

COMPRIMENTO REAL DE TRABALHO (CRT) - Deduzindo-se de 1 a 2mm do Comprimento Real do Dente (CRD), obtém-se o Comprimento Real de Trabalho (CRT). Essa dedução de 1 a 2mm do Comprimento Real do Dente permite que o limite apical de instrumentação e de obturação fiquem situados aproximadamente ao nível da união Cemento-Dentina-Canal (CDC), limite do **Campo de Ação do Endodontista** que é o canal dentinário. De acordo com estudos microscópicos realizados para avaliação da reparação apical e periapical pós-tratamento, os melhores resultados são obtidos quando a instrumentação, a irrigação e a obturação ficam confinadas ao espaço endodôntico, isto é, ao canal dentinário.

INSTRUMENTO APICAL INICIAL (IAI) (Diâmetro anatômico) - Ao ser iniciado o preparo biomecânico ou químico/mecânico do canal radicular, o Instrumento Apical Inicial (IAI) será o primeiro instrumento (geralmente uma lima tipo K) que, na seqüência de uso clínico, em ordem crescente de diâmetro e sempre no Comprimento Real de Trabalho (CRT), irá prender-se (ajustar-se) às paredes dentinárias ao nível apical. Com esse instrumento, inicia-se a realização do BATENTE APICAL.

"BATENTE APICAL" (OMBRO APICAL, DEGRAU APICAL, PREPARO APICAL, PARADA APICAL OU LIMITE DE SEGURANÇA) - É o preparo mecânico realizado ao nível apical, nas proximidades da união Cemento-Dentina-Canal (CDC), portanto, 1 a 2mm aquém do ápice radiográfico. O "Batente Apical" tem por objetivo limitar as intervenções endodônticas ao canal dentinário, **campo de ação do endodontista**. É confeccionado a partir do "Instrumento Apical Inicial" (IAI) (diâmetro anatômico) e concluído com o emprego de mais dois ou três instrumentos na seqüência de uso clínico, em ordem crescente de diâmetro e sempre no Comprimento Real de Trabalho (CRT).
O "Batente Apical" é considerado consensualmente entre os endodontistas, como o ponto crítico da Endodontia técnica atual. Bem delineado, permitirá o **travamento** ou o **ajuste** do cone de guta-percha principal nas proximidades de união cemento-dentina-canal, permitindo a realização de uma obturação completa do canal radicular, sem risco de extravazamentos.

INSTRUMENTO MEMÓRIA (Diâmetro Cirúrgico) - Completado o "Batente Apical", geralmente com o emprego clínico e seqüencial de dois ou três instrumentos acima do "Instrumento Apical Inicial", este último instrumento passa a denominar-se "Instrumento Memória", uma vez que, durante todo o preparo escalonado do canal radicular, ele deverá retornar ao Comprimento Real de Trabalho (CRT), após o uso de cada instrumento de diâmetro maior, com recuo progressivo, seja programado ou anatômico da instrumentação.

INSTRUMENTO APICAL FORAMINAL (IAF) - Após a neutralização do conteúdo séptico/tóxico endodôntico, no sentido coroa/ápice e sem pressão, o Instrumento Apical Foraminal (IAF) será o primeiro instrumento (geralmente uma lima tipo K) que na seqüência de uso clínico, virá a prender-se (ajustar-se) no nível foraminal, proporcionando a limpeza da luz do forame apical. O IAF é indicado em casos de Necropulpectomia II ou, Necropulpectomia I, em casos de abscessos dento-alveolares agudos.

DESBRIDAMENTO FORAMINAL - No tratamento endodôntico de dentes despulpados com lesão periapical crônica, recomenda-se a limpeza da luz do canal radicular em toda sua extensão, principalmente ao nível do forame apical, até que se identifique o Instrumento Apical Foraminal (IAF). Esse último ato operatório é denominado desbridamento foraminal, que significa a limpeza e dilatação do forame apical, com finalidade terapêutica.

COTO PULPAR - O canal cementário, extremidade final do canal radicular, com aproximadamente 0,5 a 3mm de comprimento, é preenchido por tecido conjuntivo maduro, isento de dentinoblastos, rico em células e pobre em fibras e outros elementos estruturais próprios do periodonto apical. É como se fora uma invaginação do ligamento periodontal para o interior do canal radicular. Embora sua denominação, coto pulpar, seja imprópria, é um termo de uso consagrado mundialmente.

LIMITE APICAL DE INSTRUMENTAÇÃO - O nível anatômico da instrumentação para a realização do **Batente Apical** e conseqüente limite apical de obturação do canal radicular constituem, atualmente, etapas operatórias de fundamental importância para a obtenção do sucesso clínico, radiográfico, histológico e jurídico de um tratamento endodôntico. Embora esse limite ainda não tenha sido adequadamente definido, vários autores afirmam que coincide com a constrição apical, sendo muito importante a habilidade profissional e, principalmente, a sensibilidade tátil para a determinação clínica de sua localização, isto é, de 1 a 2mm aquém do ápice radiográfico.

PREPARO BIOMECÂNICO (Preparo químico-mecânico, preparo químico-cirúrgico, instrumentação) - O preparo biomecânico tem por objetivo obter acesso direto às proximidades da união Cemento-Dentina-Canal (CDC), preparando-se, a seguir, o canal dentinário, **campo de ação do endodontista**, promovendo a mais completa limpeza possível, assim como atribuindo-lhe conformação cônica ápico-cervical. O vocábulo **biomecânico** foi introduzido na terminologia endodôntica pela II Convenção Internacional de Endodontia em 1953, Filadélfia, EUA.

PREPARO ESCALONADO - A preparação mecânica do canal radicular, continuamente cônica, obtida pela instrumentação com recuos progressivos escalonados, de apical para cervical, mantendo suas características anatômicas iniciais, tem recebido as mais diversas denominações. Adotamos a designação de Clem, "step preparation", preparação em degraus, isto é, preparo escalonado.

SISTEMAS ROTATÓRIOS OU SISTEMAS MECÂNICO-ROTATÓRIOS - Constituem a terceira geração no aprimoramento do tratamento de canal radicular e são utilizados para acionar instrumentos de níquel-titânio.

MOVIMENTO DE BICADA - A cinemática de movimento a ser aplicada ao instrumento rotatório de níquel-titânio, deve possibilitar uma PROGRESSÃO do mesmo, em direção ao ápice, de 1 milímetro e recuo imediato (ALÍVIO) de aproximadamente 2 a 3 milímetros de amplitude, voltando a avançar (PROGREDIR). Esse movimento de **vaivem** é denominado por JOHN T. MACSPADDEN de *Pecking motion* - de Peck, bicar, dar bicadas - movimento de bicada.

ENCONTRAR RESISTÊNCIA - significa que, ao se aplicar o movimento de progressão ao instrumento, em direção apical, o mesmo deixará de avançar 1 a 2mm, permanecendo no mesmo comprimento. O "brunimento" da dentina, pela ação persistente do instrumento, agindo sempre na mesma posição, determinará o seu aquecimento (*stress*) e consequentemente a fratura.

CURATIVO DE DEMORA - Em casos nos quais o tratamento endodôntico radical não pode ser concluído em uma única sessão, quer por falta de predicados técnicos do profissional, que por dificuldades anatômicas ou ainda, em situações em que o canal radicular precisa receber uma substância medicamentosa até a sessão seguinte, essa substância é denominada **Curativo de Demora**.

CURATIVO EXPECTANTE - É a medicação tópica **entre-sessões** realizada durante o tratamento de canal radicular que tem por objetivo a complementação radicular em casos de rizogênese incompleta como também do selamento apical, em dentes com rizogênese incompleta.

LIMITE APICAL DE OBTURAÇÃO - A maioria dos autores indica que as obturações do canal radicular ligeiramente aquém do ápice radiográfico constituem fator importante para o sucesso do tratamento. Considerando que o "Batente Apical", constitui o ponto de travamento do cone de guta-percha principal e a uma barreira mecânica para evitar os extravazamentos indesejáveis, os níveis recomendados para a realização desse "Batente Apical" serão os mesmos do limite apical de obturação.

PROSERVAÇÃO - Ao controle clínico e radiográfico pós-tratamento endodôntico denominamos PROSERVAÇÃO.

CAPÍTULO 1

Aprimoramento e Simplificação de Técnicas Endodônticas

Mário Roberto Leonardo
Renato de Toledo Leonardo

Em 1838, há portanto mais de 160 anos, MAYNARD[44] (**Figura 1-1**) criou o primeiro instrumento endodôntico, idealizado a partir de uma mola de relógio (**Figuras 1-2A e 2B**) e desenvolveu outros para serem utilizados com o objetivo de limpar e alargar o canal radicular. Esse princípio técnico preconizado por MAYNARD[44] persistiu até recentemente, uma vez que, para se alargar convenientemente um canal radicular atresiado e curvo de molar, até a lima tipo K nº 25, necessitava-se de aproximadamente 1.200 movimentos de introdução dessas limas (pressão) em direção ao ápice, e de tração lateral das mesmas, de encontro às paredes dentinárias.

Essa instrumentação, considerada como clássica ou convencional, determinava um aumento no diâmetro do canal radicular, correspondente ao crescente aumento numérico dos diâmetros dos instrumentos, sendo essa instrumentação efetuada no sentido ápice/coroa e em toda a extensão do canal.

No entanto, a experiência clínica demonstrou, com o decorrer dos anos, que a utilização de instrumentos com aumento gradativo de diâmetro, utilizados em toda a extensão do canal radicular e empregados no sentido ápice/coroa, foi responsável por vários acidentes operatórios e conseqüentemente pelo fracasso do tratamento, principalmente em casos de canais radiculares atresiados e curvos.

Por outro lado, o desconforto do paciente, quando submetido a esse tipo de tratamento, somado ainda a técnicas empíricas de anestesia, deu origem ao conceito de que o tratamento de canal radicular era traumático e doloroso.

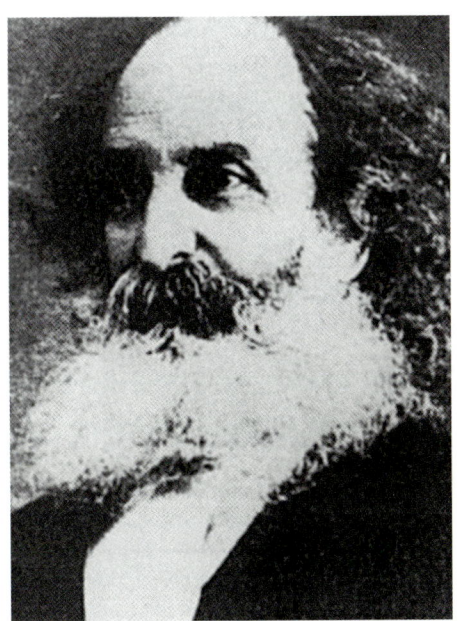

■ FIG. 1-1

EDWARD MAYNARD (1813-1886). Idealizador do primeiro instrumento endodôntico, cujo objetivo era somente limpar e alargar o canal radicular no sentido ápice/coroa. O princípio técnico de Maynard persistiu por 160 anos.

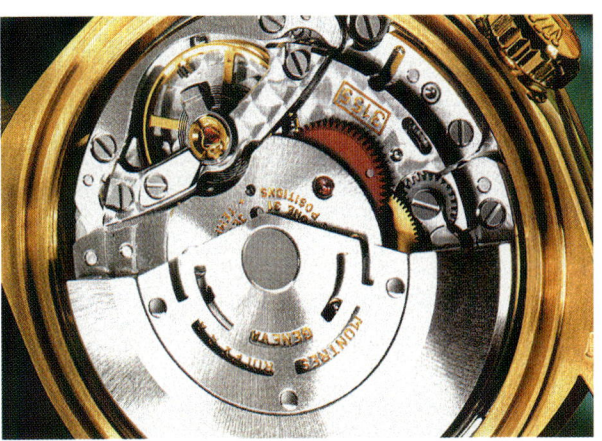

■ FIG. 1-2A

Mola de relógio que, estendida, era utilizada no preparo do canal radicular.

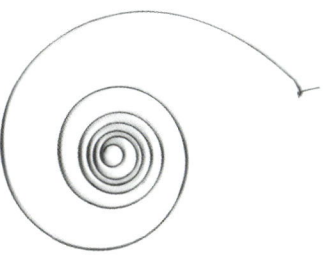

FIG. 1-2B

Detalhe da mola.

Nesse período, não havia consenso entre os profissionais com relação a forma, tipo e característica da parte ativa dos instrumentos endodônticos, os quais não possuíam critérios pré-estabelecidos para serem fabricados, exceto o aumento de diâmetro (calibre) de cada série, sendo geralmente numerados de 1 a 6 e de 7 a 12. Cada fabricante estipulava o diâmetro e o comprimento de cada instrumento, de tal maneira que a lima oferecida por uma indústria específica não correspondia, em termos de numeração e série, à de outro fabricante.

Assim, até a década de 50, os instrumentos endodônticos não tiveram grandes transformações, sendo fabricados em aço carbono (**Figuras 1-3A e 1-3B**), sem qualquer critério científico. Porém, em 1955, John I. INGLE[30] (**Figura 1-4**), da Faculdade de Odontologia da Universidade de Washington, EUA, aventou a possibilidade de fabricarem instrumentos endodônticos que possuíssem uma padronização no aumento seqüencial de seus diâmetros, com nova numeração, e que representassem, em décimos de milímetro, o diâmetro da ponta ativa dos mesmos. Estudos semelhantes e paralelos foram desenvolvidos nesse período, também na Universidade de Michigan.

Em 1958, na Segunda Conferência Internacional de Endodontia, realizada na Universidade de Pensilvânia -

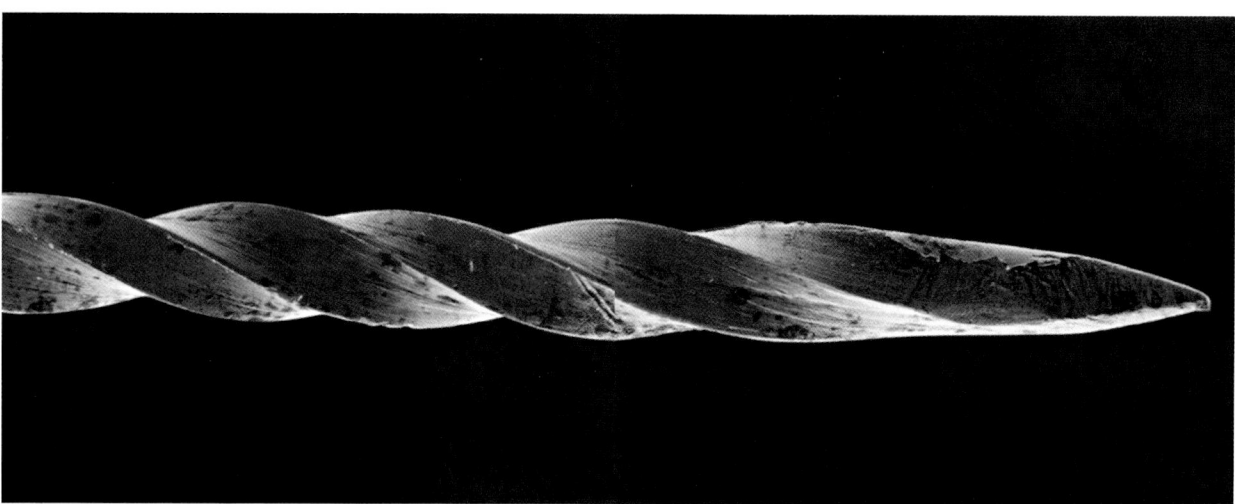

■ FIG. 1-3A

Fotomicrografia de lima tipo K, da marca Kerr, da década de 40.

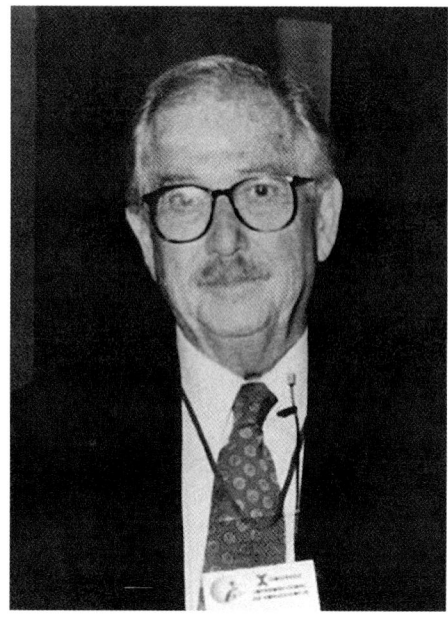

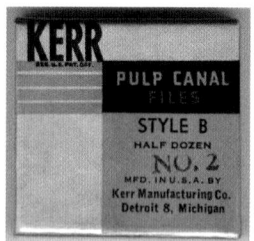

■ FIG. 1-3B

■ FIG. 1-4

JOHN I. INGLE. Professor da Faculdade de Odontologia da Universidade de Washington - EUA. Idealizador da estandardização dos instrumentos endodônticos, que em muito contribuiu para aprimoramento e simplificação da técnica endodôntica.

Filadelfia, nos EUA, sob a presidência do Prof. Louis I. Grossman, foi apresentada por INGLE & LEVINE[32] uma considerável contribuição para aprimoramento e simplificação da técnica endodôntica, sugerindo esses autores que os instrumentos e cones endodônticos fossem fabricados de acordo com normas prestabelecidas, com uniformidade de diâmetro e comprimento, padrões de estandardização na conicidade, assim como outros parâmetros dimensionais.

Nesse período, merece destaque especial a publicação do trabalho INSTRUMENTOS E INSTRUMENTAÇÃO EM ENDODONTIA, em 1960, realizado pelo professor brasileiro Eugênio Zerlotti Filho.

No trabalho, ZERLOTTI FILHO[66] desaconselhou as seqüências numéricas oferecidas pelos fabricantes. Após exaustivo estudo sobre mensurações micrométricas do diâmetro da ponta ativa de alargadores e limas existentes na época (Kerr, Zipperer, Neos, Maillefer, Tussing, Busch), o autor sugeriu, para uma instrumentação mais suave e rítmica dos canais radiculares, uma série crescente de diâmetros de dez diferentes marcas de instrumentos, com reduzida diferença micrométrica da ponta ativa entre os mesmos.

Em 1961, INGLE[31] publicou o primeiro trabalho sobre o emprego de instrumentos padronizados, bem como dos cones de guta-percha e de prata correspondentes.

Somente em 1962 a Associação Americana de Endodontia (AAE) aceitou a sugestão de INGLE & LEVINE,[32] ocorrendo assim um dos maiores avanços para aprimoramento, simplificação e racionalização na instrumentação dos canais radiculares.

Por sugestão da AAE, foi formada uma equipe de trabalho, da qual participaram fabricantes, cujo resultado final foi a proposta de especificações para essa estandardização, orientando e alterando discretamente a sugestão original de INGLE.[31] Esse trabalho pioneiro da AAE atingiu esferas internacionais, dando origem ao que hoje se conhece como *International Standards Organization* (ISO). No entanto, somente após 18 anos da proposta original de INGLE & LEVINE,[32] isto é, em janeiro de 1976, a Associação Americana de Estandardização aprovou a "Especificação nº 28", na qual se encontram normas para a fabricação de limas e alargadores. Em março de 1981, após 26 anos de estudos, foram divulgadas, para as limas tipo K, as normas finais da Especificação nº 28 da ANSI/ADA, sendo então definida a estandardização internacional para esses instrumentos (INGLE & TAINTOR,[33] 1985). A indústria *Kerr Manufacturing Co.* foi a primeira a construir esses novos instrumentos, que ficaram conhecidos como instrumentos tipo K, sendo também os mais copiados no mundo (**Figuras 1-5A, 5B e 5C**).

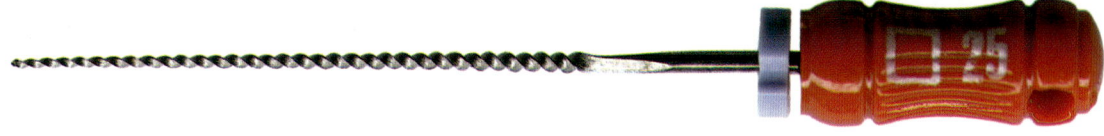

■ FIG. I-5A

Lima tipo K estandardizada da marca Kerr.

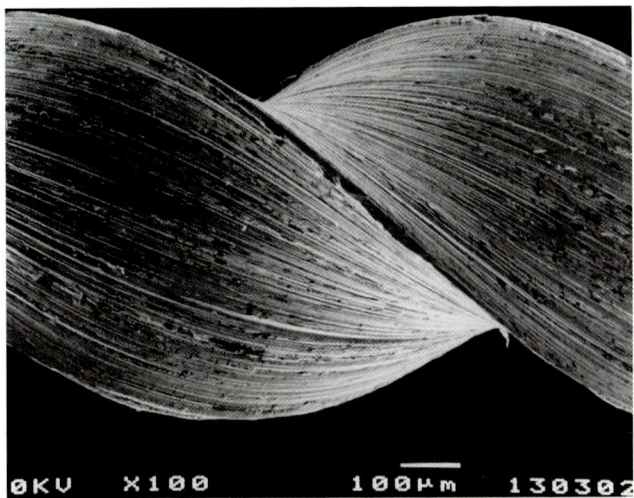

■ FIG. I-5B

Fotomicrografia da parte ativa de lima tipo K.

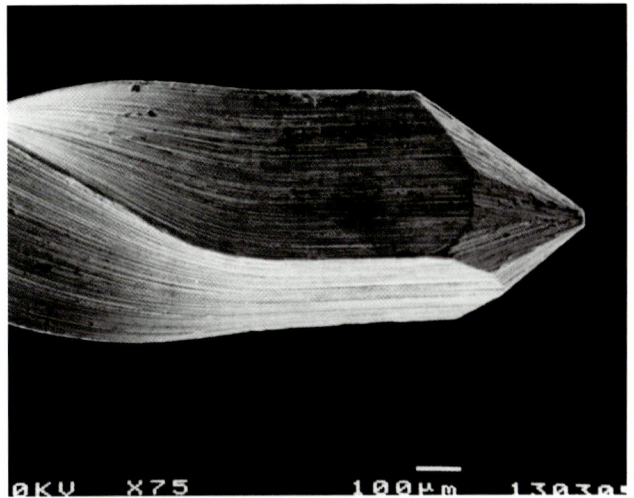

■ FIG. I-5C

Fotomicrografia da ponta ativa de lima tipo K.

Inicialmente, a fabricação das limas endodônticas partia da torção de uma haste piramidal de aço carbono, sendo este metal substituído, após 1961, pelo aço inoxidável, em razão de suas melhores propriedades.[6,39] (**Figuras 1-6A** e **1-6B**) Dependendo da forma da base da haste metálica utilizada na fabricação, ou seja, triangular, quadrangular, circunferencial, assim como da quantidade de torções que a ela se imprimia, obtinham-se diferentes tipos de instrumentos, conhecidos como alargadores, limas tipo K e Hedströen, respectivamente[58] (**Figuras 1-7A, 7B** e **7C**).

Com a estandardização, o novo sistema de numeração, 06 a 140, não é arbitrário, e sim corresponde ao diâmetro (D_1), expresso em centésimos de milímetro, medido na extremidade ativa dos instrumentos, isto é, na base da pirâmide triangular ou quadrangular da guia de penetração dos alargadores e limas tipo K (Desenho esquemático, **Figura 1-8**). Assim sendo, o instrumento de número 08, por exemplo, deve ter 0,08 mm de diâmetro na ponta de sua parte ativa. Por essa razão, a denominação correta desse instrumento é 08 e não 8, como muitos preconizam.

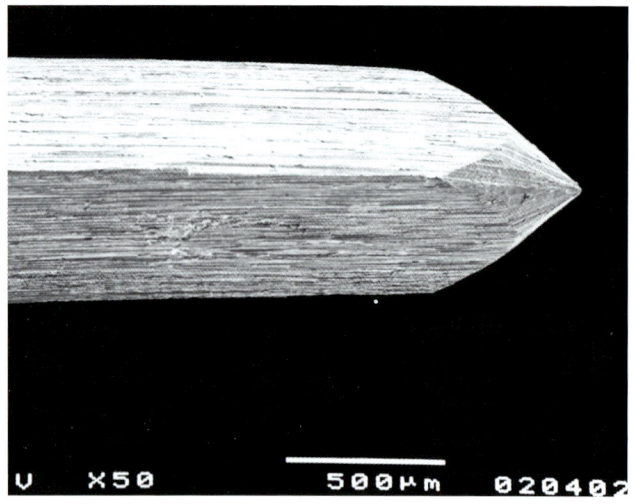

■ FIG. I-6A

Fotomicrografia da haste metálica antes do processo de torção.

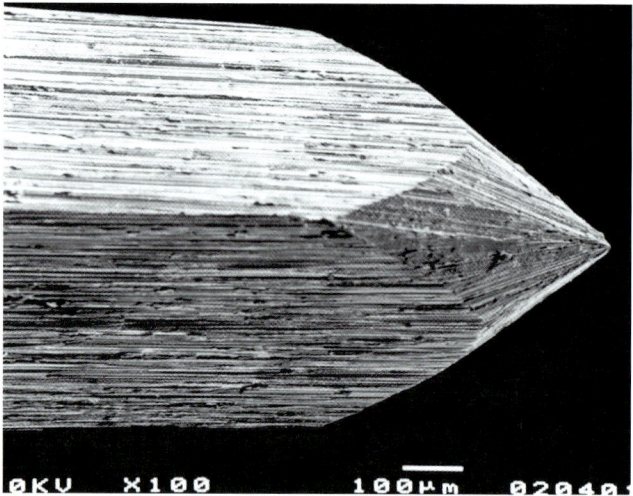

■ FIG. I-6B

Fotomicrografia em magnitude ×100 da ponta da haste metálica.

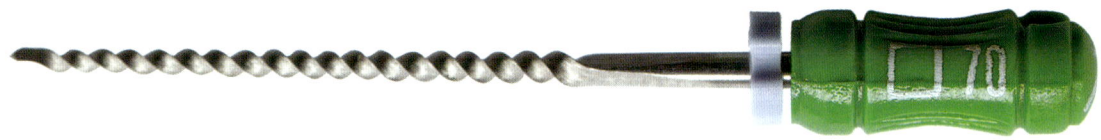

■ FIG. I-7A

Lima tipo K.

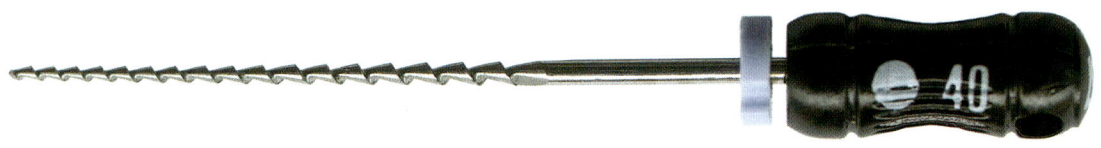

■ FIG. I-7B

Lima tipo Hedströen.

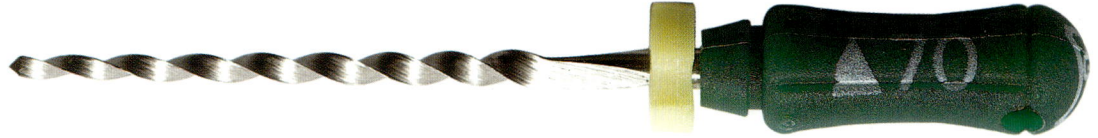

■ FIG. I-7C

Alargador.

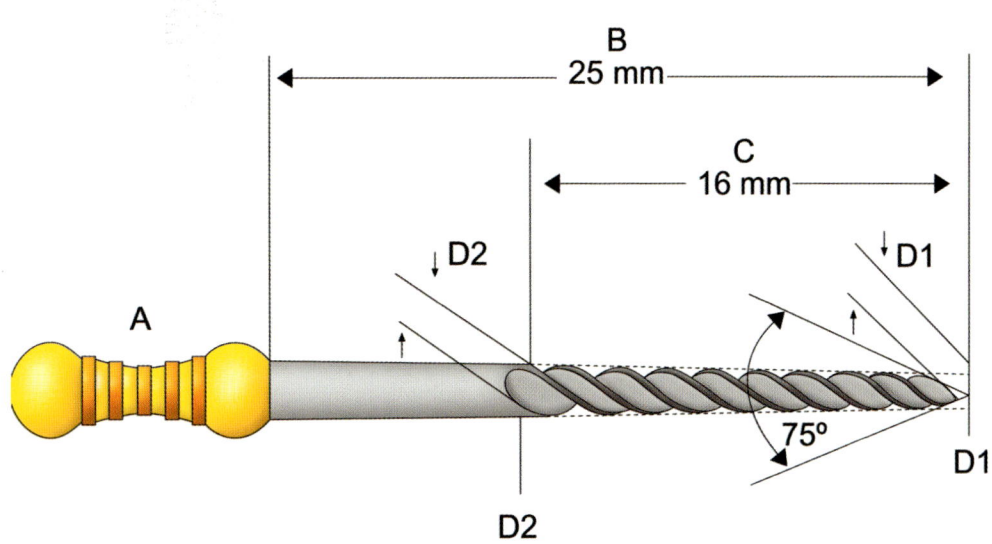

Desenho esquemático - Características do instrumento estandardizado

A. Cabo plástico (colorido).
B. Haste metálica em aço inoxidável.
C. Parte ativa (16 mm)
D_1. Diâmetro de ponta ativa, medido em centésimos de milímetro.
D_2. Diâmetro da base da parte ativa, medido em centésimos de milímetro.

■ FIG. I-8

A parte ativa do instrumento inicia-se na sua ponta, e é denominada D_1, estendendo-se em direção ao cabo e finalizando na sua base, denominada D_2. O diâmetro D_2, na base da parte ativa, deve medir 0,32 mm a mais que o diâmetro D_1, correspondente à ponta da parte ativa, uma vez que o aumento padrão de conicidade de D_1 para D_2 é de 0,02 mm por milímetro da parte ativa, e a sua extensão deve ser de no mínimo 16 mm. Os comprimentos totais dos instrumentos são de 21, 25, 28 e 31 mm.

A codificação em cores, dos cabos plásticos, facilita a identificação dos instrumentos, e é oferecida na seguinte ordem: branco, amarelo, vermelho, azul, verde e preto, para a 1ª série (15 a 40), 2ª série (45 a 80) e 3ª série (90 a 140), respectivamente (**Figuras 1-9A, 9B e 9C**).

Outras recomendações foram adotadas, baseadas nas especificações nº 28 da ANSI/ADA (1992), nº 3630/1 da ISO/FDI e especialmente nº 58, da ANSI/ADA, que recomenda para as limas tipo HEDSTRÖEN, além da parte ativa de no mínimo 16 mm, conicidade padrão de 0,02 milímetros por mm de comprimento, diâmetros padronizados denominados D_0, D_3 e D_{16} (Desenho esquemático **Figura 1-10**).

Assim, as principais características dos instrumentos estandardizados podem ser resumidas como a seguir:

a) construídos em aço inoxidável;
b) cabo plástico colorido;
c) parte ativa de no mínimo 16 mm;
d) aumento de conicidade padrão, equivalente a 0,02 mm por milímetro da parte ativa.
e) Aumento de diâmetro da ponta da parte ativa (D_1/D_0), equivalente a 0,05 mm entre as limas de nºs 10 a 60. Nas limas de nºs 60 a 140, esse aumento é equivalente a 0,10 mm, sendo que nos instrumentos especiais 06, 08 e 10, equivale a 0,02 mm.

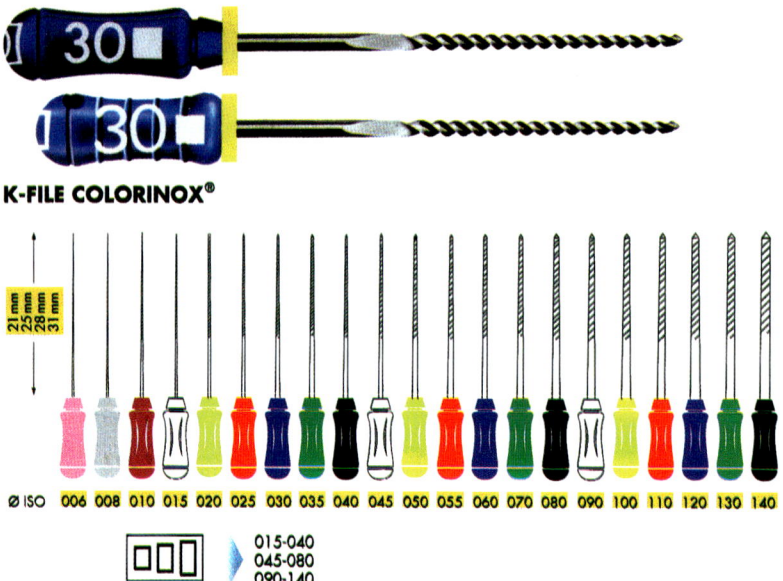

■ FIG. I-9A

Limas tipo K (Dentsply/Maillefer), apresentadas em números especiais 06, 08 e 10 e nas séries 15 a 40 (1ª série), 45 a 80 (2ª série) e 90 a 140 (3ª série).

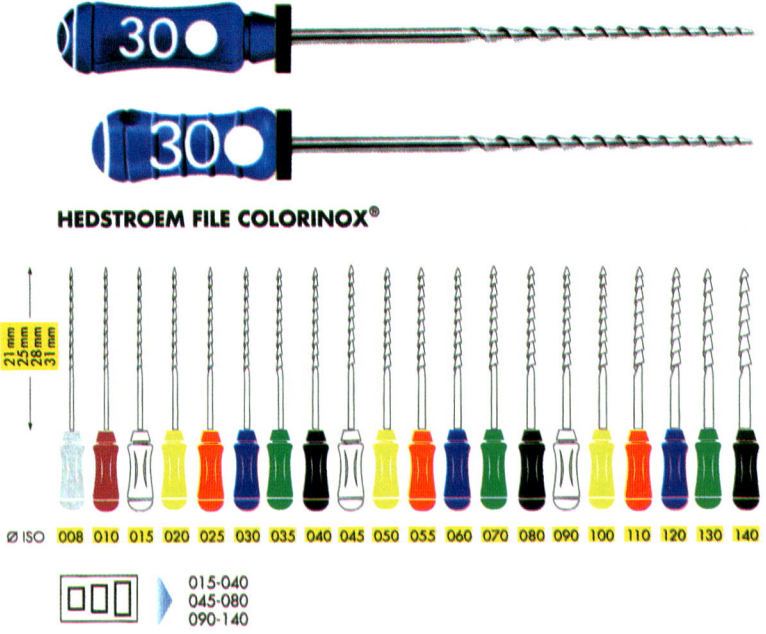

■ FIG. I-9B

Limas tipo Hedströen (Dentsply/Maillefer), oferecidas em números 08, 10 (especiais) e 15 a 40 (1ª série), 45 a 80 (2ª série) e 90 a 140 (3ª série).

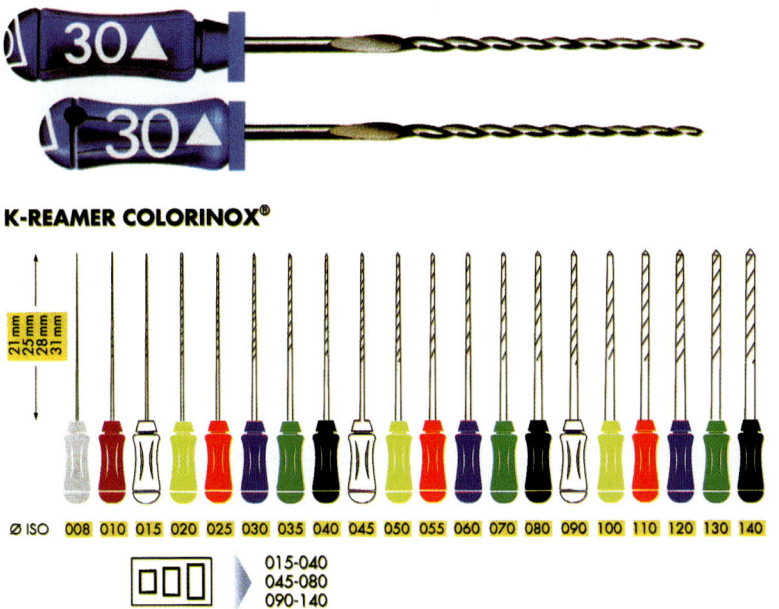

■ FIG. I-9C

Alargadores (Dentsply/Maillefer), oferecidos em números 08 e 10, e 15 a 40 (1ª série), 45 a 80 (2ª série) e 90 a 140 (3ª série).

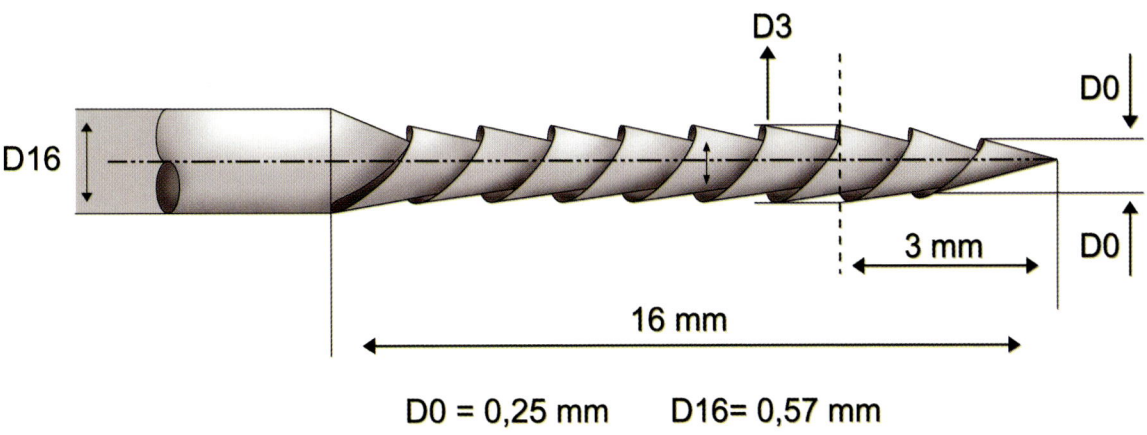

■ FIG. I-10

Dimensões para limas tipo Hedströen nº 25, de acordo com a especificação nº 58 (ANSI/ADA)

Apesar do significativo avanço técnico ocorrido na endodontia, com a estandardização dos instrumentos, essa evolução ainda era considerada muito tímida, principalmente com relação ao desenvolvimento de novas técnicas de tratamento e aprimoramento na conformação da parte ativa dos instrumentos.

Muito embora BERG,[4] em 1953, nos Estados Unidos, assim como GONÇALVES,[28] entre nós, brasileiros, em 1956, e ainda MULLANEY & PETRICH,[47] em 1968, nos E.U.A., tenham se referido ao preparo de canal radicular em etapas, foi CLEM,[16] em 1969, provavelmente o primeiro autor a realçar, com grande ênfase, a importância do preparo em diferentes etapas (passos) durante a instrumentação de canais radiculares atresiados e curvos. Esse autor sugeriu a utilização somente de instrumentos de pequeno calibre na porção apical do canal radicular, seguida de um preparo com recuo progressivo e com aumento no diâmetro dos instrumentos no sentido ápice/coroa, preparo por ele denominado *Step preparation*, isto é, preparação em degraus.

Já em 1973, foi proposto por FAVA & CAPUTO,[22] para essa nova técnica de instrumentação, o termo "Preparo biomecânico escalonado", argumentando os autores que "o recuo dos instrumentos, além de ser progressivo e uniforme, lembrava os degraus de uma escada".

Embora aplicada originariamente por CLEM[16] para incisivos laterais superiores, que apresentam uma curvatura acentuada do terço apical, esse preparo escalonado passou a ser empregado para todos os outros dentes, sendo utilizado mundialmente pela grande maioria de endodontistas e clínicos e também, ensinado nos cursos de graduação e pós-graduação de todas as faculdades.

A contribuição de CLEM[16] foi tão significativa, que, após a sua divulgação, muitas técnicas inovadoras foram incluídas na literatura endodôntica, tendo por base, todas elas, o princípio *Step preparation*, como a seguir:

- Técnica de FRANKLIN WEINE[64] - *Step preparation* (preparo escalonado) - 1972.
- Técnica de HERBERT SCHILDER[56] - *Cleaning and shaping* (Irrigando e Modelando) - 1974.
- Técnica de HOWARD MARTIN[42] - *Telescope preparation* (Preparo telescópico) - 1974.
- Técnica de BRILLIANT e CHRISTIE[8] - *Serialization* (Serialização) - 1975.
- Técnica de RICHARD WALTON[63] - *Step back filing* (Limagem escalonada com recuo) - 1976.
- Técnica de T. P. Mullaney (OHIO)[46] - *Step back enlargement* (Alargamento escalonado com recuo) - 1979.
- Técnica de CHRISTIE e PEIKOFF[14] - *Tapered preparation* (Preparação cônica com recuo) - 1980.
- Técnica de De DEUS[19] - Técnica telescópica modificada - 1982.
- Técnica de LOPES e COSTA[36] - Técnica escalonada com recuo anatômico - 1986.

Outra grande contribuição para aprimoramento e simplificação da técnica endodôntica foi atribuída a SCHILDER[56] (**Figura 1-11**), que em 1974, trabalho publicado no Dental Clinics of North America,

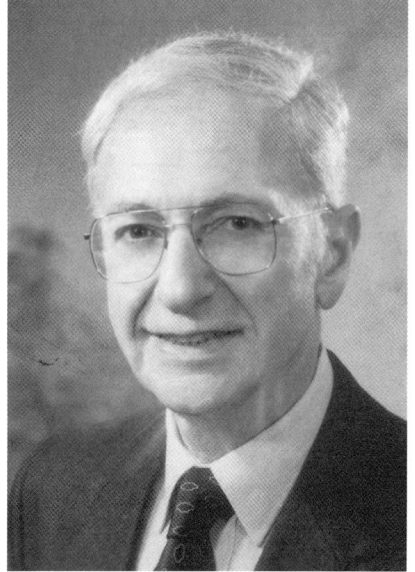

■ FIG. I-11

HERBERT SCHILDER. Professor de Endodontia da Universidade de Boston - Massachusetts - EUA, considerado um dos pioneiros de um novo conceito de preparo do canal radicular, caracterizado por duas palavras consagradas mundialmente: *Cleaning* and *Shaping*, Limpando e Modelando o canal radicular.

e que se tornou clássico na literatura endodôntica, recomendou um novo conceito de preparo de canais radiculares, utilizando duas palavras que o caracterizam, *Cleaning and Shaping*, traduzidas por LIMPANDO E MODELANDO O CANAL RADICULAR.

Esse novo preparo, que inclui a utilização de brocas Gates-Glidden (**Figura 1-12**), passou a ser considerado um dos princípios fundamentais para a realização de um tratamento de canal radicular mais orientado, bem responsável pela elevação na porcentagem de sucesso dessa terapia. Seu objetivo não se resume somente à remoção de tecido pulpar, restos necróticos e dentina infectada do canal radicular, mas também, há necessidade de se atribuir uma conformação do espaço endodôntico, com seu maior diâmetro voltado para a porção cervical e o menor, para a apical. Esse preparo, com maior conicidade para a porção cervical, passou a ser considerado como o aspecto mais positivo da contribuição de Schilder,[56] uma vez que a técnica passou a oferecer um canal radicular acentuadamente cônico no sentido coroa/ápice, favorecendo muito a irrigação do canal radicular, como também a sua obturação o mais hermética possível.

Baseados no princípio de SCHILDER,[56] que possibilita maior ampliação da porção cervical do canal radicular, as recomendações de ABOU-RASS, FRANK, GLICK,[1] em 1980, permitiram a realização de maior desgaste nas chamadas áreas de segurança (**Figura 1-13**), preparo denominado por eles LIMAGEM ANTICURVATURA. Esse ato operatório passou a ser obrigatório, principalmente na realização de tratamento de canal radicular atresiado e curvo de molares.

O desgaste anticurvatura sugerido por ABOU-RASS, FRANK, GLICK[1] permite acesso livre e direto ao terço apical, sem interferências dentinárias do terço cervical, principalmente em canais radiculares mesiais de primeiros molares inferiores, e mesiovestibulares de primeiros molares superiores, que apresentam uma acentuada curvatura apical, em 79% e 78% dos casos, respectivamente.[51]

Por outro lado, o instrumento utilizado para a exploração (cateterismo) do canal radicular, em casos de dentes com necrose pulpar, com ou sem lesão periapical crônica, pode atuar como um verdadeiro êmbolo, forçando o conteúdo séptico/tóxico do canal para a região periapical, determinando assim o agudamento (*Flare-up*) de um processo crônico dessa região, com graves consequências clínicas (dor acentuada e edema de evolução rápida), como também possíveis seqüelas sistêmicas em pacientes portadores principalmente de alterações cardiovasculares.

Assim, seria fundamental um pré-tratamento que preconizasse a neutralização do conteúdo séptico/tóxico do canal radicular, nos casos de dentes com necrose pulpar, no sentido coroa/ápice, com pouca pressão. Essa orientação consistiria, basicamente, na ampliação inicial dos terços cervical e médio do canal radicular, seguida da irrigação copiosa com solução de hipoclorito de sódio, previamente à posterior instrumentação do seu terço apical.

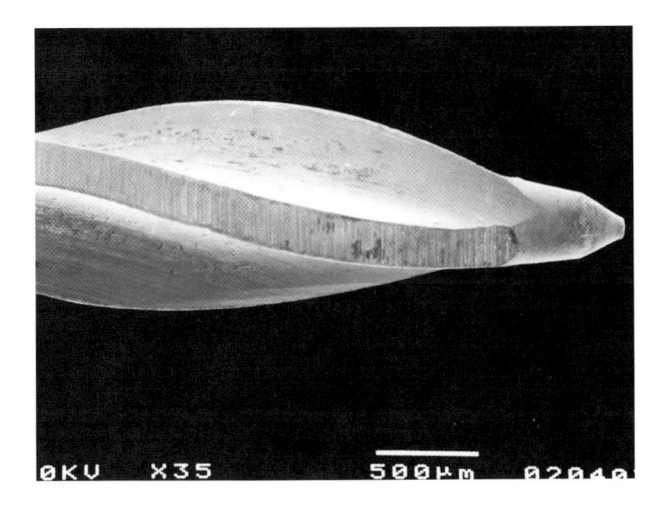

■ FIG. I-12

Fotomicrografia da parte ativa da broca Gates-Glidden.

FIG. 1-13

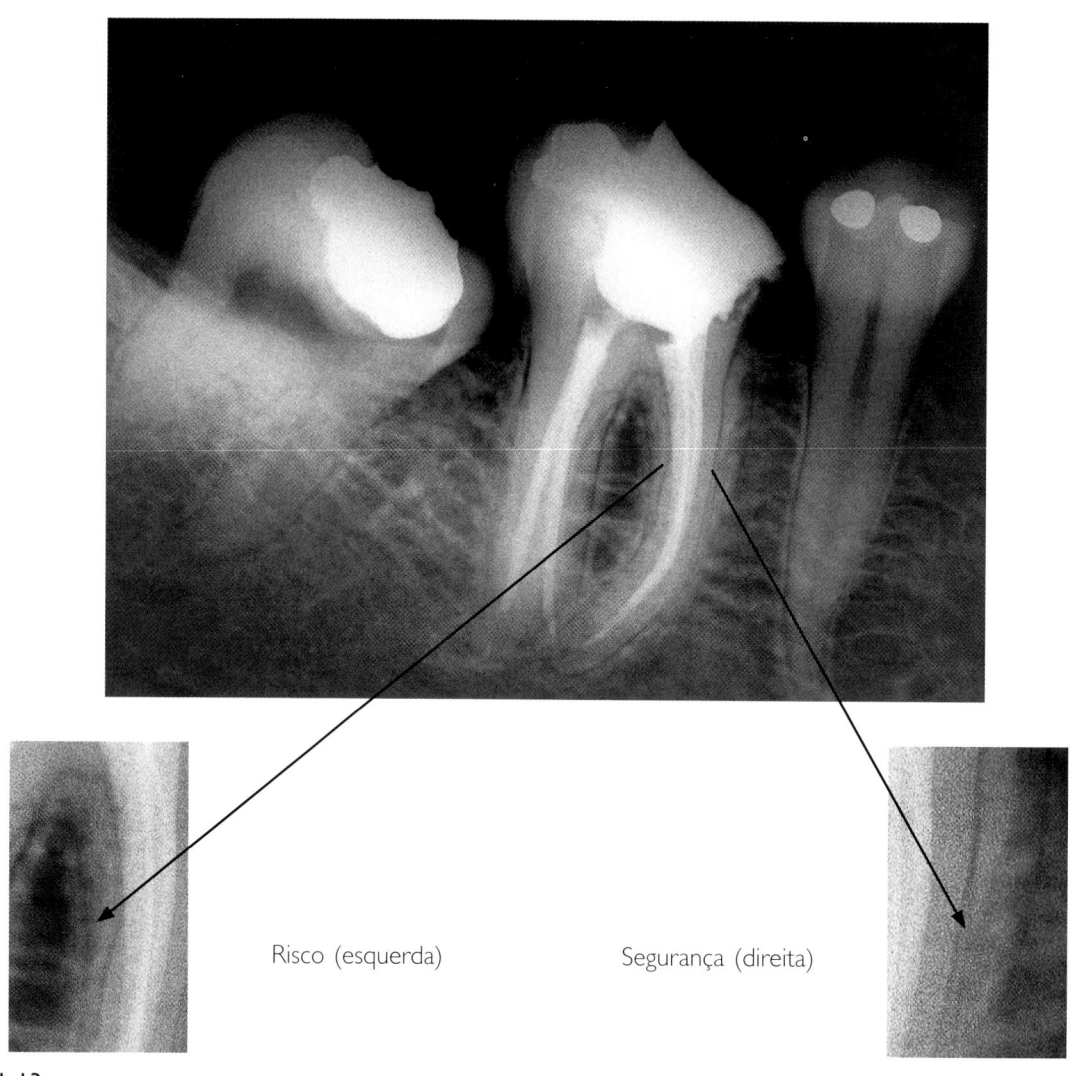

Risco (esquerda)   Segurança (direita)

Radiografia de 2º molar inferior, evidenciando as áreas de risco e segurança (gentileza Dr. Renato Marui, especializando do curso de Endodontia, Biênio 2000/01, ABENO São Paulo).

Em 1980, essa linha de pensamento foi colocada em prática pelos professores da Disciplina de Endodontia da Universidade de Oregon, EUA, considerados os pioneiros em preconizarem uma técnica revolucionária de instrumentação, principalmente por minimizar ou mesmo evitar a extrusão de restos sépticos/tóxicos do canal radicular para a região periapical, reduzindo o grave desconforto de um agudamento, experimentado pelos pacientes.

Nessa técnica, preconizada por MARSHALL & PAPPIN,[41] denominada *Crown-Down Pressureless Preparation*, ou seja, PREPARAÇÃO COROA/ÁPICE SEM PRESSÃO, as brocas Gates-Glidden e as limas de maior diâmetro são utilizadas inicialmente nos dois terços coronários do canal radicular, sendo a seguir utilizadas as limas de menor diâmetro, progressivamente, no sentido coroa/ápice (*crown-down*), até atingirem o comprimento desejado, sempre complementadas pela irrigação copiosa.

Essa nova orientação de preparo no sentido coroa/ápice mudou o velho conceito de instrumentação do canal radicular, no sentido ápice/coroa, praticado durante 160 anos, motivo pelo qual, embora conflitante na época, passou a ser fundamental para o surgimento de novas técnicas de tratamento, como as seguintes:

- Técnica de WEINE[65] - *Reverse flaring* (Conificação reversa), em 1982.
- Técnica de GOERIG *et al.*[27] - *Step-down technique* (Técnica escalonada no sentido coroa/ápice), em 1982.
- Técnica de FAVA[21] - *Double-flared technique* (Preparo bi-escalonado), em 1983.
- Técnica de GERSTEIN[25] *Pré-flaring* (Conificação prévia), em 1983.
- Técnica de MONTGOMERY[45] - em 1985.
- Técnica de VALDRIGHI *et al.*[61] - Técnica híbrida, em 1991.
- Técnica de BERBERT *et al.*[3] - Técnica de Oregon modificada, em 1991.

O aprimoramento na conformação da parte ativa dos instrumentos, de acordo com Ingle & Taintor,[33] levou a fábrica Kerr (Kerr Manufacturing Company) a não se contentar em oferecer apenas as novas características de estandardização de seu "venerável" instrumento tipo K; apresentou, em 1982, um novo instrumento, com *design* modificado, denominado lima K-Flex (**Figuras 1-14A, 14B e 14C**). Fabricada em aço inoxidável especial, essa nova lima de secção transversal em forma losangular possui significante flexibilidade e melhor atividade de corte.

Em 1983, S. Senia & W. Willey idealizaram um novo instrumento, que apresentava como particularidade a parte ativa com 2 mm, uma ponta ativa não cortante e haste longa e flexível, instrumento denominado por eles Canal Master U (**Figura 1-15**).

Nesse mesmo período, a Union Broach, Long Island – EUA, introduziu os primeiros instrumentos com ponta inativa, não cortante, representados pelas

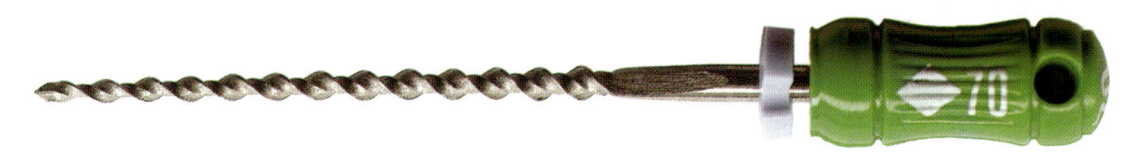

■ FIG. 1-14A

Lima K-flex da Kerr.

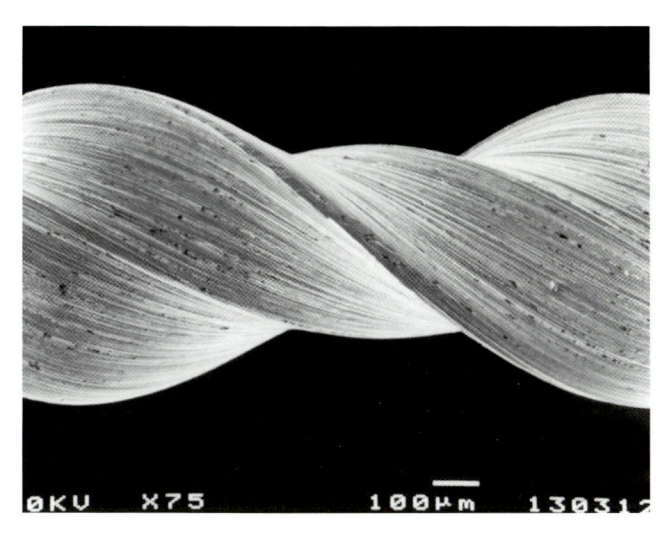

■ FIG. 1-14B

Micrografia da parte ativa da lima K-flex.

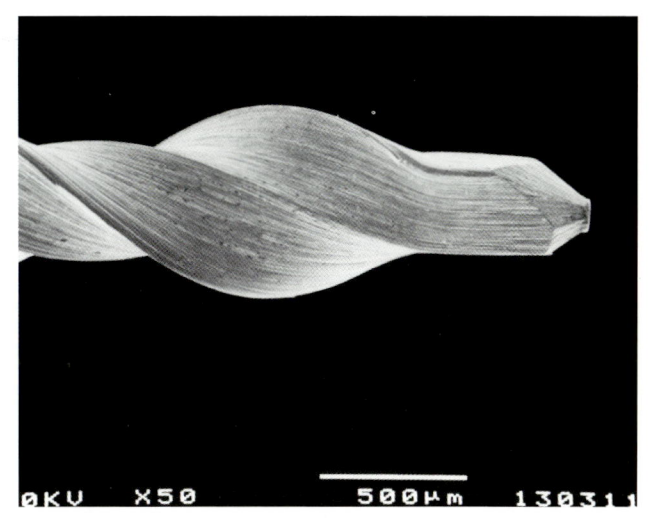

■ FIG. 1-14C

Fotomicrografia da ponta ativa da lima K-flex.

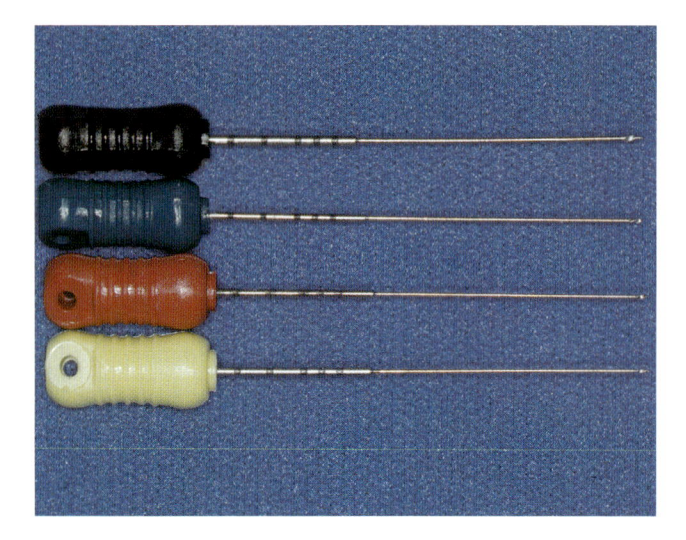

FIG. 1-15
Limas Canal Master U, da Brasseler.

limas Flex-R (**Figuras 1-16A, 16B e 16C**), que surgiram no mercado em 1985, como resultado de 12 anos de pesquisas realizadas por ROANE *et al.*[52] Essas limas foram utilizadas na técnica denominada "Forças Balanceadas", proposta por ROANE *et al.*,[52] como uma nova técnica de instrumentação.

Novas limas foram sendo comercializadas, como as Flexofile (**Figuras 1-17A, 17B e 17C**) da Maillefer, de secção triangular e ponta Batt modificada, assim como outras dezenas delas:

- Flexofile (Caulk/Maillefer)
- Pathfinder (Kerr/Sybron)
- New Pathfinder CS (Kerr/Sybron)
- Chige-K-Files (R. Chige, Inc.)
- Sec-O-Files (Mani, Inc.)
- Trifile (Sybron-Kerr)
- Unifile (Caulk/Dentsply)
- Triocut (Micromega)
- S-file (J.S.Dental Manuf.)
- Schwed Antaeos "C" (Schwed Co., Inc.)
- Caulk K. Files (Myths) (Caulk/Dentsply)
- Golden Mediuns (Maillefer)
- Canal Master Hand Instrument (Brasseler)
- Farside (Maillefer)
- Deepstar (Maillefer)
- Canal Master "U" (Brasseler)
- Hand Master File (Societé Endo-Technic)
- Minol File (Block Co.)
- Flexicut (Zipperer)
- New-Flexicut (Schwed Co., Inc.)
- Flex-O-File (Star Dental)
- Helifile e heliapical (Micromega, Besançon - França)

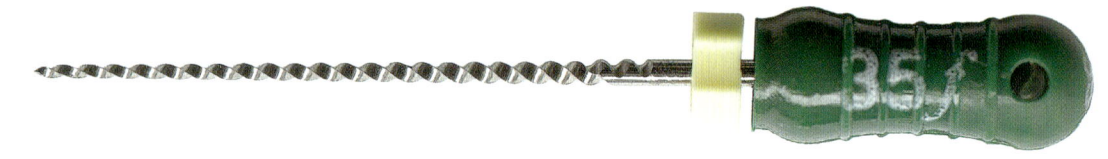

FIG. 1-16A
Lima Flex-R, da Moyco Union Broach.

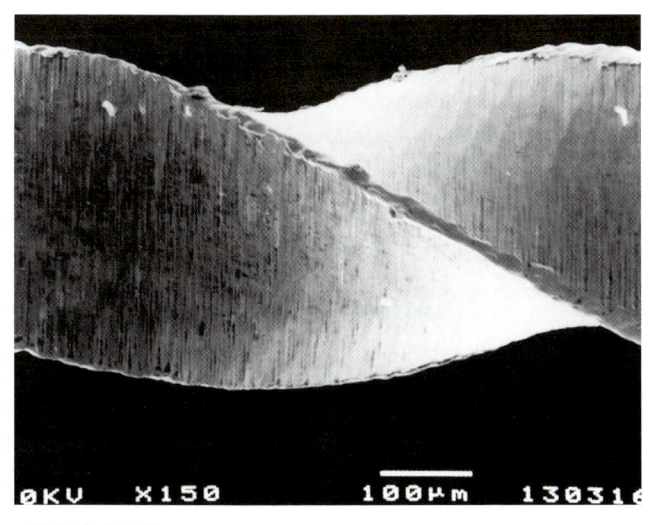

■ FIG. I-16B
Fotomicrografia da parte ativa da lima Flex-R.

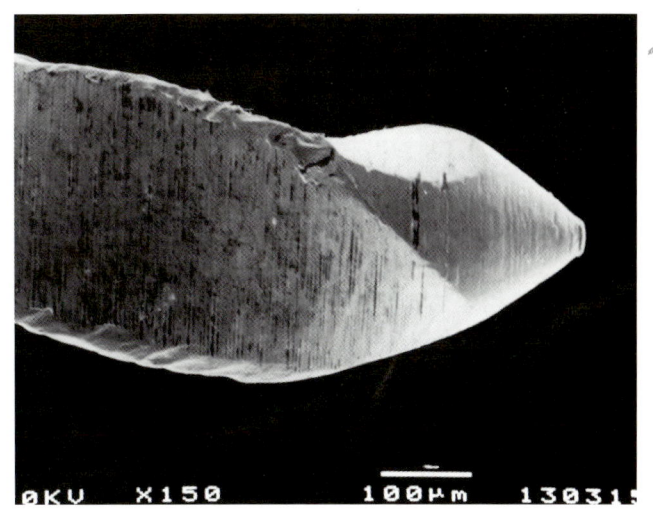

■ FIG. I-16C
Fotomicrografia da ponta da parte ativa da lima Flex-R (Ponta Roane).

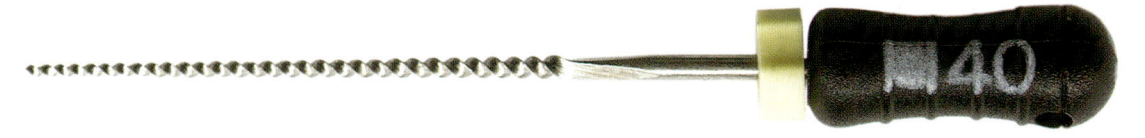

■ FIG. I-17A
Lima Flexofile, da Maillefer.

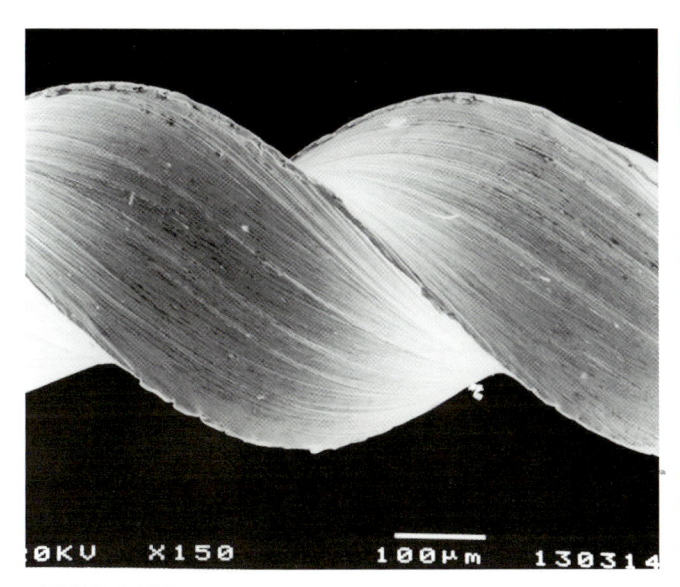

■ FIG. I-17B
Fotomicrografia da parte ativa da lima Flexofile, da Maillefer.

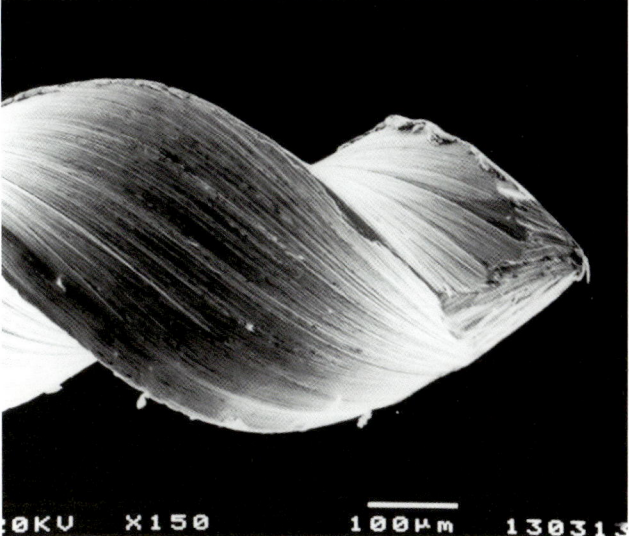

■ FIG. I-17C
Fotomicrografia da ponta da parte ativa da lima Flexofile, da Maillefer (Ponta Batt).

Ainda nesse período surgiram os primeiros sistemas de peça de mão automatizados, por exemplo, o sistema Dynatrac, que empregava limas de aço inoxidável, acionadas por meio de micromotor a ar, o que ocasionava uma série de efeitos indesejáveis. Também pertencente aos primeiros sistemas rotatórios, o sistema Giromatic da Micro Mega S.A., Besançon, France, o Endo Cursor, apresentado em 1964 e outros, como o M4, da Sybron/Kerr, EUA (**Figura 1-18**), e o Racer, da W & H - Pfingst & Co. Inc., New York-EUA, em 1975, sobreviveram por um período curto de tempo, em razão dos constantes fracassos que ocasionavam, bem como pela freqüente fratura de instrumentos e pela falta de sensação táctil oferecida pelos mesmos, observada clinicamente pelos profissionais. Essa ausência de sensibilidade táctil gerava riscos operatórios como fratura do instrumento, sobreinstrumentação e arrombamento do forame.[17]

Nessa mesma época, foram desenvolvidos os aparelhos sônicos, como o Endostar, da Star/Syntex Dental, EUA e o Micromega, Micromega Endosonic-air 3.000/1.500, da Medidenta International Inc. EUA, que também empregavam instrumentos fabricados em aço inoxidável.

Considerado como da segunda geração e introduzido em 1985, entre os sistemas de peça de mão automatizados, o sistema Canal Finder (**Figura 1-19**), foi desenvolvido na França, por GUY LEVY,[35] com o objetivo de substituir a instrumentação manual, oferecendo maior segurança e rapidez de trabalho.

Nos últimos anos, uma nova geração de limas endodônticas passou a ser fabricada, com liga de níquel-titânio (NiTi), apresentando aproximadamente 55% de níquel e 45% de titânio (**Figura 1-20**). Essa liga foi utilizada primeiramente na indústria naval por William J. Buchler, em 1963, e utilizada pela NASA (National Aeronautics and Space Administration – E.U.A.), principalmente para a fabricação de antenas de naves espaciais.[40]

A liga de níquel-titânio foi primeiramente utilizada na Odontologia pela ortodontia, por ANDREASEN & HILLEMAN,[2] em 1971, para a confecção de fios ortodônticos, em razão de sua ultraflexibilidade, menor módulo de elasticidade, alta energia armazenada durante a sua curvatura e grande resistência à fratura torcional e flexional.[57]

Sua denominação, Nitinol, deve-se ao Ni de níquel, Ti de titânio e N.O.L., de Naval Ordenance Laboratory, em Silver Spring, EUA, onde foi pesquisada e fabricada. Também conhecida na China, em 1979, por Nitalloy, essa liga contém 56% de níquel e 44% de titânio.[55]

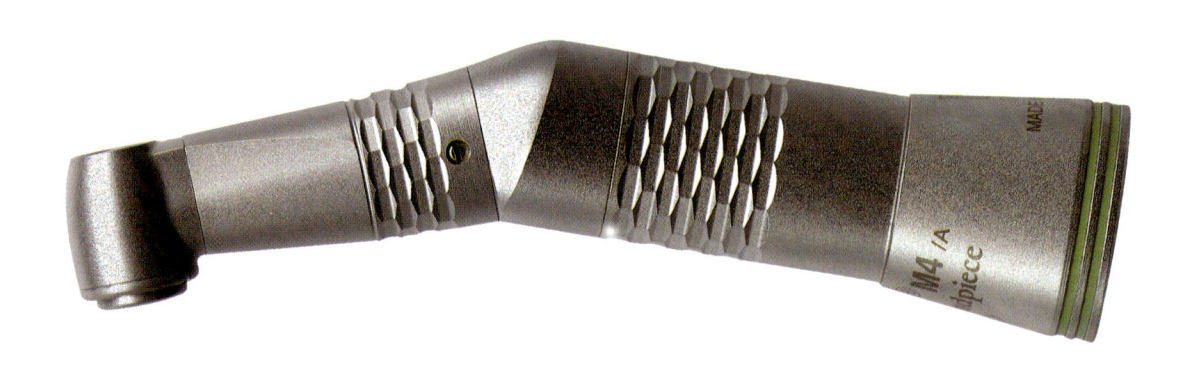

■ FIG. 1-18

Contra-ângulo M4, da Sybron/Kerr.

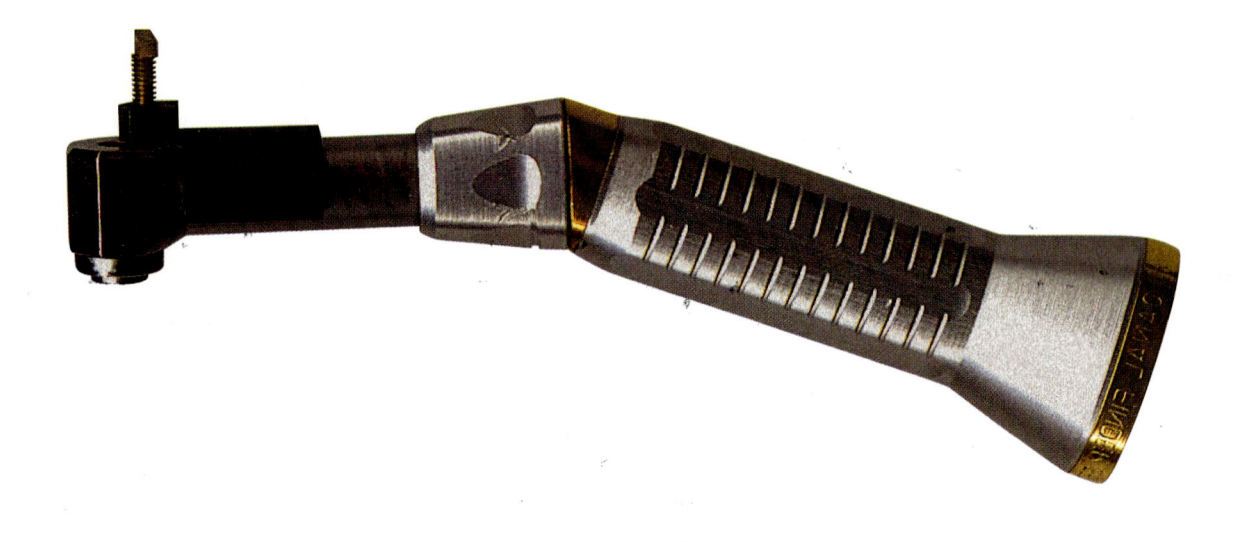

■ **FIG. 1-19**
Sistema Canal Finder, desenvolvido por Dr. Guy Levy.

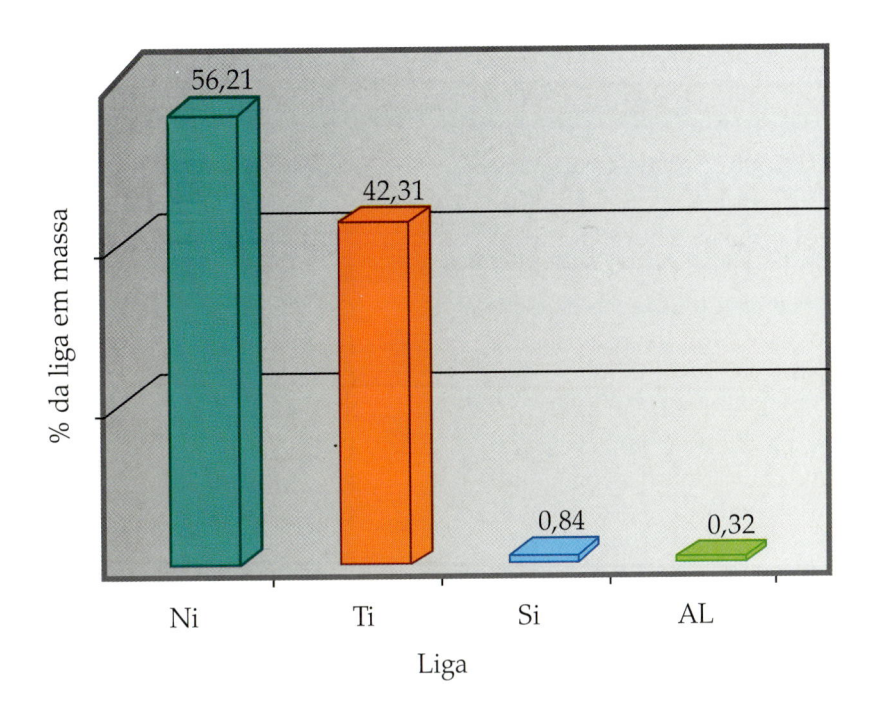

■ **FIG. 1-20**
Gráfico da composição química do instrumento Pow-R, da Moyco-Union Broach.

A utilização da mesma liga na confecção de instrumentos endodônticos foi inicialmente sugerida por CIVJAN, HUGET, De SIMON,[15] em 1973, sendo a confecção de instrumentos endodônticos a partir da mesma indicada somente no final da década de 80, por WALIA, BRANTLYE, GERSTEIN,[62] baseados nas excelentes propriedades físicas das ligas de níquel-titânio.

Em 1988, os referidos autores[62] avaliaram as propriedades físicas dos primeiros instrumentos de níquel-titânio e concluíram que as limas de Nitinol, de número 15 e de secção triangular, apresentavam duas ou três vezes mais flexibilidade, bem como maior resistência à fratura por torção, no sentido horário ou anti-horário, quando comparadas às limas de aço inoxidável do mesmo número, também de secção triangular, e fabricadas pelo mesmo processo.

Essa nova concepção de lima endodôntica tem despertado considerável interesse no que concerne ao seu desempenho no preparo de canais radiculares anatomicamente difíceis para tratamento.[12] A sua superioridade, quando comparada às limas de aço inoxidável, quanto à manutenção da forma original de canais radiculares curvos, já foi comprovada através de vários estudos, como os de BISHOP & DUMMER,[5] 1997; CAMARGO,[11] 2000; CARVALHO,[12] 2001; COLEMAN et al.,[18] em 1997; FABRA CAMPOS, RODRIGUEZ-VALLEJO,[20] 2001; GAMBILL et al.,[24] 1996; GRIFFITHS, BRYANT, DUMMER,[26] 2000; HIMEL et al.,[29] 1995; NISHIYAMA,[48] 2001; PETTIETTE, DELANO, TROPE,[49] 2001; ROYAL & DONELLY,[53] 1995; SERENE, ADAMS, SAXENA,[57] 1995; ZMENER & BALBACHAN,[67] 1995.

Além dessa propriedade, as limas de níquel-titânio apresentam ainda boa compatibilidade biológica,[13] alta resistência à corrosão[68] e torção inalterada sob procedimentos de esterilização.[43]

LEONARDO, BONETTI FILHO, LEONARDO,[34] em 1998, afirmavam que a maioria das propriedades atribuídas às limas confeccionadas com níquel-titânio, na época, não tinha sido, ainda, comprovada cientificamente. Atualmente, muitas dessas propriedades já foram analisadas, principalmente em estudos comparativos com as limas de aço inoxidável, evidenciando seu real valor (BONETTI FILHO, ESBERARD, LEONARDO,[7] 1998), justificado pelo elevado número de limas de níquel-titânio lançadas no comércio especializado.

Essas novas limas foram alteradas em seu desenho tradicional e conicidade, sendo obtidas por usinagem de hastes metálicas de níquel-titânio, originariamente cilíndricas. No entanto, em sua maioria, são ainda oferecidas pelos diferentes fabricantes apresentando sua parte ativa ora semelhante à lima tipo K, ora à lima tipo Hedströen.

Limas de níquel-titânio manuais, com parte ativa semelhante à da lima tipo K

- Mity K-Files – J.S. Dental Mfg.-Ridgefield, CT. -EUA.
- NiTi K File – NiTi Corp. – Chattanooga, TN, E.U.A.
- Onyx-R – NiTi Files – Moyco Union Broach – E.U.A.
- GT Files (Greater Moyco Taper Files) – Tulsa Dental Products – Oklahoma – EUA.
- Canal Master U – Brasseler – EUA.
- Nitinol – Quality Dental Products – EUA.
- Nitiflex – Maillefer/Dentsply – Suíça
- Int. Engine Files – NT Company – EUA.
- Profile – Série 29 (manuais) – Tulsa Dental Products Oklahoma – E.U.A.
- Hyflex-X-File – The Hygenic Corp. – EUA.
- Ultra-Flex – Texceed Corp. – EUA.
- Quantec (manuais) – Tycom – Ca – EUA.
- Sureflex – Dentsply – Caulk – Hilford, EUA.

Limas de níquel-titânio manuais, com parte ativa semelhante à da lima tipo Hedströen

- Mity Hedströen Files – J. S. Dental Mfg. Ridgefield, Ct.
- Ultra-Flex – Texceed Corp. – EUA.
- Mity Turbo Files – J. S. Dental Mfg. Ridgefield, Ct.
- Hedströen Mity – J. S. Dental Mfg. Ridgefield, Ct.
- The Master File – Endo Technic Div. Ca. – E.U.A.
- Hedströen Naviflex. NT Brasseler – EUA.
- Shapping Hedströen NT – Kerr/Mfg – EUA.
- Safety Hedströen – Kerr Mfg – EUA.

Embora as limas anteriormente citadas apresentem o *design* da parte ativa com profundas alterações, quando comparadas às limas de aço inoxidável, em sua maioria, seguem as especificações indicadas pela ISO/FDI e/ou ANSI/ADA.

Atualmente, os endodontistas e clínicos gerais que praticam a endodontia têm à sua disposição uma gama enorme de opções, com relação às diferentes limas que são oferecidas pelo mercado especializado, as quais são confeccionadas em aço inoxidável e/ou níquel titânio. De acordo com BUCHANAN,⁹ (1994) diante do elevado número de novas limas, consideradas da "nova geração", propaga-se atualmente má notícia. "Não existe até o momento nenhuma lima manual considerada como a melhor na endodontia. Embora sejam bem projetadas e corretamente fabricadas, não existe um único instrumento que possa suprir todos os anseios do clínico, uma vez que todas as linhas têm suas vantagens, e também apresentam deficiências particulares. Assim, o clínico deve escolher vários tipos de instrumentos manuais, com características funcionais próprias para cada etapa do tratamento. Para otimizar a função de cada um desses instrumentos, o clínico deverá ter conhecimento das múltiplas nuances (diferenças anatômicas) de cada terço do canal radicular e do exato movimento a ser atribuído a eles na ação dos mesmos sobre a dentina, para cada tipo e diâmetro de instrumento usado. Finalmente, para melhorar os resultados, o clínico deverá conhecer as deficiências e as vantagens de cada instrumento, usar e planejar cuidadosamente seus procedimentos operatórios, de modo que cada um dos instrumentos seja utilizado com maior segurança e eficácia, no momento adequado."

As limas manuais fabricadas em ligas de aço inoxidável são ainda os instrumentos endodônticos mais utilizados no mundo, devendo ser empregadas por longo período de tempo. Esses instrumentos, muitas vezes, são insubstituíveis, pois oferecem boa resistência à fratura, não oxidam, permitem a usinagem e torção, mesmo os de pequeno calibre, são pré-curváveis e, devido à sua dureza, são relativamente rígidos, permitindo sua ultrapassagem na exploração/cateterismo de canais radiculares atresiados e curvos. Entretanto, em razão de sua pouca flexibilidade, não podem ser submetidos a rotações de 360°, no interior do canal radicular. Essas limas, geralmente confeccionadas a partir de hastes metálicas (aço inoxidável), com secções transversais de forma quandrangular e ou triangular (Limas tipo K) **(Figura 1-21)** ou em forma de vírgula (Limas tipo Hedströen) **(Figura 1-22)**, não são indicadas para serem usadas com movimentos de rotação no interior de canais radiculares, principalmente aqueles atresiados e curvos, uma vez que ao serem introduzidas com pressão em direção ao ápice, seus ângulos de corte, que são positivos, tendem a se travar nas paredes de dentina, o que provocaria sua fratura[38] **(Figura 1-23)**.

As tentativas de utilizar limas endodônticas confeccionadas em aço inoxidável, através de motores, não atingiram o êxito esperado. Com o surgimento dos instrumentos endodônticos fabricados com liga de níquel/titânio, esse objetivo tornou-se uma realidade, comprovada pela prática clínica.

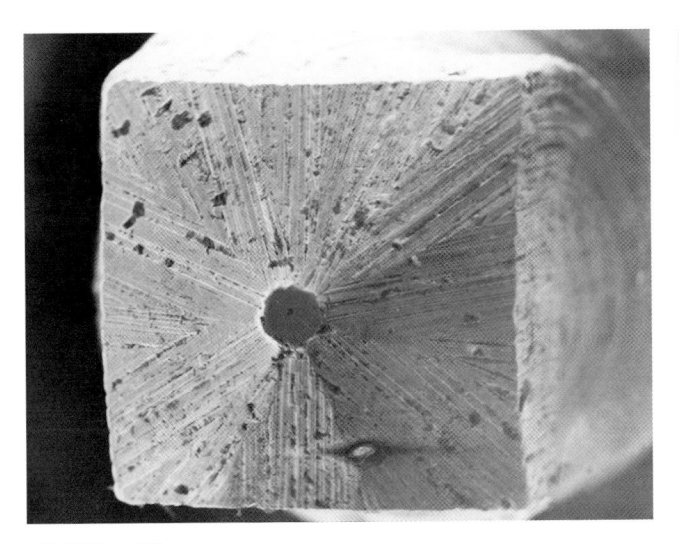

■ FIG. 1-21

Fotomicrografia de corte transversal da lima tipo K., 150x.

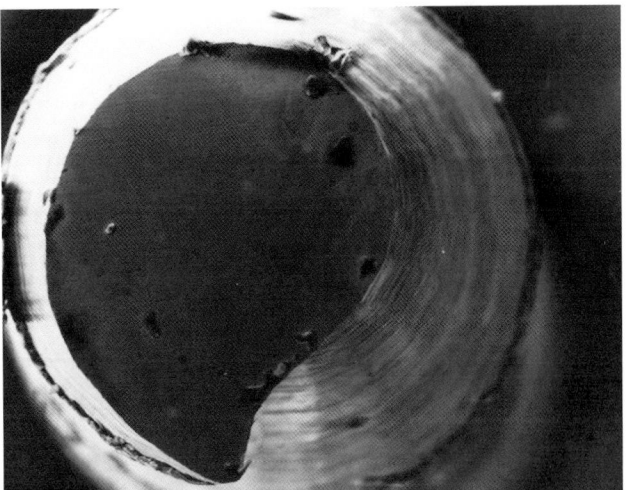

■ FIG. 1-22

Fotomicrografia de corte transversal da lima tipo Hedströen.

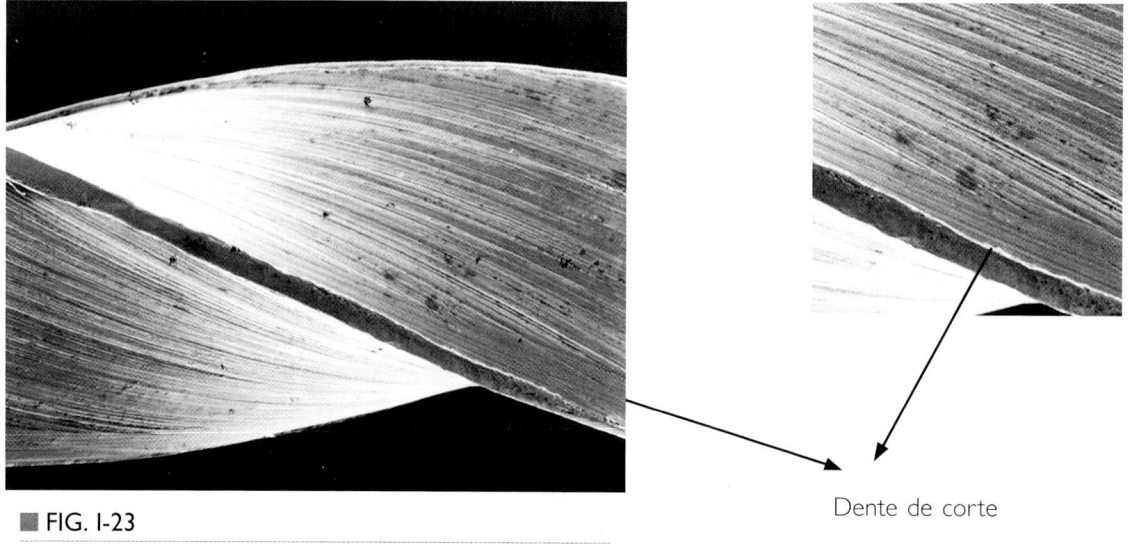

■ FIG. I-23
Fotomicrografia de lima tipo K, evidenciando dente de corte.

Dente de corte

Sistemas eletromecânicos que acionam instrumentos rotatórios de níquel/titânio

Os sistemas rotatórios constituem a terceira geração no aprimoramento e na simplificação da endodontia, e podem ser considerados uma nova era na prática diária do endodontista.

A instrumentação rotatória com instrumentos de níquel-titânio representa uma verdadeira "revolução na técnica endodôntica", pois permite ao profissional realizar o tratamento de canal radicular de maneira mais eficaz do que se fazia num passado recente. No entanto, não é verdadeiro que esse tratamento tenha se tornado mais fácil com a instrumentação rotatória. O avanço da tecnologia endodôntica, ao oferecer instrumentos morfologicamente mais precisos, com excelentes propriedades inerentes à própria liga de níquel-titânio, permite ao especialista, como também aos clínicos que praticam endodontia, realizar um tratamento considerado anteriormente muito difícil e assumir maior variedade de casos, considerados antes verdadeiros desafios. Muitas dificuldades técnicas endodônticas, observadas antes da instrumentação rotatória, foram reduzidas acentuadamente após sua implantação. Resumidamente, tornou-se mais fácil o tratamento endodôntico para aqueles que já possuíam predicados técnicos para ralizá-lo com instrumentos manuais.

Uma das grandes vantagens dos sistemas rotatórios, é a maior rapidez na instrumentação, principalmente em canais radiculares atresiados e curvos de molares, o que é portanto, para o profissional, menos cansativo e acarreta menor fadiga.

Atualmente são encontrados diferentes sistemas rotatórios oferecidos com as seguintes denominações:

- Sistema Rotatório Quantec Séries 2000 – Analytic Endodontics.
- Sistema Rotatório Profile. 04/.06 – (Dentsply/Maillefer).
- Sistema Rotatório Profile séries "29" – (Dentsply/Tulsa).
- Sistema Pow-R - (Moyco-Union Broach)
- Sistema Profile GT Rotatório (*Greater Taper*) – (Dentsply/Maillefer).
- Sistema Lightspeed (Lightspeed)
- Sistema Hero 642 - (Micro-Mega)
- Sistema Protaper (Dentsply/Maillefer)
- Sistema K$^3\sqrt{\text{Endo}}$ (sds/kerr)

Os instrumentos de níquel-titânio são oferecidos pela Dentsply/Maillefer – Suíça, no Sistema Profile. 04/.06; pela Dentsply/Tulsa – Suíça, Profile série 29, pela Moyco Union Broach, no sistema Pow-R, pela Micromega, no sistema Hero 642, e atualmente, pela Analytic Endodontics – México, no Sistema Quantec Séries 2.000. Esses instrumentos apresentam limas que, além das alterações no *design*, isto é, na conformação de sua parte ativa, quando comparadas com as estandardizadas oferecem também aumento de conicidade por milímetro de comprimento de sua parte ativa, da ponta para sua base.

Esse detalhe tecnológico permite a realização de preparo de canal radicular atresiado e curvo, constituindo-se num dos mais revolucionários avanços da endodontia atual.

De acordo com as especificações n°s 28 e 58 da ANSI/ADA e 3630/1 da ISSO/FDI, essa conicidade é padronizada para as limas tipo K (**Figura 1-24**) e para as limas tipo Hedströen (**Figura 1-25**), em 0,02 mm por milímetro de comprimento da parte ativa.

Não obedecendo as normas de padronização ANSI/ADA e ISO/FDI, as novas limas de níquel-titânio acionadas a motor originariamente apresentam maior conicidade da parte ativa, isto é, aumentos de 0,03 – 0,04 – 0,05 ou 0,06 mm por milímetro de comprimento. Assim, uma lima de níquel-titânio, com 0,03 mm de aumento de conicidade (taper), terá no diâmetro D_1/D_0 0,25 mm, e no diâmetro D_2/D_{16}, 0,73 mm.

Da mesma forma, uma lima com 0,04 mm de aumento de conicidade por milímetro de comprimento da parte ativa terá, no diâmetro D_2/D_{16}, 0,89 mm (**Figura 1-26**), enquanto uma lima com 0,06mm de conicidade terá no D_2/D_{16}, 1,21 mm de diâmetro.

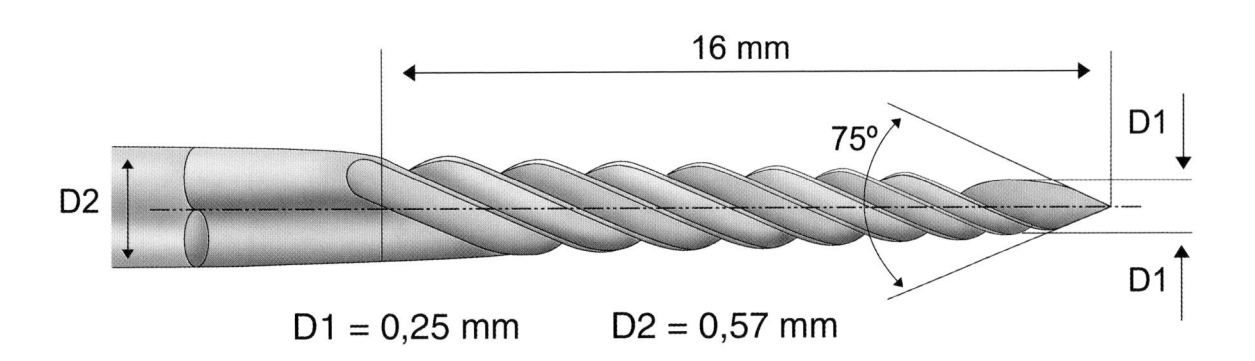

FIG. I-24

Dimensões para limas tipo K n° 25, de acordo com a especificação n° 28 (ANSI/ADA) e n° 3.630/1 (ISO/FDI).

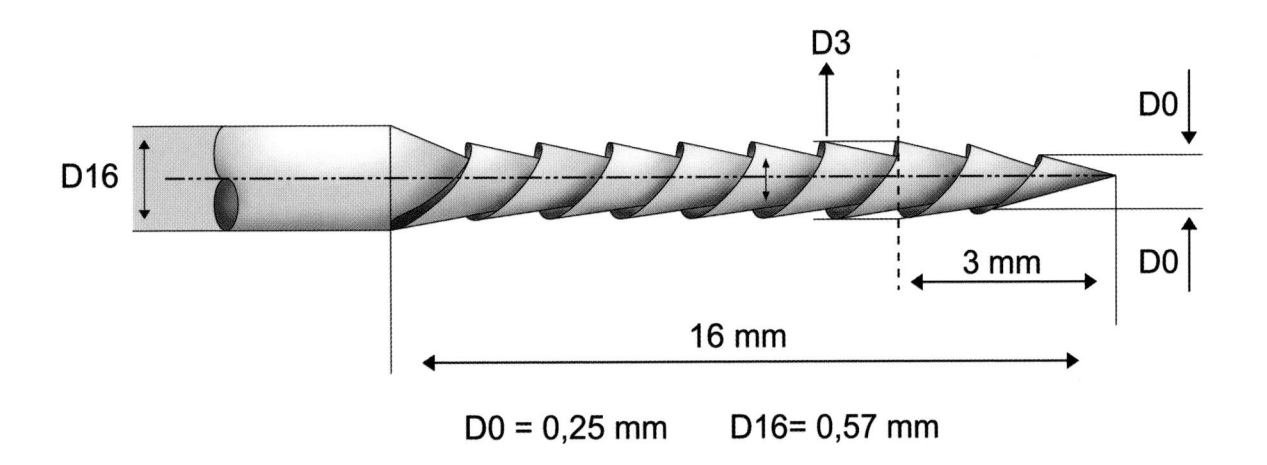

FIG. I-25

Dimensões para limas tipo Hedströen n° 25, de acordo com a especificação n° 28 (ANSI/ADA).

Com essa nova apresentação, essas limas, ao serem introduzidas e acionadas a motor no interior do canal radicular, girando 360° no sentido horário, com velocidade constante e em direção coroa/ápice (*Crown-Down*), irão promover a limpeza, remoção do conteúdo séptico, de restos orgânicos e raspas de dentina para a câmara pulpar e, simultaneamente, determinarão o alargamento dos dois terços coronários, promovendo o chamado "desgaste anticurvatura" e, a seguir, o escalonamento no preparo apical.

O princípio de preparo no sentido coroa/ápice, com pouca pressão, é inerente aos sistemas rotatórios, proporcionando, assim, menor risco de agudamentos periapicais (*Flare-up*).

Outro princípio que rege a aplicação das limas de níquel-titânio, quando acionadas a motor, é considerado fundamental: jamais pressionar a lima no sentido apical. Essa orientação assegura maior conforto para os pacientes, durante o ato operatório, e diminui acentuadamente a incidência de dor pós-operatória.

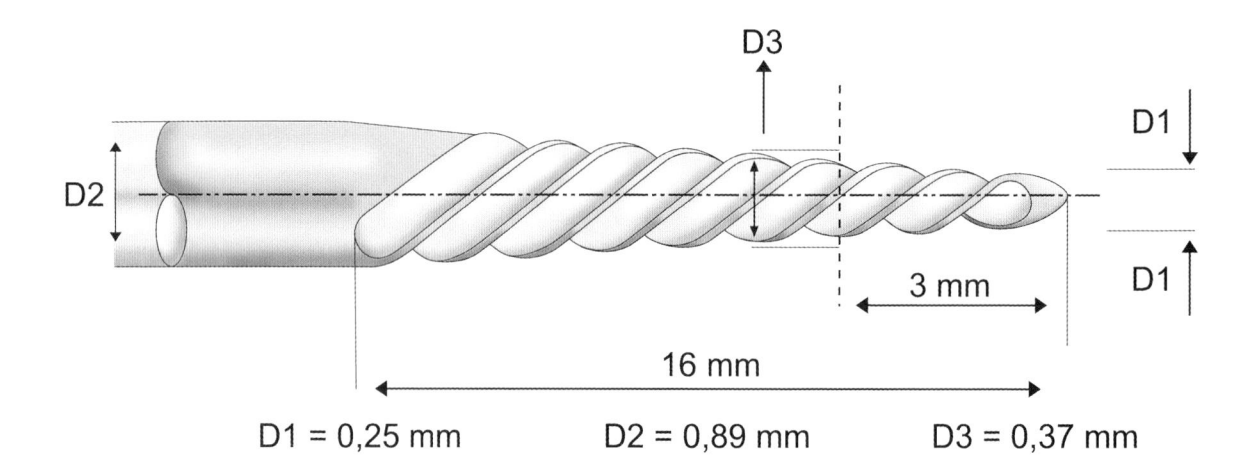

D3

D1

D2

3 mm

D1

16 mm

D1 = 0,25 mm   D2 = 0,89 mm   D3 = 0,37 mm

■ FIG. I-26

Dimensões para lima de níquel/titânio com 0,04 mm de aumento de conicidade da parte ativa e 0,25 mm no D_1/D_0.

O instrumento rotatório

Liga de Ni-Ti (**Figura 1-27**)

O avanço tecnológico e a parceria da metalurgia com a endodontia permitiram que os instrumentos rotatórios passassem a ser fabricados com liga de níquel-titânio, conferindo-lhes superelasticidade, flexibilidade, resistência à deformação plástica e à fratura.[59]

A liga de níquel/titânio oferece superelasticidade, termo utilizado para caracterizar a propriedade de certas ligas metálicas em retornar a sua forma original, após livrar-se de uma ação (força) de deformação.[60] As ligas de níquel/titânio, quando submetidas a deformação de até 10%, podem retornar à sua forma normal, sendo portanto recuperáveis, enquanto as limas de aço inoxidável somente retornam ao seu estado inicial quando a deformação não for superior a 1%.[10,50]

A superelasticidade da liga de níquel/titânio faz com que o instrumento endodôntico seja mais flexível que o de aço inoxidável, sem exceder o seu limite de elasticidade, permitindo assim melhor instrumentação de canais radiculares curvos, como também minimizando o transporte do forame.[49,62]

Por outro lado, a deformação plástica de uma liga é caracterizada pela sua capacidade de sofrer deformações permanentes, sem atingir a ruptura. Essa propriedade permite avaliar a capacidade de trabalho mecânico que o material poderia suportar, conservando, no entanto, sua integridade física.[37] De acordo com SATTAPAN et al.,[54] no entanto, a inspeção visual de um instrumento usado de níquel/titânio não é método seguro de avaliação, pois a fratura pode ocorrer sem defeitos visíveis de deformação permanente.

A liga de níquel-titânio possui em sua composição duas fases cristalinas. Quando uma lima, fabricada com esse tipo de liga, estiver em repouso, encontra-se na fase de austenita, e quando em movimento rotatório, apresenta uma deformação conhecida como martensita, própria das ligas superelásticas, suscetíveis a fratura ou a deformações. Assim, a lima confeccionada com liga de níquel-titânio possui tendência a se fraturar, mais do que a fabricada com aço inoxidável.

A fratura de instrumentos endodônticos rotatórios de níquel/titânio pode ocorrer sob duas formas: fratura torsional e fadiga flexural. A fratura torsional ocorre quando a ponta da lima ou qualquer parte do instrumento se prende no canal radicular, enquanto seu eixo continua em rotação. Nessa situação, o limite de elasticidade do metal (instrumento) é ultrapassado, levando-o a uma deformação plástica, como também à fratura. O outro tipo de fratura é causado pelo estrese e pela própria fadiga do metal, resultando em uma fratura flexural. Com esse tipo de fratura, o instrumento gira livremente em um canal acentuadamente curvo, porém no mesmo comprimento de trabalho; assim, na curvatura, o instrumento dobra e a fratura ocorre, sendo o fato considerado de elevada importância em relação à fratura dos instrumentos de níquel-titânio.

Assim, em canais radiculares com curvaturas acentuadas e bruscas, bifurcações, curvas em forma de "S", esses instrumentos devem ser evitados, para reduzir as fraturas, e sobre-uso dos mesmos. Esse é o maior problema dos sistemas rotatórios com o emprego de instrumentos de níquel/titânio.

"A fratura dos instrumentos de níquel/titânio utilizados nos sistemas rotatórios é uma iatrogenia que pode pôr em risco o tratamento de canal radicular."

Se um elevado torque for utilizado, ultrapassando o limite máximo de resistência do instrumento (limite de fratura), a probabilidade de ocorrência de acidentes operatórios é elevada. Por outro lado, a fratura pode ocorrer também abaixo do limite de resistência do instrumento. A possível solução para esse problema é empregar motores de baixo torque, que se podem ajustar abaixo do limite de elasticidade inerente a cada instrumento.[23]

No caso específico da endodontia, quando a unidade elétrica é acionada pelo motor, uma quantidade de energia é liberada na forma de movimento

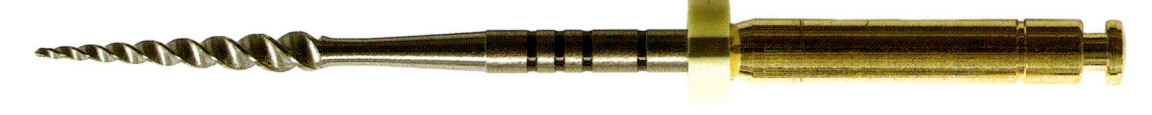

■ FIG. I-27

Instrumento rotatório G.T., 1123 da Maillefer/Dentsply.

rotatório (instrumento). A força com que essa lima gira em torno do seu próprio eixo é controlada pelo torque, sendo este previamente ajustado, de acordo com a técnica e o instrumento a ser utilizado, e variando entre 0,1N. cm a 35N. cm.[37]

Alguns aparelhos como o Easy Endo, Tri-auto ZX, o Art Tecnika da Dentsply Maillefer e o Driller (Endoplus), controlam automaticamente o torque, de acordo com a massa do próprio instrumento, impedindo que este atinja o limite máximo de resistência e venha a se fraturar.

Além do torque, para evitar esse grave acidente operatório, recomenda-se imprimir às limas rotações de maneira uniforme e constante, por segundos, e com movimentos de progressão e alívio (bicada), durante a introdução no canal radicular (**Figura 1-28**). Da mesma forma, a redução de fratura dos instrumentos de liga níquel-titânio também é verificada quando são obedecidos os princípios de técnica preconizados para instrumentação rotatória, dentre eles, o princípio de preparo do canal radicular no sentido coroa/ápice sem pressão (*crown-down pressureless technique*), o qual tem mostrado ser altamente benéfico.

Atualmente, os sistemas oferecem limas de grande conicidade e mais calibrosas (0,12/0,10/0,08 mm) (**Figuras 1-29A, 29B e 29C**), que eliminam inicialmente a constrição dentinária cervical, permitindo que as limas de menor conicidade penetrem, a seguir, sem obstáculos, em direção apical.

Ainda, a maior conformação cônica do canal radicular no sentido coroa/ápice, obtida através dessa técnica, permite irrigação endodôntica mais eficaz, como também obturação o mais hermética possível.

Conicidade

Os instrumentos manuais estandardizados possuem conicidade constante equivalente a 0,02 mm por milímetro de extensão da parte ativa. Esta conicidade equivale à média das conicidades dos canais radiculares de dentes de humanos. O termo conicidade é expresso em inglês pela palavra *Taper* e representa a medida de aumento do diâmetro da parte ativa. Assim, o instrumento nº 10 possui, no início da ponta ativa (D_1/D_0), um diâmetro equivalente a 0,10 mm, o qual progressivamente é aumentado em direção ao cabo (D_2/D_{16}), atribuindo à parte ativa uma conformação cônica, com aumento de diâmetro de 0,02 mm em direção ao D_2/D_{16}. Assim, no instrumento convencional nº 10, o D_1/D_0 equivale a 0,10 mm e o D_2/D_{16}, a 0,42 mm (**Figura 1-30**). Teoricamente, essa conicidade facilitaria a instrumentação,

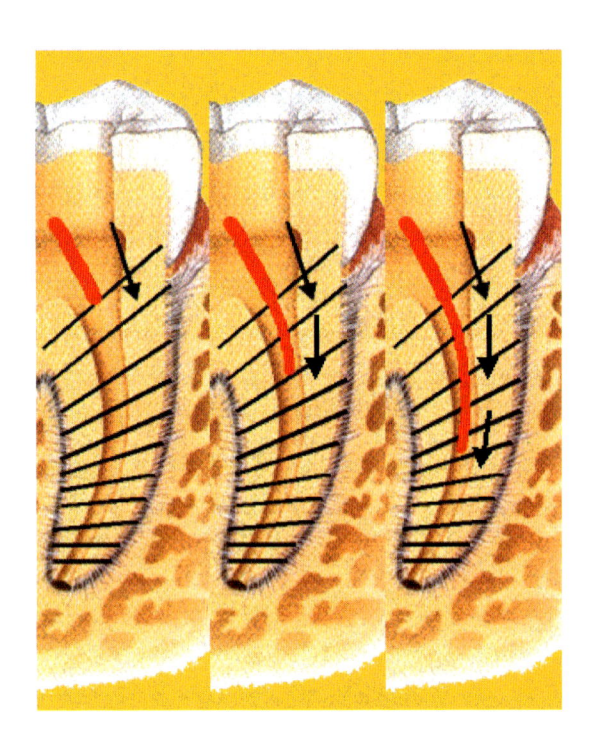

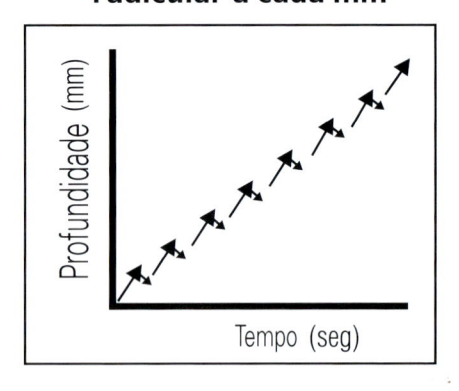

■ FIG. I-28

Movimento de carregamento e avanço, que deve ser imprimido aos instrumentos rotatórios.

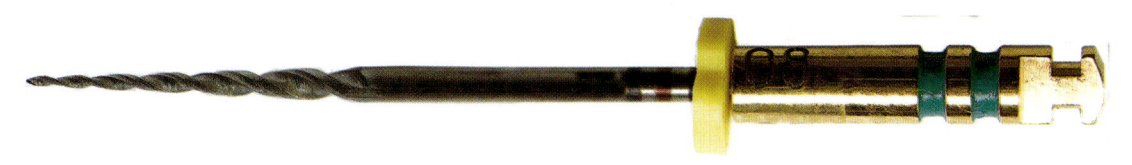

■ **FIG. I-29A**

Instrumento Flare, da Analytic Technology

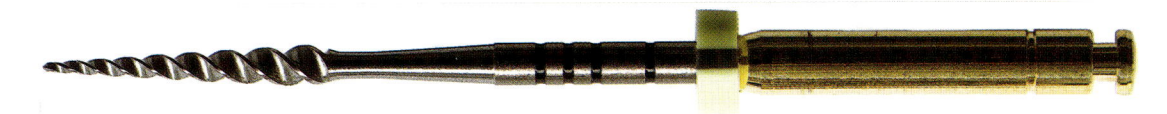

■ **FIG. I-29B**

Instrumento GT, da Maillefer/Dentsply

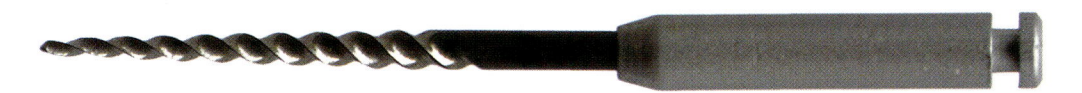

■ **FIG. I-29C**

Instrumento Coronal Shaper, da Moyco Union Broach

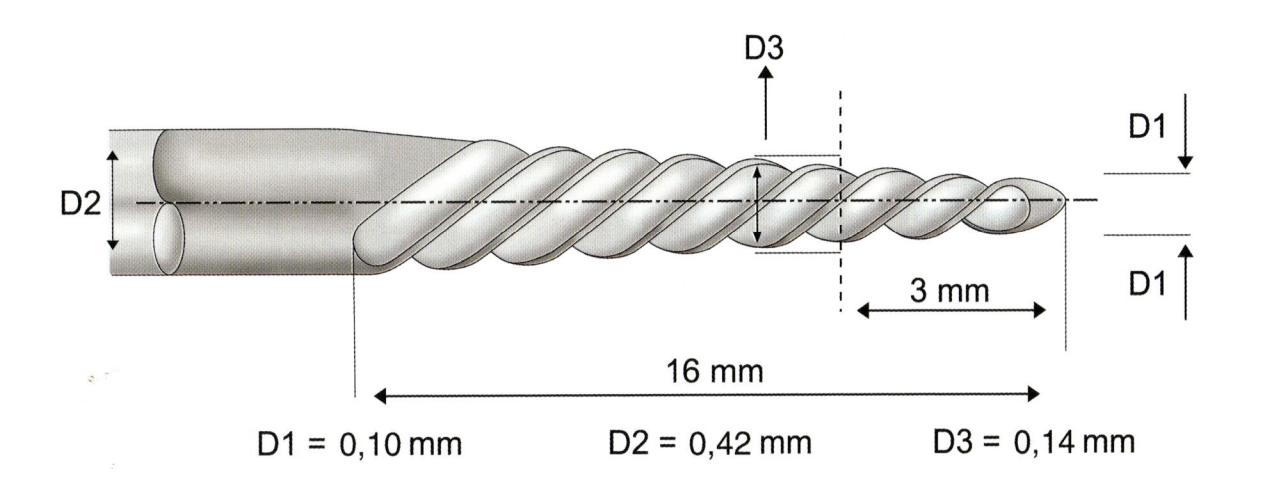

D1 = 0,10 mm   D2 = 0,42 mm   D3 = 0,14 mm

■ **FIG. I-30**

Desenho esquemático de lima tipo K n° 10.

no entanto isso não ocorre clinicamente Exemplificando, em um canal radicular atresiado, geralmente a primeira lima que atinge o Comprimento Real de Trabalho (CRT) é de pequeno calibre, como a lima nº 10, que atinge o CRT se ajustando em todas as paredes do canal radicular. No momento de aplicar o movimento de rotação nesse instrumento há risco de fratura do mesmo, uma vez que toda a sua superfície ativa está "abraçada" às paredes dentinárias. Após a instrumentação com a lima nº 10, o operador irá dar seqüência a esse ato operatório empregando uma lima nº 15. Essa lima também penetrará de forma justa no canal radicular que, no momento, apresenta uma conformação anatômica de conicidade equivalente a 0,02 mm; não pode, portanto, ser girada no canal radicular, porém, a cinemática de movimento indicada para essas limas tipo K, é uma rotação de um quarto a meia volta, e tração lateral em direção às paredes do canal.

Nos instrumentos rotatórios, o princípio básico foi fabricar os mesmos instrumentos com conicidades diferentes, o que revolucionou a técnica endodôntica. Assim, encontram-se no comércio especializado instrumentos rotatórios com conicidades 0,03, 0,04, 0,05, 0,06, 0,08, 0,10 e 0,12 mm. O instrumento nº 8 (25/.06) (**Figura 1-31**) do Sistema Quantec Séries 2000, oferece o D_1/D_0 com 0,25 mm e o D_2/D_{16} com 1,21 mm).

A fabricação de instrumentos com diferentes conicidades mudou o conceito da instrumentação de canais radiculares, particularmente os atresiados e curvos. Como conseqüência dessa maior conicidade, apenas uma porção da parte ativa do instrumento (plano de contato) entra em contato com a parede dentinária (**Figura 1-32**). Essa maior conicidade proporciona desgaste mais efetivo do canal radicular, por ação de alargamento, com menor risco de fratura.

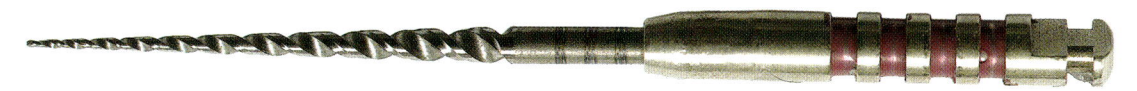

FIG. I-31
Instrumento Quantec nº 8 (25/.06), da Analytic Technology.

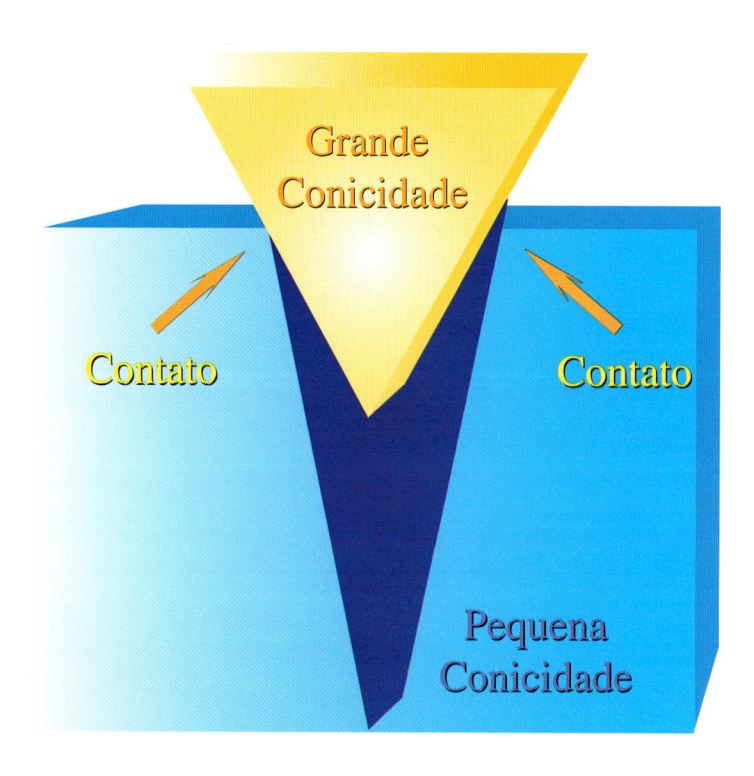

FIG. I-32
Quanto menor a área de contato, menor a pressão (atrito) exercida.

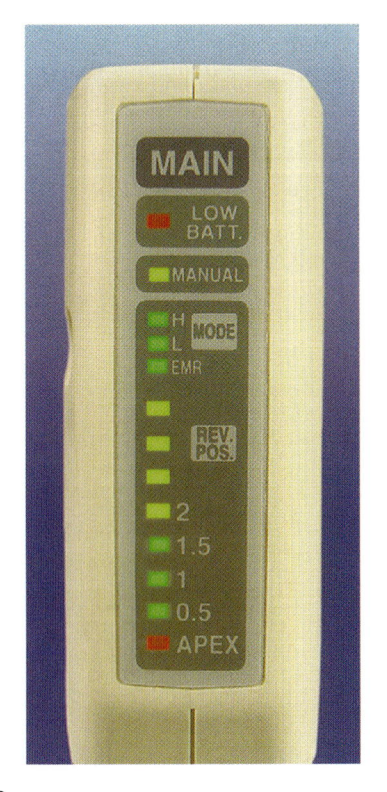

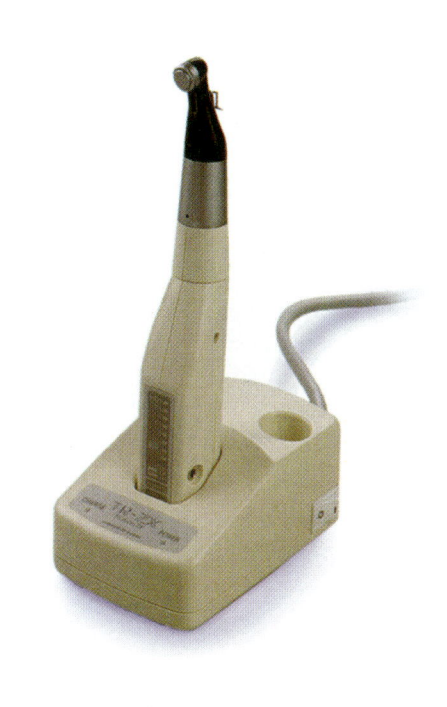

■ FIG. 2-9

■ FIG. 2-10

8. Este *display* pode ser movimentado na própria peça de mão, permitindo e facilitando o acesso para dentes posicionados na mandíbula ou maxila.
9. O localizador apical pode ser utilizado automaticamente durante a instrumentação rotatória, ou através da colocação e adaptação de instrumento manual.
10. Uma vez que a peça de mão esteja fora da base carregadora por mais de 3 minutos, desligará automaticamente.

Especificações técnicas

- **Voltagem:** 120 volts

- **Freqüência:** 50-60 Hz

- **Consumo de Potência:** 5 VA

- **Torque:** aproximadamente 6 N.cm

- **Dimensões:**
- Carregador:
    - Altura: 5,5 cm
    - Largura: 8,0 cm
    - Comprimento: 12,3 cm
- Peça de mão:
    - Altura: 21,2 cm
    - Largura: 3,0 cm
    - Comprimento: 3,7 cm
- Peso:
    - Peça de mão: 160 g
    - Carregador: 500 g

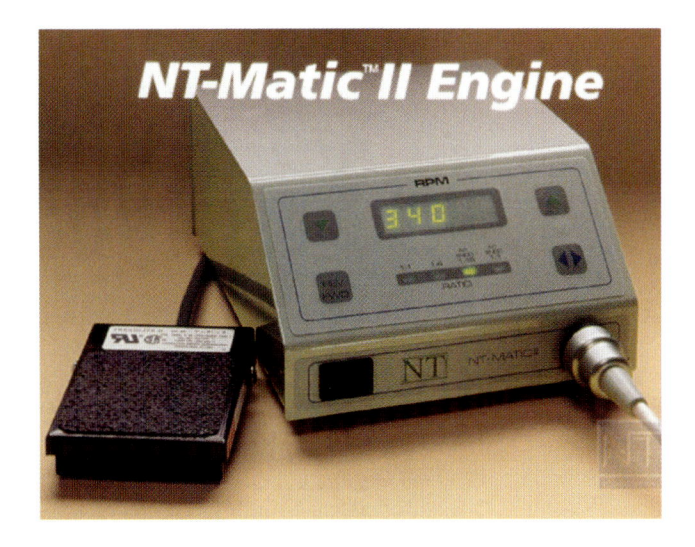

■ FIG. 2-7

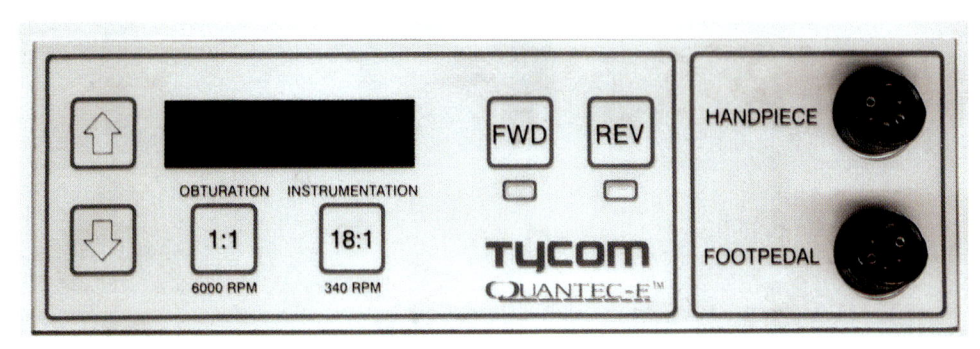

■ FIG. 2-8

Tri Auto ZX (Morita Japão)

O sistema Tri Auto ZX é uma peça de mão elétrica, sem fio, com base carregadora, que permite a instrumentação rotatória, acomplada a um localizador apical eletrônico (**Figuras 2-9 e 2-10**).

Características

1. Permite a instrumentação de canais radiculares enquanto monitora a posição do instrumento no interior do canal radicular.
2. Mede o comprimento do canal radicular utilizando um localizador apical.
3. Opera em baixas velocidades, de 50 a 280 rpm.
4. A peça de mão inicia o funcionamento automaticamente quando o instrumento é introduzido no canal radicular e desliga quando é removido.
5. Quando uma pressão excessiva em direção apical é exercida, automaticamente o funcionamento é interrompido, e o instrumento gira no sentido anti-horário, facilitando a remoção.
6. Quando o comprimento de trabalho é alcançado, o movimento horário é interrompido e a peça de mão imprime uma rotação anti-horária, para a remoção do instrumento.
7. A peça de mão apresenta um *display* que indica quanto o instrumento está inserido no canal radicular, com leitores indicando quando se está a 0,0, 0,5, 1, 1,5 e 2 mm do ápice radicular.

Taskal 7/Endo-mate 2 (Nisk Japão)

O Taskal 7/Endo-Mate 2 é também um sistema elétrico com uma peça de mão acoplada a uma base carregadora (**Figuras 2-11** e **2-12**).

Características

1. Opera em baixas velocidades e possui um botão regulador de velocidade.
   - A velocidade da peça de mão vai de 130 a 400 rpm.
3. Apresenta dispositivo para regular o sentido da rotação (horária ou anti-horária).
4. Cabeça de peça de mão com dimensões reduzidas, que facilita o acesso a dentes posteriores.

Especificações técnicas

- **Voltagem:** 120/230 volts
- **Freqüência:** 50-60 Hz.
- **Torque:** aproximadamente 5 N.cm
- **Consumo de potência:** 5,1 VA
- **Dimensões:**
- Carregador:
  - Altura: 7,0 cm
  - Largura: 10,1 cm
  - Comprimento: 10,1 cm
- Peça de mão:
  - Altura: 19,0 cm
  - Largura: aproximadamente 2,5 cm
  - Comprimento: aproximadamente 2,0 cm
- Peso:
  - Carregador: 400 g
  - Peça de mão: 113 g

Motor digital eletrônico Sprint II (Moyco Union-broach EUA)

O motor Sprint II é o sistema elétrico que aciona micromotores e possui as seguintes características:

1. Botão regulador de torque pré-estabelecido pelo operador.
2. Indicador digital de velocidade, estabelecida pelo operador.
3. Botão regulador de direção de velocidade (horária ou anti-horária).
4. Ajuste de redutores de rotação 1:1, 10:1 e 64:1 (**Figura 2-13**).

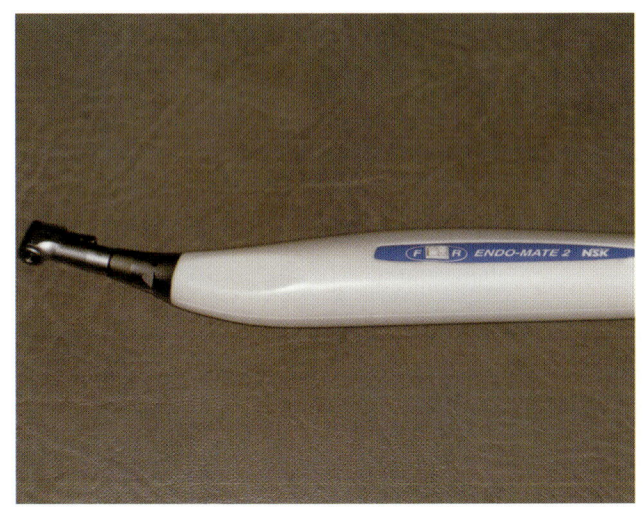

■ FIG. 2-11

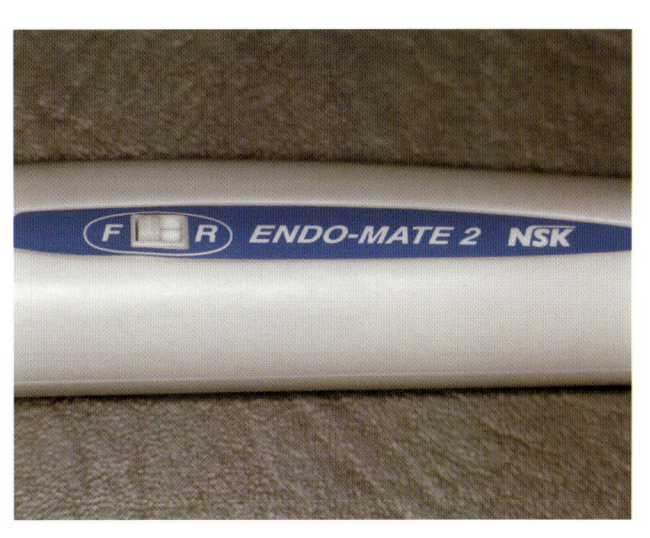

■ FIG. 2-12

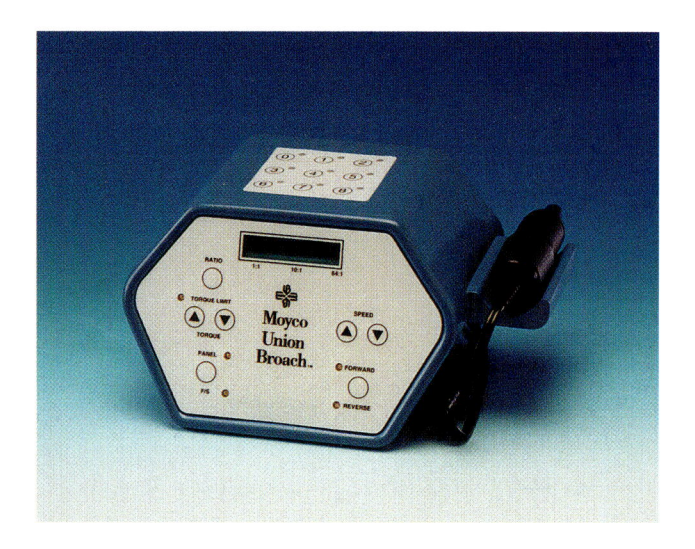

FIG. 2-13

Motor Tecnika

O motor Tecnika é o sistema elétrico com a maior variação de uso, podendo ativar instrumentos oscilatórios (180º) ou rotatórios, e possui as seguintes características:

1. Botão regulador da função oscilatória ou rotatória.
2. Reversão automática, quando o instrumento se prende em determinado torque.
3. Rotação reversa.
4. Controle de torque, que varia de 1 a 100 N.m.
5. Controle de velocidade, de 100 a 12.800 rpm.
6. Redutor de 1:70 a 1:1.
7. Programável para absorver as diferentes técnicas de instrumentação (**Figuras 2-14** a **2-17**).

Motor Driller Endo Plus

O Endo Plus é um sistema elétrico motor contra-ângulo fabricado pela Driller Brasil, que apresenta refinamentos de utilização em relação ao Endo Pro, do mesmo fabricante (**Figura 2-18**).

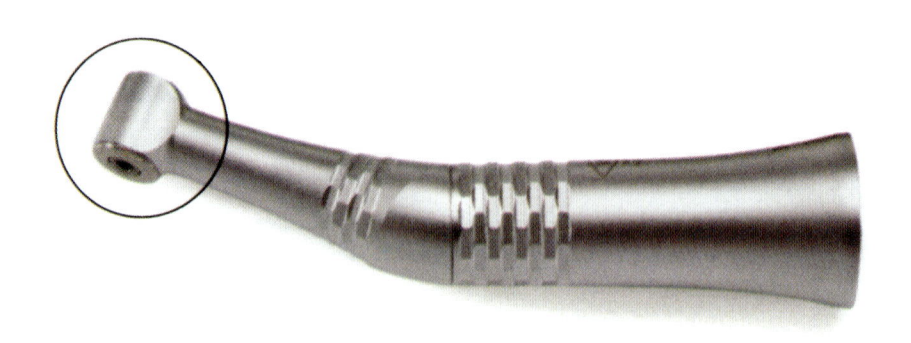

FIG. 2-14

■ FIG. 2-15

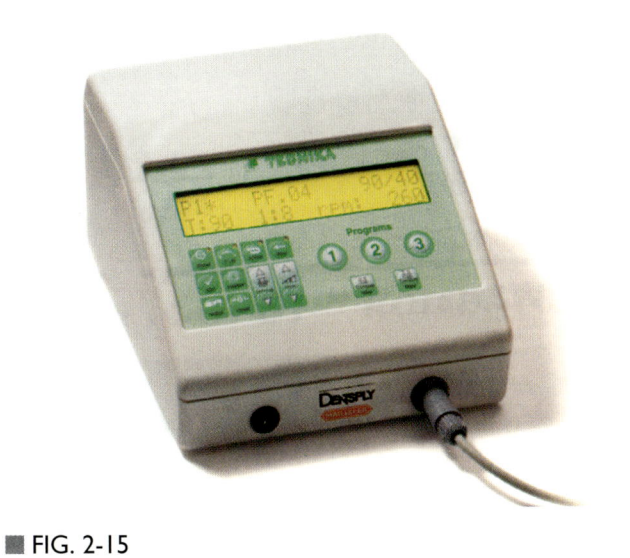

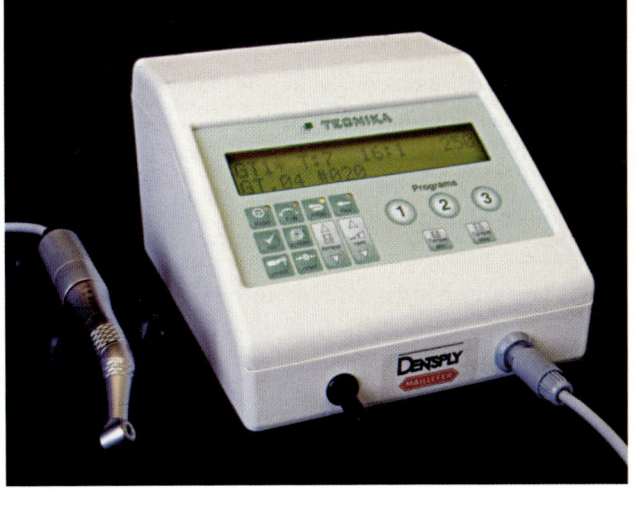

■ FIG. 2-16

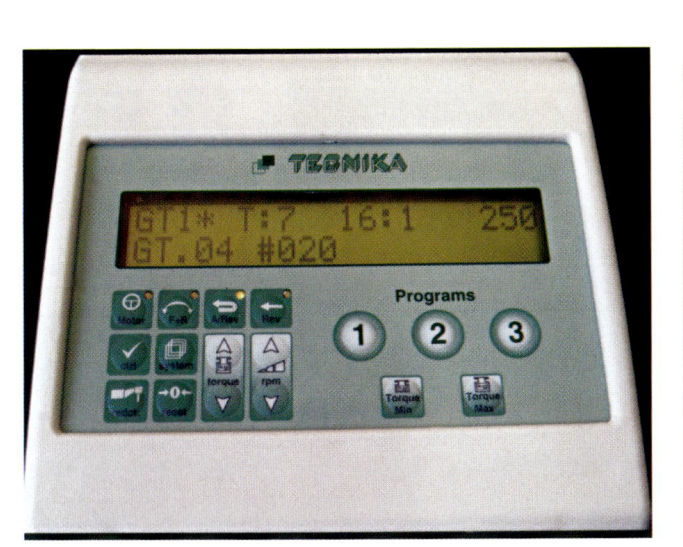

■ FIG. 2-17

■ FIG. 2-18

Características

- **Painel frontal** onde é possível ajustar torque, sentido de rotação, velocidade e redução.

- **Velocidade** ajustável de 100 a 30.000 rpm

- **Controle de torque** que varia de 0,2 a 10 N.cm

- **Controle eletrônico de redutores:** 1:1, 16:1 e 20:1.

- **Voltagem:** 110/220 volts

- **Freqüência:** 50-60 Hz

- **Potência:** 130 VA

Motor k3

O motor k3 é desenvolvido pela Analytic num conjunto elétrico motor-peça de mão utilizado com redutor 18:1 ou convencionalmente 1:1 (**Figuras 2-19 a 2-21**).

Características

Três níveis diferentes de torque: 4-5 e 6 N.cm.

Velocidade do motor: de 50 a 20.000 rpm.

Inversão do sentido de rotação na função 18:1.

Especificações técnicas

Voltagem: 120 volts

Freqüência: 50 Hz

Potência: 56 VA

Dimensões:
- Altura: 7,8 cm
- Largura: 20 cm
- Comprimento: 17,20 cm
- Peso: 1.500 g

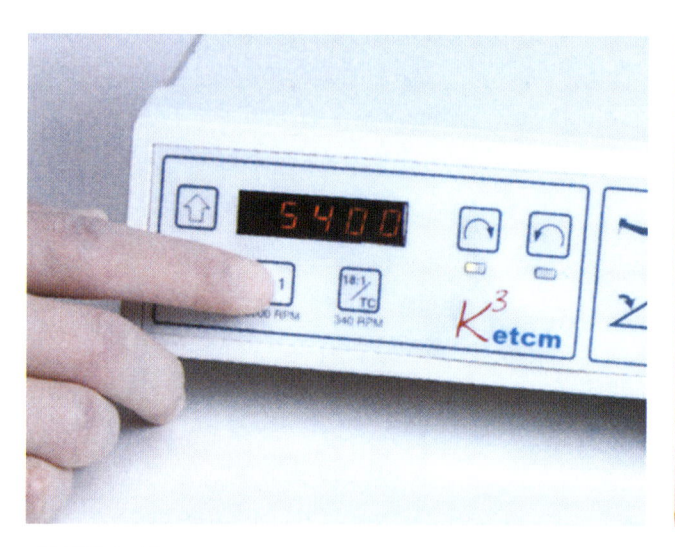

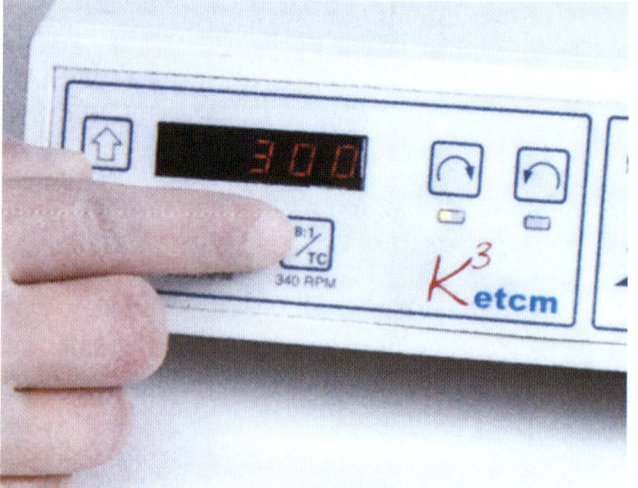

■ FIG. 2-19

■ FIG. 2-20

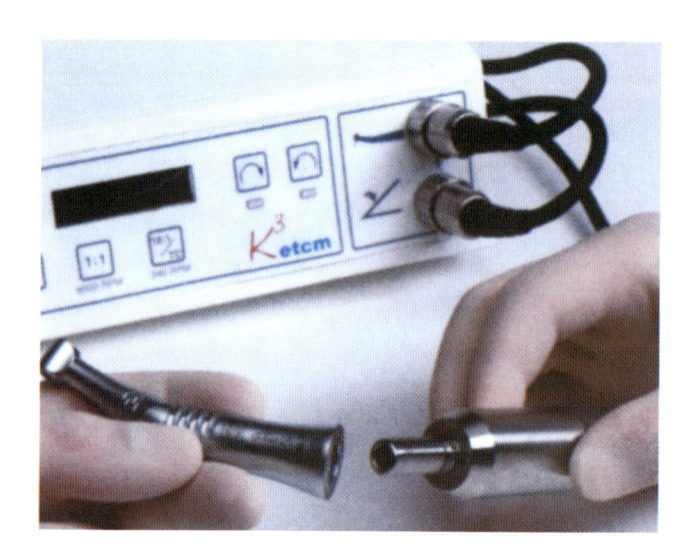

■ FIG. 2-21

Motores acionados a ar

A instrumentação rotatória pode ser efetuada também por micromotores acoplados à peça de mão de baixa rotação, que, ao invés de serem acionados por motores elétricos, são acionados à pressão do ar do micromotor (**Figura 2-22** e **2-23**).

Esses micromotores apresentam redutor de 64:1, porém o controle de velocidade e do torque varia de acordo com o micromotor utilizado e o suprimento de ar comprimido do equipo.

Dentre as peças de mão utilizadas para instrumentação rotatória, destacam-se:

Tardie, da Moyco-Union Broach. Para uma rotação de 20.000 rpm, utilizando-se um redutor de 64:1, obtém-se velocidade entre 150 e 350 rpm.

Essas mesmas características se aplicam às peças de mão da NSK e Antogyr, que também possuem redutor 64:1.

Em testes efetuados com o torquímetro do laboratório da disciplina de Endodontia da Faculdade de Odontologia de Araraquara, estes contra-ângulos geram torques entre 3 e 6 N.cm, dependendo da pressão do ar presente nas pontas para micromotor.

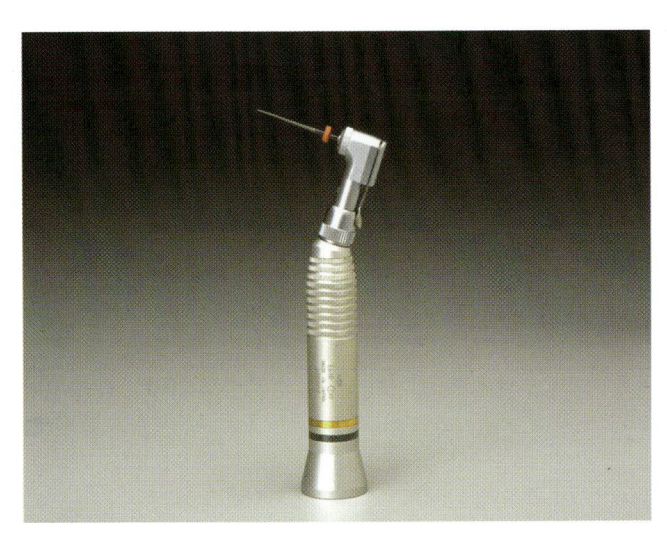

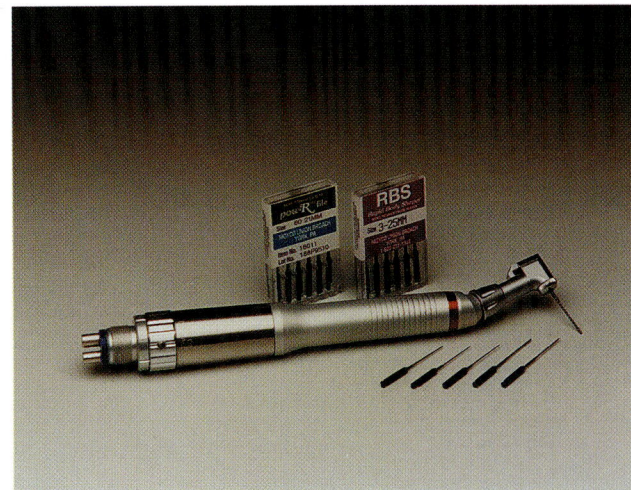

■ FIG. 2-22

■ FIG. 2-23

CAPÍTULO

SISTEMAS ROTATÓRIOS: PRINCÍPIOS GERAIS

MÁRIO ROBERTO LEONARDO
RENATO DE TOLEDO LEONARDO

Para a realização de tratamento de canais radiculares de molares, principalmente atresiados e curvos, utilizando os sistemas rotatórios, faz-se necessário o conhecimento de alguns tópicos:

- **Radiografia para diagnóstico**

Para o diagnóstico, a tomada radiográfica é indispensável ao endodontista, uma vez que, dentre outras patologias, permite a visualização da profundidade das lesões de cárie e presença de reações periapicais.

Do ponto de vista técnico-endodôntico, a tomada radiográfica permite ao profissional o conhecimento das condições anatômicas da câmara pulpar. Esse conhecimento é de fundamental importância, uma vez que a abertura coronária, para o uso de instrumentos de níquel-titânio, deve oferecer acesso direto e em linha reta aos dois terços coronários dos canais radiculares.

Da mesma forma, o conhecimento das condições anatômicas dos canais radiculares é necessário, anteriormente ao tratamento endodôntico, particularmente utilizando os sistemas rotatórios. A escolha dos *Orifice Shapers*, *Flare Series*, *Coronal Shapers* e GT rotatórios, por exemplo, é baseada no diâmetro (embocadura) das entradas dos canais radiculares.

Com a utilização dos sistemas rotatórios, a anatomia e o diâmetro da entrada e de todo o canal radicular, a localização das áreas de segurança e de risco, assim como o **Comprimento Aparente do Dente (CAD)**, servirão como guia para o profissional aplicar sua técnica operatória, orientando-o na utilização do instrumento rotatório ideal muitas vezes sugerindo alterações nas seqüências de técnicas usualmente propostas, ou mesmo, descartá-lo.

A memorização radiográfica da conformação anatômica dos canais radiculares, anteriormente ao seu preparo, poderá prevenir acidentes operatórios, pois, geralmente, esses acidentes decorrem do desconhecimento da área exata a ser manipulada. O tipo e a forma do instrumento a ser utilizado, de ponta cortante ou não, serão definidos pelo profissional após a tomada radiográfica, sendo de extrema validade nos casos de canais radiculares atresiados e acentuadamente curvos, bem como naqueles calcificados.

Nos canais radiculares atresiados e excessivamente curvos, a fratura do instrumento, a formação de falsos canais e de trepanações, são acidentes operatórios freqüentes, que ocorrem quando o profissional não se orienta radiograficamente na escolha do tipo e do diâmetro do instrumento rotatório a ser utilizado, devendo, nesses casos, ser evitados aqueles de grande conicidade.

A complexidade anatômica do canal radicular irá determinar ainda a utilização de maior ou menor número da série de instrumentos oferecida pelos sistemas rotatórios, durante o preparo biomecânico.

- **Exploração (cateterismo) do canal radicular**

A utilização dos instrumentos de níquel-titânio acionados a motor deverá sempre ser precedida da utilização de uma lima tipo K manual, a qual, durante a exploração prévia do canal radicular, permitirá transmitir ao profissional a sensação tátil do mesmo, já previamente analisado radiograficamente. A lima manual a ser introduzida no canal radicular deverá ser de pouca flexibilidade e de pequenos diâmetros e conicidades, permitindo assim melhor sensibilidade tátil.

Para canais radiculares atresiados e curvos, as limas mais indicadas são as limas tipo K número 10 ou 15, de aço inoxidável, ou as limas Pathfinder de aço carbono. É importante ressaltar que, em casos de necrose pulpar, esses instrumentos devem ser introduzidos, cuidados primeiramente no terço cervical, seguido de irrigação abundante com solução de hipoclorito de sódio, aspiração e inundação, passando a seguir para o terço médio e/ou até o Comprimento de Trabalho Provisório (CTP). Feita a radiografia para comprovação do CTP, e realizada a odontometria, o cateterismo deve atingir o CRD nos casos de necrose pulpar ou até o CRT nos casos de tratamento em que o dente apresenta vitalidade pulpar.

Para canais radiculares amplos e retos são indicadas limas de calibre compatível com o diâmetro do canal radicular previamente avaliado pela radiografia para diagnóstico.

A análise radiográfica e a exploração manual proporcionarão ao cirurgião-dentista, a memorização da imagem anatômica do canal radicular, o mais real possível, sendo esse detalhe de fundamental importância para o sucesso do tratamento endodôntico com o emprego dos sistemas rotatórios.

- **Variação da conicidade**

Com a "imagem" do canal radicular em mente, deve-se iniciar o tratamento, com os sistemas rotatórios, de acordo com o que segue:

- No terço cervical, devem ser utilizados instrumentos de grande conicidade, como por exemplo os instrumentos da série Flare Series (Analytic Endodontics), Orifice Shapers (Dentsply/Maillefer), Coronal Shapers (Moyco Union Broach) ou GT rotatórios (Dentsply/Tulsa), que são instrumentos com grande conicidade, 0,08, 0,10 e 0,12 mm. O uso desses instrumentos no terço cervical promove desgaste efetivo e de grande amplitude, favorecendo o acesso aos terços médio e apical.

Nesta etapa é importante salientar que o uso desses instrumentos, no terço cervical, não deve seguir o conceito coroa/ápice, ou seja, devem ser utilizados inicialmente os instrumentos de pequena conicidade, seguidos pelo de maior conicidade, e assim sucessivamente. Como exemplo, quando se fizer necessária a utilização dos instrumentos da série Flare Series, cuja conicidade é de 0,08, 0,10 e 0,12, o primeiro instrumento a ser utilizado, e que vai até o terço médio, é o instrumento 25/.08, seguido do 25/.10 e 25/.12. Dependendo do diâmetro da entrada do canal radicular, pode ser indicado também, inicialmente, o instrumento Quantec nº 1 de 17 mm (25/.06).

- No terço médio, devem-se utilizar instrumentos de conicidade 0,06 a 0,02 mm, agora, seguindo um preparo no sentido coroa/ápice, até ser alcançado o CTP. Por exemplo, no uso dos instrumentos do Sistema Quantec Séries 2000, após o emprego da série Flare deve ser utilizado inicialmente o instrumento Quantec nº 8 ou nº 1 (25/.06), seguido do instrumento nº 7 (25/.05), e assim sucessivamente, hipoteticamente alcançado o CTP, sempre em direção ao terço apical. A cada troca de instrumento, deve-se realizar irrigação copiosa, aspiração e inundação dos canais radiculares com solução de hipoclorito de sódio.

- No terço apical, devem ser utilizados, inicialmente, instrumentos de pequena conicidade e pequeno D_1/D_0, sendo o acesso facilitado pelo desgaste inicial dos terços cervical e médio, realizado anteriormente ao acesso do terço apical. Assim, instrumentos de pequena conicidade e pequenos diâmetros D_1/D_0 atuam no terço apical sem grandes pressões, evitando a criação de desvios, degraus, perfurações ou a ocorrência de fraturas de instrumentos. Com freqüência, os instrumentos utilizados nessa etapa devem ter conicidade 0,02 mm (25/.02, 20/.02 e 15/.02) e ser levados no sentido coroa/ápice, sendo que o primeiro deles a atingir o Comprimento Real de Trabalho (CRT) determinará o início da confecção do Batente Apical. Usualmente, para a ampliação do mesmo são indicados instrumentos de conicidade 0,02, podendo o diâmetro cirúrgico ser aumentado de acordo com a anatomia apical. Nos casos de necrose pulpar, o desbridamento foraminal (*Apical patency*) deve ser efetuado com instrumentos manuais de pequeno diâmetro, por exemplo limas tipo K de números 15, 20 e/ou 25, dependendo do diâmetro anatômico do forame apical.

- Repetição de instrumentos de mesma conicidade. Essa repetição não deve ocorrer mais do que uma vez. Exemplificando: se o instrumento com conicidade 0,04 é utilizado, o próximo a ser usado poderá ter a mesma conicidade, mas um subseqüente (3º instrumento) deverá ter conicidade diferente de 0,04.

- **Variação de terços**

A ação dos instrumentos de níquel-titânio deve ser efetuada em terços diferentes, primeiro o terço cervical, depois o terço médio, e por fim o terço apical.

- **Cinemática de movimento a ser atribuída aos instrumentos**

Os instrumentos de níquel-titânio requerem atenção especial ao ser utilizados no preparo de canais radiculares.

A cinemática de movimento a ser aplicada aos mesmos é denominada "Bicada" (progressão e alívio), ou seja, jamais pressionar o instrumento em sentido apical para que o mesmo avance mais do que 2 mm. Deixar que o instrumento seja "guiado por si mesmo". O profissional deve permitir que o instrumento encontre sua própria trajetória e retirá-lo após a sua penetração de 1 a 2 mm.

O alívio que se atribui ao instrumento, após penetrar 1 a 2 mm, é de pequena amplitude. Cada introdução nunca deve exceder 1 a 2 mm de profundidade.

Nunca permanecer com o instrumento girando na mesma posição (profundidade), pois isso o levará ao estrese e conseqüente fratura.

O instrumento deverá penetrar, sempre, girando no canal radicular no sentido horário, e sair girando. O uso de cada instrumento não deve exceder 5 a 10 segundos.

Ao levar o instrumento acionado a motor em direção apical, se este não avançar, não se deve pressionar. Recomenda-se recapitular o instrumento previamente usado ou substituí-lo pelo instrumento seguinte de níquel-titânio da série, ou mesmo por uma lima de aço inoxidável manual.

Se o canal radicular no seu terço apical for excessivamente atrésico e oferecer uma curvatura abrupta, continuar a instrumentação com instrumentos manuais.[1]

- **Repetição da técnica**

Atuando em terços diferentes e com conicidades distintas, objetiva-se atingir o Comprimento Real de Trabalho (CRT). Utilizando-se limas de grande conicidade no terço cervical, médias conicidades no terço médio e pequenas conicidades no terço apical, deve-se alcançar o CRT. Em casos de dentes que apresentam anatomia complexa, algumas vezes é necessário repetir-se essa seqüência para alcançar o CRT, ou, como citado atuar manualmente no terço apical.

- **Velocidade**

Os motores comuns a ar que acompanham os equipos odontológicos são contra-indicados, pois não tendo mecanismo próprio para controlar a velocidade e o torque, podem determinar alterações abruptas de velocidade causando estrese dos instrumentos e conseqüente fratura.

Motores elétricos especiais são oferecidos e cada fabricante estipula a velocidade que deve ser utilizada para cada sistema assim, sugere-se acatar a especificação do fabricante para selecionar a velocidade correta. É importante salientar que os instrumentos de níquel-titânio são menos suscetíveis à fratura quando girados a baixas velocidades.[2]

- **Torque ou medida da tendência de uma força para produzir rotação, medido em N-cm**

Quando um instrumento possuir grande massa metálica (grande conicidade ou grande D_1/D_0), suportará maior torque. Caso contrário, (pequenas conicidades ou D_1/D_0 pequenos), menores torques devem ser utilizados.

Alguns motores, mais sofisticados, apresentam controle de torque. Essas características permitem calibrar cada instrumento (de acordo com sua massa) quanto ao torque. Dessa maneira, diminui-se o risco de fraturas do instrumento: para instrumentos mais delgados seleciona-se um pequeno torque, fazendo com que o motor pare quando o instrumento se imbrica na dentina. Além disso, evita-se desgaste mais acentuado quando instrumentos mais calibrosos são utilizados.

- **Pressão: força física, por unidade de área**

Aplica-se, na instrumentação rotatória, força (pressão) para introdução do instrumento no canal radicular. Aplicando-se uma força X em direção ao ápice, ocorre o contato do instrumento com as paredes de dentina. Quanto maior for essa área de contato, menor será a pressão. Quanto menor a área, maior a pressão.

Os instrumentos tendem a quebrar quanto maior for a pressão; assim, aplique uma pressão compatível com a relação, o plano de contato e o diâmetro/conicidade do instrumento, transmitida ao profissional através da sensibilidade tátil. Daí a razão de se utilizarem conicidades diferentes em terços distintos, como os mais calibrosos no terço cervical, menos calibrosos no terço médio e finalmente, os de menor calibre/conicidade no terço apical. Dessa maneira, menor porção da parte ativa dos instrumentos (plano de contato) fica em contato com a dentina, necessitando menor pressão, facilitando o desgaste e diminuindo o risco de fratura. A pressão a ser imprimida aos instrumentos também deverá estar de acordo com as condições anatômicas do canal radicular e mesmo dos seus terços.

A força (pressão) que se deve imprimir ao instrumento em direção ao ápice não deve ser maior do que a utilizada para quebrar o grafite de um lápis nº 2.

Nunca exceder a pressão necessária para que o instrumento avance mais do que 1 mm a 2 mm de profundidade.

- **Aspectos relacionados às limas de níquel-titânio acionadas à motor**

Ao ser reutilizada, a lima de níquel-titânio deve ser cuidadosamente examinada, de preferência com uma lupa, com o objetivo de serem detectadas possíveis distorções, alongamentos de suas espirais, ou outras deformações. Nestas condições, o instrumento deverá ser descartado. Convém ressaltar que a fratura pode ocorrer, mesmo sem qualquer defeito visível de deformação prévia. Portanto, a inspeção visual não é método seguro para avaliar as condições de um instrumento já utilizado.[6]

- **Conhecendo as particularidades do instrumento e instrumentação[4]**
  - "Um instrumento com desenho de melhor capacidade de corte, requer menor torque para proporcionar o mesmo grau de alargamento do canal radicular.
  - Em canais radiculares retos, a capacidade de um instrumento em resistir ao torque, varia

diretamente com o quadrado do diâmetro do instrumento.
- Em canais radiculares curvos, a capacidade de um instrumento em resistir à fadiga, varia inversamente com o quadrado de seu diâmetro.
- O torque necessário para girar um instrumento varia diretamente com a área superficial do contato do instrumento com o canal radicular.
- A fadiga de um instrumento aumenta com o número de rotações que este sofre no interior do canal radicular.
- A fadiga do instrumento aumenta com o grau de curvatura do canal.
- Para melhorar a eficiência do instrumento, quanto menor a área superficial do instrumento em contato com o canal radicular, maior velocidade de rotação pode ser utilizada.
- Quanto mais espirais existirem por unidade de área ao redor da parte ativa do instrumento, maior torque é necessário para rotacionar o instrumento e mais pontos de concentração de estresse existem, potencializando a fratura, mas ganhando flexibilidade.
- Quanto menos espirais existirem por unidade de área na superfície ativa de corte, mais o instrumento resiste à deformação, porém torna-se mais rígido.
- Quanto mais cortante for a superfície de corte do instrumento, menor número de espirais é necessário.
- Quanto maior o número de espirais com o mesmo ângulo de corte, maior a tendência do instrumento se "parafusar" no canal radicular e se tornar preso.
- Maior contato de área do instrumento com o canal, ocorre quando se aprofunda a introdução deste no canal radicular numa proporção igual a de pressão em direção ao ápice".

- **Limpeza do instrumento de níquel-titânio, durante e após sua utilização**

Durante a utilização dos instrumentos de níquel-titânio acionados a motor, recomenda-se limpá-los com gaze umedecida em álcool, ou mesmo utilizar de acessórios especiais, tipo Clean Stand (Dentsply/Maillefer), com esponja ou mesmo gaze umedecida em solução concentrada de hipoclorito de sódio. De acordo com RANDALL & GOODREEN,[5] 1995, a resistência à fratura dos instrumentos rotatórios não é afetada pela sua exposição às soluções de hipoclorito de sódio.

Após os procedimentos operatórios, os instrumentos devem ser submetidos a uma limpeza mecânica, com buchas metálicas especiais, e depois em aparelhos de ultra-som.

Para a esterilização, o forno (estufa) e a autoclave são os recomendados; a "esterilização" química é totalmente contra-indicada.

YARED et al.,[7] avaliaram a fadiga cíclica dos instrumentos de níquel-titânio, Profile, após a esterilização através do calor seco (Forno de Pasteur), e uso clínico simulado dos mesmos até 10 vezes.

Os resultados do estudo evidenciaram que as condições de uso dos instrumentos, ali propostas, e, ainda, a utilização de solução de hipoclorito de sódio na concentração de 2,5% não aumentou o risco de fratura das limas.

A lima Profile nº 40 demonstrou a menor incidência de fratura, e foi considerada a mais segura na instrumentação de canais radiculares mesiais de molares inferiores de humanos, usada até 10 vezes.

HILT et al.,[3] avaliaram a ação da esterilização nas propriedades dos instrumentos de níquel-titânio. Esses autores observaram que nem o número de ciclos de esterilização, nem o tipo de autoclave usada afetaram a dureza, microestrutura e a propriedade torsional dos instrumentos fabricados com a liga de níquel-titânio.

- **Aviso de fratura**

Infelizmente, o instrumento não dá alerta antes de se fraturar.

Lembrando que a fratura de instrumento é ainda o mais comum acidente operatório com a instrumentação rotatória, salienta-se que, seguindo-se os princípios gerais citados neste capítulo, o risco será minimizado.

Referências bibliográficas

1. BRYANT, S.T., DUMMER, P.M.H., PITONI, L., BOURBA, M., MOGHAL, S. Shaping ability of .04 and .06 taper Profile rotary nickel-titanium instruments in simulated root canals. *Int. Endod. J.*, v.32, p.155-64, 1999.
2. DIETZ, D.B., DI FIORE, P.M., BAHCALL, J.K., LAUTENSCHLAGER, E.P. Effect of rotational speed on the breakege of nickel-titanium rotary files. *J. Endod.*, v.26, n.2, p.66-71, 2000.
3. HILT, B.R., CUNNINGHAM, C.J., SHEN, C., RICHARDS, N. Torsional properties of stainless-steel and nickel-titanium files after multiple autoclave sterilizations. *J. Endod.*, v.26, n.2, p.76-80, 2000.
4. McSPADDEN, J.T. (Comunicação pessoal)
5. RANDALL, J.M., GOODREAU, W.F. Effect of NaOCl on the separation resistance of 0.04 rotary NiTi files. *J. Endod.*, v.21, p.240, 1995.
6. SATTAPAN, B., NERVO, G.S., PALAMARA, J.E.A., MESSER, H.H. Defects in rotary nickel-titanium files after clinical use. *J. Endod.*, v.26, n.3, p.161-5, 2000.
7. YARED, G.M., BOU DAGHER, F.E., MACHTOU, P. Cyclic fatigue of Profile rotary instruments after simulated clinical use. *Int. Endod. J.*, v.32, p.114-9, 1999.

CAPÍTULO

SISTEMA QUANTEC
SÉRIES 2.000

MÁRIO ROBERTO LEONARDO
RENATO DE TOLEDO LEONARDO

O sistema Quantec Séries 2.000 teve como idealizador, originariamente, o Dr. John T. McSpadden (**Figura 4-1**), endodontista residente em Chattanooga, TN, EUA. Conferencista mundialmente reconhecido por seus conhecimentos relacionados às técnicas endodônticas, foi responsável pela criação de vários instrumentos, dentre eles, os localizadores de entrada de canais radiculares e os condensadores McSpadden (**Figura 4-2**), utilizados pioneiramente na termoplastificação de cones de guta-percha durante a obturação do canal.

O advento das limas de níquel-titânio levou-o a instalar, em 1989, a indústria NT Company da qual participaram como colaboradores técnicos, endodontistas, reconhecidos pesquisadores da área e firmas, dentre elas, a IBM, desenvolvendo, nesse período, o sistema NT Matic, cujos instrumentos apresentavam uma nova concepção morfológica.

O sistema NT Matic* era constituído por um motor elétrico (NT Matic), ao qual eram acoplados dois micromotores, um utilizado para a instrumentação (redutor de peça de mão, 1:16) e outro, para a obturação dos canais radiculares (redutor de peça de mão, 1:1) (**Figura 4-3**).

Os instrumentos utilizados nesse sistema eram construídos com liga de níquel-titânio, com *design* próprio, e eram conhecidos como limas NT *engine files*, limas McXim, McXim-Files, ajustadas ao micromotor (1:16) e acionadas por pedal (**Figura 4-4**). As limas NT *engine files* eram convencionais, com aumento de conicidade de D_1/D_0 para D_2/D_{16} de 0,02 mm por milímetro de comprimento da parte

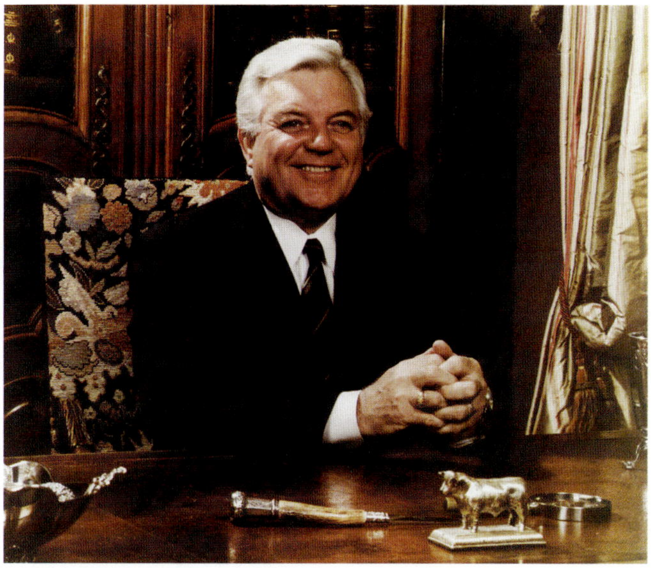

■ FIG. 4-1

Dr. JOHN T. McSPADDEN. Idealizador do Sistema Quantec, sugeriu o aumento de conicidade dos instrumentos confeccionados com a liga de níquel-titânio, que passaram a apresentar conicidades de 0,02, 0,03, 0,04, 0,05 e 0,06 mm por milímetro de comprimento da parte ativa, representando uma revolução tecnológica no conceito de preparo dos canais radiculares atresiados e curvos de molares.

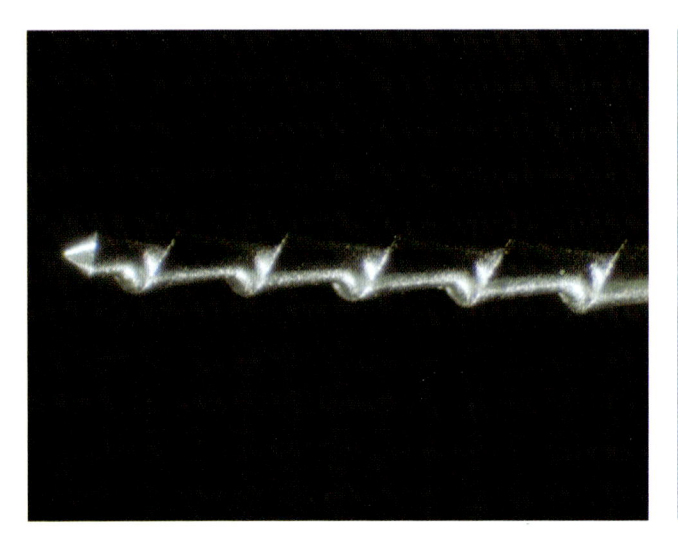

FIG. 4-2
Condensador de McSpadden.

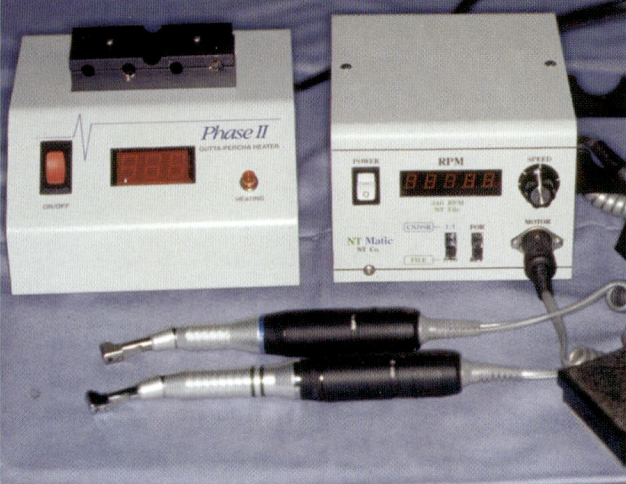

FIG. 4-3
Esquerda - aquecedor de guta-percha *Phase II*. Direita - motor elétrico NT Matic.

ativa e eram reconhecidas pelos números 15 a 60, com 21 e 25 mm de comprimento total.

O sistema apresentava números intermediários, 22,5, 27,5, 32,5 e 37,5 (**Figura 4-5**). As limas n°s 15 a 35 ofereciam um sulco de pequena profundidade, portanto sua parte ativa era pouco cortante, impedindo travamento e possível fratura das mesmas no interior do canal radicular. Estas limas tinham a função de abrir espaço em profundidade e eram mais indicadas para canais radiculares acessíveis.

As limas números 37,5 até 60 apresentavam um desenho semelhante ao das limas tipo Hedströen, portanto, acentuadamente cortantes, com função de alargar o canal radicular anteriormente aberto pelas limas NT, *engine files* – que as antecediam.

As limas McXim, McXim Files, foram especialmente fabricadas para esse novo sistema, uma vez que a ponta ativa D_1/D_0 era mantida com o diâmetro de 0,25 mm, mas com o D_2/D_{16} variável. Assim, ao invés de aumentar 0,02 mm na conicidade da parte ativa para cada milímetro em direção à D_2/D_{16}, estas limas aumentavam 0,030, 0,040, 0,045, 0,050 e 0,055 mm. Eram denominadas 03T, 04T, 045T, 05T, 0,55T, com perfil cônico acentuado da parte ativa. O desenho das

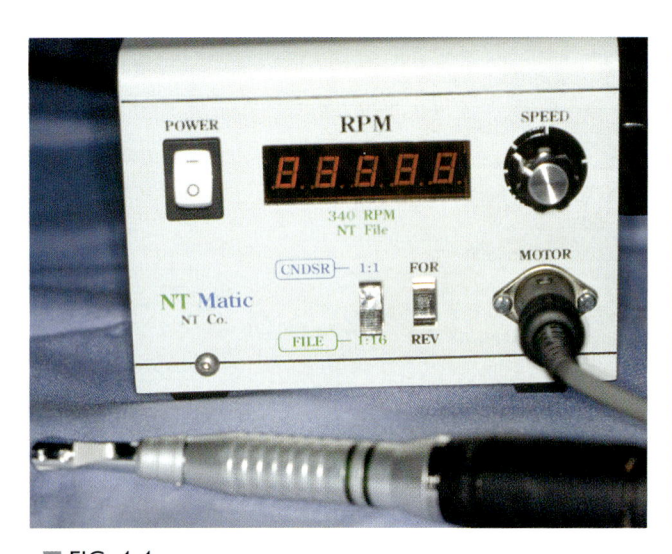

FIG. 4-4
Motor e micromotor com peça de mão NT Matic.

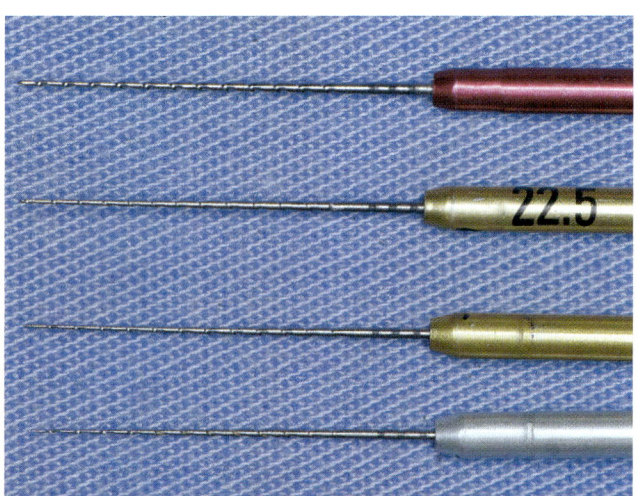

FIG. 4-5

ranhuras era semelhante ao da lima tipo Hedströen (0,04 e 0,055) e do tipo K (0,03 – 0,045 e 0,050) (**Figura** 4-6). A conformação acentuadamente cônica dessas limas permitia maior desgaste no nível coronário, hoje denominado "desgaste anticurvatura", mantendo porém o diâmetro do Batente Apical ou "diâmetro cirúrgico apical" equivalente ao D_1/D_0, isto é, de 0,25 mm.

O motor elétrico oferecido por esse sistema apresentava um botão regulador de velocidade, com mostrador digital, uma vez que as limas deveriam ser giradas no canal radicular (360°) no sentido horário, com 340 rotações por minuto (**Figura** 4-7).

O sistema oferecia também condensadores fabricados em níquel-titânio e eram utilizados para a obturação do canal radicular com o emprego de guta-percha termoplastificada, denominada "alpha" (Fase II) e "beta" (Fase I). Essas guta-perchas eram acondicionadas em seringas de pequeno calibre (tipo insulina) e adaptáveis a um aparelho aquecedor no momento do uso (Mult Phase) (**Figura** 4-8). Os condensadores denominados NT (NT Condenser) (**Figura** 4-9), que ofereciam uma conicidade convencional e o Pac Mac, com maior conicidade, eram ativados com rotações superiores a 4.000 r.p.m., no momento do uso (**Figuras** 4-10 a 4-14B).

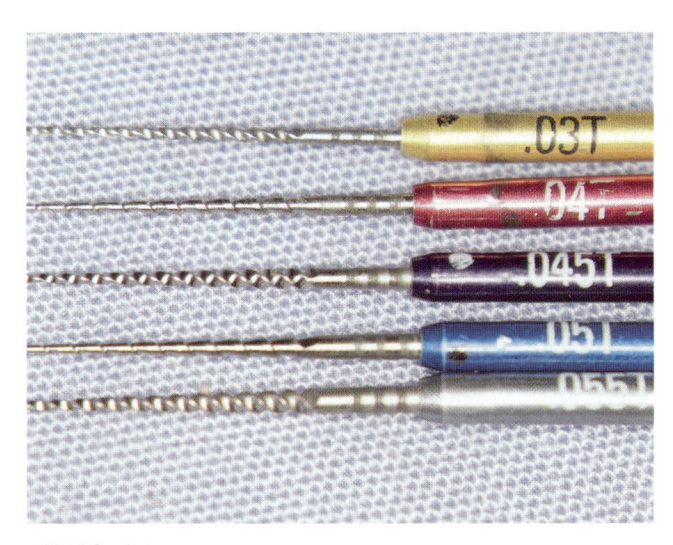

■ FIG. 4-6
Limas McXim.

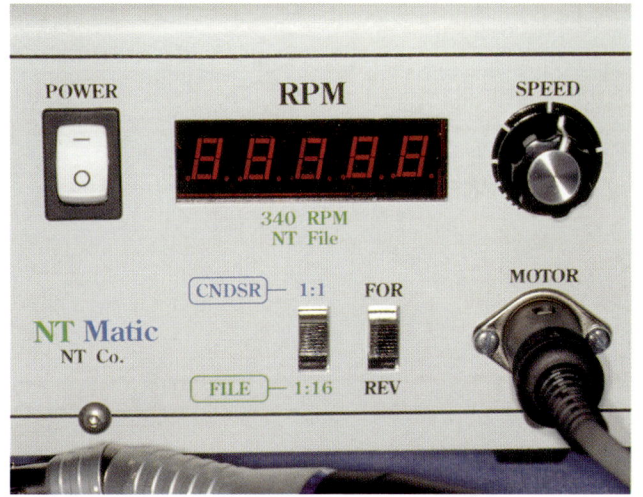

■ FIG. 4-7
Motor com controle de velocidade.

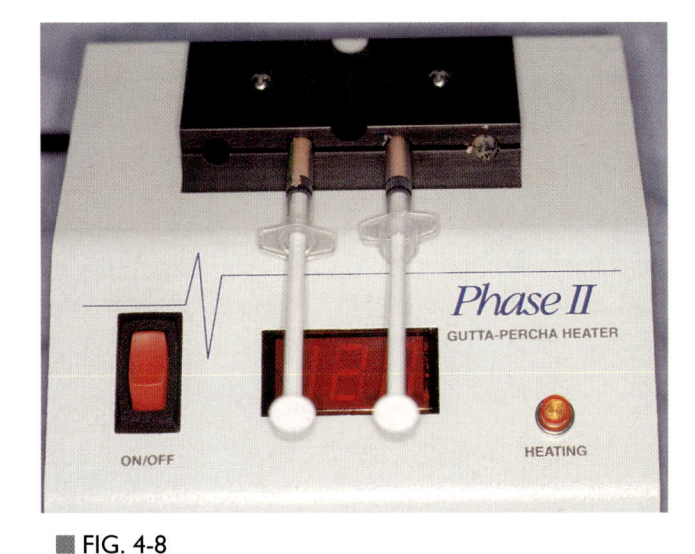

■ FIG. 4-8
Aquecedor de guta-percha *Phase II*.

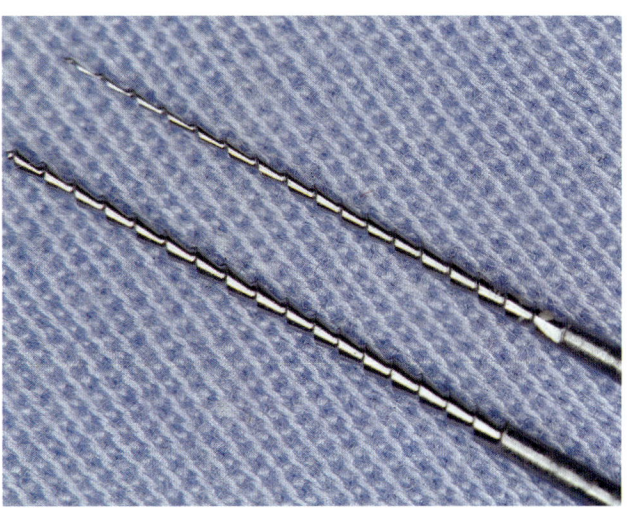

■ FIG. 4-9
NT Condenser (azul). PacMac Condenser (vermelho).

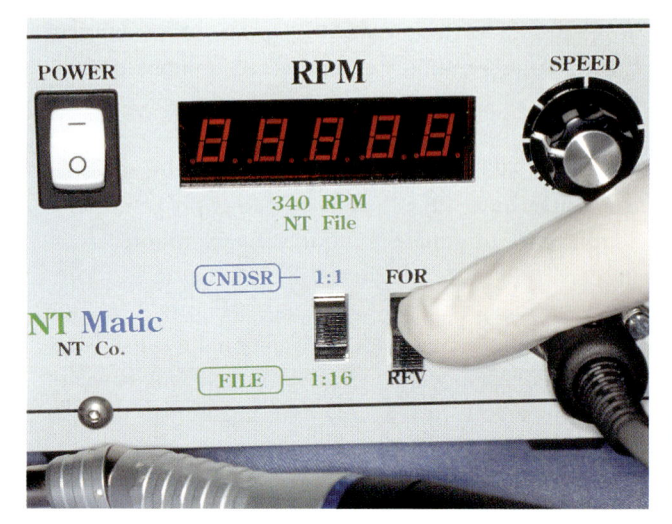

FIG. 4-10
Ajuste do motor para obturação.

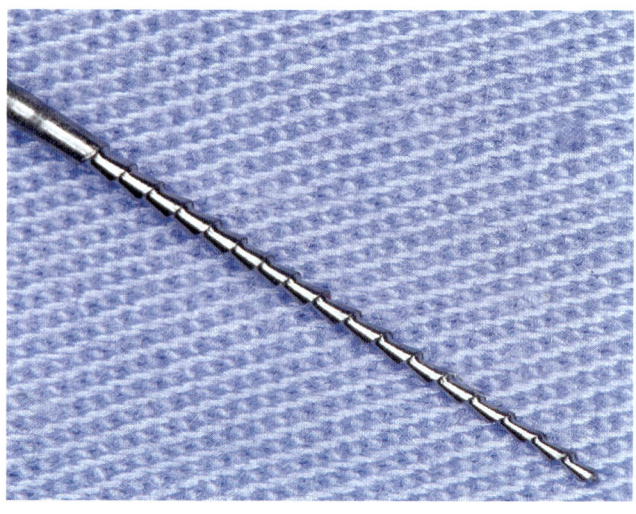

FIG. 4-11
NT Condenser com guta face alfa.

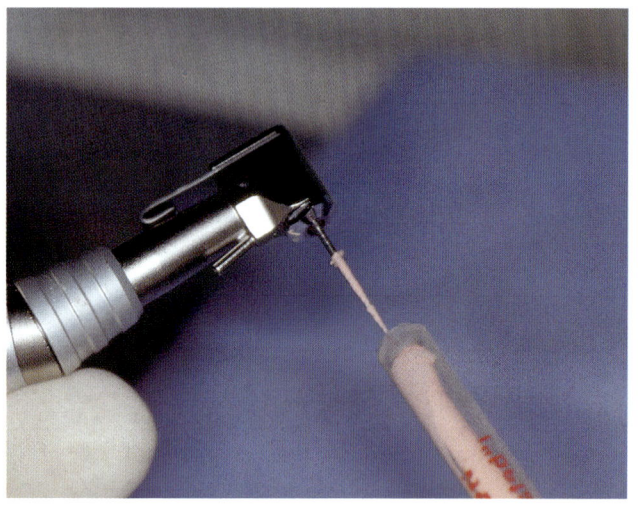

FIG. 4-12
NT com os dois tipos de guta beta (internamente) e alfa (externamente).

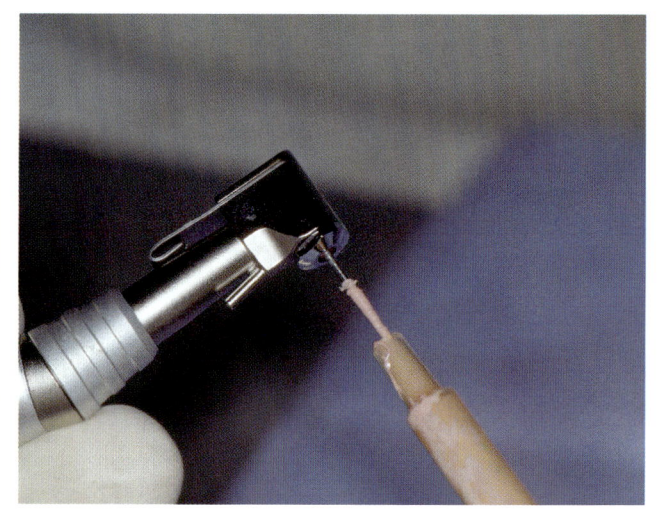

FIG. 4-13
Obturação com NT Condenser.

4-14A

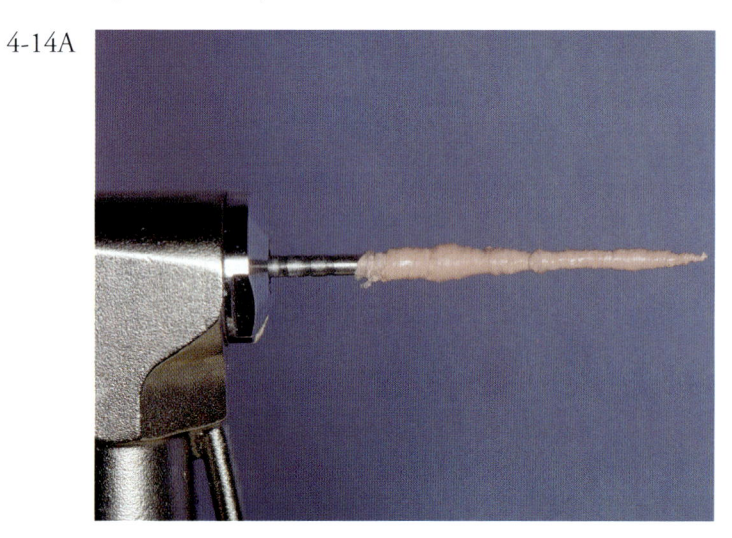

4-14B

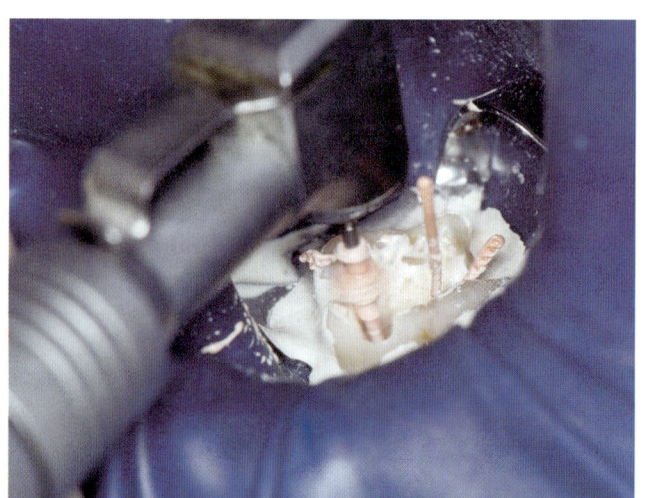

FIGS. 4-14A e 14B

SISTEMA QUANTEC SÉRIES 2.000

■ Seqüência clínico/radiográfica do NT System

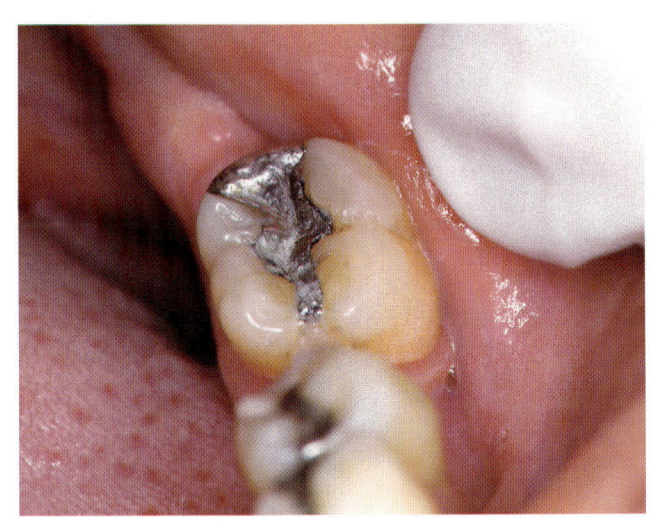

■ FIG. 4-15A
Aspecto clínico, evidenciando primeiro molar inferior esquerdo (diagnóstico clínico sugeria pulpite irreversível).

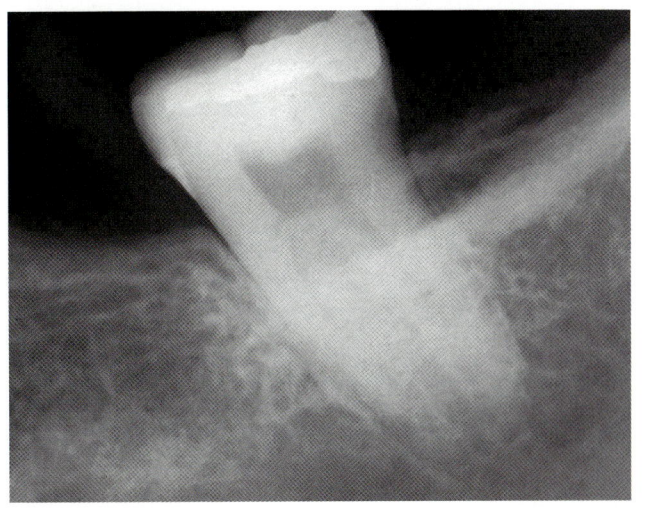

■ FIG. 4-15B
Radiografia para diagnóstico.

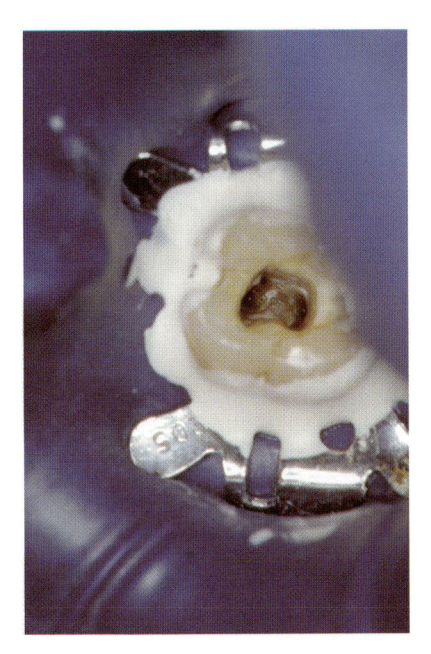

■ FIG. 4-15C
Isolamento absoluto e abertura coronária.

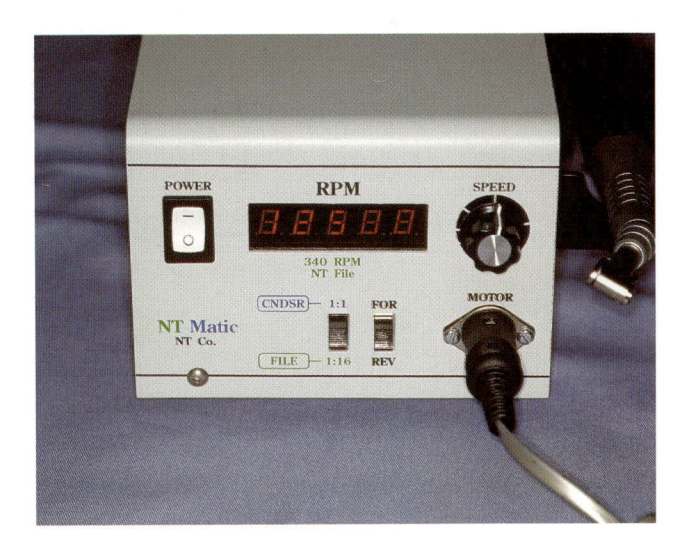

■ FIG. 4-15D
Motor NT Matic com redução de 16:1 e velocidade 340 rpm.

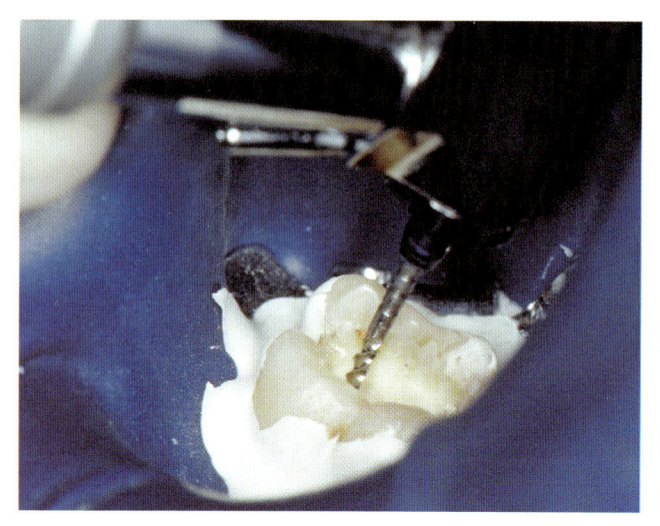

FIG. 4-15E
Instrumentação dos terços cervical e médio com instrumento McXim 0,045.

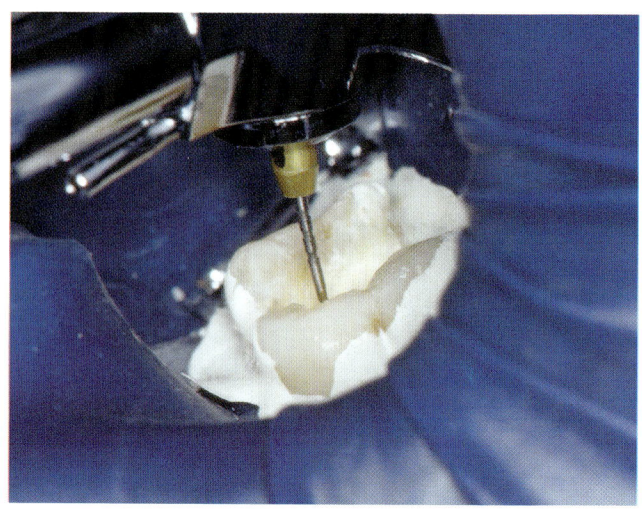

FIG. 4-15F
Instrumentação até o comprimento de trabalho provisório com instrumentos NT Sensor n°s 15, 20, 22,5 e 25.

4-15G

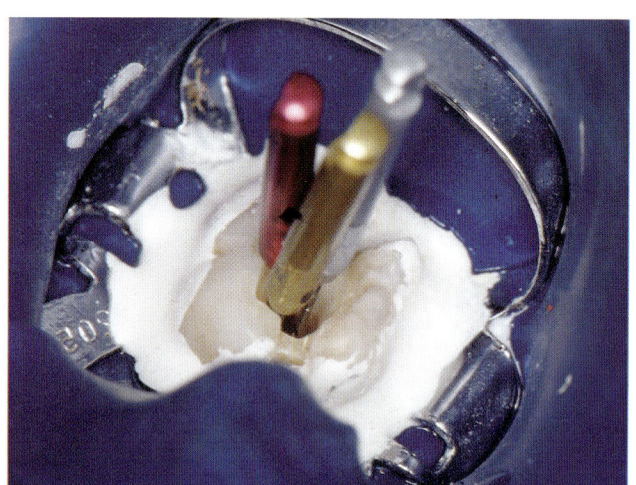

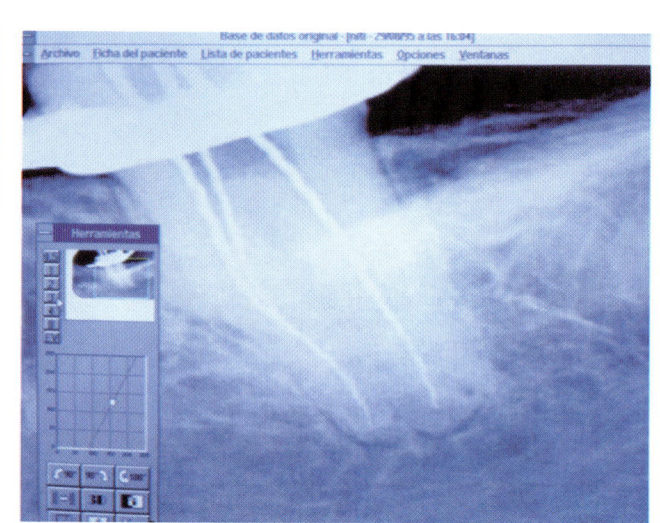

4-15H

4-15I

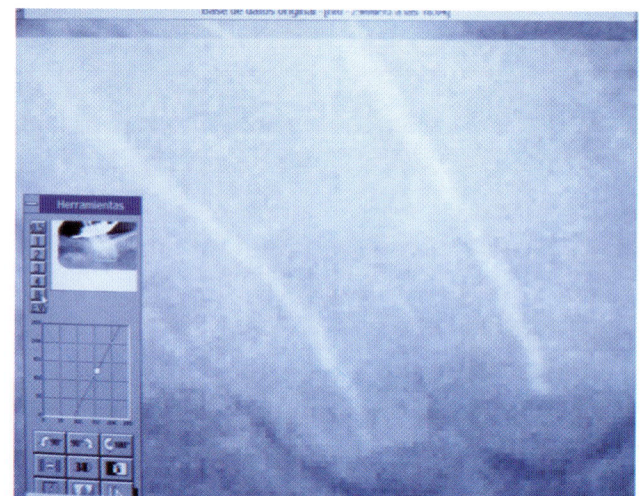

FIGS. 4-15G a 15I
Odontometria e confirmação radiográfica.

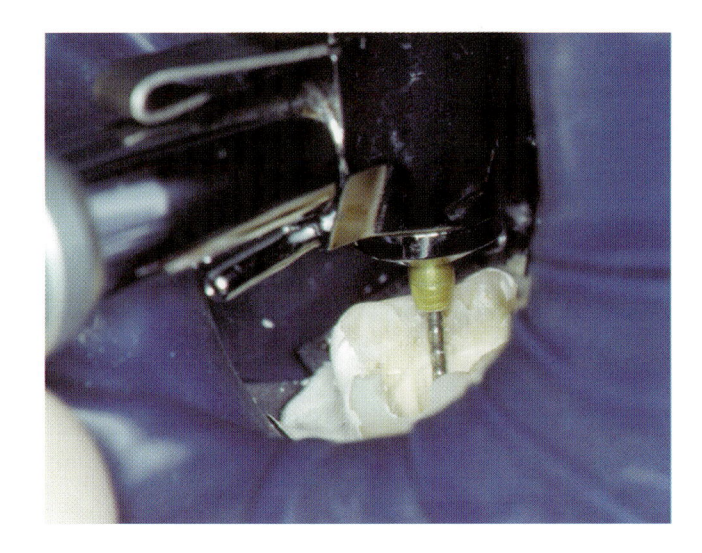

FIG. 4-15J
Instrumentação com McXim 0,03, 0,04, 0,045, 0,050 e 0,055 até o comprimento real de trabalho.

4-15K

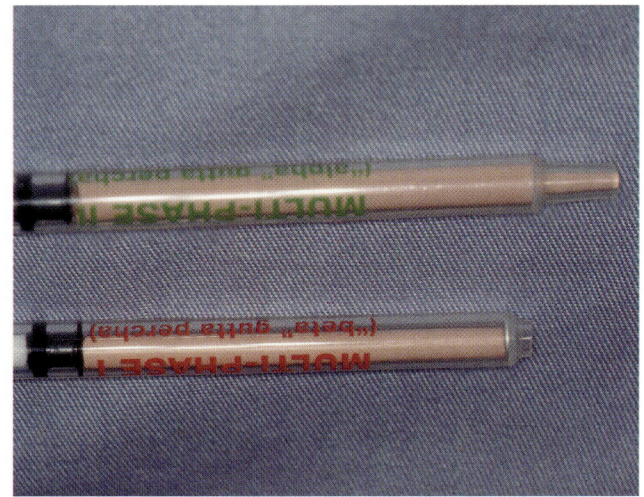

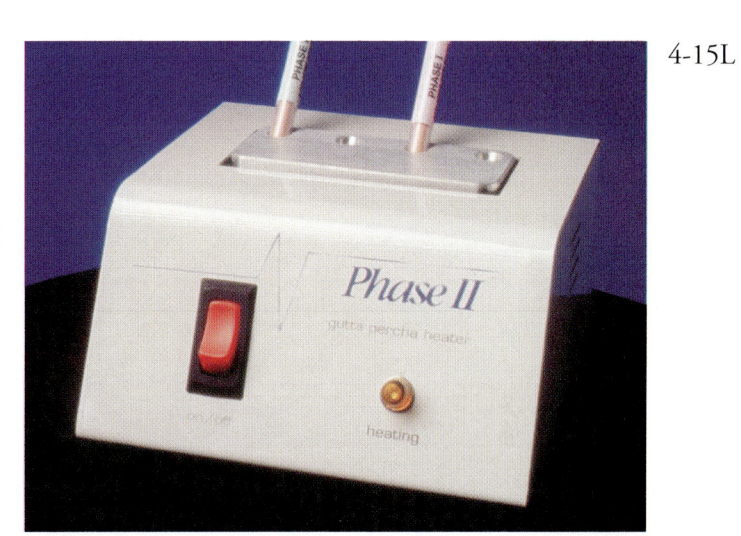

4-15L

4-15M

4-15N

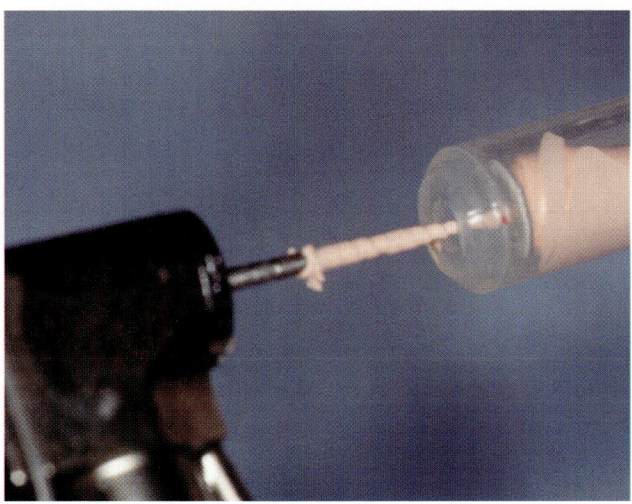

FIGS. 4-15K a 15M
Obturação com NT Condenser e guta-percha alfa e beta.

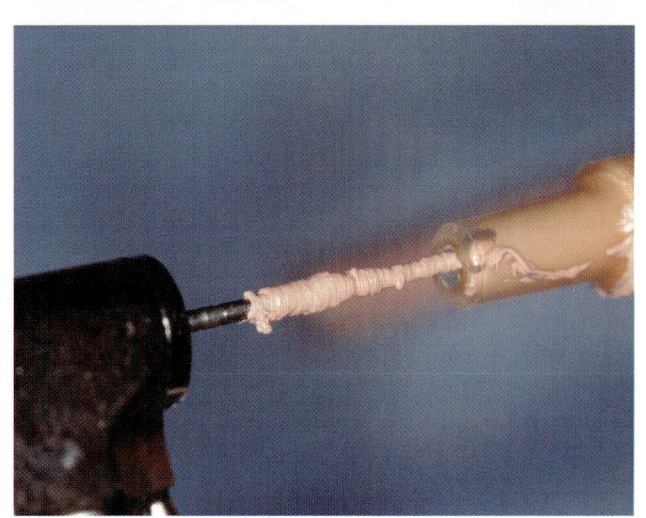

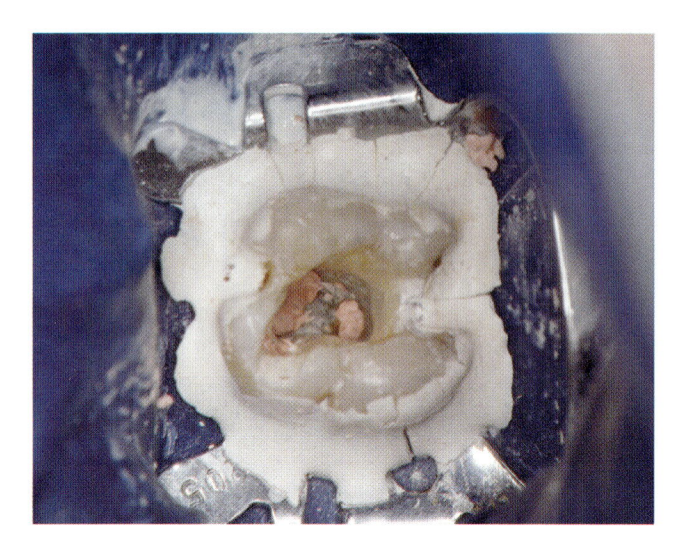

FIG. 4-15O
Obturação dos canais radiculares.

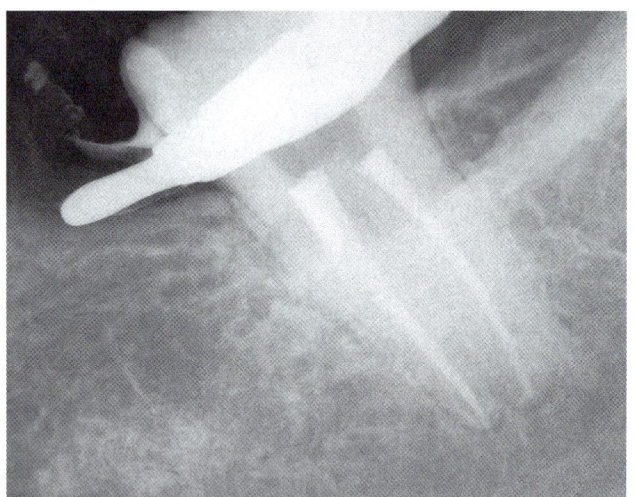

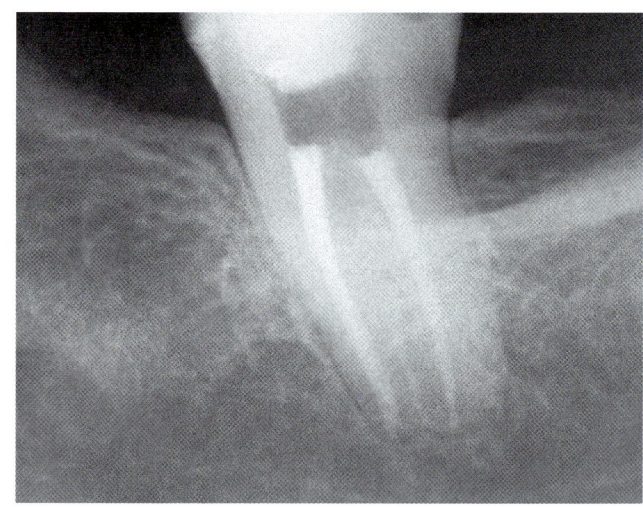

FIGS. 4-15P e Q

Sistema Quantec Séries 2.000

Em abril de 1996, visto a NT Company ter sido adquirida pela empresa americana Tycom Corporation – Irvine, Ca. EUA, o sistema NT Matic passou a ser fabricado e distribuído com a denominação Sistema Quantec Séries 2.000.

Em março de 1998, a indústria Sybron Dental Specialties, Michigan-EUA, através do seu departamento Analytic Endodontics, adquiriu o Sistema Quantec, transferindo a fabricação dos instrumentos desse sistema para a cidade de Mérida, México.

O Sistema Quantec Séries 2.000 é distribuído atualmente com acentuadas modificações idealizadas por McSPADDEN em 1993,[4] quando comparado ao original NT Matic. Os instrumentos de níquel-titânio e as seqüências dos mesmos, hoje oferecidos, apresentam, além das alterações no *design*, isto é, na conformação de sua parte ativa, quando comparadas com os estandardizados, também um aumento de conicidade por milímetro de comprimento de sua parte ativa, isto é, da ponta da parte ativa do instrumento para base.

Esse detalhe permite a realização de preparo de canal radicular atresiado e curvo, com maior alargamento no sentido coroa/ápice, que constitui um dos mais revolucionários avanços técnicos da endodontia, uma vez que a conformação de um canal radicular, considerada ótima, tem sido descrita como aquela que oferece uma forma cônica com menor dimensão no nível apical e máxima, nos coronários (SCHILDER & YEE,[7] 1984).

De acordo com as especificações n°s 28 e 58 da ANSI/ADA e 3630/1 da ISO/FDI, essa conicidade é padronizada e determinada para as limas tipo K e para as limas tipo Hedströen, respectivamente, em 0,02 mm por milímetro de comprimento de sua parte ativa.

Quebrando essas normas de padronização da ANSI/ADA e ISO/FDI, esses novos instrumentos de níquel-titânio acionados a motor apresentam maior conicidade da parte ativa, isto é, aumentos de 0,03 – 0,04 – 0,05 ou 0,06 mm por milímetro de comprimento. Assim, uma lima de níquel-titânio com 0,03 mm de aumento de conicidade (taper) terá no diâmetro D_1/D_0, 0,25 mm, enquanto no diâmetro D_2/D_{16} terá 0,73 mm de diâmetro (Quantec nº 5).

Da mesma forma, uma lima com 0,04 mm de aumento de conicidade por milímetro de comprimento da parte ativa terá, no diâmetro D_2/D_{16}, 0,89 mm (Quantec nº 6), e uma lima, com 0,06 mm de conicidade terá, no D_2/D_{16}, 1,21 mm de diâmetro (Quantec nº 8) (**Figura 4-16**).

Com essa nova conformação, esses instrumentos, ao serem levados, acionados a motor ao interior do canal radicular, girando (360º) no sentido horário, com velocidade constante e em direção coroa/ápice (*Crown-Down*), irão promover limpeza, remoção do conteúdo séptico, de restos orgânicos e raspas de dentina para a câmara pulpar e, simultaneamente, irão determinar o escalonamento e o alargamento inicial dos dois terços coronários, promovendo o hoje denominado **desgaste anticurvatura**, seguindo-se o preparo apical.

Em sua nova série de instrumentos, dos 14 anteriormente oferecidos pelo sistema NT Matic, o Sistema Quantec Séries 2.000, apresenta agora apenas 10, com numeração de 1 a 10 (**Figuras 4-17, 4-18A e 18B**).

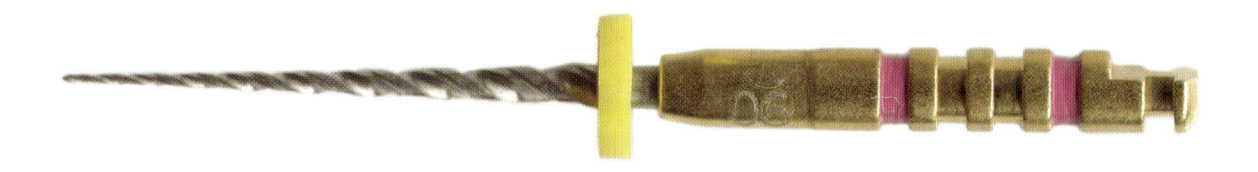

■ FIG. 4-16

Instrumento Quantec nº 8, 25/.06.

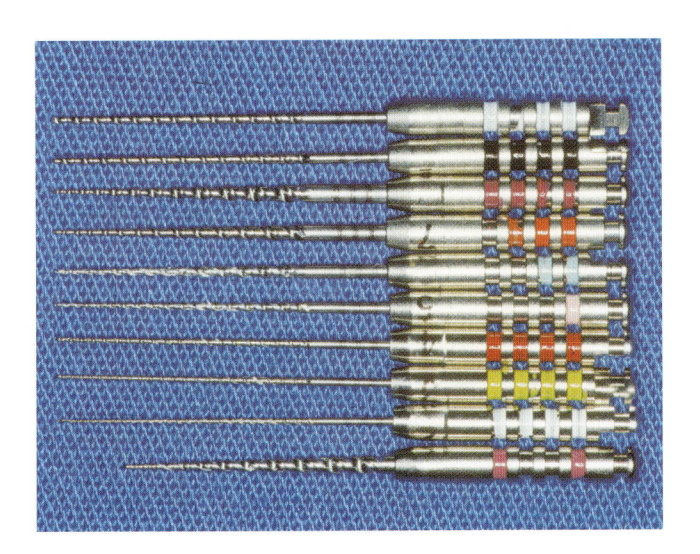

■ FIG. 4-17

Sistema Quantec Séries 2.000.

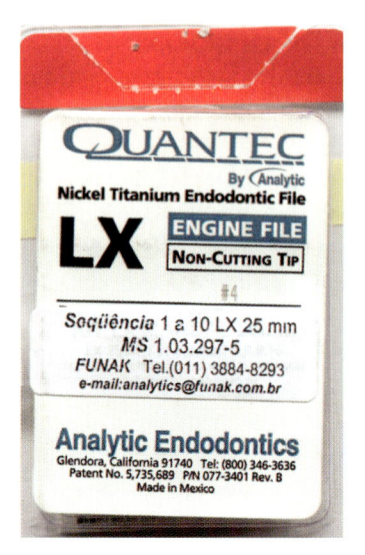

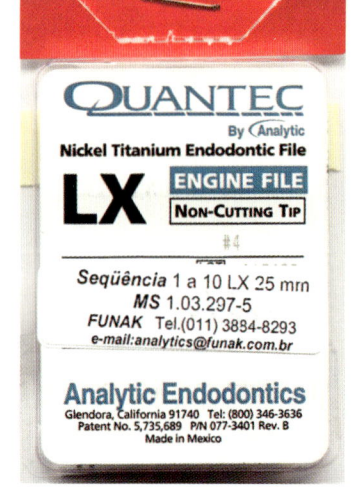

FIG. 4-18A

FIG. 4-18B

O instrumento nº 1 é considerado especial, possuindo apenas 17 mm de comprimento, 0,25 mm de diâmetro na ponta ativa D_1, e com conicidade ($D_1 D_2$) de 0,06 mm por milímetro de comprimento da parte ativa. Esse instrumento, com duas estrias/anéis lilás, é indicado para ser utilizado apenas na entrada dos canais radiculares, com o objetivo de desgastar somente as suas porções coronária e média (entrada do canal radicular), correspondendo ao ato operatório que hoje designamos **desgaste anticurvatura** (**Passo 1**) (**Figura 4-19**).

O instrumento nº 2 apresenta quatro estrias/anéis brancos e diâmetro da ponta ativa D_1 com 0,15 mm (**Figura 4-20**); o nº 3, quatro estrias/anéis amarelos e o D_1 com 0,20 mm e o nº 4, com quatro estrias/anéis vermelhos e D_1 (**Figura 4-21**) com 0,25 mm de diâmetro (**Figura 4-22**). Esses três instrumentos possuem conicidade padrão de 0,02 mm por milímetro de comprimento da parte ativa (D_1/D_0 para o D_2/D_{16}) e, diferentemente do instrumento nº 1, têm função ativa no terço apical (**Passo 2**).

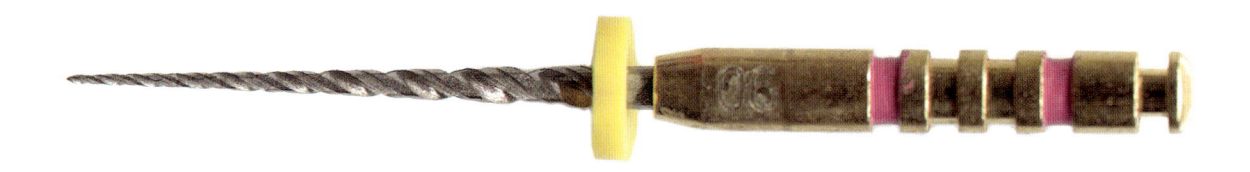

■ FIG. 4-19

Instrumento Quantec nº 1 (25/.06).

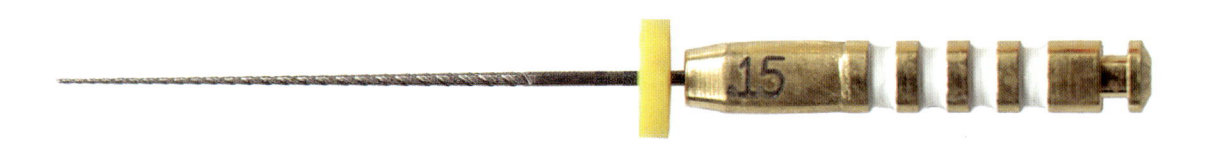

■ FIG. 4-20

Instrumento Quantec nº 2 (15/.02).

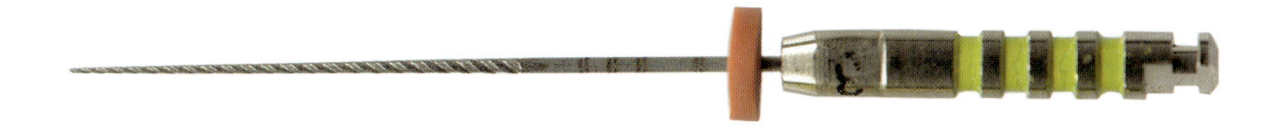

■ **FIG. 4-21**
Instrumento Quantec nº 3 (20/.02).

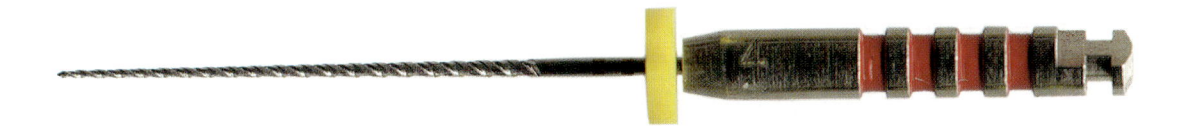

■ **FIG. 4-22**
Instrumento Quantec nº 4 (25/.02).

O instrumento nº 5 apresenta uma estria/anel rosa e mantém o diâmetro D_1 com 0,25 mm de diâmetro, possuindo, entretanto, uma conicidade de 0,03 mm por milímetro de comprimento da parte ativa (D_1/D_0 para D_2/D_{16}) (**Figura 4-23**). Os instrumentos nº 6 (duas estrias/anéis verdes) (**Figura 4-24**), nº 7 (três estrias/anéis laranja) (**Figura 4-25**) e nº 8 (quatro estrias/anéis roxos) (**Figura 4-26**) mantêm o diâmetro D_1/D_0 com 0,25 mm, oferecendo, no entanto, uma conicidade de, respectivamente, 0,04 mm, 0,05 mm e 0,06 mm por milímetro de comprimento da parte ativa em direção a D_2/D_{16}. Esses instrumentos têm por função aumentar a conicidade do canal radicular (Passo 3).

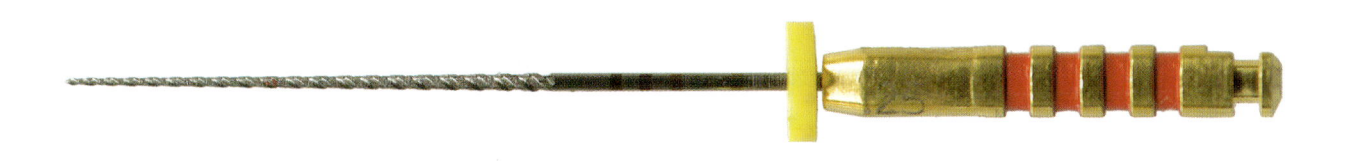

■ **FIG. 4-23**
Instrumento Quantec nº 5 (25/.03).

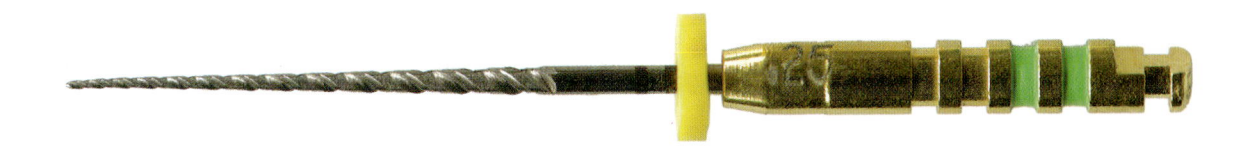

■ **FIG. 4-24**
Instrumento Quantec nº 6 (25/.04).

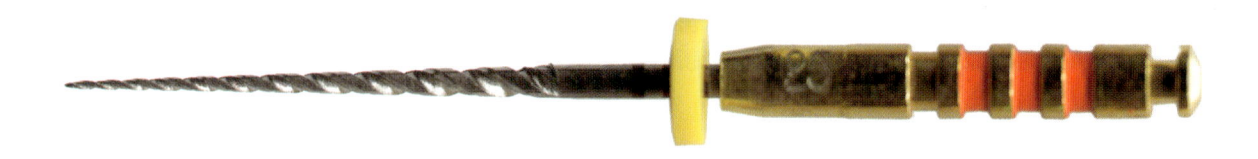

■ FIG. 4-25
Instrumento Quantec nº 7 (25/.05).

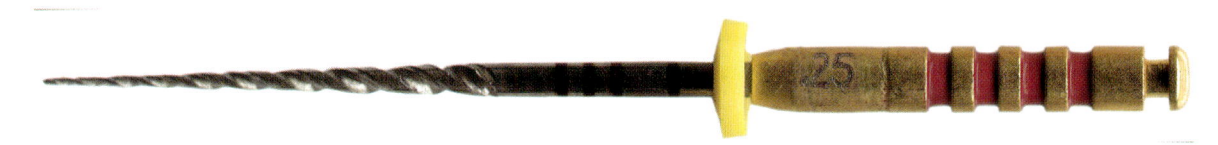

■ FIG. 4-26
Instrumento Quantec nº 8 (25/.06).

Os instrumentos nº 9 (40/.02) (quatro estrias/anéis pretos) (**Figura 4-27**) e nº 10 (45/.02) (quatro estrias/anéis brancos) (**Figura 4-28**) oferecem um D_1/D_0 de 0,40mm e 0,45 mm, respectivamente, apresentando, porém, uma conicidade padrão de 0,02 mm por milímetro de comprimento da parte ativa, uma vez que a função dos mesmos é dilatar o "Batente Apical", nos casos indicados. Posteriormente, a Tycom Corporation lançou os instrumentos nº 30 (quatro estrias/anéis azuis) (**Figura 4-29**) e nº 35 (quatro estrias/anéis verdes) (**Figura 4-30**), com o diâmetro D_1/D_0 apresentando 0,30 mm e 0,35 mm, respectivamente, e conicidade de 0,02 mm. Mais recentemente, foram lançados os instrumentos nºs 50 (**Figura 4-31**), 55 (**Figura 4-32**) e 60 (**Figura 4-33**), com respectivamente 0,50 mm (4 estrias/anéis amarelas), 0,55 mm (4 estrias/anéis vermelhos) e 0,60 mm (4 estrias/anéis azuis) de diâmetro na ponta ativa (D_1/D_0) e conicidade de 0,02 mm e comprimentos totais de 21 e 25 mm. Esses instrumentos, como os de nºs 9 e 10, têm como objetivo dilatar o Batente Apical hipoteticamente obtido com o instrumento Quantec nº 8.

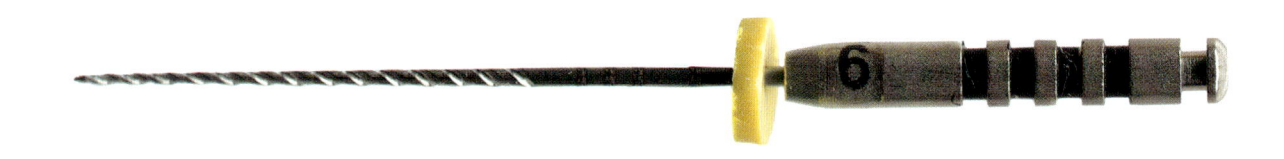

■ FIG. 4-27
Instrumento Quantec nº 9 (40/.02).

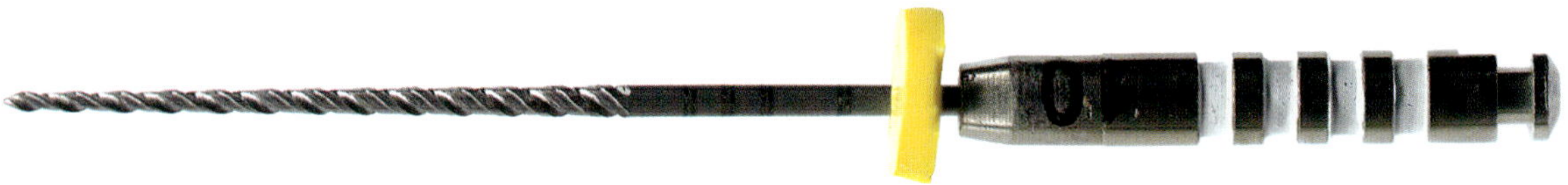

■ FIG. 4-28
Instrumento Quantec nº 10 (45/.02).

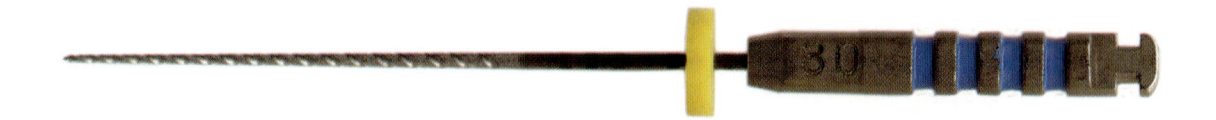

SISTEMA QUANTEC SÉRIES 2.000

■ FIG. 4-29
Instrumento Quantec n° 30 (30/.02).

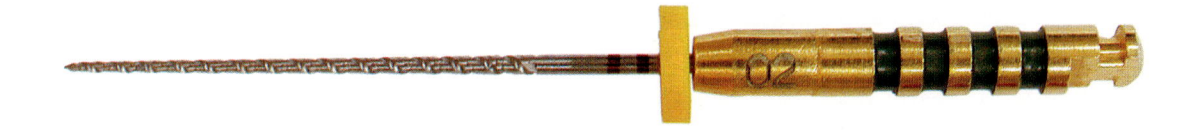

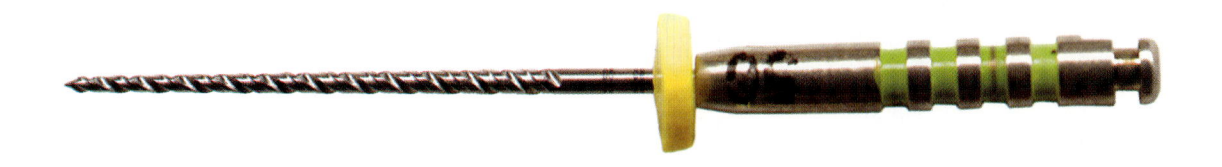

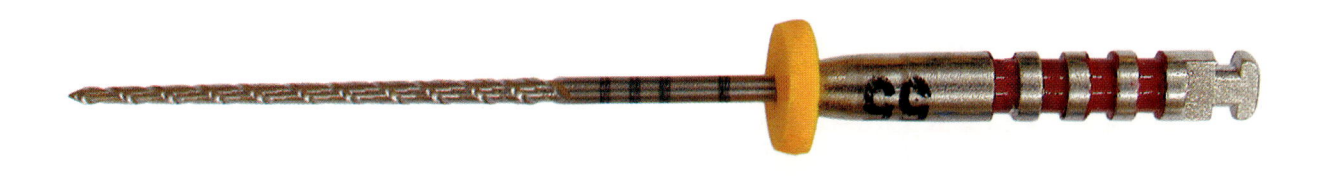

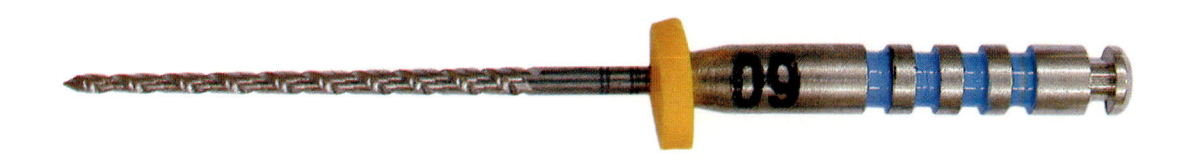

■ FIG. 4-30
Instrumento Quantec n° 35 (35/.02).

■ FIG. 4-31
Instrumento Quantec n° 50 (50/.02).

■ FIG. 4-32
Instrumento Quantec n° 55 (55/.02).

■ FIG. 4-33
Instrumento Quantec n° 60 (60/.02).

A ação de todos esses instrumentos deve ser efetuada em terços, separadamente, sendo inicialmente instrumentado o terço coronário (**Passo 1**), seguido pelo terço apical (**Passo 2**) e, finalmente, pelo terço médio, denominado estágio de união (**Passo 3**). Esse estágio de união ou escalonamento ocorre devido à maior conicidade dos instrumentos. Essa técnica é denominada por McSpadden *Graduating Taper Technique* ou Técnica de Variação Gradual da Conicidade.

Dentre as inovações apresentadas pelo sistema Quantec Séries 2.000 podem ser citadas as duas opções de geometria da ponta do instrumento. As pontas LX (*non cutting tip*) (**Figura 4-34**), ou seja, pontas não cortantes, funcionam como um verdadeiro "piloto" no canal radicular, mantendo-se no centro axial do mesmo e contornando as suas curvaturas, por possuírem duas guias de penetração (*radial land*). Esses instrumentos são mais indicados para canais radiculares menos atresiados.

As pontas SC (*safe-cutting tip*), ou seja, pontas cortantes de segurança (**Figura 4-35**), são indicadas para abrir espaço em profundidade, uma vez que, por terem uma ponta facetada, promovem desgaste em direção apical, mantendo o contorno original do canal e minimizando o estrese. Esses instrumentos (SC) são indicados para canais radiculares atresiados, calcificados e/ou com obstruções e são identificados pelo tope (limitador de comprimento) de cor vermelha.

Os instrumentos Quantec SC oferecem a grande possibilidade de se abrir espaço em profundidade, em canais radiculares calcificados, principalmente naqueles casos com lesão periapical crônica, os quais, sem esse recurso tecnológico, poderiam ser indicados para cirurgia parendodôntica. Nesses casos, ao serem utilizados em direção apical, a cada avanço de 1 a 2 mm do instrumento (SC) é recomendado o exame radiográfico, para que o profissional tenha certeza de que o mesmo não esteja iniciando desvio de trajeto, o que poderia determinar uma trepanação (**Figuras 4-36A a 4.36G**).

Mais recentemente, a Tycom Corporation lançou a série Flare Series (**Figura 4-37**). Essa nova série de instrumentos tem por objetivo realizar o desgaste anticurvatura, de fundamental importância no tratamento de canais radiculares atresiados e curvos de molares, uma vez que esse desgaste favorece a ação dos instrumentos de menor conicidade, particularmente em seus terços apicais.

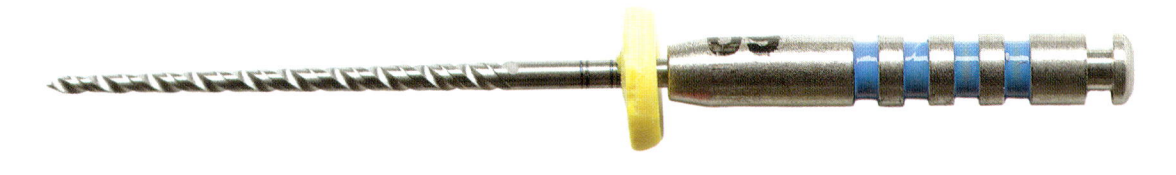

■ FIG. 4-34

Instrumento Quantec LX.

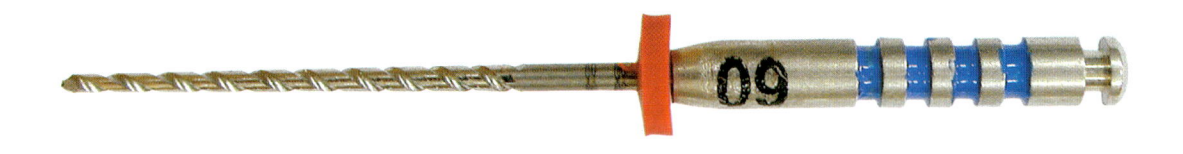

■ FIG. 4-35

Instrumento Quantec SC.

■ FIG. 4-36A
Radiografia para diagnóstico de 2° molar superior direito com canais radiculares calcificados.

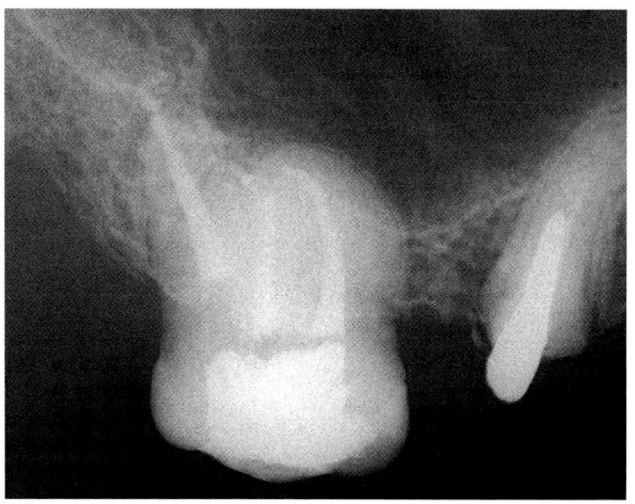

■ FIG. 4-36B
Radiografia após o preparo dos canais radiculares, inicialmente instrumentados com limas Quantec n°s 2 e 3 (SC) e obturados pela técnica de condensação lateral ativa. Gentileza do Prof. Dr. Marcone Reis Luiz, da Faculdade de Odontologia de Lavras, MG.

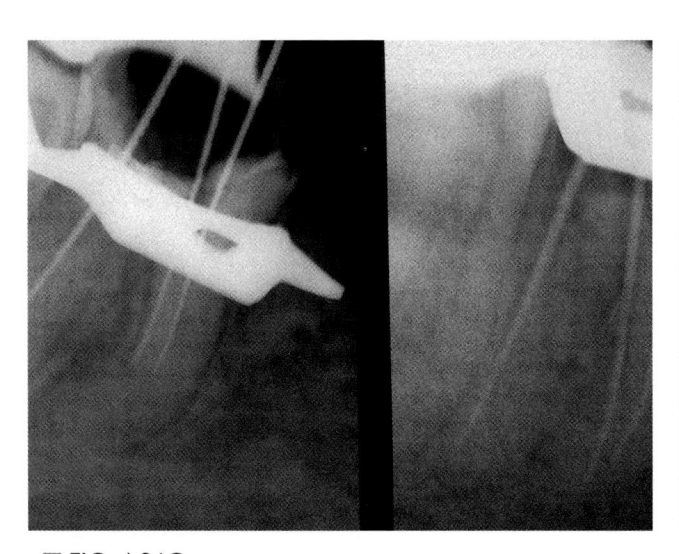

■ FIG. 4-36C
Radiografia para diagnóstico de 2° molar inferior direito, evidenciando os canais radiculares mesiais calcificados, à esquerda. À direita, radiografia após abertura de espaço em profundidade, através de um instrumento Quantec SC n° 4.

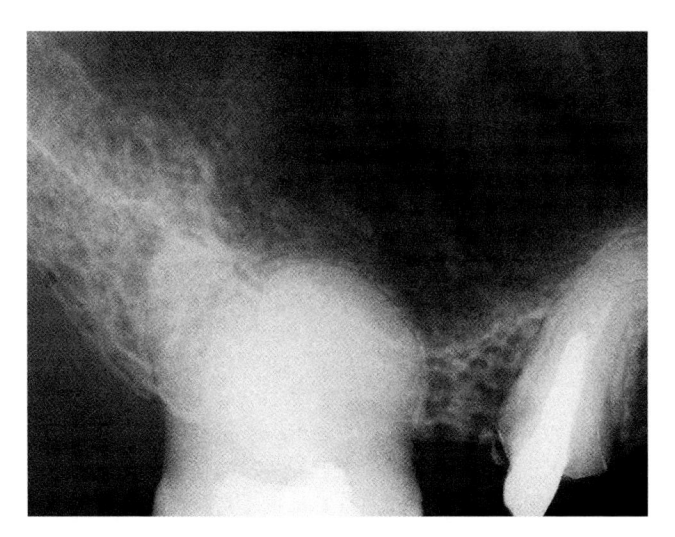

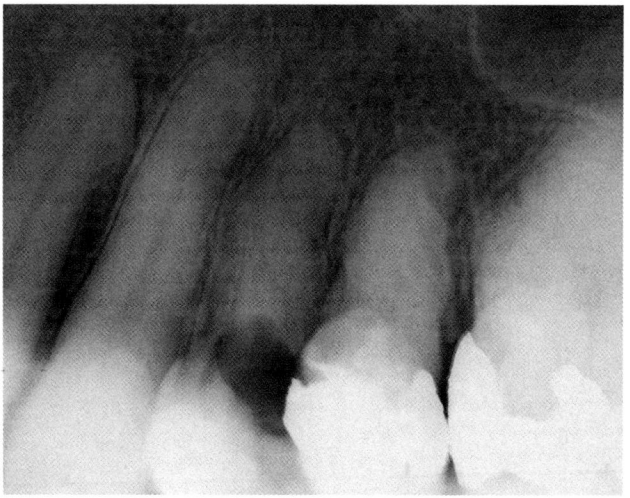

■ FIG. 4-36D
Radiografia para diagnóstico de 1° e 2° pré-molares superiores de paciente idosa evidencia canais radiculares calcificados.

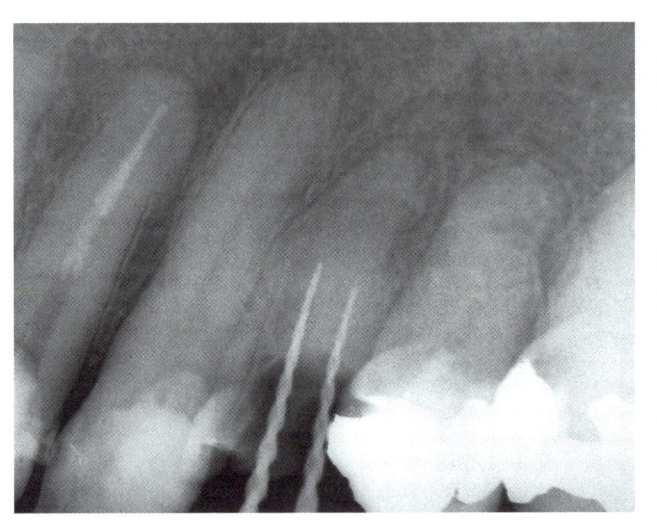

■ FIG. 4-36E

Radiografia evidenciando limas Quantec SC abrindo espaço em profundidade, nos canais radiculares do 1° pré-molar superior direito.

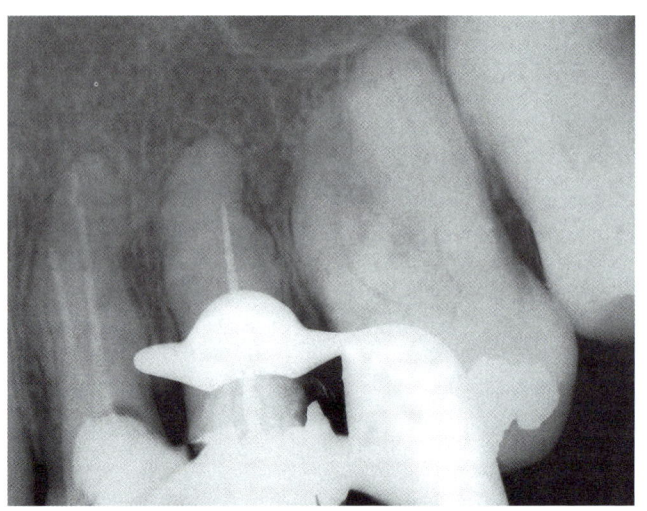

■ FIG. 4-36F

Radiografia evidenciando limas Quantec SC abrindo espaço em profundidade, nos canais radiculares do 2° pré-molar superior direito.

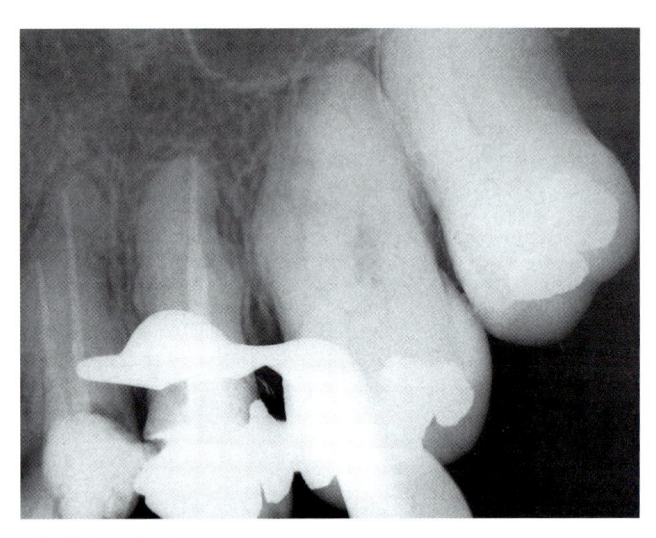

■ FIG. 4-36G

Radiografia final de obturação.
Gentileza do Dr. Flavio Pacheco V. Duque, especialista em endodontia pela APCD-São Carlos/SP (1998/1999), exercendo a especialidade na cidade de Garanhuns, PE.

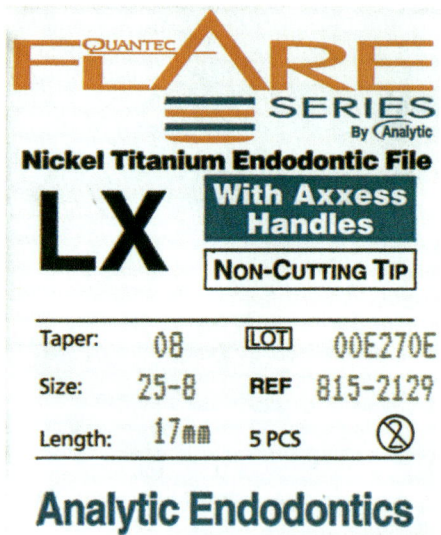

■ FIG. 4-37

Esses instrumentos são oferecidos com conicidade de 0,08, 0,10 e 0,12 mm (**Figura 4-38**), apresentando uma secção transversal com *design* especial, assimétrico e com ângulos de corte que apresentam 23°, nas proximidades da ponta da parte ativa, e 35°, nas proximidades da base da parte ativa, desenvolvendo maior ação de corte durante a instrumentação (**Figura 4-39**).

Os instrumentos da série Flare Series são identificados por possuírem duas estrias/anéis coloridos, azuis os de conicidade 0,08 mm, amarelos os de 0,10 mm e vermelhos os de 0,12 mm. São oferecidos na versão LX, com comprimento total de 17 e/ou 21 mm e indicados também para serem utilizados no sistema Axxess Handles, fabricado pela Analytic Endodontics/Kerr - Itália. Esse sistema oferece um contra-ângulo especial (18: 1), que tem como vantagem oferecer uma cabeça de altura reduzida, possibilitando a instrumentação de molares em pacientes com abertura bucal insuficiente (**Figura 4-40**).

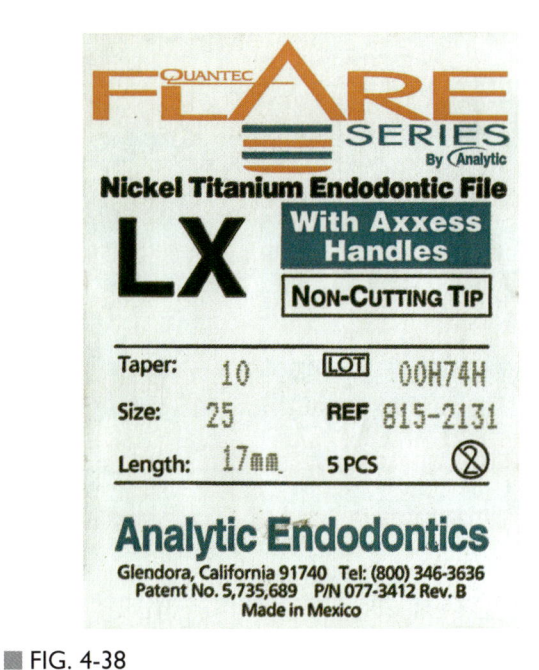

■ FIG. 4-38

■ FIG. 4-39

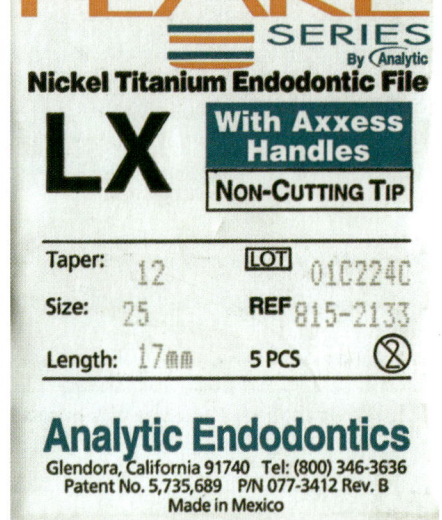

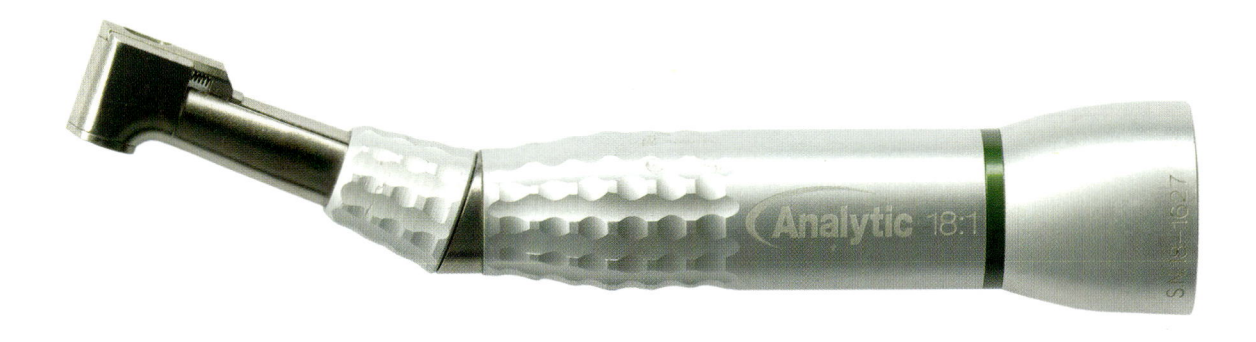

■ FIG. 4-40

Características da parte ativa dos instrumentos do sistema Quantec Series 2.000[2, 3, 4, 5]

De acordo com o fabricante, esses instrumentos apresentam as seguintes características:
- Ângulo de corte: Os instrumentos Quantec Séries 2.000 apresentam um ângulo de corte ligeiramente positivo[5] (**Figuras 4-41A, 41B e 41C**).
- Ângulo de corte neutro, em limas da série Profile.
- Ângulo de corte negativo, em limas tipo K.
- Desenho dos sulcos (ranhuras): Esses instrumentos apresentam espaços nos sulcos (ranhuras) que aumentam progressivamente em direção distal da superfície cortante, os quais permitem a deposição de raspas de dentina resultantes de sua ação no canal radicular, evitando a compressão das mesmas e constituindo verdadeira área de escape[5] (**Figura 4-42**).
- Ângulo helicoidal: O ângulo de corte helicoidal dos instrumentos Quantec Séries 2.000 (30°) permite corte efetivo e remoção de raspas de dentina[5] (**Figura 4-43**).

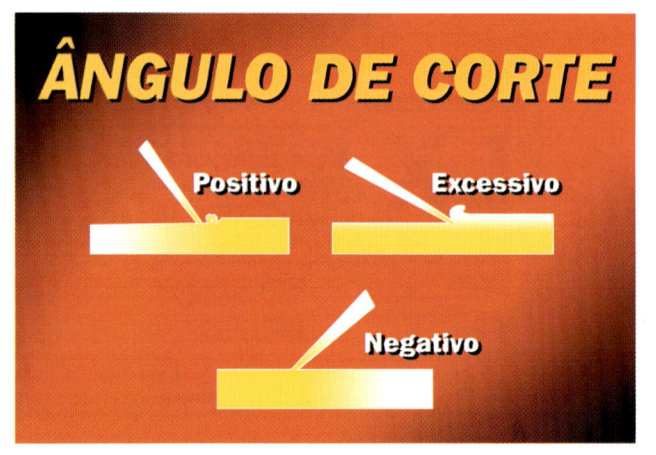

■ FIG. 4-41A
Os diferentes ângulos de corte, positivo, excessivamente positivo e negativo, são ineficientes.

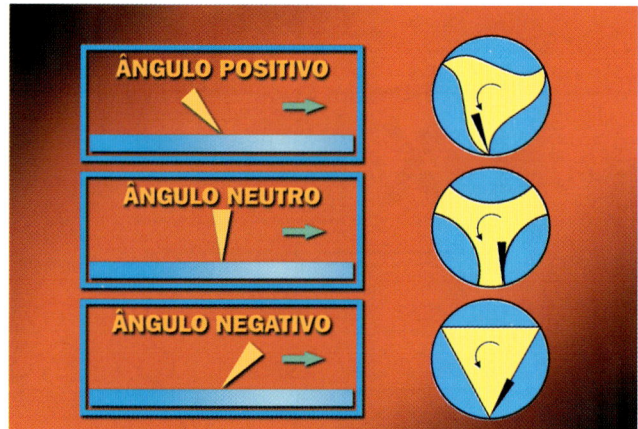

■ FIG. 4-41B
Ângulo de corte positivo, em lima tipo Hedströen.

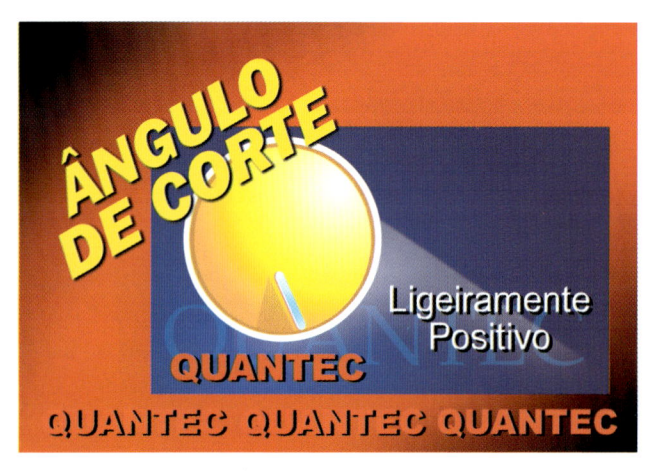

■ FIG. 4-41C
Ângulo de corte do instrumento Quantec, ligeiramente positivo.

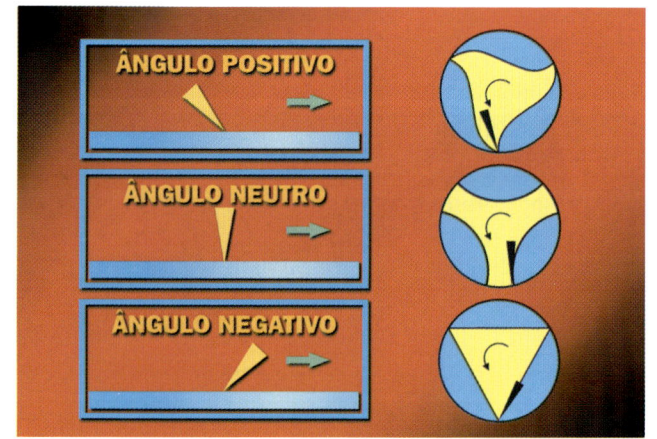

■ FIG. 4-41D

SISTEMA QUANTEC SÉRIES 2.000

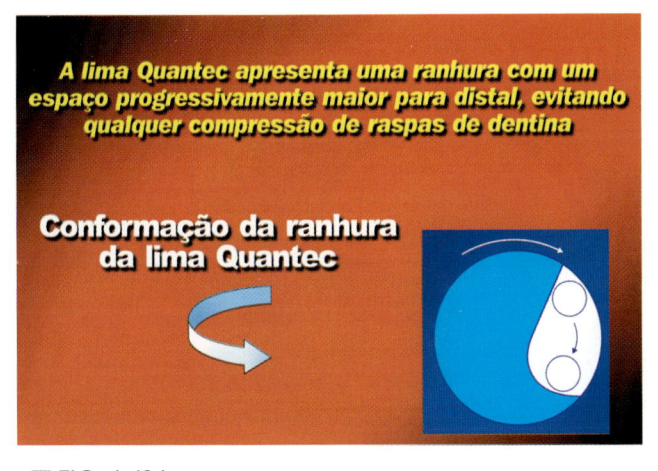

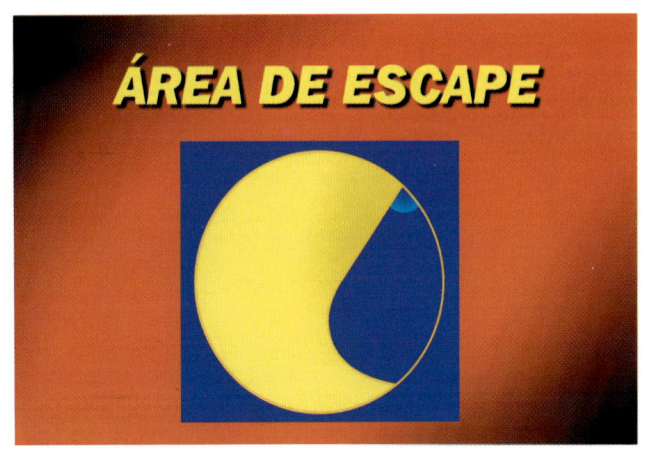

FIG. 4-42A

FIG. 4-42B

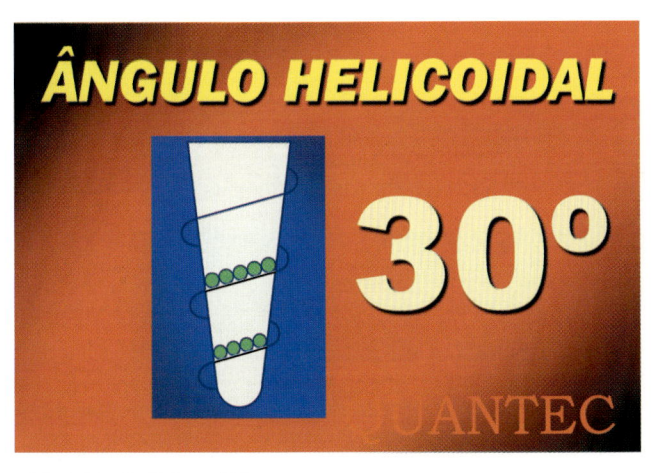

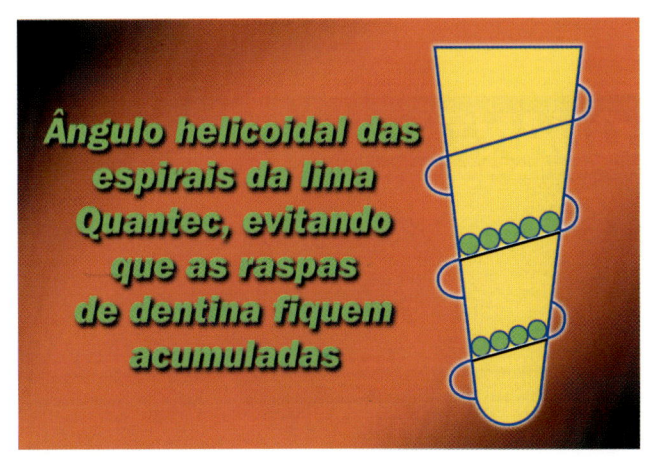

FIGS. 4-43A e 43B

Ilustração esquemática do enunciado no texto.

- Borda externa cortante plana (Guia de penetração radial): Esse instrumento oferece duas superfícies radiais (*Radial land*) que, em contato com as paredes dentinárias em um canal radicular curvo, o mantêm centralizado no eixo axial, evitando o transporte do forame, formação de degraus e trepanações. A presença de maior quantidade de massa metálica atrás da borda cortante da superfície (guia) radial evita que ocorra a formação de fendas no instrumento[5] (**Figura 4-44**).
- Resistência ao atrito: Embora a superfície externa plana (*Radial land*) possa evitar a fratura do instrumento, sua presença pode resultar em maior atrito sobre as paredes do canal radicular. Por essa razão, o instrumento Quantec Séries 2.000 oferece superfície marginal cortante menor e superfície periférica reduzida (**Figura 4-45**).
- Força do núcleo central *vs.* força periférica: O instrumento Quantec Séries 2.000 utiliza predominantemente a força periférica, oferecendo maior massa central, e evitando a fratura[5] (**Figura 4-46**).
- Superfície ativa (conicidade): O aumento de conicidade da parte ativa do instrumento por milímetro de comprimento, conceito apresentado inicialmente pela NT Co., melhora a eficiência de corte, pela diminuição da superfície de contato da lima com as paredes do canal radicular (**Figuras 4-47, 4-48A e 48B**). Os instrumentos nºs 2 (D_1 de 0,15 mm), 3 (D_1 de 0,20 mm) e 4 (D_1 de 0,25 mm) do Sistema Quantec Séries 2.000, com o objetivo de dilatar o "batente apical", oferecem um aumento seqüencial do diâmetro da parte ativa, mantendo porém a conicidade em 0,02 mm.

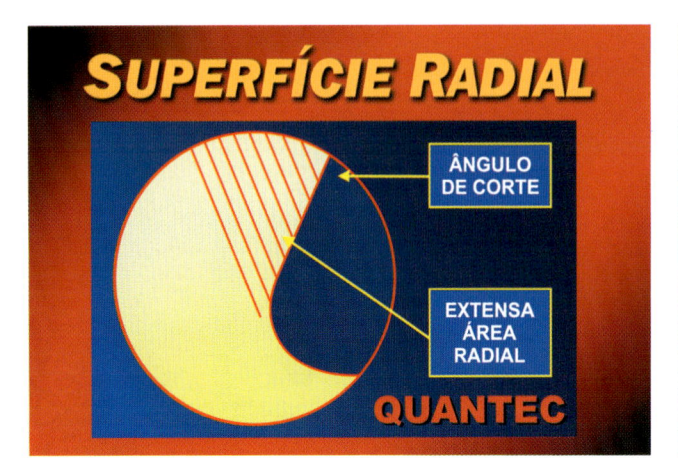

■ FIG. 4-44
Maior quantidade de massa metálica, atrás da borda cortante, aumentando a resistência à fratura do instrumento.

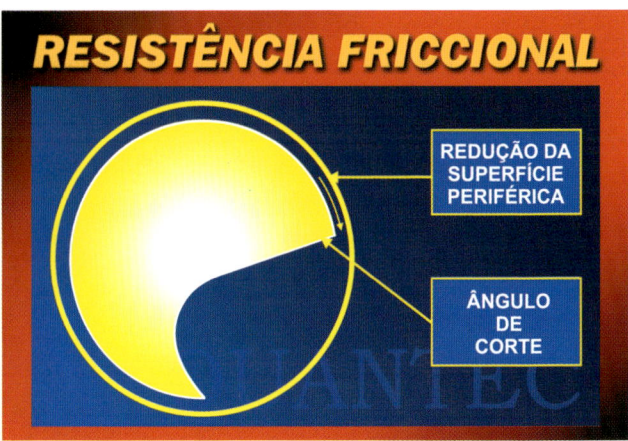

■ FIG. 4-45
Ilustração esquemática, de acordo com o texto.

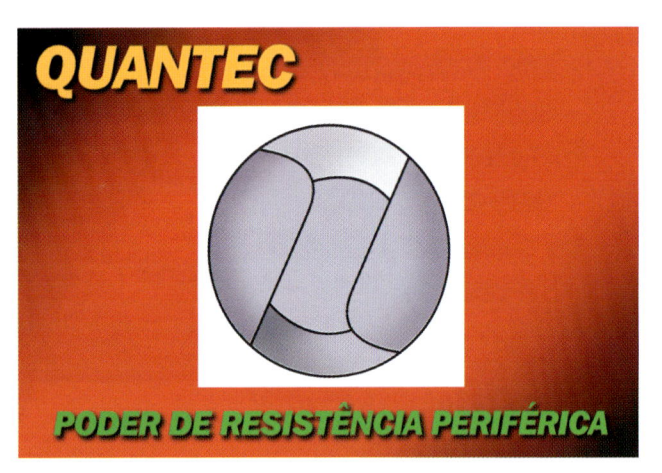

■ FIG. 4-46
Ilustração esquemática, de acordo com explicação do texto.

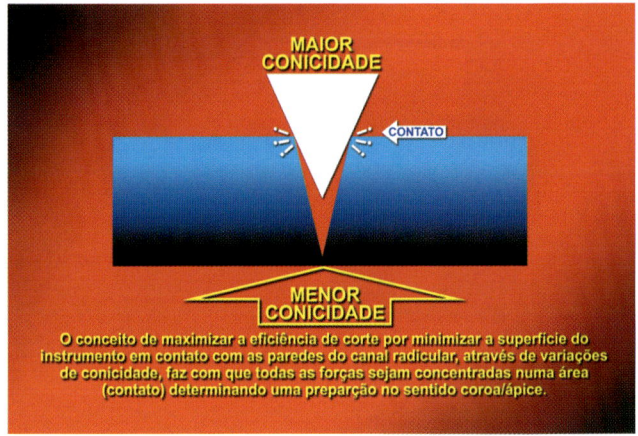

■ FIG. 4-47
Ilustração esquemática, de acordo com explicação do texto.

4-48A

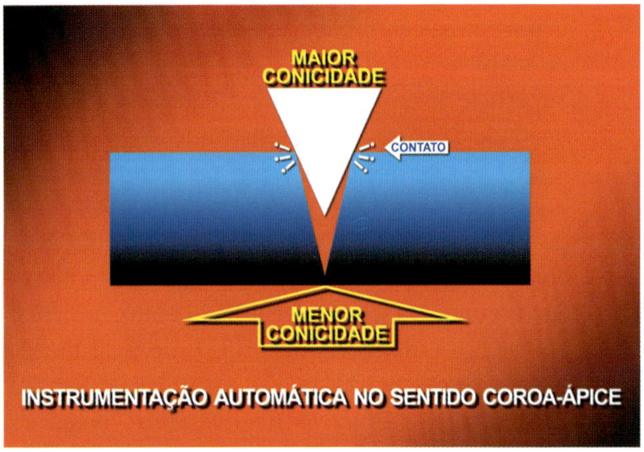

4-48B

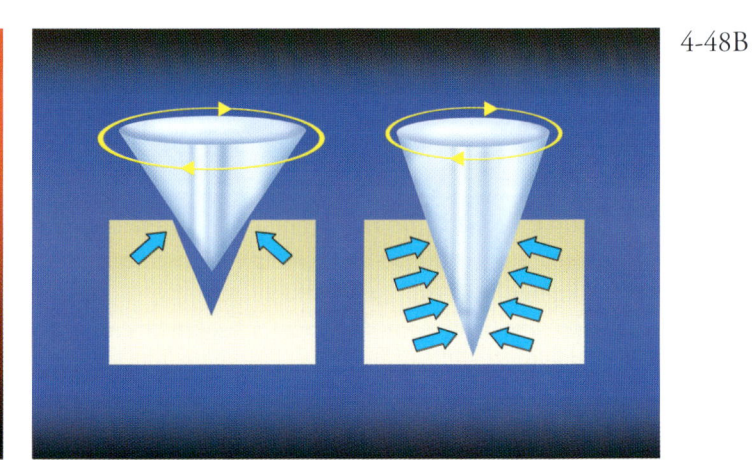

■ FIGS. 4-48A e 48B
Ilustrações esquemáticas, de acordo com explicação do texto.

- Tensão do instrumento durante o alargamento do canal radicular: A tensão gerada ao longo da parte ativa de um instrumento endodôntico é conseqüente à alteração dimensional do diâmetro do canal radicular durante o alargamento. Essa tensão é distribuída ao longo de cada milímetro do instrumento que, quanto mais cônico for, menor tensão transmitirá à ponta do instrumento.
- Forças balanceadas da superfície de corte: Nos canais radiculares curvos, a ação (corte) das limas convencionais ocorre onde a pressão é maior, tendo como conseqüência, durante o preparo do canal, uma retificação de sua trajetória, tendendo a "endireitá-la". Essa pressão é maior no lado interno da curvatura, e também no lado externo da curvatura apical. Instrumentos com a mesma conicidade (0,02 mm), usados seqüencialmente, manterão maior contato sobre toda a superfície das paredes dentinárias, tornando o ato operatório menos eficiente e mais frustrante para o clínico.[7] Se o instrumento for especialmente desenhado para exercer igual pressão sobre todas as paredes dentinárias, enquanto gira a 360°, sua eficiência de corte é mantida, assim como a manutenção no centro axial do canal curvo. Este novo conceito de assimetria faz parte do instrumento Quantec.
- Ponta segura não cortante (LX) *vs.* ponta cortante (SC): Os instrumentos com pontas seguras tipo Roane, tipo Batt, evitam o transporte do canal radicular, por guiar o instrumento em torno de uma curvatura. Esses instrumentos, no sistema Quantec Séries 2.000, são denominados LX e indicados para canais radiculares menos atresiados. Em canais radiculares calcificados, porém, a ponta dos instrumentos rotatórios com ângulo de corte negativo (pontas SC), mas que se torna positivo na periferia, evita a ação de brunimento, como ocorre com as pontas LX, abrindo espaço em profundidade. No sistema Quantec, essa configuração da ponta do instrumento é chamada SC, e é indicada para canais radiculares calcificados, atresiados e mesmo para os obturados, nos casos de retratamento. Em canais radiculares calcificados, com lesão periapical, essa opção (instrumento SC) evitaria uma cirurgia paraendodôntica (**Figuras 4-49A** a **49F**).

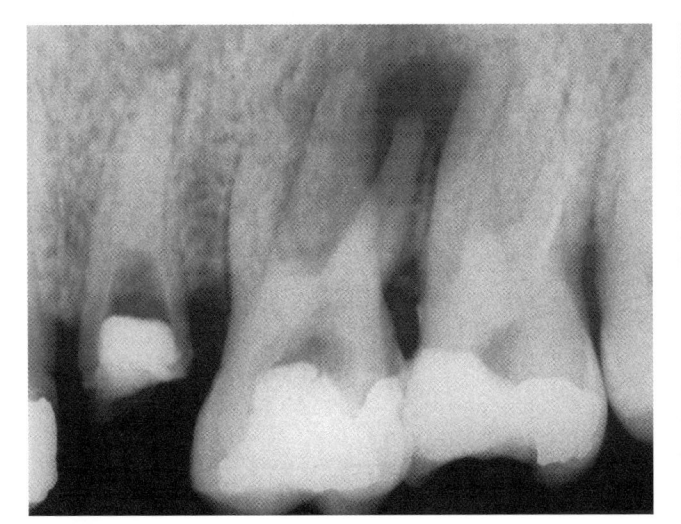

■ FIG. 4-49A

Radiografia para diagnóstico, evidenciado lesão periapical crônica na raiz distovestibular no primeiro molar superior esquerdo.

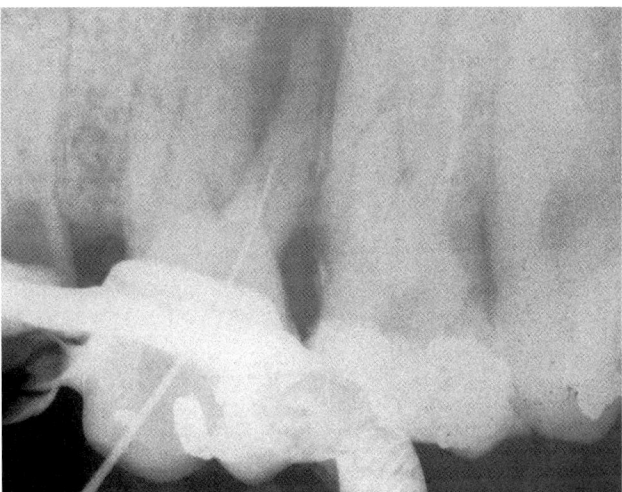

■ FIG. 4-49B

Obstrução do canal radicular distovestibular, por calcificação.

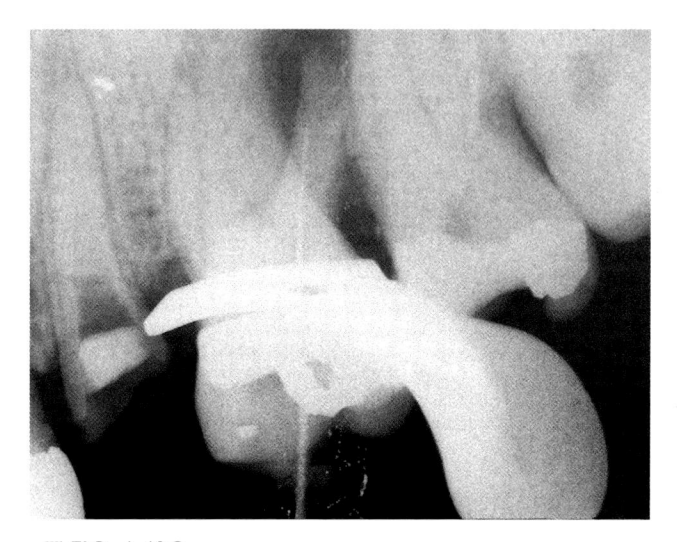

■ FIG. 4-49C
Emprego do instrumento Quantec n° 3 (SC), desobstruindo a porção calcificada.

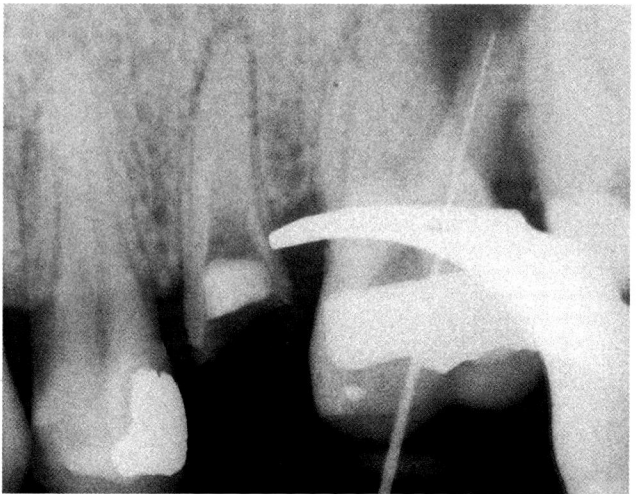

■ FIG. 4-49D
Continuação da instrumentação com instrumentos Quantec (LX).

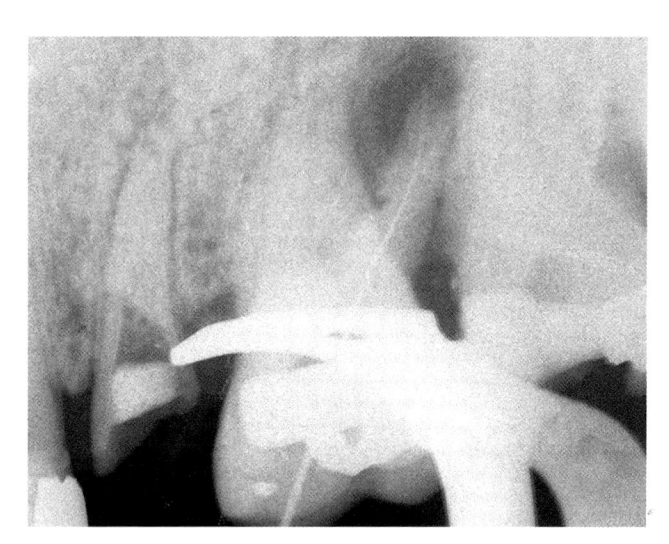

■ FIG. 4-49E
Desbridamento foraminal.

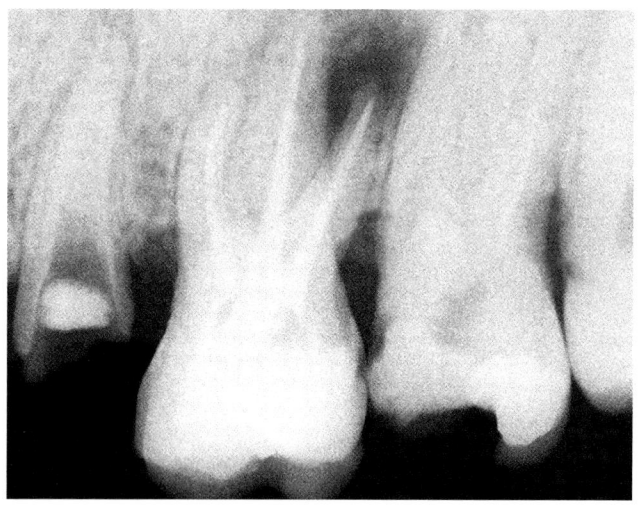

■ FIG. 4-49F
Obturação dos canais radiculares, após colocação de "curativo de demora" com Calen/PMCC, por 15 dias.

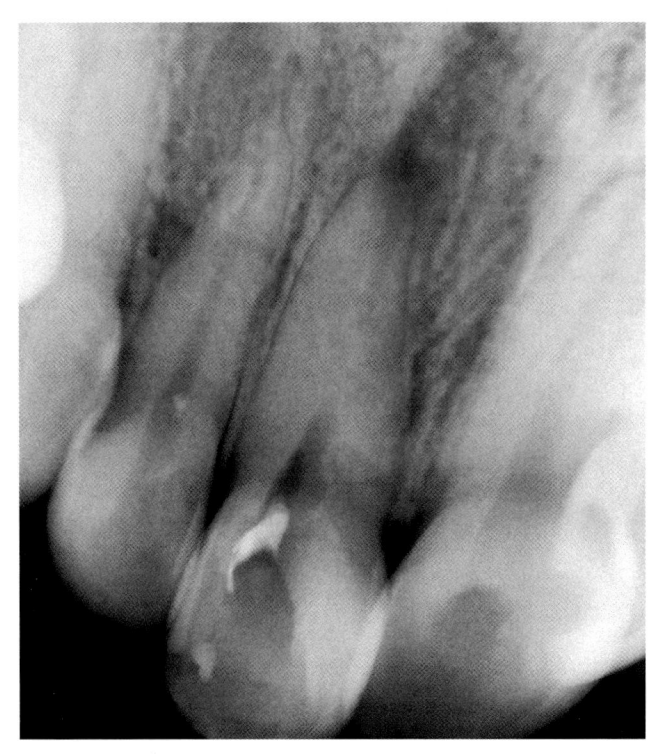

■ FIG. 4-50A
Radiografia para diagnóstico de incisivo central superior direito, evidenciando canal radicular calcificado e lesão perpical crônica.

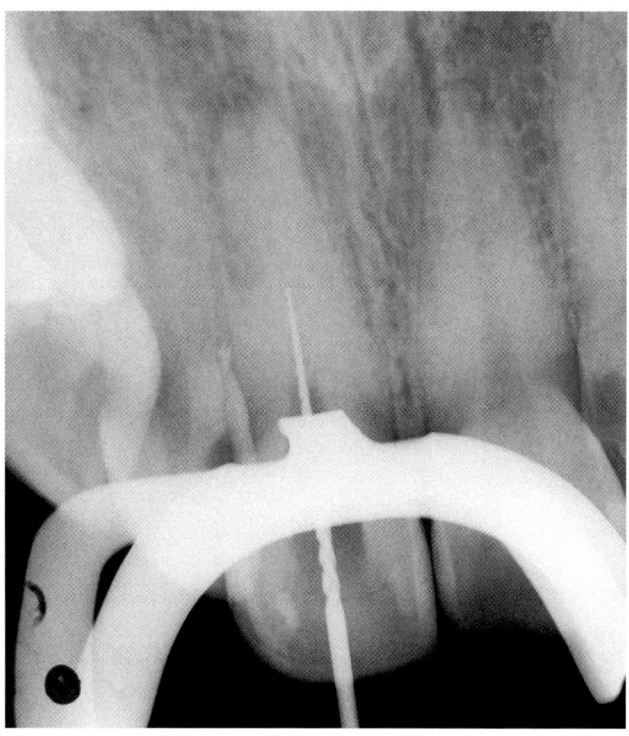

■ FIG. 4-50B
Emprego do instrumento Quantec SC, desobstruindo a porção calcificada.

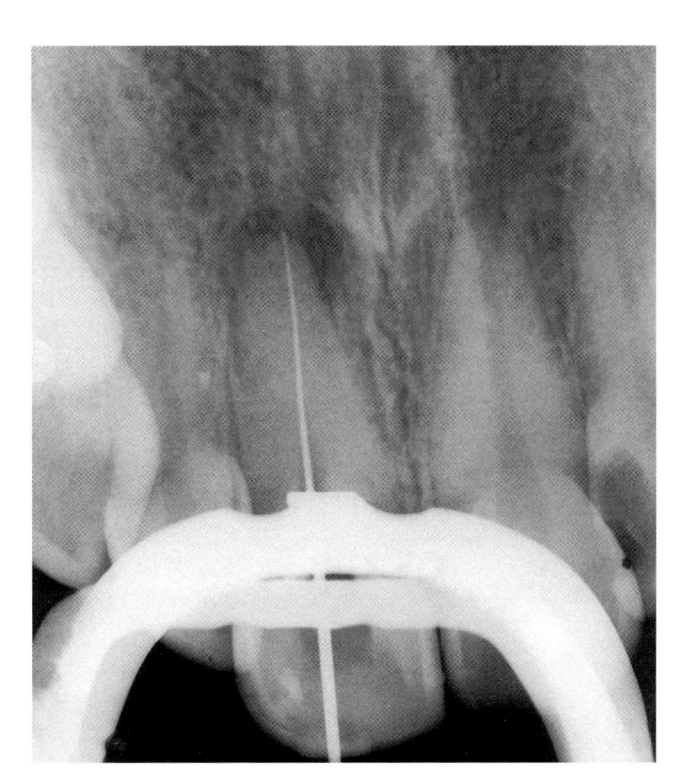

■ FIG. 4-50C
Desbridamento foraminal.
Gentileza do Dr. Flavio Pacheco V. Duque, especialista em endodontia pela APCD-São Carlos/SP (1998/1999), exercendo a especialidade na cidade de Garanhuns, PE.

Apresentação

Os instrumentos do Sistema Quantec Séries 2.000 normais são oferecidos em caixas individuais, ou em jogos de 1 a 5 e 6 a 10, nos comprimentos de 21 e 25 mm, tanto na versão "LX" (ponta não cortante) como na "SC" (ponta cortante de segurança), assim como os instrumentos para serem utilizados em contra-ângulo especial, o Axxess Handles.

Os três instrumentos da série Flare Series, são oferecidos em caixas individuais, nas conicidades de 0.08 mm, 0,10 mm e 0,12 mm, nos comprimentos de 17 e 21 mm (**Figura 4-51**).

Finalmente, os instrumentos especiais (**Figura 4-52**) também são oferecidos em caixas indivíduais:

- 30/.02 (4 estrias/anéis azuis)
- 35/.02 (4 estrias/anéis verdes)
- 50/.02 (4 estrias/anéis amarelos)
- 55/.02 (4 estrias/anéis vermelhos)
- 60/.02 (4 estrias/anéis azuis)

Obs.: Os instrumentos com D_1 de 0,40 mm e de 0,45 mm não estão incluídos entre os especiais, porque fazem parte da série original, como os n°s 9 (40/.02) e 10 (45/.02), respectivamente.

A Funak Com. Repres. E Serv. Ltda., representante no Brasil da Analytic Endodontics, lançou o *kit Crown-Down* - Mário Leonardo (**Figura 4-53**), constituído por 10 instrumentos, distribuídos em duas caixas de cinco instrumentos cada, assim seqüenciados:

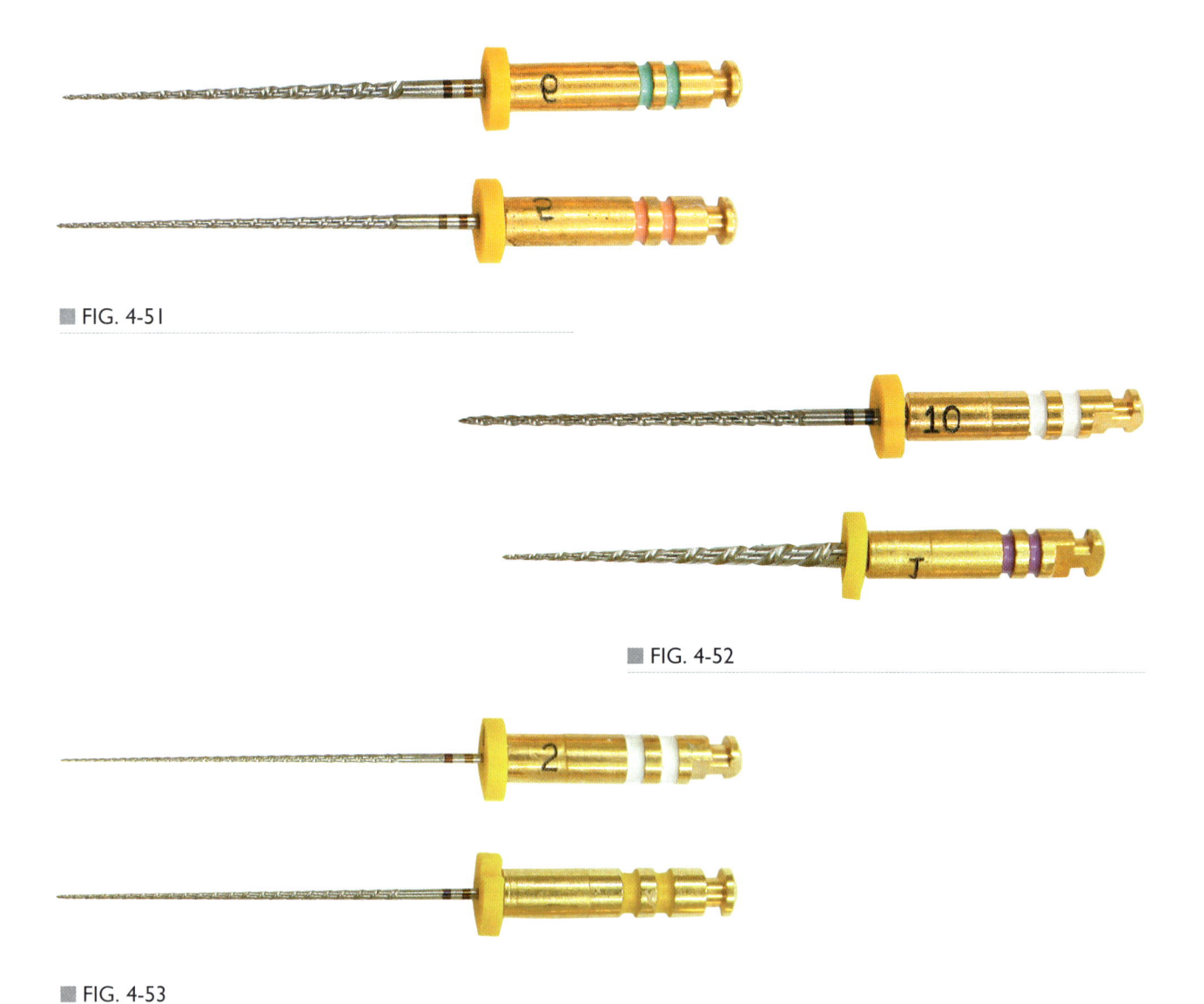

■ FIG. 4-51

■ FIG. 4-52

■ FIG. 4-53

1ª Caixa
- Quantec nº 1, 25/.06 (2 estrias/anéis lilás)
- Flare (17 mm) – 25/.08 (2 estrias/anéis azuis)
- 1ª caixa Flare (17 mm) – 25/.10 (2 estrias/anéis amarelos)
- Quantec nº 7, 25/.05 (2 estrias/anéis laranja)
- Quantec nº 6, 25/.04 (2 estrias/anéis verdes)
- Quantec nº 5, 25/.03 (1 estria/anel rosa)
- Quantec nº 4, 25/.02 (4 estrias/anéis vermelhos)

2ª Caixa
- Quantec nº 3, 20/.02 (4 estrias/anéis amarelos)
- Quantec nº 2, 15/.02 (4 estrias/anéis brancos)
- Quantec nº 30, 30/.02 (4 estrias/anéis azuis)

Há ainda uma série reduzida, proposta pelos autores, composta por seis instrumentos e passível de ser utilizada na grande maioria dos casos, excetuando-se os de grande complexidade anatômica.

- Quantec nº 1 (25/.06)
- Flare 25/.10
- Quantec nº 6 (25/.04)
- Quantec nº 5 (25/.03)
- Quantec nº 3-SC (20/.02)
- Quantec nº 30 (30/.02)

Organização

A Tycom Corporation oferece também estojos especiais metálicos, onde os instrumentos ficam distribuídos de acordo com a seqüência de uso. Esse estojo (*Dispenser*) é de fácil manuseio e favorece a esterilização dos instrumentos, em forno (estufa seca) ou autoclave.

Aparelho/motor para acionar os instrumentos do sistema Quantec Séries 2.000

O sistema Quantec Séries 2000 apresenta um motor próprio para acionar os instrumentos, já descrito no Capítulo III.

Sistema Microseal (Tycom Corporation)

Uma das grandes vantagens dos sistemas rotatórios que acionam os instrumentos de níquel-titânio é a rapidez no preparo de canais radiculares, mesmo naqueles atresiados e curvos de molares, possibilitando, tecnicamente, a realização do tratamento endodôntico em uma única sessão. Assim, essa verdadeira revolução técnica endodôntica possibilitará, desde que corretamente indicada clinicamente e observados os princípios biológicos que fundamentam a endodontia, a obturação do canal radicular na mesma sessão de tratamento.

O sistema Quantec Séries 2.000, através da Tycom Corporation, indica a obturação dos canais radiculares, com o sistema Microseal, que é composto, basicamente, por um cone principal de guta-percha especial (Micro Flow), de baixa fusão, de conicidade 0,02 ou 0,04 mm e guta-percha termoplastificada, ar-

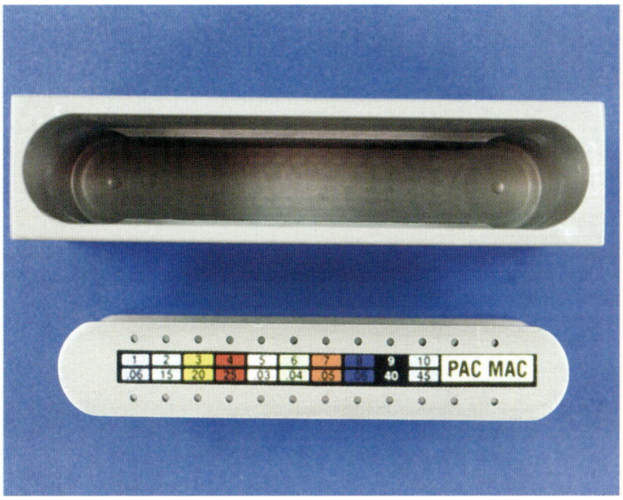

FIG. 4-54A
Estojo metálico (*Dispenser*) especial, para organização e esterilização dos instrumentos Quantec.

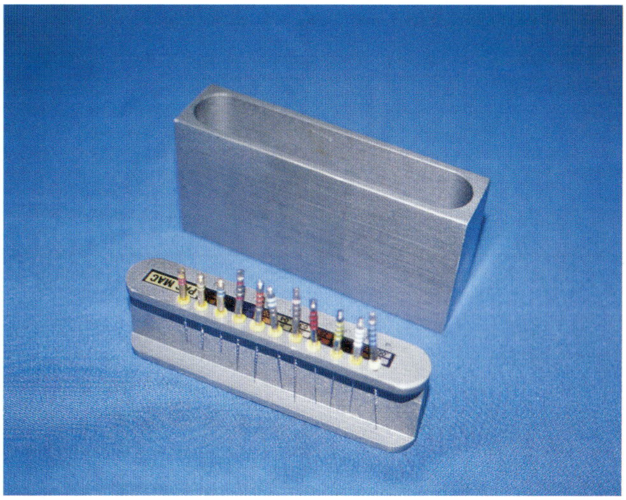

FIG. 4-54B
Série Crown Down - Mário Leonardo, já à disposição no estojo metálico, acrescido do instrumento Flare 25/.12.

mazenada em cartucho, a qual é acoplada a uma seringa especial com o objetivo de, no momento de uso, termoplastificá-la em forno, assim como, por um contra-ângulo redutor de velocidade, espaçadores digitais e/ou movidos a motor, pontas de papel absorvente e condensadores de níquel-titânio.

Após a escolha clínica e comprovação radiográfica do cone principal de guta-percha, o mesmo é levado ao canal radicular, envolto em cimento. Em seguida, por meio de um espaçador digital, é criado um espaço para a introdução de um compactador de níquel-titânio previamente selecionado, recoberto com a guta-percha termoplastificada. Esse compactador, ao girar no interior do canal, no sentido horário, por aproximadamente 5 segundos, a uma velocidade de 5.000 a 7.000 rpm, promoverá uma homogeneização entre o cone principal, a guta-percha termoplastificada e o cimento, obturando o canal radicular tridimensionalmente.

Obs.: Embora para a obturação dos canais radiculares o sistema Microseal seja o recomendado pela Tycom Corp., não é imperativo que os que foram preparados com o sistema Quantec Séries 2.000 devam obrigatoriamente ser obturados por essa técnica. Qualquer outra técnica é indicada, como, por exemplo, a da condensação lateral ativa, que é ainda a mais empregada mundialmente.

Referências bibliográficas

1. CAMARGO, J.M.P. *Avaliação da eficácia das instrumentações rotatórias (Sistemas* Quantec *LX, Pow-R, Profile e Profile série 29) em canais radiculares simulados.* Araraquara, 2000. 215p. Dissertação (Mestrado em Endodontia). Faculdade de Odontologia - Universidade Estadual Paulista.
2. KORZEN, B.H. Quantec séries 2.000 graduating tapers technique for endodontic canal preparation. *Oral Healt.,* v.86, n.12, p.15-9, 1996.
3. LEONARDO, M.R., LEAL, J.M. *Endodontia:* tratamento de canais radiculares. 3.ed. São Paulo: Panamericana, 1998. p.473.
4. McSPADDEN, J.T. Une nouvelle approache pour la preparation et l'obturation canalaire: les instruments mecanisés en nickel-titane et la gutta-percha multiphases. *Rev. Fr. Endod.,* Paris, v.12, n.1, p.9-19, 1993.
5. McSPADDEN, J.T. Advanced geometries in endodontic micro files: the rationale. Chattanooga, U.S.A. The NT Company, 1996.
6. NISHIYAMA, C.K. *Comparação de 3 diferentes técnicas de instrumentação mecânica rotatória com limas de níquel titânio - Análise do ângulo de curvatura, deslocamento do centro do instrumento e alteração na área da secção transversal do canal radicular (Estudo in vitro).* Araraquara, 2001. 165p. Tese (Doutorado em Endodontia - Faculdade de Odontologia, Universidade Estadual Paulista).
7. SCHILDER, A., YEE, F.S. In: COHEN, S., BURNS, R.C. *Pathways of the pulp.* 3.ed. St. Louis: The CV Mosby Company, p.175, 1984.

* N.T. Company, Chattanooga, TN, E.U.A.

CAPÍTULO

SISTEMA QUANTEC SÉRIES 2.000 - TÉCNICAS

MÁRIO ROBERTO LEONARDO
RENATO DE TOLEDO LEONARDO

Técnicas

A técnica original do sistema Quantec é realizada obedecendo três etapas (estágios) distintas. A primeira é o preparo da porção coronária do canal radicular, através do alargamento da entrada do canal até o seu terço médio (Fase Coronária). Após a obtenção do Comprimento Real de Trabalho (CRT), inicia-se a segunda etapa da técnica, que é representada pelo preparo do Batente Apical (Fase Apical). A forma cônica final do canal radicular é então delineada, unindo-se a preparação apical (Batente Apical) com o preparo coronário, etapa denominada Fase de União (terceira etapa). Esta técnica proporciona um canal radicular cônico, e caracteriza o preparo denominado Técnica de Variação Gradual de Conicidade, *Graduating Taper Technique*, de John T. McSpadden.

Técnica

Técnica de variação gradual de conicidade (original) - preparo completo

Esse preparo é considerado completo, uma vez que pode ser utilizada, durante a sua execução, toda a seqüência de instrumentos (limas de nºs 1 (25/.06) a 10 (45/.02)). As condições anatômicas do canal radicular, a posição do dente na arcada e principalmente o domínio da técnica obtido pelo profissional poderão determinar diminuição considerável no número de instrumentos utilizados.

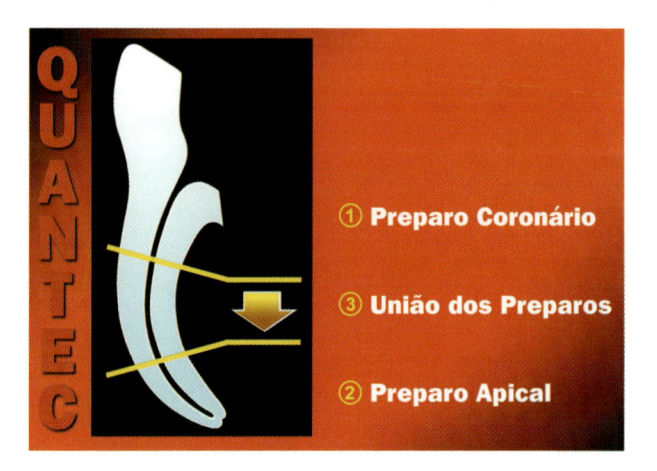

- Indicações:
  - Tratamento de canais radiculares de dentes com vitalidade pulpar (Biopulpectomia)
  - Tratamento de canais radiculares de dentes com necrose pulpar sem lesão periapical visível radiograficamente (Necropulpectomia I)
  - Tratamento de canais radiculares de dentes com necrose pulpar e lesão periapical crônica (Necropulpectomia II).
- **Recomendação Principal:** Canais radiculares atresiados, retos e/ou curvos de molares, porém passíveis de acesso.
- **Princípio de Ação:** Princípio coroa/ápice, em razão da própria conformação da parte ativa dos instrumentos.

Obs.: Nessa técnica, não é aplicado o princípio coroa/ápice, como conseqüência da utilização de instrumentos de maior calibre e/ou conicidade, para os de menor calibre em direção apical.

- **Rotação Recomendada:** Uso de contra-ângulo com redutor de velocidade (18:1), possibilitando 340 rpm.
- **Torques Recomendados:** 0,5 a 1 N.cm – recomendado para os instrumentos de menor calibre, ou seja, nºs 2 (15/.02), 3 (20/.02), e 4 (25/.02). Para as limas mais calibrosas (nºs 1 (25/.06), 5 (25/.03), 6 (25/.04), 7 (25/.05), 8 (25/.06), recomenda-se que o torque seja acima de 1 N.cm.
- **Aplicação:** Essa técnica é aplicada em três etapas (Estágios) (**Figura 5-1**).

■ FIG. 5-1

Aplicação da técnica de variação gradual de conicidade (original), através dos estágios coronário, apical e de união.

Seqüência (hipotética) da técnica de variação gradual de conicidade (original), indicada para canais radiculares atresiados, curvos e/ou retos de molares superiores e inferiores

Etapas técnicas (Figura 5-2)

A. Exploração da entrada do canal radicular com lima tipo K, de aço inoxidável, de número compatível (15, 20, 25)

I - Estágio coronário

1. Instrumento Quantec nº 1 (25/.06) - 17mm* - até encontrar resistência**.
   Objetivo: Desgaste anticurvatura

B. Exploração (cateterismo) do canal radicular, com lima tipo K de aço inoxidável, de diâmetro compatível com o canal, e já provida de tope de borracha/silicone, determinando o comprimento de trabalho provisório (CTP), (hipotético)***.

C. Odontometria:
Objetivo: Obter o Comprimento Real do Dente (CRD) e, conseqüentemente, o Comprimento Real de Trabalho (CRT).

II - Estágio apical

2. Instrumento Quantec nº 2 (15/.02) - até atingir o CRT (hipotético).
3. Instrumento Quantec nº 3 (20/.02) - até o CRT.
4. Instrumento Quantec nº 4 (25/.02) - até o CRT.

Objetivo: O emprego dos instrumentos Quantec nºs 3 e 4 tem por objetivo dilatar o "Batente Apical".

Obs.: Nos casos de necropulpectomias II, após o emprego do instrumento Quantec nº 2, até o CRT, recomenda-se a realização do "desbridamento foraminal" (*Apical Patency*), que deverá ser efetuado com o emprego de limas tipo K, manuais, até ser identificado o Instrumento Apical Foraminal (IAF).

Os instrumentos Quantec nºs 30 (30/.02) e 35 (35/.02), hoje disponíveis no mercado especializado, poderão, quando indicados, ser utilizados para se obter maior dilatação do Batente Apical.

II - Estádio de união

5. Instrumento Quantec nº 5 (25/.03) - até o CRT.
6. Instrumento Quantec nº 6 (25/.04)**** - até o CRT.
7. Instrumento Quantec nº 7 (25/05)**** - até o CRT.
8. Instrumento Quantec nº 8 (25/.06)**** - até o CRT.

Objetivo: União dos preparos e/ou escalonamento

Obs.: Esses instrumentos são utilizados sem aumentar o diâmetro do "Batente Apical" e todos são levados até o CRT.

IMPORTANTE: Após o emprego de cada instrumento, deve-se irrigar copiosamente o canal radicular com solução de hipoclorito de sódio, aspirar e inundar o canal com a mesma solução, para o emprego do próximo instrumento rotatório (**Figura 5-2**).

---

* De acordo com o diâmetro da entrada (embocadura) do canal radicular, recomenda-se o uso de brocas Gates-Glidden, nºs 2 e 3, ou mesmo os instrumentos Quantec da série *Flare Series* que foram lançados após a divulgação dessa técnica.
** Encontrar resistência significa que, ao se aplicar o movimento de progressão em direção ao ápice, o instrumento deixa de avançar 1 mm, permanecendo no mesmo comprimento, isto é, sendo incapaz de progredir quando submetido à pressão normal de uso.
*** Os aparelhos elétricos localizadores apicais também são recomendados, nesse passo da técnica.
**** Esses instrumentos poderão ser empregados, dependendo da curvatura apical do canal radicular. Eles não são indicados em casos de curvaturas apicais "bruscas" (abruptas), pois poderão ser fraturados.

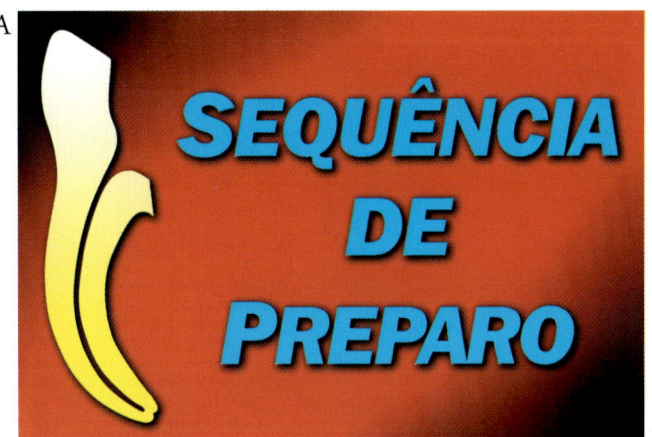

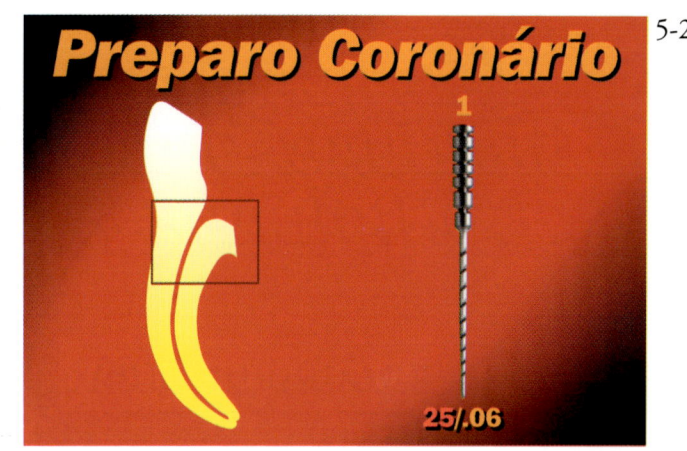

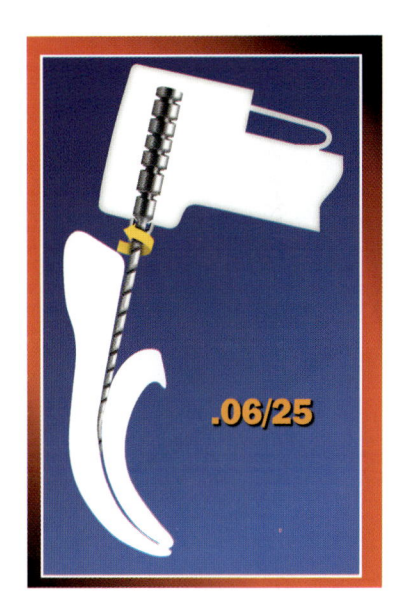

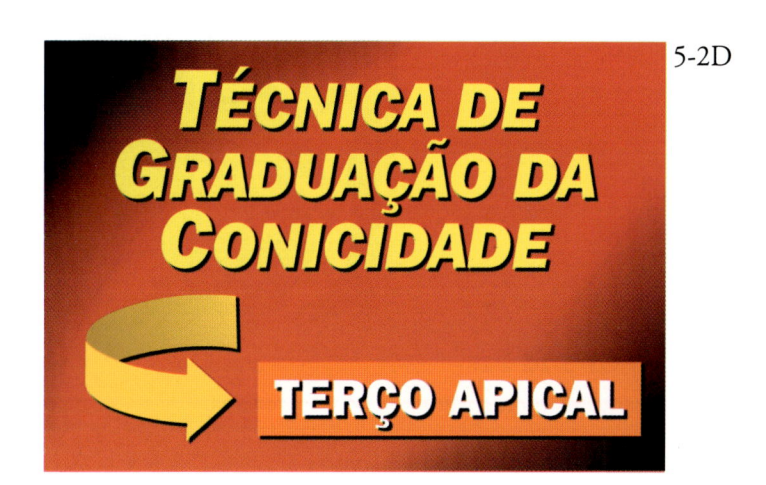

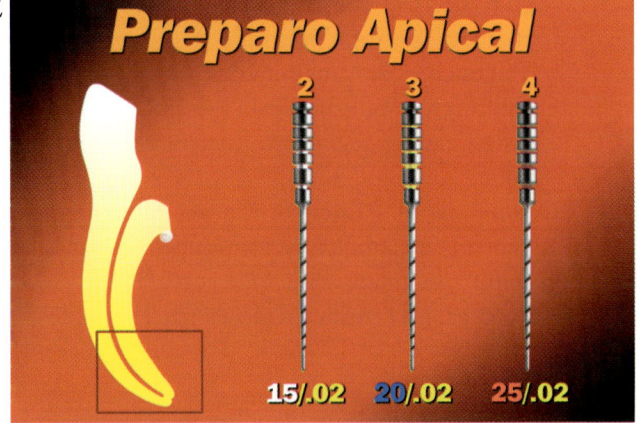

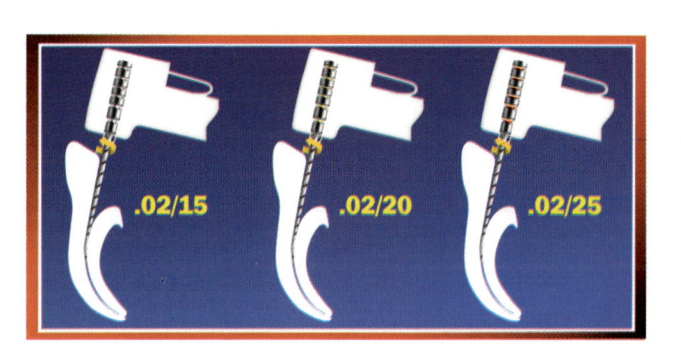

FIGS. 5-2A a 2F
Ilustrações esquemáticas, de acordo com explicação do texto.

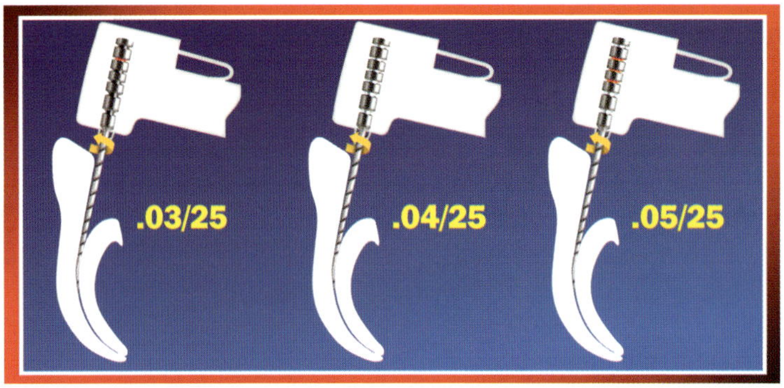

FIGS. 5-2G a 2I
Ilustrações esquemáticas, de acordo com explicação do texto.

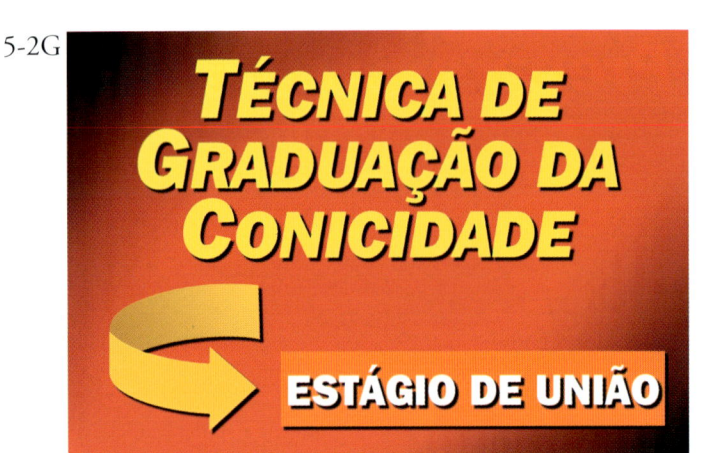

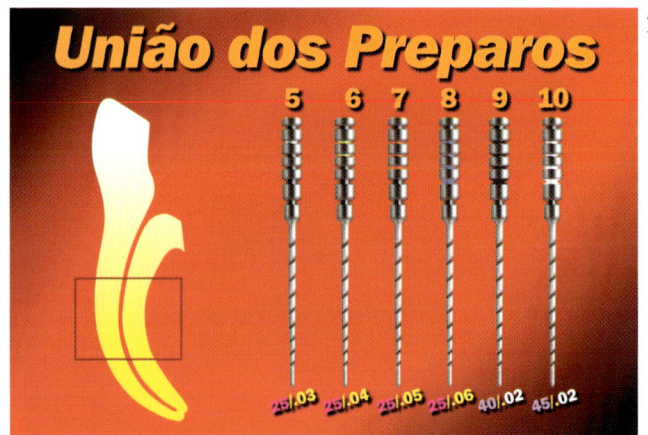

Técnica II

Técnica de variação gradual de conicidade (original) (preparo simplificado)

Essa técnica, como a anterior, também é realizada em três etapas (estágios) distintas, sendo porém recomendada para profissionais que já dominaram a técnica e indicada para canais radiculares relativamente amplos.

- **Indicações:**
  - Tratamento de canais radiculares de dentes com vitalidade pulpar (biopulpectomia)
  - Tratamento de canais radiculares de dentes com necrose pulpar, sem lesão periapical aparente (necropulpectomia I)
  - Tratamento de canais radiculares de dentes com necrose pulpar e lesão periapical crônica visível radiograficamente (necropulpectomia II).
- **Recomendação Principal:** Canais radiculares, originariamente amplos ou relativamente amplos.
- **Princípio de Ação:** Princípio coroa/ápice, em razão da própria conformação da parte ativa dos instrumentos.

Obs.: Nessa técnica, não é aplicado o princípio coroa/ápice, como conseqüência da utilização de instrumentos de maior calibre e/ou maior conicidade, para os de menor calibre em direção apical.

- **Rotação Recomendada:** Uso de contra-ângulo com redutor de velocidade (18:1), possibilitando 340 rpm.
- **Aplicação:** Essa técnica é aplicada em três etapas (estágios): coronária, apical e união dos preparos (escalonamento).

Seqüência (hipotética) da técnica de variação gradual de conicidade (original) simplificada, indicada para canais radiculares, amplos ou relativamente amplos e retos

Etapas técnicas

A. Exploração da entrada do canal radicular com lima tipo K de aço inoxidável, de número compatível (20/25/30).

I - Estágio coronário

1. Instrumento Quantec nº 1 (25/.06) -17 mm[#] - até encontrar resistência[##].
Objetivo: Desgaste anticurvatura

2. Instrumento Quantec nº 4 (25/.02) - até atingir o CTP.

B. ODONTOMETRIA:
Objetivo: Obter o CRD e o CTP.

II - Estágio apical

3. Instrumento Quantec nº 4[###] (25/.02) - até o CTP.
Objetivo: Alargar o Batente Apical.

Obs.: Nos casos de necropulpectomias II, o desbridamento foraminal (*Apical Patency*) e a obtenção do IAF, deverão ser realizados com limas tipo K, manuais.

III - Estágio de união

4. Instrumento Quantec nº 9 (40/.02) - até o CTP.
Objetivo: Ampliar o Batente Apical.

5. Instrumento Quantec nº 10 (45/.02) - até o CTP.
Objetivo: Ampliar o Batente Apical (**Figuras 5-3** e **5-4**).

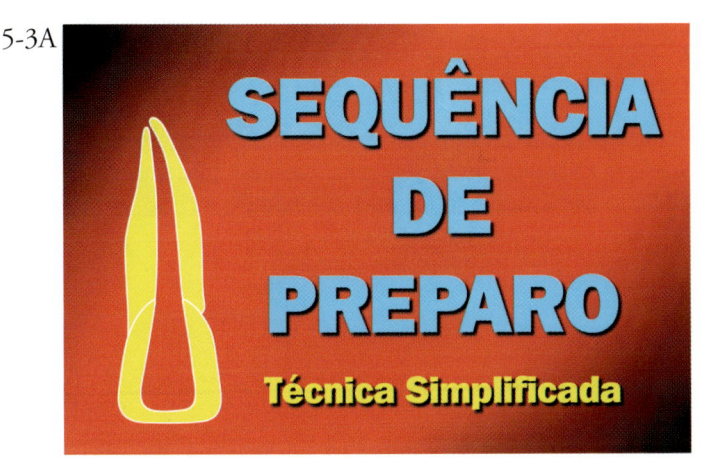

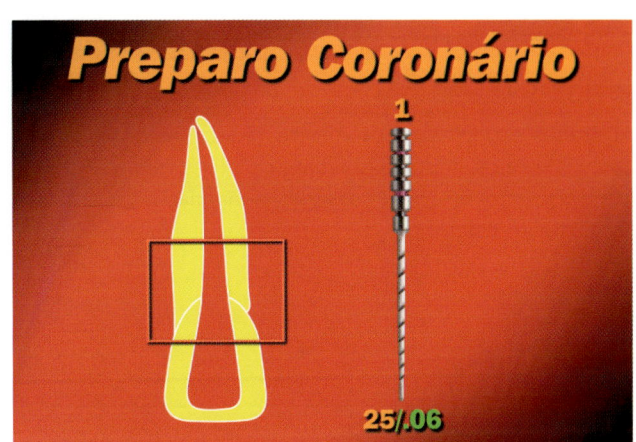

5-3A

5-3B

[#] De acordo com o diâmetro da entrada (embocadura) do canal radicular, recomenda-se o uso de brocas Gates-Glidden, nºs 2, 3 e 4, ou mesmo, instrumentos Quantec de série *Flare Series* que foram lançados depois da divulgação dessa técnica.
[##] Encontrar resistência significa que, ao se aplicar a cinemática de movimento em direção ao ápice (progressão), o instrumento deixa de avançar, permanecendo no mesmo comprimento, isto é, incapaz de progredir quando submetido à pressão normal de emprego.
[###] De acordo com as condições anatômicas apicais, recomendam-se os instrumentos 30/.02 e 35/.02 para dilatar o Batente Apical.
[####] Encontrar resistência significa que ao se aplicar o movimento de progressão, o instrumento deixa de avançar, permanecendo no mesmo comprimento.

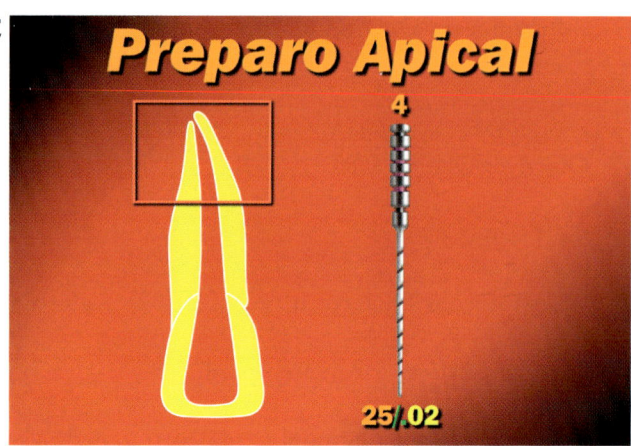

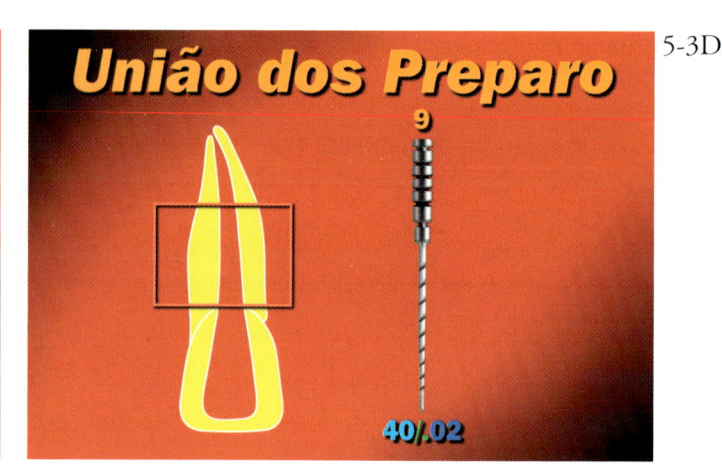

FIGS. 5-3A a 3D

Ilustração esquemática da Técnica de Variação de Conicidade (Original) simplificada para canais radiculares amplos ou relativamente amplos e retos. Gentileza do Dr. Etevaldo Mattos Maia Filho.

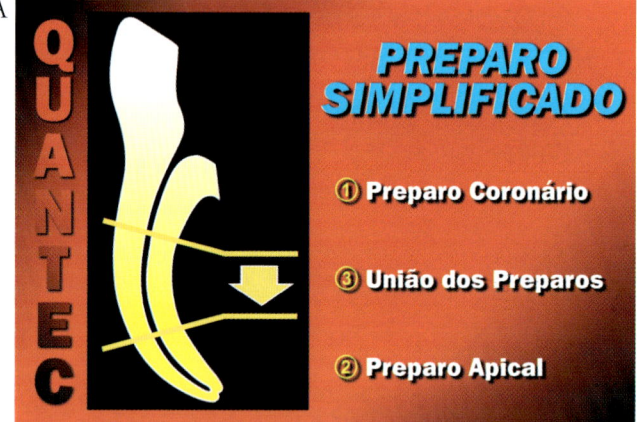

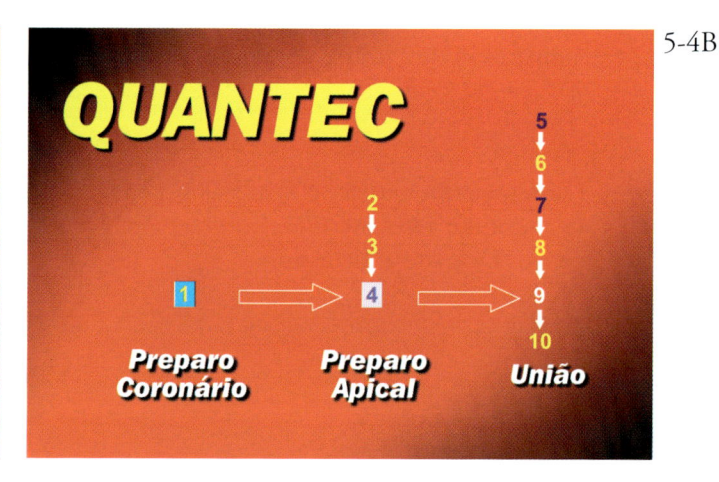

FIGS. 5-4A e 4B

Ilustração esquemática da mesma técnica, recomendada para canais radiculares de molares, amplos ou relativamente amplos e retos. IMPORTANTE: Após o emprego de dois instrumentos, irrigação copiosa do canal radicular com solução de hipoclorito de sódio, aspiração e inundação com a mesma solução são indispensáveis para o emprego do próximo instrumento rotatório.

Técnica III

Técnica da variação gradual de conicidade, empregando a série *Flare Series*, indicada para canais radiculares atresiados, curvos e/ou retos de molares

Etapas técnicas

A. Exploração da entrada do canal radicular com limas tipo K n.ºˢ 15, 20 ou 25, de aço inoxidável.

I - Estágio coronário

Passo 1 - Instrumento Quantec *Flare Series* - 0,12 - Até a profundidade que corresponde à área de segurança (aparente) ou até encontrar resistência[####]

Passo 2 - Instrumento Quantec *Flare Series* - 0,10 - Até a profundidade que corresponde à área de segurança (aparente) ou até encontrar resistência[####]

Passo 3 - Instrumento Quantec *Flare Series* - 0,08 - Até a profundidade que corresponde à área de segurança (aparente) ou até encontrar resistência

Passo 4 - Instrumento Quantec nº 1 (25/.06). Até a profundidade que corresponde à área de segurança (aparente) ou até encontrar resistência*

Objetivo: Realizar o desgaste anticurvatura

Obs.: A seleção do instrumento *Flare series*, é baseada no diâmetro D_1/D_0 desses instrumentos, que deverá ser compatível com o diâmetro da entrada (embocadura) do canal radicular.

B. Exploração do canal radicular com lima tipo K nº 10/15, de aço inoxidável, já provida de tope de borracha ou silicone delimitando o CTP.

C. Odontometria

Objetivo: Obter o Comprimento Real do Dente (CRD) e o Comprimento Real de Trabalho (CRT).

II - ESTÁGIO APICAL

Passo 5 - Instrumento Quantec nº 2 (15/.02), até atingir o CRT. Ao encontrar resistência para avançar até o CRT, recapitular com o Quantec nº 1 ou, ainda, com a lima tipo K (manual) de número compatível.

Obs.: Nos casos de necropulpectomia II, após o emprego do instrumento Quantec nº 2 (passo 5), recomenda-se a realização do "desbridamento foraminal" (*Apical Patency*), que deverá ser efetuado com o emprego de limas tipo K, manuais, até ser caracterizado o Instrumento Apical Foraminal (IAF).

Passo 6 - Instrumento Quantec nº 3 (20/.02), até atingir o CRT.
Passo 7 - Instrumento Quantec nº 4 (25/.02) até atingir o CRT.
Objetivo: Dilatar o Batente Apical

III - ESTÁGIO DE UNIÃO

Passo 8 - Instrumento Quantec nº 5 (25/.03), até atingir o CRT.

Passo 9 - Instrumento Quantec nº 6* (25/.04) até atingir o CRT.
Passo 10 - Instrumento Quantec nº 7* (25/.05) até atingir o CRT.
Passo 11 - Instrumento Quantec nº 8* (25/.06) até atingir o CRT.
Objetivo: Escalonamento

Obs.: Utilizando os instrumentos da série *Flare Series* não há necessidade de emprego das brocas Gates-Glidden.

Técnica IV

Técnica CROWN-DOWN QUANTEC (KIT MARIO LEONARDO)

A aplicação das técnicas originais Quantec oferece algumas dificuldades, devido ao fato de que não aplicam "verdadeiramente" o princípio *crown-down pressureless*/coroa/ápice sem pressão, caracterizado apenas em função da própria conformação da parte ativa dos instrumentos.

A presente seqüência aplica "realmente" o princípio coroa/ ápice, uma vez que, no segundo estágio, os instrumentos penetram progressivamente em direção ao ápice, iniciando-se dos mais calibrosos (maior conicidade) para os menos calibrosos (menor conicidade), até ser alcançado o Comprimento Real de Trabalho (CRT).

- **Indicações:**
  - Tratamento de canais radiculares de dentes com vitalidade pulpar (biopulpectomia)
  - Tratamento de canais radiculares de dentes com necrose pulpar sem lesão periapical visível radiograficamente (necropulpectomia I)
  - Tratamento de canais radiculares de dentes com necrose pulpar e lesão periapical crônica (necropulpectomia II).
- **Recomendação Principal:** Canais radiculares passíveis de acesso, atresiados, retos e/ou curvos de molares.
- **Princípio de Ação:** Coroa/ápice sem pressão (*Crown-Down Pressureless*).
- **Rotação Recomendada:** Utilizar o contra-ângulo com redutor de velocidade (18:1), determinando 340 rpm.

---

* Esses instrumentos poderão ser empregados, dependendo da curvatura apical do canal radicular. Eles são contra-indicados para canais radiculares com curvaturas apicais bruscas.

- **Torques Recomendados:** Aproximadamente 10 N.cm, para os instrumentos mais calibrosos, como os de 0,10/0,08/0,06 mm. Para os instrumentos nos 2 (15/.02), 3 (20/.02) e 4 (25/.02) é recomendado o valor de 0,5 ou 1 N.cm de torque.

Apresentação dos instrumentos (2 caixas de 5) (*Kit* Mário Leonardo)

1ª Caixa

1. Instrumento Quantec nº 1 (25/.06) (2 estrias/anéis lilás) - 17 mm.
2. Instrumento Quantec *Flare Series* (25/.08) (2 estrias/anéis azuis) - 17 ou 21 mm.
3. Instrumento Quantec *Flare Series* (25/.10) (2 estrias/anéis amarelos) - 17 ou 21 mm.
4. Instrumento Quantec nº 7 (25/.05) (3 estrias/anéis laranjas) - 21 ou 25 mm.
5. Instrumento Quantec nº 6 (25/.04) (2 estrias/anéis verdes) - 21 ou 25 mm.

2ª Caixa

6. Instrumento Quantec nº 5 (25/.03) (1 estria/anel rosa) - 21 ou 25 mm.
7. Instrumento Quantec nº 4 (25/.02) (4 estrias/anéis vermelhos) - 21 ou 25 mm.
8. Instrumento Quantec nº 3 (20/.02) (4 estrias/anéis amarelos) - 21 ou 25 mm.
9. Instrumento Quantec nº 2 (15/.02) (4 estrias/anéis brancos) - 21 ou 25 mm.
10. Instrumento Quantec nº 30 (30/.02) (4 estrias/anéis azuis) - 21 ou 25 mm.

Seqüência (hipotética) da técnica *Crown-down* Quantec (*Kit* Mário Leonardo) para canais radiculares atresiados, curvos e/ou retos de molares superiores e/ou inferiores

Passos da técnica

A. Exploração da entrada do canal radicular com lima tipo K de aço inoxidável, de número compatível (15/20/25).

I - Estágio coronário

Passo 1 - Instrumento Quantec nº 1 (17 mm) (25/.06) - até encontrar resistência**.
Passo 2 - Instrumento Quantec *Flare Series* (17mm) (25/.08) - até encontrar resistência**.
Passo 3 - Instrumento Quantec *Flare Series* (17 mm) (25/.10) - até encontrar resistência**.

Objetivo: Realizar o desgaste anticurvatura

II - Estágio de avanço coroa/ápice

Passo 4 - Instrumento Quantec nº 7 (21 mm) (25/.05) - até encontrar resistência**.
Passo 5 - Instrumento Quantec nº 6 (21 mm) (25/.04) - até encontrar resistência** ou até atingir o CTP***.
Passo 6 - Instrumento Quantec nº 5 (21 mm) (25/.03) - até encontrar resistência** ou até atingir o CTP***.
Passo 7 - Instrumento Quantec nº 4 (21 mm) (25/.02) - até encontrar resistência** ou até atingir o CTP***.
Passo 8 - Instrumento Quantec nº 3 (21 mm) (20/.02) - até encontrar resistência** ou até atingir o CTP***.
Passo 9 - Instrumento Quantec nº 2 (21 mm) (15/.02) - até encontrar resistência** ou até atingir o CTP***.

Objetivo: Alcançar o Comprimento de Trabalho Provisório (CTP)***.

B. Odontometria: Obtenção do CRT.

III - Estágio apical

Passo 10 - Continuar o avanço coroa/ápice, à partir do Instrumento Quantec que atingiu o CTP.
Passo 11 - Ao alcançar o CRT., hipoteticamente com o Instrumento Quantec nº 2 (15/.02), dilatar o Batente Apical com os instrumentos seguintes:
- nº 3 (20/.02)
- nº 4 (25/.02)
- nº 30 (30/.02)

Objetivo: Ampliar o Batente Apical

** Encontrar resistência significa que, ao se aplicar o movimento de bicada (progressão) em direção ao ápice, o instrumento deixa de avançar 1 mm ou 2 mm, permanecendo no mesmo comprimento, ou seja, é incapaz de avançar quando submetido à pressão normal.
*** O primeiro instrumento, no avanço coroa/ápice, que atingir o CT.P, será utilizado para a realização da odontometria e obtenção do Comprimento Real de Trabalho (CRT), após o que se dará continuidade ao avanço coroa/ápice, com os próprios instrumentos, até ser atingido o CRT.

Obs.: Nos casos de necropulpectomia II, após ser atingido o CRT, realizar o desbridamento foraminal com o auxílio de limas manuais tipo K, de aço inoxidável.

Após a odontometria, para ser alcançado o Comprimento Real de Trabalho, os instrumentos Quantec poderão ser substituídos por limas manuais, tipo Flexofile.

IMPORTANTE: Após o emprego de cada instrumento Quantec, irrigação copiosa do canal radicular com solução de hipoclorito de sódio, aspiração e nova inundação do canal são indispensáveis para o emprego do próximo instrumento rotatório.

Obs.: Se necessário, essa seqüência pode ser alterada, de acordo com a situação clínica de cada caso. Assim, por exemplo, se a progressão no sentido coroa/ápice tornar-se difícil, isto é, se um determinado instrumento permanecer sempre na mesma posição (comprimento), utilize o próximo instrumento da série, e/ou retorne ao anterior. Se os mesmos também não avançarem, utilize limas manuais tipo K, de aço inoxidável e de números compatíveis com a anatomia do canal radicular.

Em casos de redução brusca da luz (diâmetro anatômico) do canal radicular, é recomendado o avanço de alguns instrumentos da série, até o instrumento de diâmetro compatível com o canal.

Técnica V

Sugestão de técnica de instrumentação rotatória "coroa-ápice", para o sistema Quantec (analytic endodontics)[7]

Esta técnica é uma variação da proposta original do sistema Quantec, começando com instrumentos de grande conicidade, substituídos, subseqüentemente, por instrumentos de menor conicidade, até atingir-se o Comprimento Real de Trabalho. Os instrumentos LX, sem ponta ativa, são os recomendados.

Recomendações oferecidas para o emprego da técnica

1. Guia geral para o uso dos instrumentos rotatórios de níquel e titânio

- **Pressão**

Aplicar leve pressão no instrumento, em direção ao ápice. Essa pressão é equivalente àquela que se imprime ao grafite, quando se escreve com lápis nº 2. Caso a progressão em direção ao ápice seja difícil, deve-se trocar o instrumento por outro de maior calibre e conicidade, para eliminar as interferências coronárias, facilitando a progressão com instrumentos de pequeno calibre e conicidade.

- **Movimento**

Ao se introduzir o instrumento girando no canal radicular, ele tende a se prender. Nesse caso, deve ser rapidamente removido e introduzido novamente. Esse movimento de "bicada" (entrar e sair) não deve ter amplitude maior que 1 mm. O instrumento não deve permanecer girando em uma única posição. Por exemplo, ao atingir 18 mm de comprimento, ele deve ser removido e introduzido novamente, tentando atingir 19 mm. Não se deve permanecer instrumentando no mesmo comprimento, isto é, nos 18 mm. Em casos de canais radiculares curvos, essa permanência num mesmo comprimento promoverá a fratura do instrumento.

- **Tempo de Trabalho**

Cada instrumento deve ser utilizado por aproximadamente 3 a 5 segundos.

- **Velocidade do motor**

O motor elétrico deve estar ajustado para a redução 18:1 e velocidade 300 a 350 rotações por minuto (rpm).

- **Profundidade**

A instrumentação rotatória do terço apical deve ser precedida pelo uso de instrumentos manuais, de pequeno calibre e de conicidade 0,02 mm.

- **A técnica**

Abordagem e início do tratamento

- Através da abertura coronária, estabelecer um acesso franco, amplo e direto em direção à entrada dos canais radiculares.
- Irrigação e inundação da câmara coronária com solução de hipoclorito de sódio (NaOCl).
- Localização das entradas dos canais radiculares.
- Exploração dos canais radiculares com limas manuais tipo K nº 10 ou 15 e irrigação com NaOCl.

- Instrumentação com limas Quantec n° 1 (25/.06), até o terço médio. Esse Comprimento de Trabalho Provisório deve ser atingido passivamente, sem violar as regras anteriormente citadas.
- Determinação do Comprimento Real de Trabalho (CRT) com localizador eletrônico apical usando limas tipo K n°s 10 e/ou 15.
- Estabelecimento de um "caminho de trabalho" para a ponta dos instrumentos rotatórios de níquel-titânio, através de irrigação com EDTA e instrumentação manual com limas tipo K n°s 10 e 15 no Comprimento Real de Trabalho.
- Instrumentação manual com limas tipo K n° 20 e n° 25, de conicidade 0,02, no Comprimento Real de Trabalho, intercalada por abundante irrigação, com solução de hipoclorito de sódio, aspiração e sucção.

O estabelecimento desse "caminho de trabalho" deve ser atingido com mínima resistência.

Se o "caminho de trabalho" não for facilmente atingido, inicia-se a seguinte seqüência, denominada modelagem:

A. Repetir a abordagem utilizando, nos terços cervical e médio, instrumentos de conicidades 0,12, 0,10 e 0,08.
B. Cada instrumento é levado o mais profundo possível no canal radicular, sem violar as orientações gerais de uso, citadas anteriormente.
C. Instrumentação utilizando a seqüência sugerida pela *Analytic Endodontics*:

Conicidade	Diâmetro D_1/D_0
0,12	0,25 mm
0,10	0,25 mm
0,08	0,25 mm
0,06	0,25 mm
0,05	0,25 mm
0,04	0,25 mm
0,03	0,25 mm

- **Preparo Apical**
  - Confirmar o Comprimento Real de Trabalho com o localizador eletrônico apical.
  - O diâmetro cirúrgico ou batente apical depende da condição anatomopatológica do canal e deve ser confeccionado com lima manual de conicidade 0,02. No caso de se desejar um batente mais amplo, ele pode ser confeccionado com instrumentos rotatórios 40 ou 45, conicidade 0,02.
  - Irrigar com EDTA
  - Irrigar com NaOCl

Vantagens dessa técnica modificada

- **Aplicação consistente:** leve pressão e duração constante de uso.

A técnica permite que seja aplicada a mesma pressão apical em cada instrumento e com a mesma duração de tempo. Isso habilita o profissional a aceitar subjetivamente o comprimento atingido com cada instrumento.

A técnica *step-back* requer que o operador leve cada instrumento num comprimento pré-determinado.

Nessa técnica, a pressão apical é aumentada normalmente e o tempo de trabalho de cada instrumento também é aumentado.

A técnica coroa-ápice modificada Quantec alivia essas tendências e minimiza a oportunidade de o instrumento fraturar.

- **Diminuição no acúmulo de raspas de dentina**

A impactação de restos de dentina é a maior causa das fraturas dos instrumentos.

O desenho das limas Quantec facilita a remoção das raspas e os instrumentos de grande conicidade criam um espaço adicional para cada instrumento subseqüente, o que reduz a chance de acúmulo de raspas.

- **Diminuição da resistência e aumento da eficácia de corte**

O uso da Quantec, variando a conicidade dos instrumentos, evita que a parte ativa do instrumento fique totalmente ativa nas paredes do canal, não somente diminuindo a resistência do instrumento, mas aumentando a eficácia de corte. Ambos os fatores diminuem o risco de fratura.

Técnica VI

Técnica reduzida *kit* Quantec Renato Leonardo

Essa técnica é recomendada para profissionais que dominam o uso de instrumentos rotatórios, que, independentemente da complexidade anatômica do dente, realizam o preparo do canal, sem necessidade de utilização de grande número de instrumentos. Permite ao profissional experimentado atingir rapidamente o Comprimento Real de Trabalho, finalizando a modelagem do canal radicular.

- **Indicações:**
  - Tratamento de canais radiculares de dentes com vitalidade pulpar (biopulpectomia).
  - Tratamento de canais radiculares de dentes com necrose pulpar e ausência de sugestão radiográfica de alterações periapicais (necropulpectomia I).
  - Tratamento de canais radiculares de dentes com necrose pulpar com sugestão radiográfica de alteração periapical (necropulpectomia II).
- **Recomendação Principal:** Canais radiculares atresiados, retos e/ou curvos, passíveis de acesso.
- **Princípio de Ação:** Utilização de instrumentos de grande conicidade no terço cervical (Estágio I), instrumentos de média conicidade no terço médio (Estágio II) e instrumentos de pequena conicidade, rotatórios ou manuais no terço apical, e aumento do batente apical com instrumentos de pequena conicidade (Estágio III).
- **Rotação Recomendada:** Utilização de contra-ângulo redutor (18:1) a 340 rpm.
- **Torques Recomendados:** Aproximadamente 10 N.cm para os instrumentos de grande conicidade utilizados no Estágio I. 2 a 4 N.cm para os instrumentos de média conicidade utilizados no Estágio II. 0,5 a 1 N.cm para os instrumentos de pequena conicidade utilizados no Estágio III.

Apresentação dos instrumentos (1 caixa com 6 instrumentos)

1. Instrumento Quantec nº 1 (25/.06) com ponta não cortante LX (2 estrias/anéis lilás) de 17 mm.
2. Instrumento Quantec *Flare series* (25/.10) (2 estrias/anéis amarelos) de 17mm.
3. Instrumento Quantec nº 6 (25/.04) (2 estrias/anéis verdes), ponta não cortante LX 21 ou 25mm.
4. Instrumento Quantec nº 5 (25/.03) (1 estria/anel rosa), ponta não cortante LX 21 ou 25 mm.
5. Instrumento Quantec nº 3 (20/.02) (1 estria/anel amarelo) ponta cortante SC de 21 ou 25 mm.
6. Instrumento Quantec (30/.02) (1 estria/anel azul) ponta não cortante LX de 21 ou 25 mm.

Seqüência (hipotética) da técnica VI indicada para canais radiculares atresiados, retos e/ou curvos, passíveis de acesso

Passos da técnica

A. Exploração do canal radicular com lima pathfinder (K ou K2) ou tipo K nº 08, 10 ou 15 (dependendo da anatomia do canal) até o Comprimento de Trabalho Provisório CTP (aproximadamente 3mm aquém do Comprimento Aparente do Dente (CAD). Nos casos de canais radiculares com polpas necrosadas, esta exploração deve ser feita em etapas, neutralizando-se seqüencialmente os terços cervical, médio e apical, respectivamente, com solução de hipoclorito de sódio.

Estágio I - Terço coronário

Passo 1 - Instrumento Quantec nº 1 (17 mm) (25/.06) - até encontrar resistência[****].
Passo 2 - Instrumento Quantec *Flare Series* (25/.10) (17 mm) - até encontrar resistência[****].
Objetivo: Realizar o desgaste anticurvatura.

Obs.: Utilizar torque aproximado de 10N.cm.

Estágio II (Terço médio)

Passo 3 - Instrumento Quantec nº 6 (25/.04) (21 ou 25 mm) - até encontrar resistência[****].
Passo 4 - Instrumento Quantec nº 5 (25/.03) (21 ou 5 mm) - até encontrar resistência[****].
Passo 5 - Instrumento Quantec nº 3 (25/.02) ponta ativa cortante SC até encontrar resistência[****].
Objetivo: Desgaste do terço médio.

Obs.: Torque utilizado de aproximadamente 2 a 4 N.cm.

[****] Encontrar resistência significa que, ao se aplicar o movimento de bicada (progressão) em direção ao ápice, o instrumento deixa de avançar 1 mm ou 2 mm, permanecendo no mesmo comprimento, ou seja, é incapaz de avançar quando submetido à pressão normal. Com os aparelhos da nova geração, como o Tecnika (Dentsply/Maillefer) e o Tri Auto ZX (Morita), ao encontrar resistência, automaticamente, o instrumento passa a girar no sentido anti-horário.

Estágio III - Terço apical

Passo 6 – Instrumento Pathfinder K_1 ou K_2 ou lima tipo K n° 08, 10 ou 15, dependendo do diâmetro do canal no terço apical.

B. Odontometria: Obtenção do Comprimento Real de Trabalho (CRT) (1 mm aquém do Comprimento Real do Dente).

Passo 7 - Instrumento Quantec n° 3 (20/.02), ponta ativa cortante SC até o CRT.
Passo 8 - Instrumento Quantec 30/.02), ponta não cortante LX até o CRT.
Objetivo: Atingir e ampliar o Batente Apical.

Obs.: Torque utilizado de 0,5 a 1 N.cm.

- Nos casos de necrose pulpar, realizar o desbridamento foraminal com limas Pathfinder K_1 e K_2 ou tipo K n° 08, 10 ou 15.
- Após a emprego de cada instrumento, irrigação copiosa, aspiração e inundação do canal radicular devem ser realizadas utilizando-se solução de hipoclorito de sódio.

Vantagens da técnica reduzida

- A utilização de instrumento manual de pequeno calibre no canal radicular ajuda, junto com a radiografia para diagnóstico, a mentalizar a anatomia do canal radicular.
- Rapidez na realização do preparo do canal. Utilizando somente seis instrumentos, o profissional é capaz de negociar e instrumentar a grande maioria dos casos. A utilização prévia de instrumento manual de pequeno calibre na porção apical permite que se crie, sem riscos de desvios e trepanações, um caminho ou guia para o instrumento rotatório. A porção apical, que geralmente apresenta as maiores dificuldades para instrumentação, pode ser negociada com instrumento manual de aço-carbono, ou aço inoxidável pré-curvável, que transmite maior sensibilidade táctil ao profissional.
- Redução de custos, uma vez que o número de instrumentos utilizado é pequeno.
- Penetração mais eficaz em canais radiculares muito atrésicos ou com obliterações devidas ao uso do instrumento n° 3 (20/.02) com ponta ativa cortante.

Técnica VII

Técnica Quantec (*Crown-Down*) modificada - ANALYTIC (sds)

Seqüência da técnica

Exploração e odontometria

- Lima Quantec n° 1 (25/.06) - levar passivamente aos dois terços do canal radicular.
- Irrigar com EDTA.
- Lima estandardizada n° 10 e n° 15 (manuais) para obtenção do Comprimento Real de Trabalho (CRT).
- Irrigar com solução de hipoclorito de sódio.

Modelagem

- Lima 25/.12
- Lima 25/.10
- Lima 25/.08
- Lima 25/.06
- Lima 25/.05
- Lima 25/.04
- Lima 25/.03

- **Preparo apical**
  - Reconfirme o Comprimento Real de Trabalho (CRT).
  - Inicie o Batente Apical com limas manuais.
  - Complete o preparo apical com limas rotatórias 40/.02 ou 45/.02, quando indicadas.
  - Irrigue com EDTA.
  - Irrigue com solução de hipoclorito de sódio.

SISTEMA QUANTEC SÉRIES 2.000

Seqüências clínico/radiográficas

Técnica I - Técnica de variação gradual de conicidade (original) preparo completo (Figuras 5-5 a 5-9)

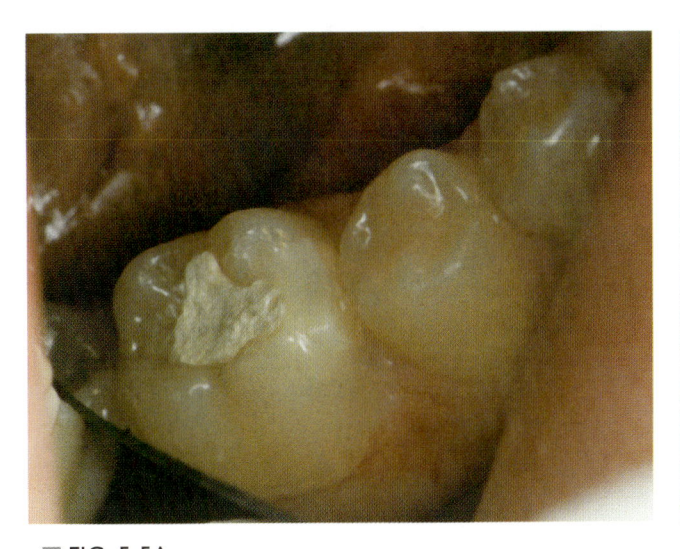

Caso clínico nº 1

■ FIG. 5-5A
Aspecto clínico, evidenciando primeiro molar inferior direito, com selamento provisório.

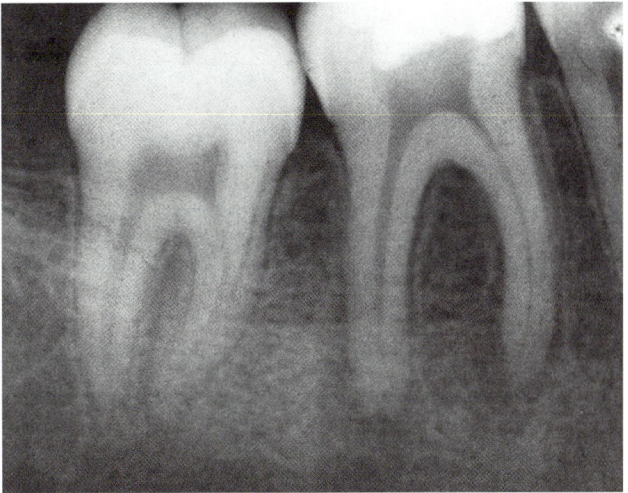

■ FIG. 5-5B
Radiografia para diagnóstico, evidenciando lesão periapical crônica no primeiro molar inferior direito.

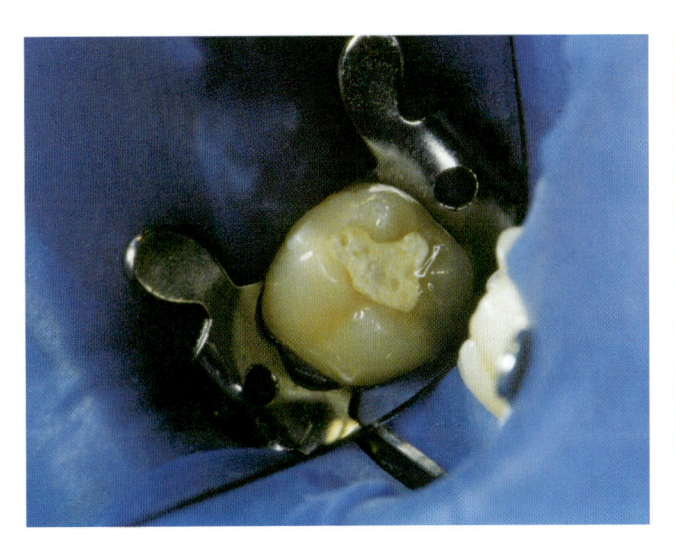

■ FIG. 5-5C
Isolamento com dique de borracha e anti-sepsia do campo operatório com solução de gluconato de clorexidina a 0,12%.

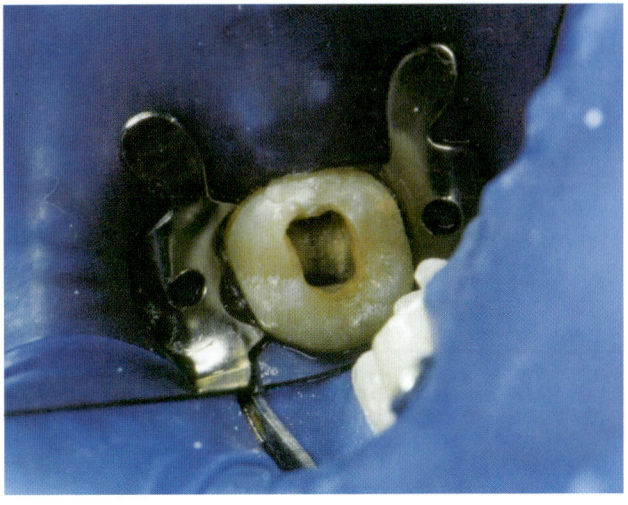

■ FIG. 5-5D
Abertura coronária.

99

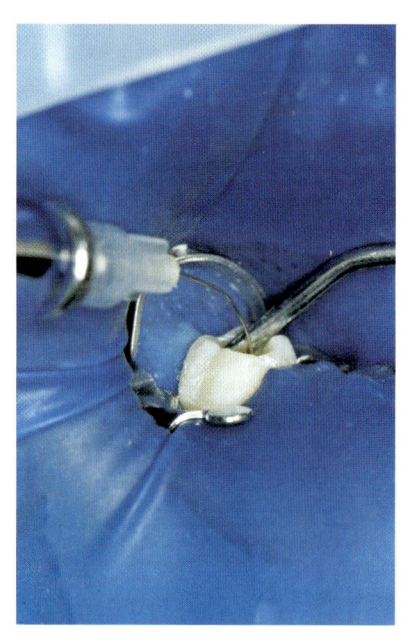

■ FIG. 5-5E
Irrigação com solução de hipoclorito de sódio concentrada e exploração das entradas dos canais radiculares com limas tipo K de aço inoxidável.

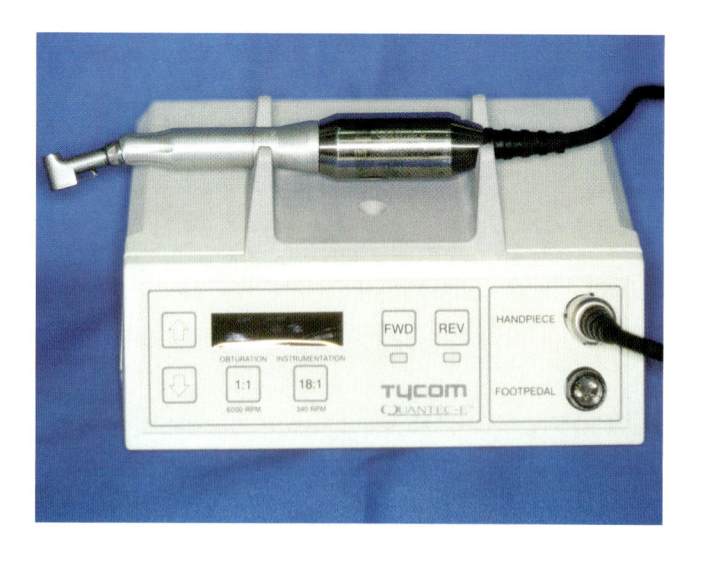

■ FIG. 5-5F
Aparelho Quantec, utilizado para acionar os instrumentos de níquel-titânio.

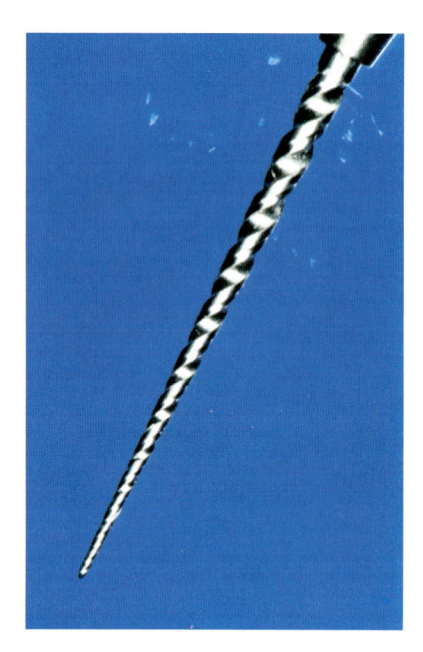

■ FIG. 5-5G
Instrumento Quantec n° 1.

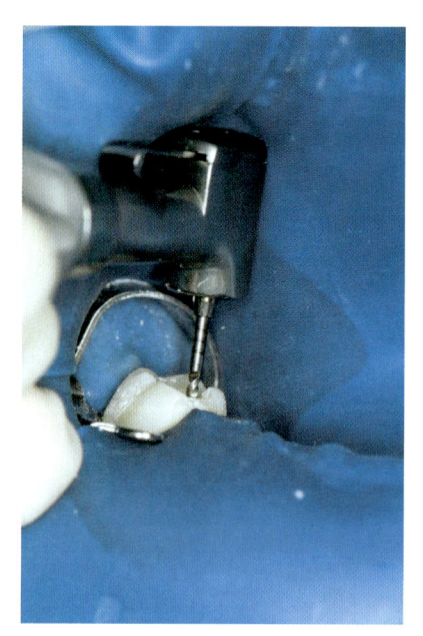

■ FIG. 5-5H
Instrumento Quantec n° 1, girando nos canais radiculares e levado até encontrar resistência.

5-5I 5-5J

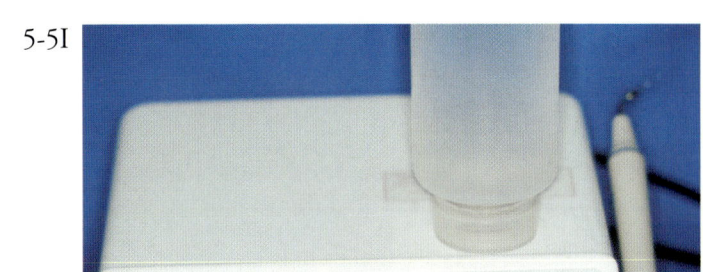

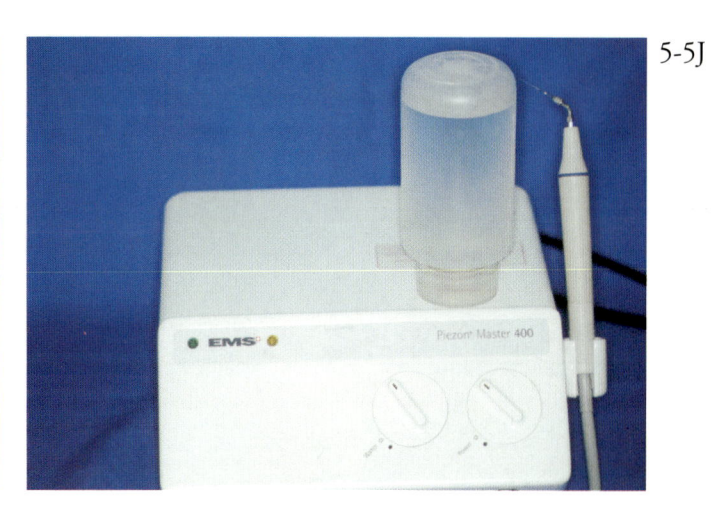

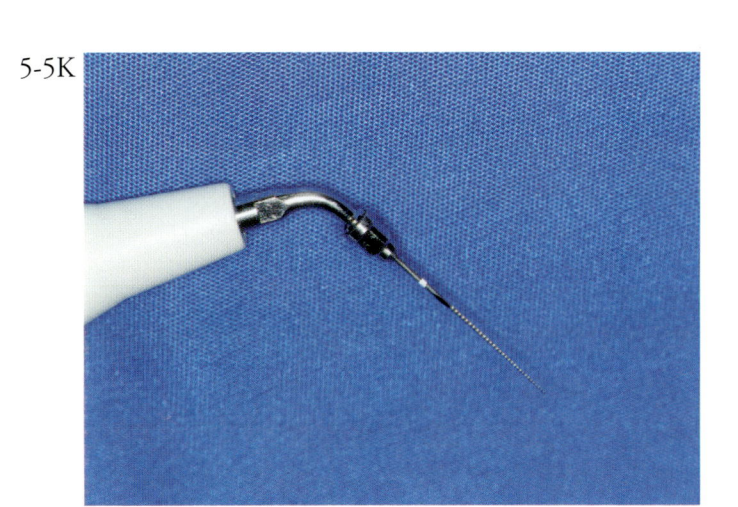

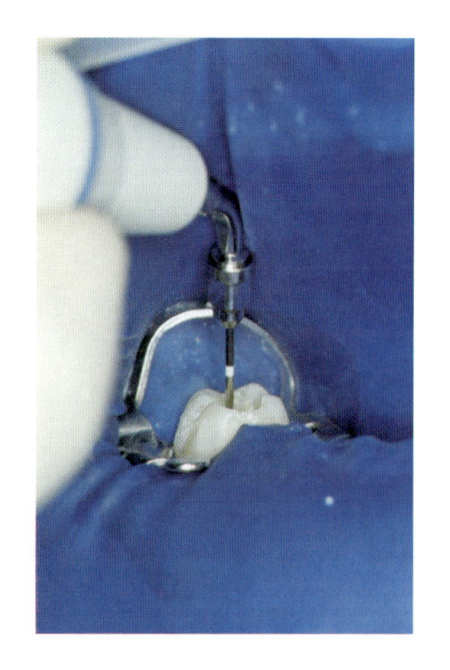

5-5K 5-5L

■ FIGS. 5-5I a L

Aparelho de ultra-som, PIEZON MASTER 400, utilizado para a irrigação dos canais radiculares.

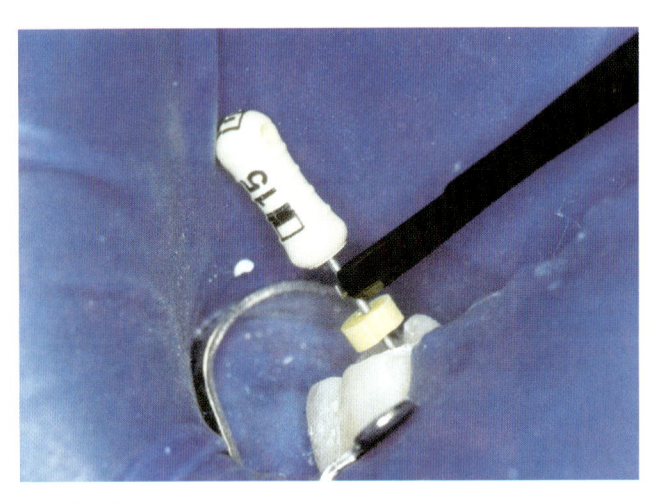

FIG. 5-5M

Lima tipo K n° 15 de níquel-titânio - no canal radicular mésio-vestibular, no CTP.

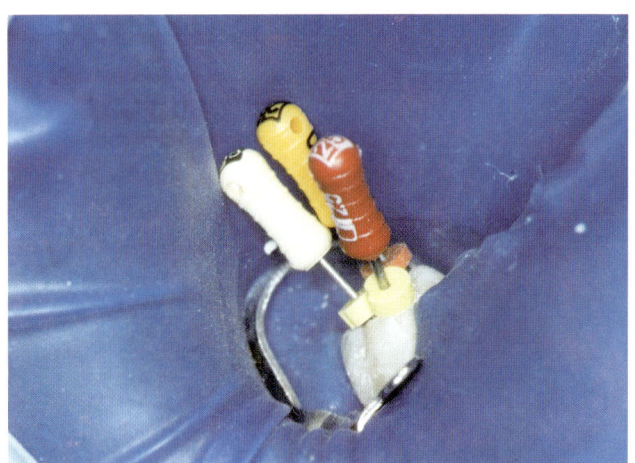

FIG. 5-5N

Limas tipo K, no CTP.

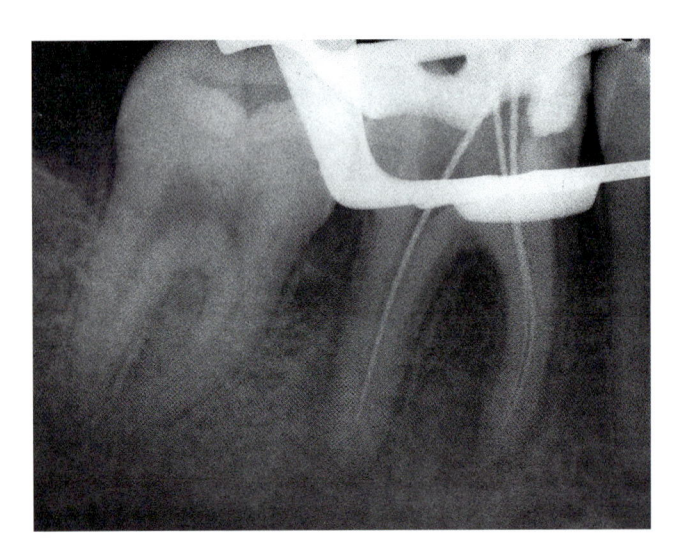

FIG. 5-5O

Radiografia para odontometria - Observar que o Comprimento de Trabalho Provisório (CTP) atribuído às limas respeitou a medida de segurança apical.

5-5P

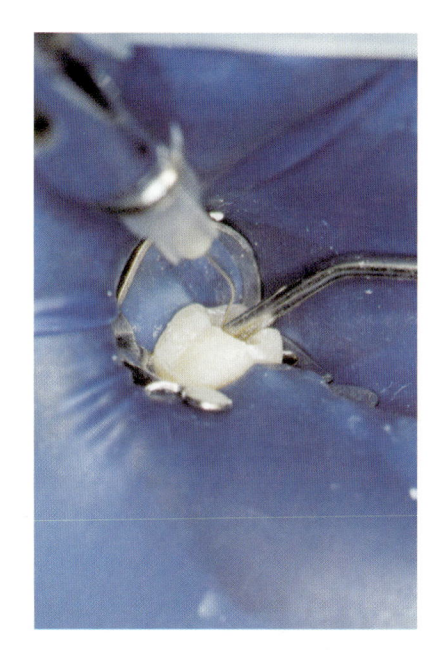

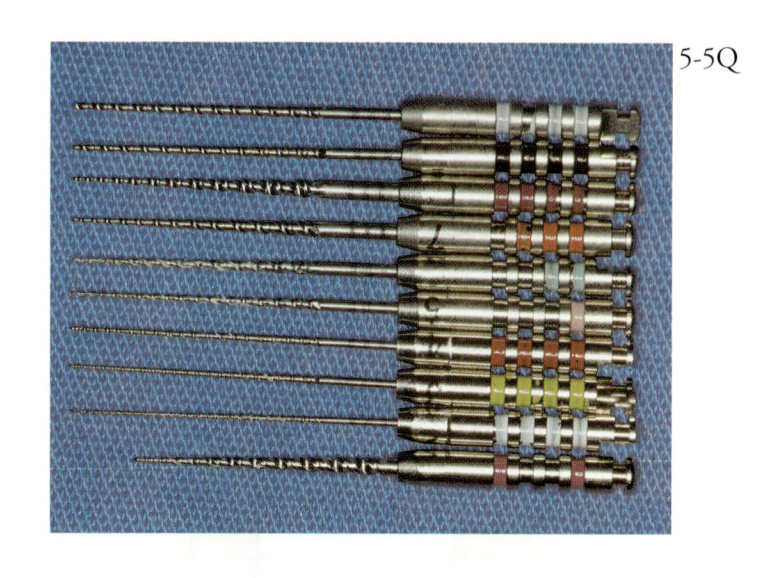

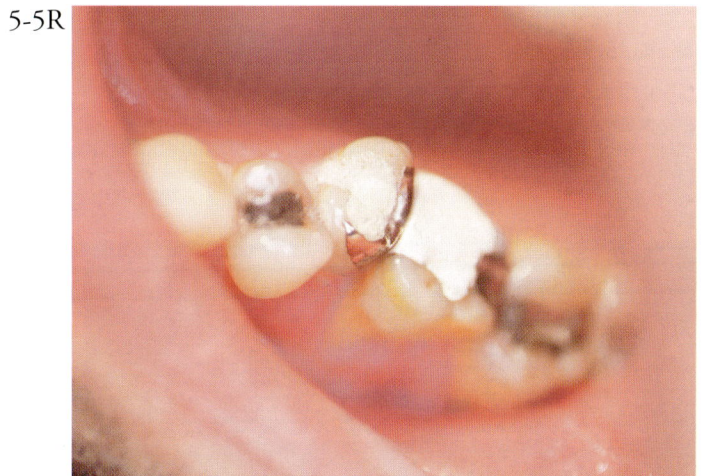

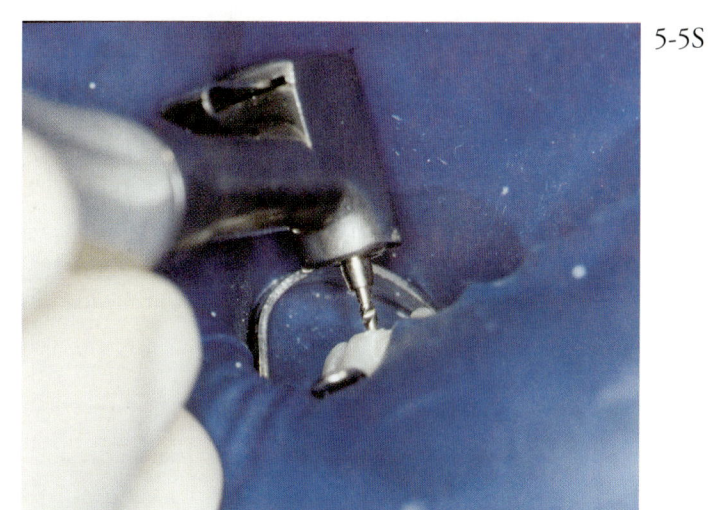

5-5Q

5-5R

5-5S

5-5T

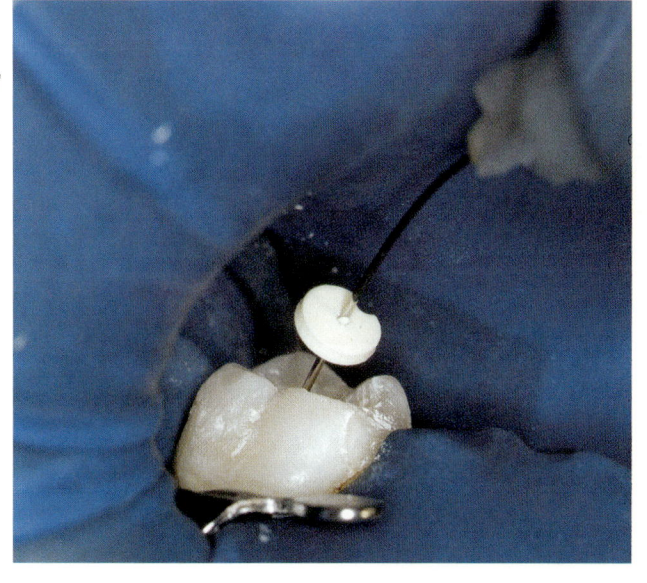

■ FIGS. 5-5P a T

Seqüência de instrumentação de acordo com a Técnica I.

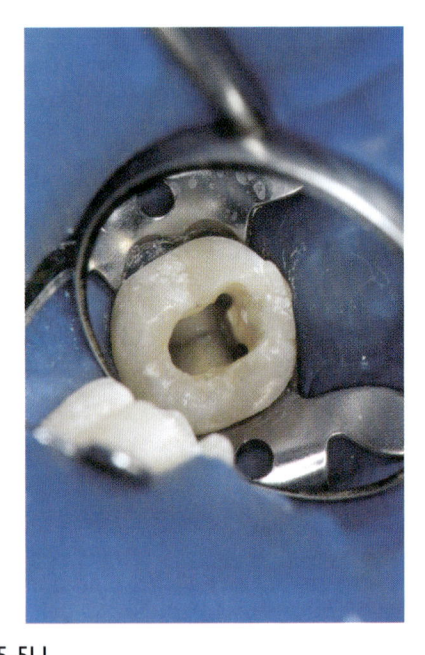

■ FIG. 5-5U
Aspecto da câmara pulpar, após a instrumentação.

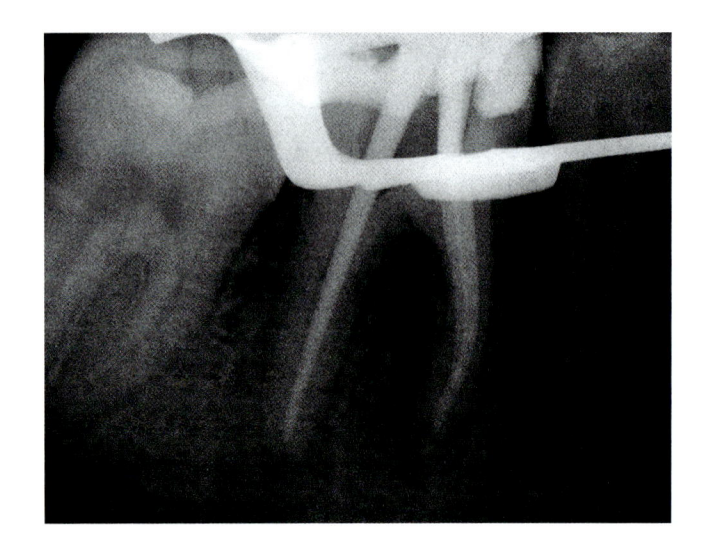

■ FIG. 5-5V
Confirmação radiográfica da escolha clínica dos cones de guta-percha.

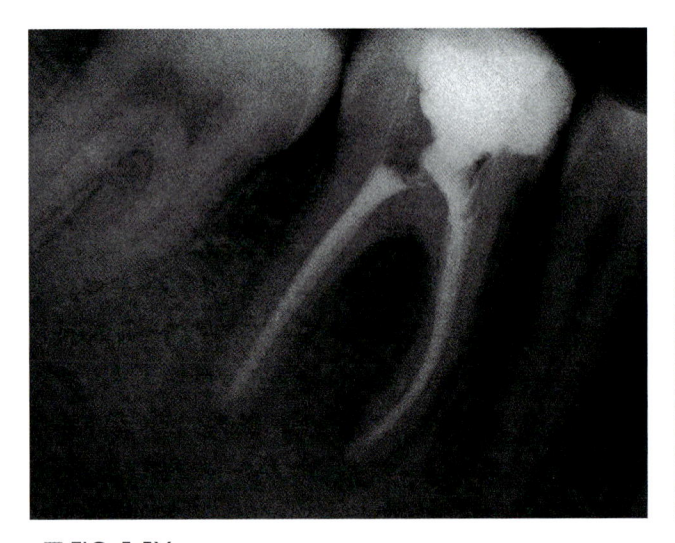

■ FIG. 5-5X
Obturação final com a Técnica de Condensação Lateral Ativa.

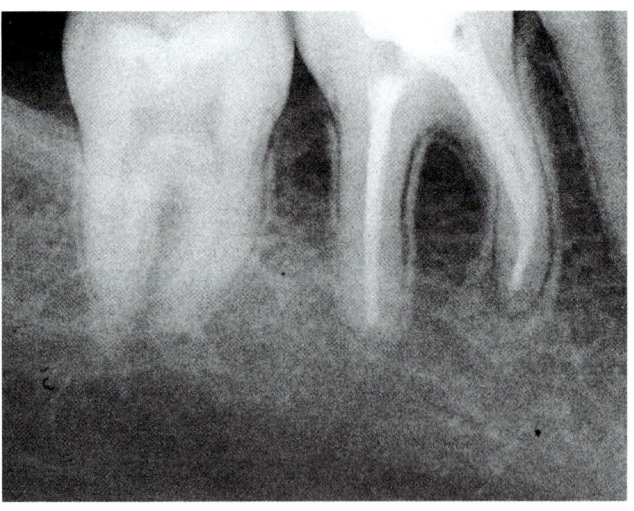

■ FIG. 5-5Y
Radiografia de preservação, 1 ano após o tratamento.

Caso clínico nº 2

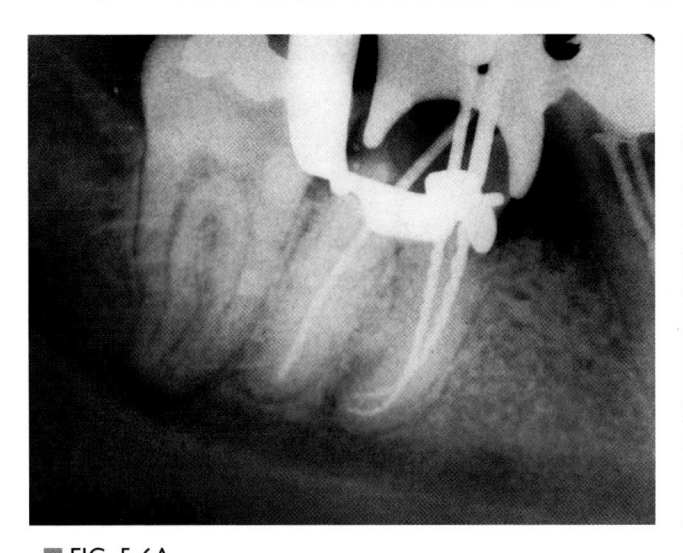

■ FIG. 5-6A
Instrumento Quantec nº 6, nos canais radiculares mesiais de 2º molar inferior direito.

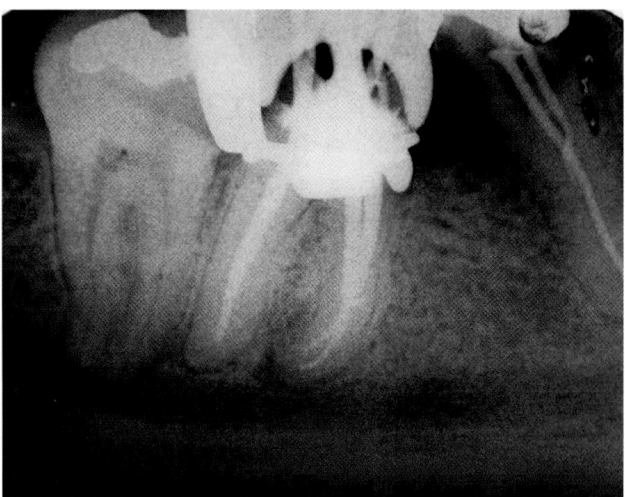

■ FIG. 5-6B
Fase da obturação dos canais radiculares do caso da figura anterior, através de condensação lateral ativa.

Caso clínico nº 3

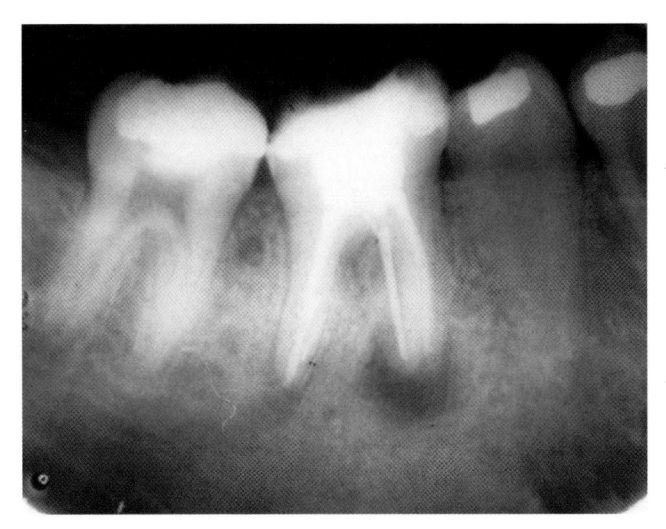

■ FIG. 5-7A
Radiografia após obturação do canal radicular instrumentado pelo Sistema Quantec Séries 2.000 (Original) e obturação.

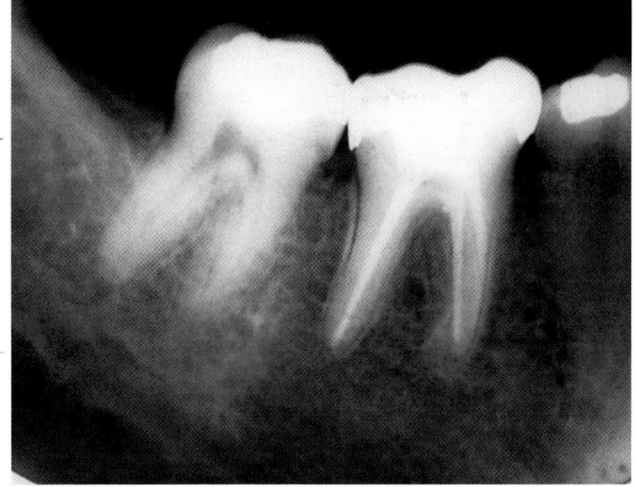

■ FIG. 5-7B
Radiografia de preservação, I ano após o tratamento. Casos oferecidos por gentileza do Dr. Júlio Cesar Bento dos Santos, endodontista da cidade de Montes Claros-MG e ex-aluno do Curso de Especialização em Endodontia da Faculdade de Odontologia de Araraquara-UNESP.

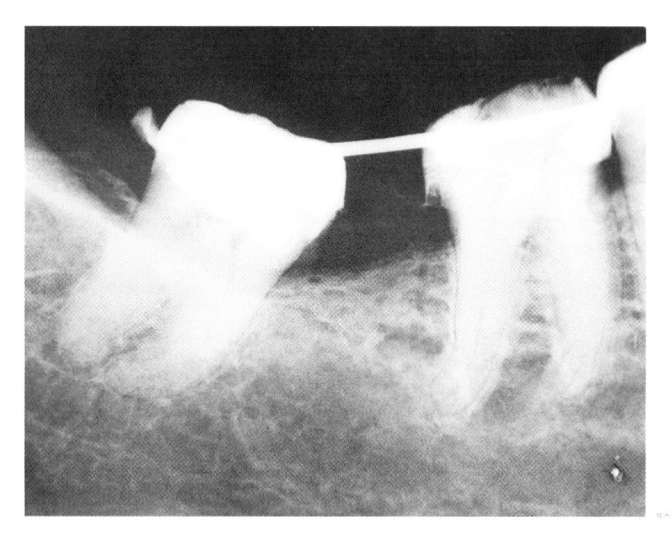

Caso clínico nº 4

■ FIG. 5-8A
Radiografia para diagnóstico de 1º molar inferior direito.

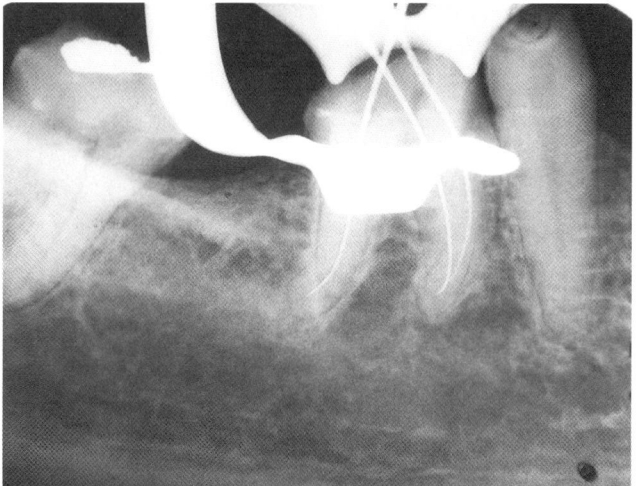

■ FIG. 5-8B
Odontometria e preparo dos canais radiculares com o Sistema Quantec Séries 2.000.

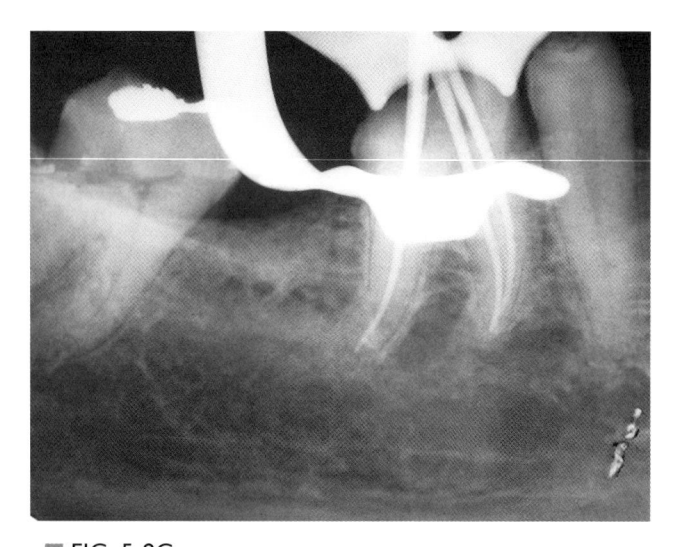

■ FIG. 5-8C
Confirmação radiográfica da seleção de cones de guta-percha.

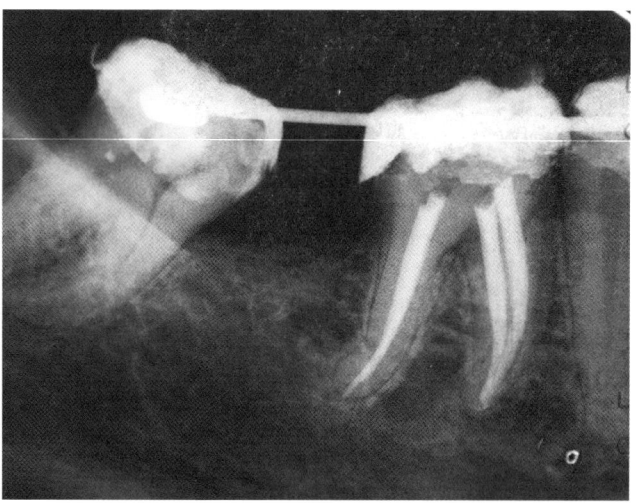

■ FIG. 5-8D
Radiografia final.

Caso clínico nº 5

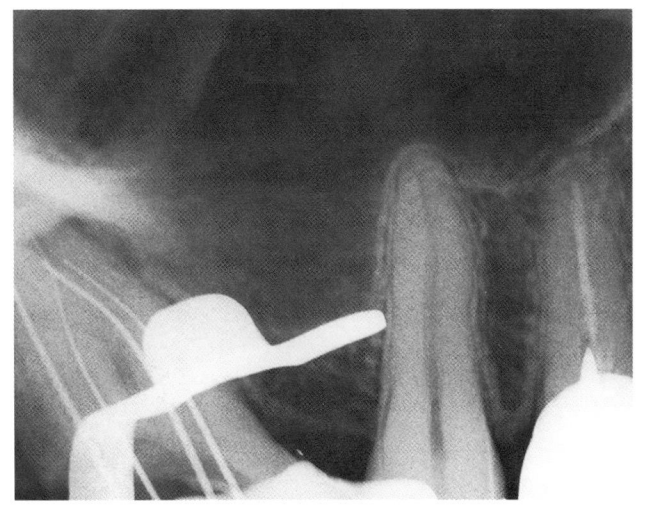

■ **FIG. 5-9A**
Radiografia para odontometria de 2º molar superior direito, com quatro canais radiculares.

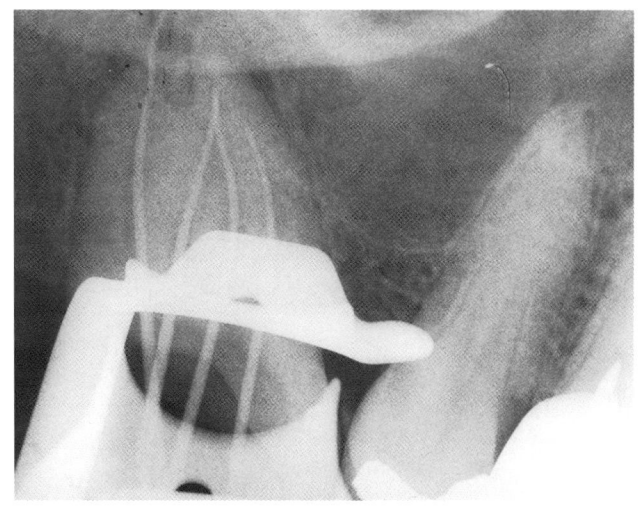

■ **FIG. 5-9B**
Confirmação radiográfica de escolha clínica dos cones principais de guta-percha.

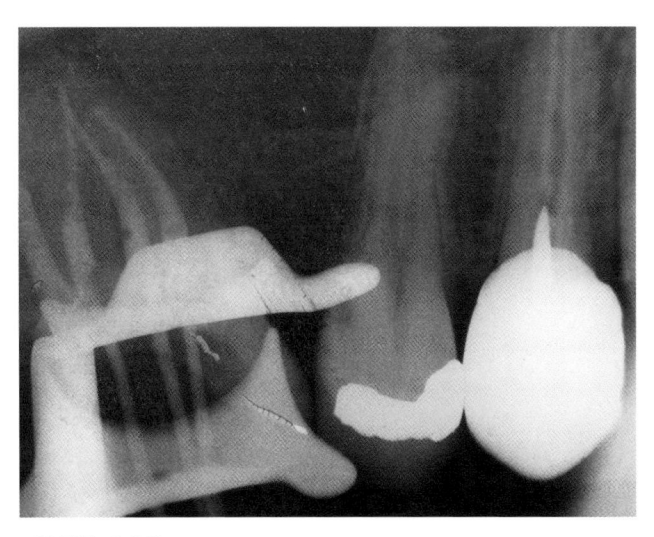

■ **FIG. 5-9C**
Colocação dos cones de guta-percha, envoltos em cimento, nos canais radiculares.

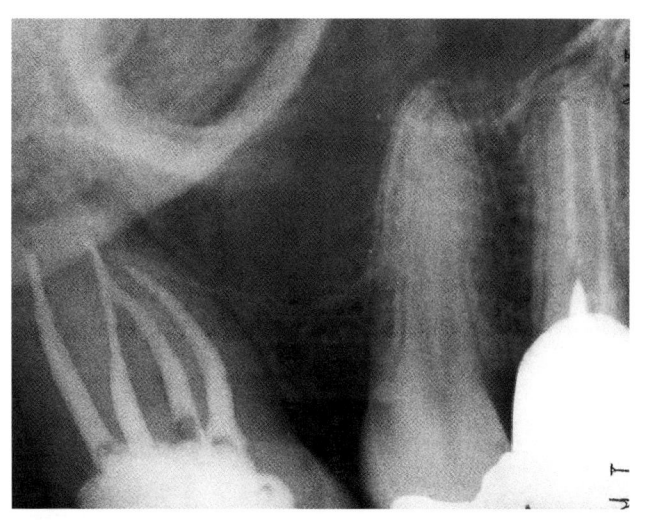

■ **FIG. 5-9D**
Radiografia final de obturação.
gentileza da Dra. Cristina Peixoto Soares, aluna do Curso de Especialização em Endodontia - ABENO, SP (2000/2001).

Técnica IV - Técnica *Crown-down* Quantec (*Kit* Mário Leonardo) (Figuras 5-10A a 5-10Y e 5-11A a 5-11C)

Caso clínico nº 1

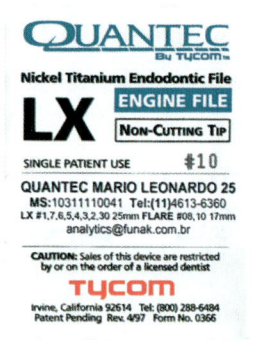

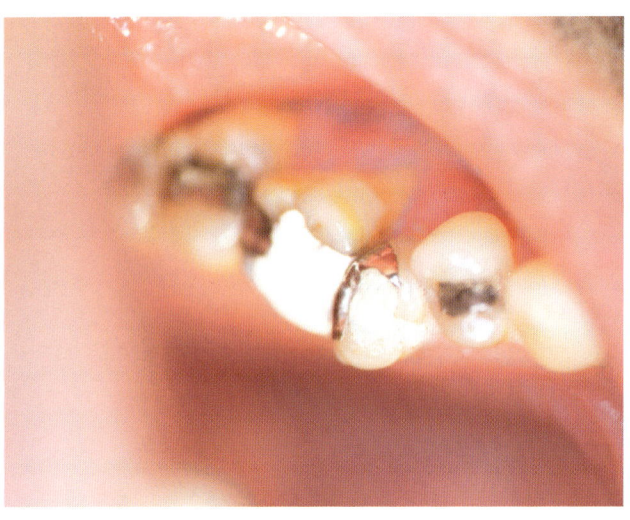

■ FIG. 5-10A
Aspecto clínico de 1º molar superior direito, com diagnóstico clínico de pulpite irreversível.

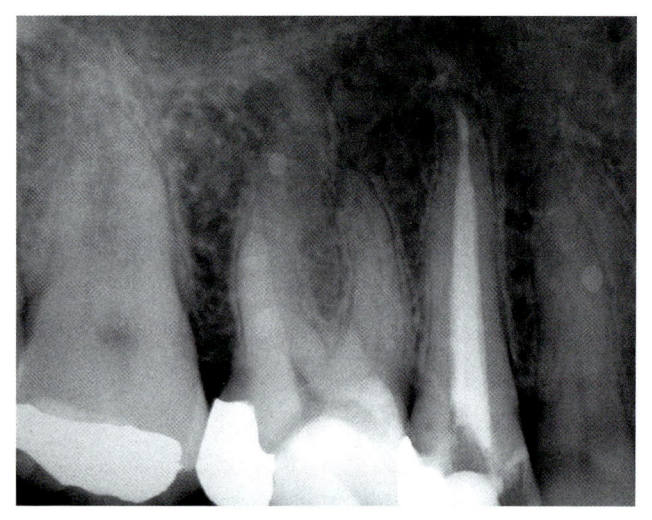

■ FIG. 5-10B
Radiografia do 1º molar superior direito, evidenciando canais radiculares acessíveis.

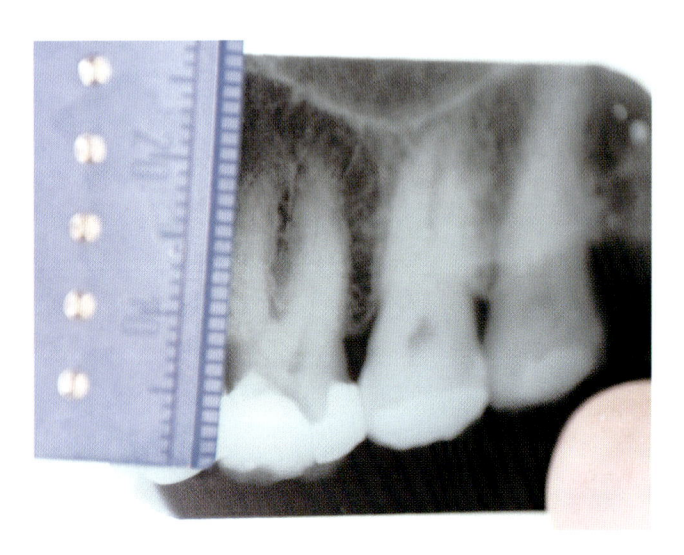

■ FIG. 5-10C
Obtenção do Comprimento Aparente do Dente (CAD).

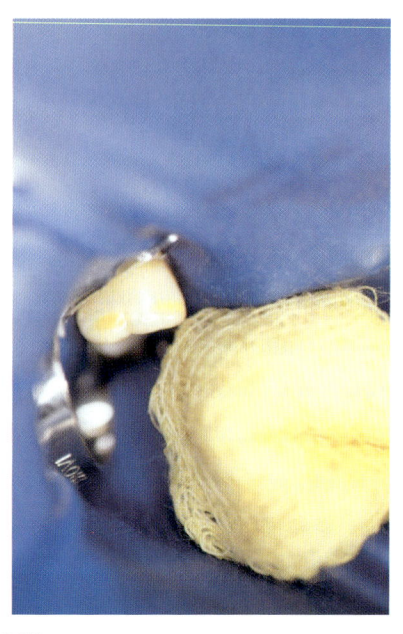

■ FIG. 5-10D
Isolamento com dique de borracha e anti-sepsia do campo operatório com álcool iodado a 0,3%.

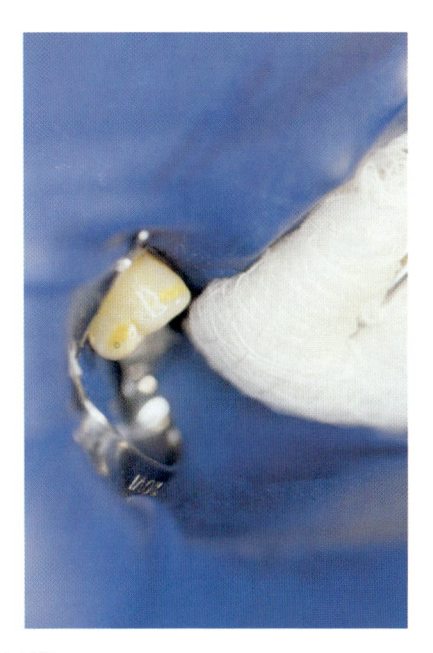

■ FIG. 5-10E
Neutralização do álcool iodado, com mistura de álcool/éter.

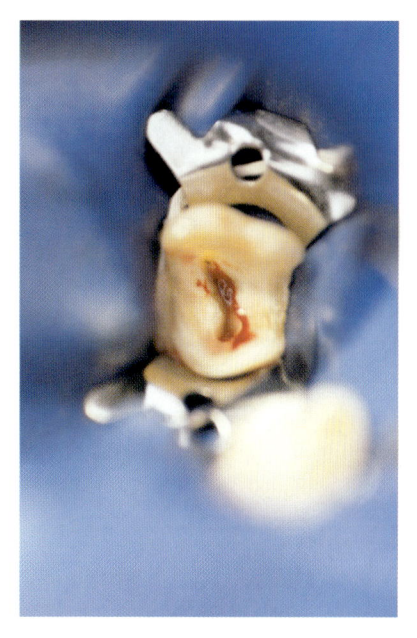

■ FIG. 5-10F
Abertura coronária, evidenciando o aspecto macroscópico vital da polpa, confirmando a indicação de biopulpectomia.

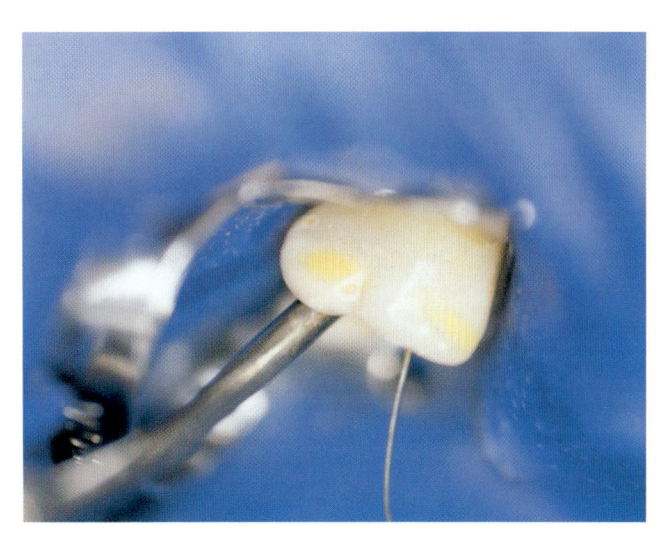

■ FIG. 5-10G
Irrigação copiosa da câmara pulpar, com solução diluída de hipoclorito de sódio.

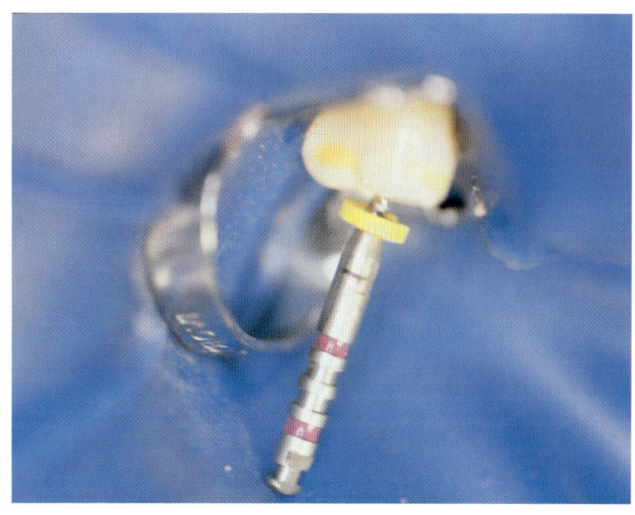

■ FIG. 5-10H
Instrumento Quantec n° 1, levado girando no canal radicular, até encontrar resistência, e sendo removido, girando.

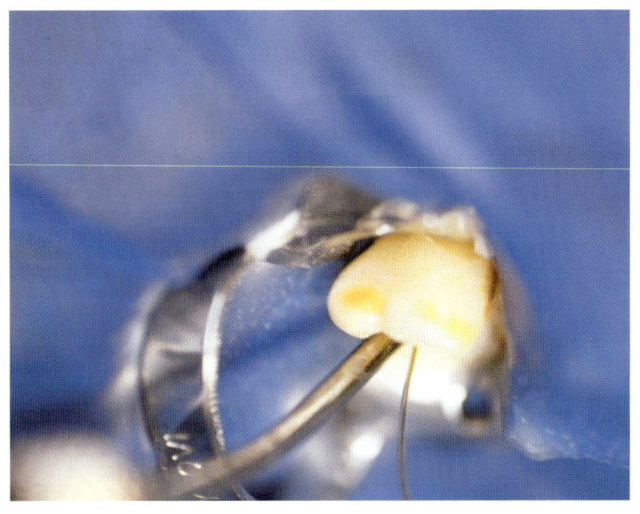

■ FIG. 5-10I

Irrigação copiosa, aspiração e inundação com solução diluída de hipoclorito de sódio.

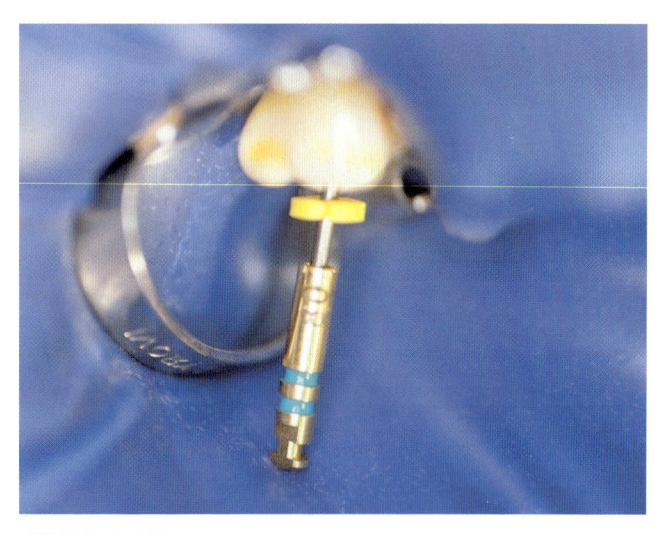

■ FIG. 5-10J

Instrumento *Flare Series* (25/.08), até encontrar resistência.

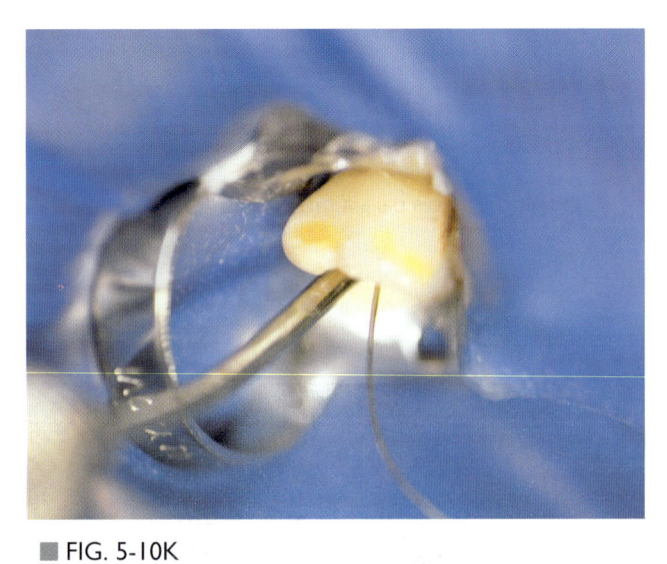

■ FIG. 5-10K

Irrigação copiosa, aspiração e inundação com solução diluída de hipoclorito de sódio.

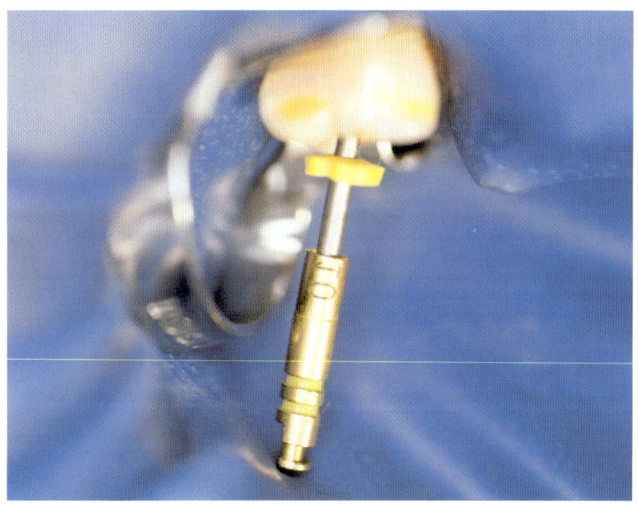

■ FIG. 5-10L

Instrumento *Flare Series* (25/10), até encontrar resistência (Irrigação, aspiração e inundação).

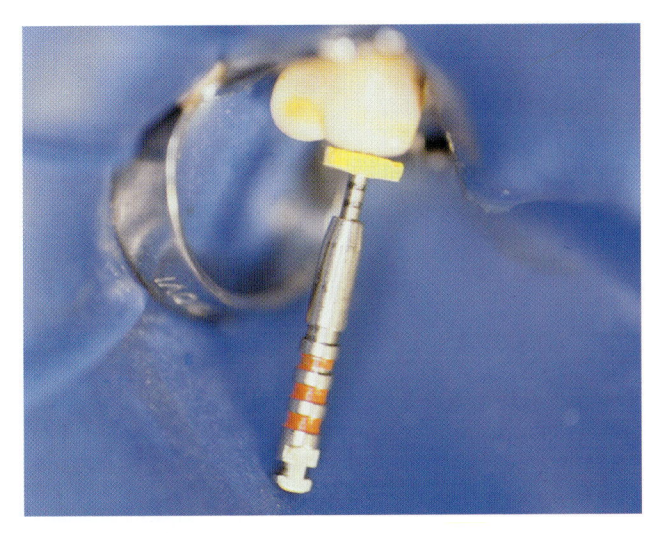

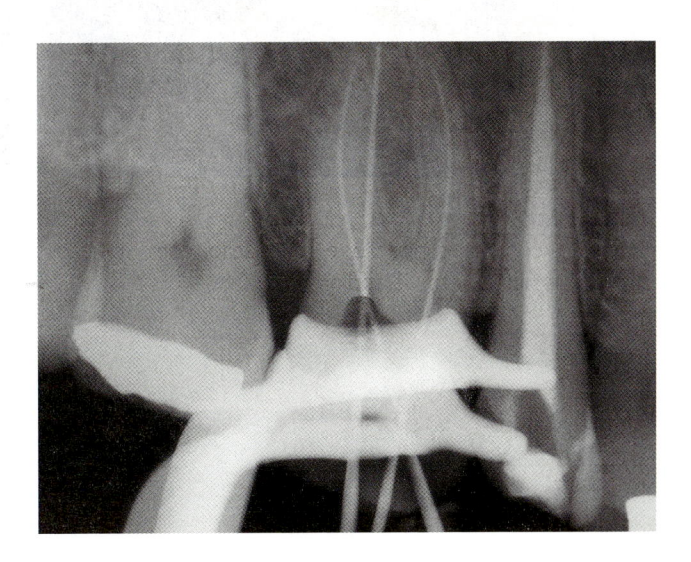

FIG. 5-10M
Instrumento Quantec n° 7 (25/.05) no canal mésio-vestibular, atingindo o Comprimento de Trabalho Provisório (CTP).

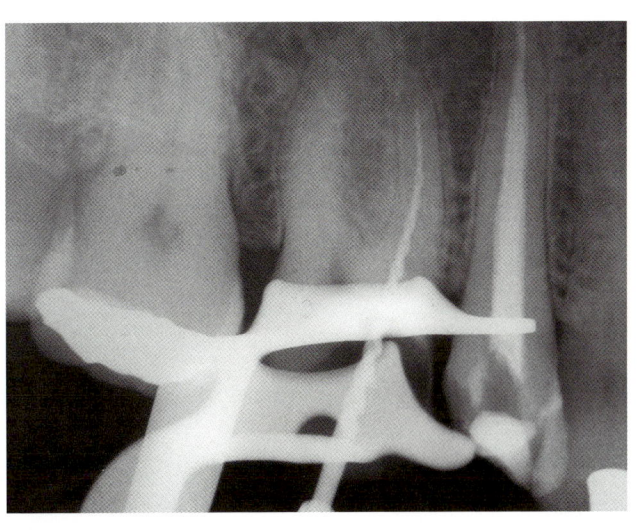

FIG. 5-10N
Radiografia para odontometria, com o instrumento Quantec n° 7 (25/.05), atingindo o CTP.

FIG. 5-10O
Instrumentos manuais para a radiografia de odontometria.

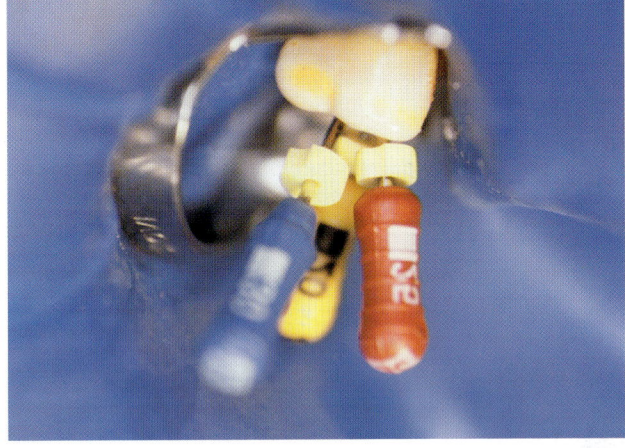

FIG. 5-10P
Radiografia para a realização da odontometria.

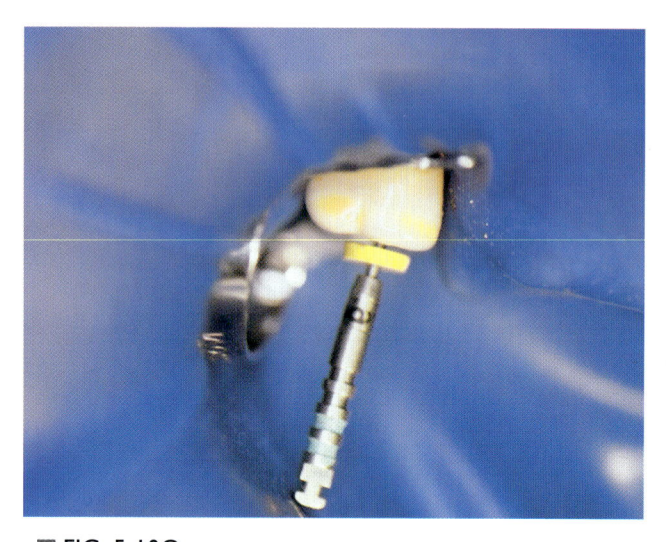

■ FIG. 5-10Q
Instrumento Quantec n° 30, no canal mésio-vestibular, para dilatar o Batente Apical.

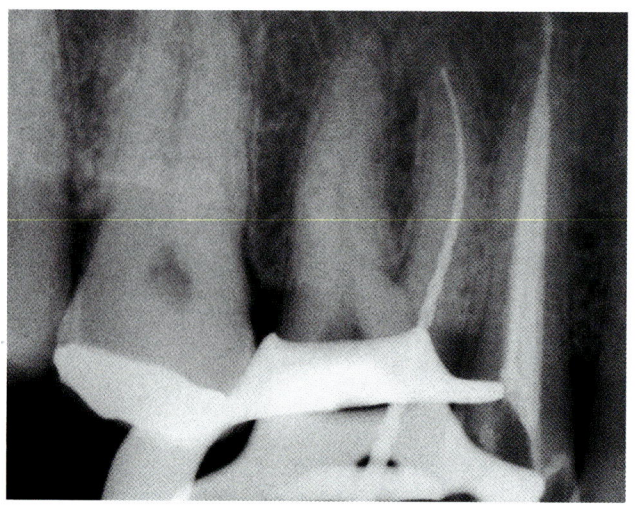

■ FIG. 5-10R
Radiografia com o instrumento Quantec n° 30, no Comprimento Real de Trabalho (CRT).

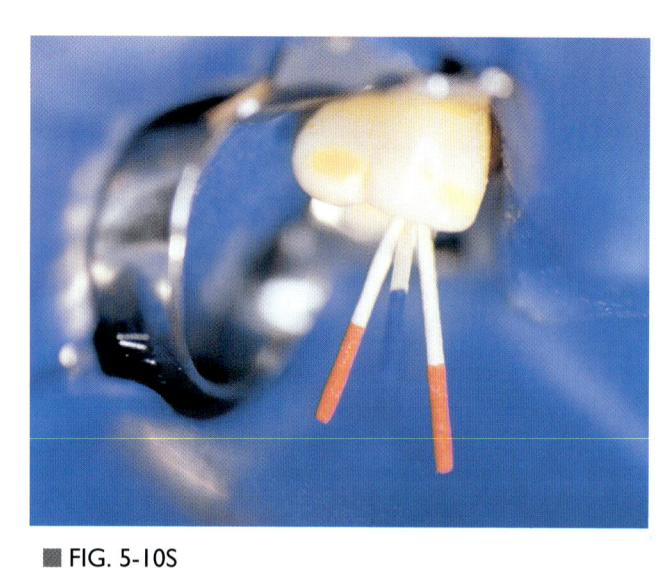

■ FIG. 5-10S
Secagem dos canais radiculares.

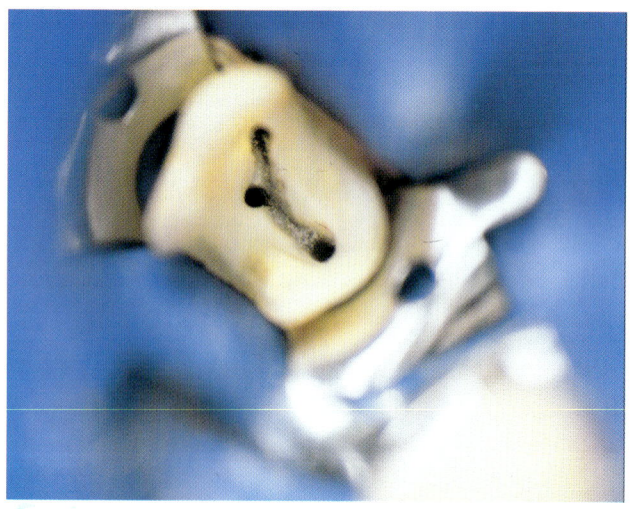

■ FIG. 5-10T
Visualização das entradas dos canais radiculares, após o preparo com a seqüência *crown-down*, *kit* Mario Leonardo.

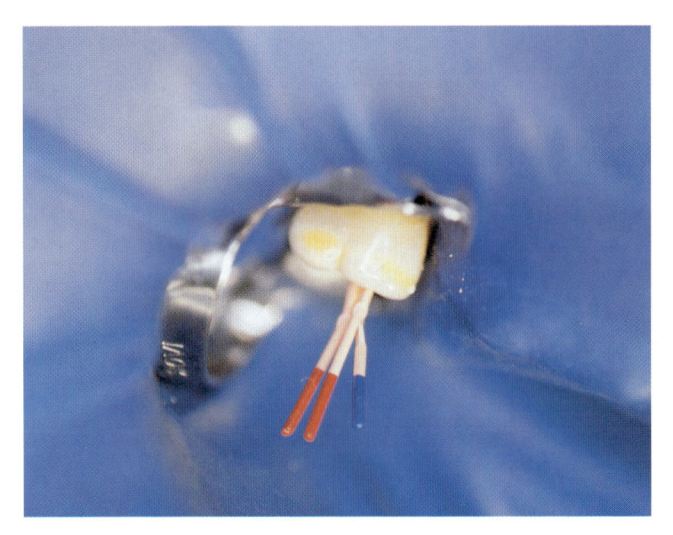

FIG. 5-10U
Escolha clínica dos cones de guta-percha principais.

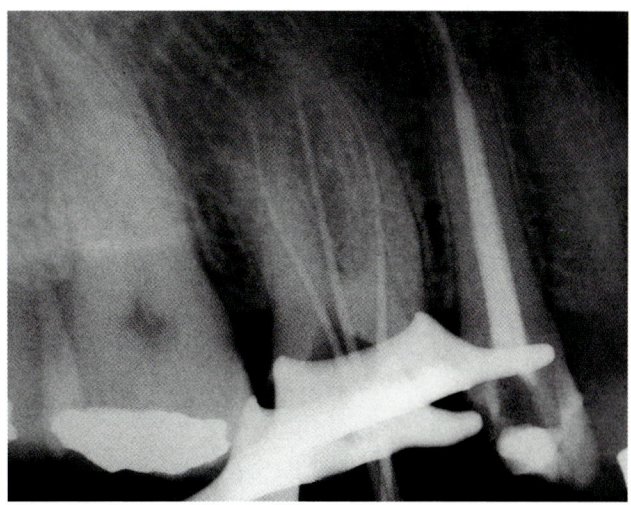

FIG. 5-10V
Confirmação radiográfica da escolha clínica dos cones de guta-percha principais.

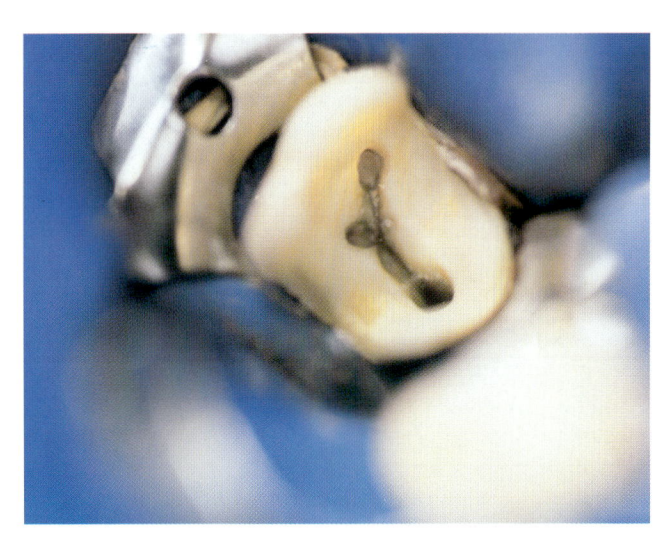

FIG. 5-10X
Obturação dos canais radiculares, pela técnica híbrida de Tagger.

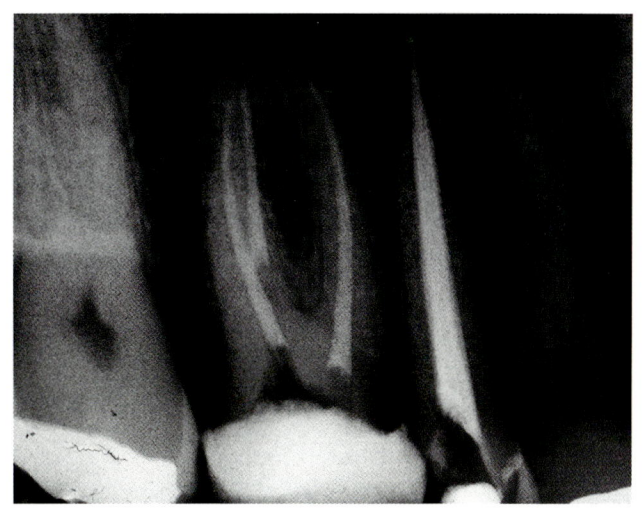

FIG. 5-10Y
Radiografia final.
Gentileza de Paulo Tadeu da Silva, Ângelo Poliseli Neto e Fernando Simões Crisci, alunos do Programa de Pós-Graduação em Odontologia - Área de Endodontia (Mestrado) da Faculdade de Odontologia de Araraquara-UNESP - Biênio 2000/2001.

Caso clínico nº 2

■ FIG. 5-11A
Radiografia para diagnóstico de 1º molar superior direito.

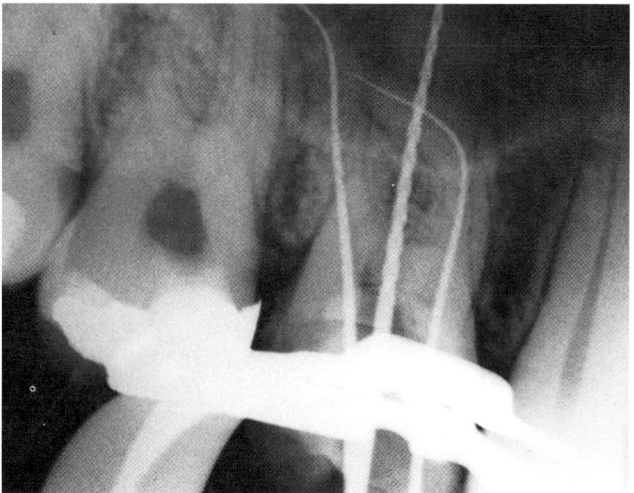

■ FIG. 5-11B
Radiografia para odontometria.

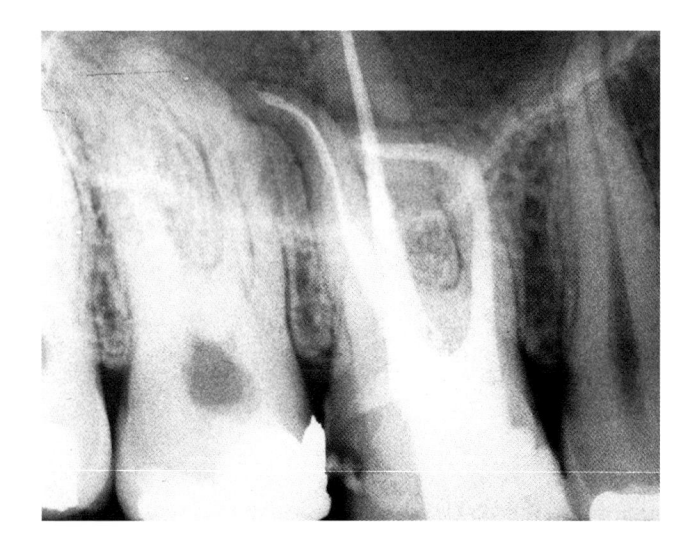

■ FIG. 5-11C
Radiografia final (obturação).
Gentileza do Prof. Fábio Tobias Perassi, aluno do Programa de Pós-Graduação em Odontologia - Área de Endodontia (Doutorado) da Faculdade de Odontologia de Araraquara-UNESP - Biênio 2000/2001.

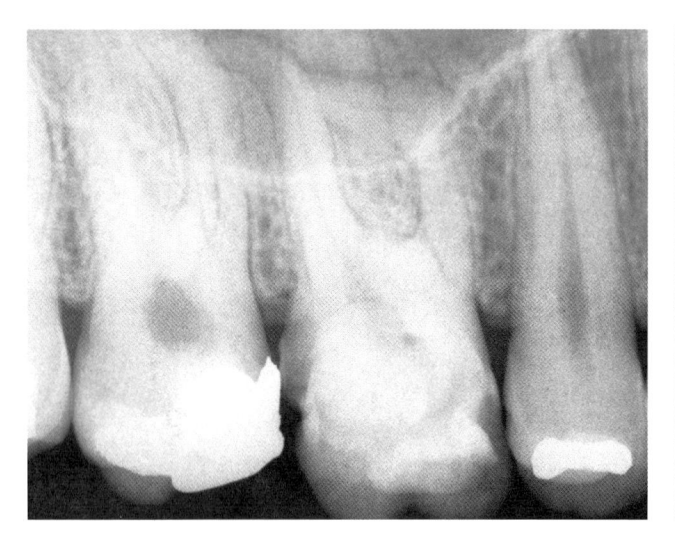

Técnica VI - Técnica reduzida *kit* Quantec
Renato Leonardo

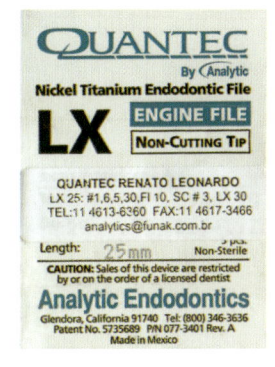

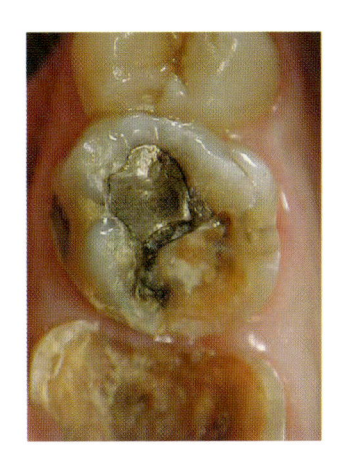

Caso clínico n° 1

■ FIG. 5-12A

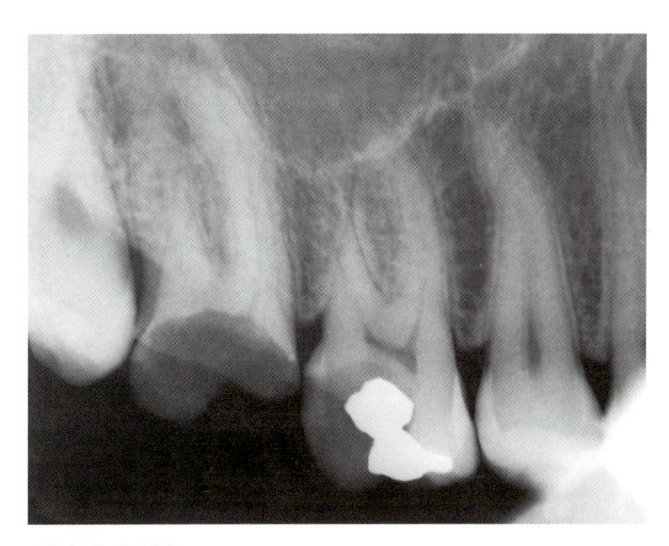

■ FIG. 5-12B

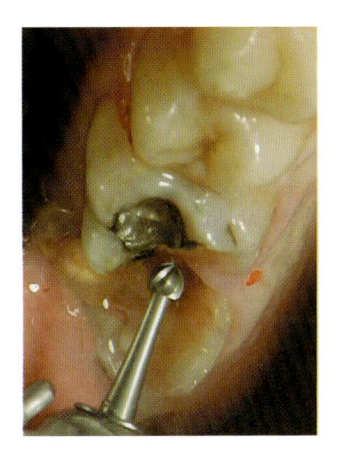

■ FIG. 5-12C

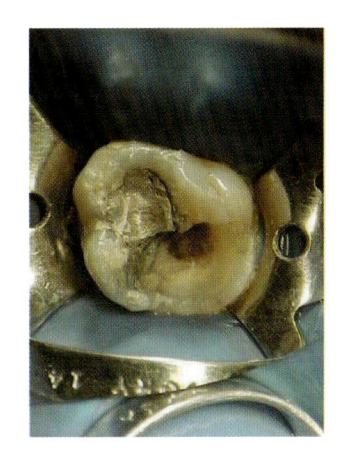

■ FIG. 5-12D

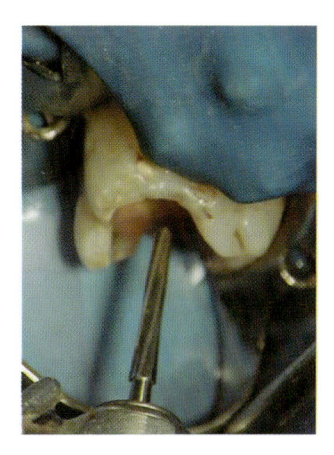

■ FIG. 5-12E

■ FIG. 5-12F

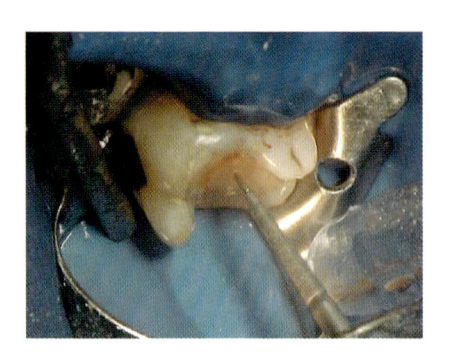

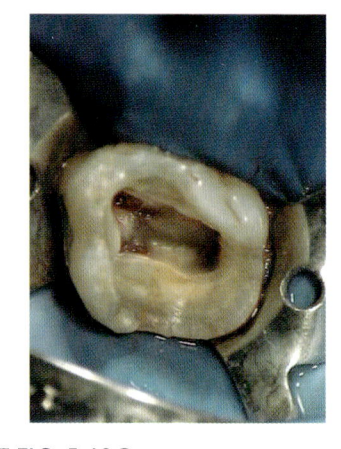

■ FIG. 5-12G

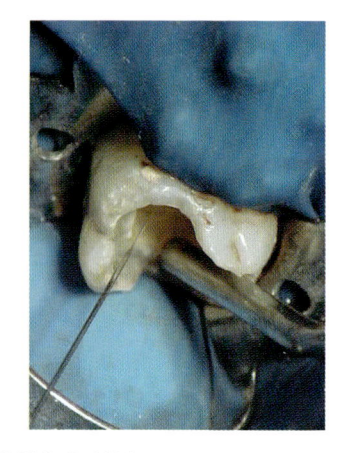

■ FIG. 5-12H

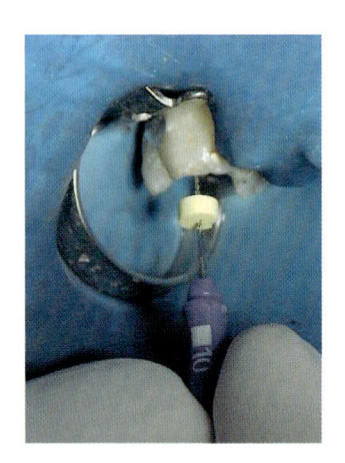

■ FIG. 5-12I

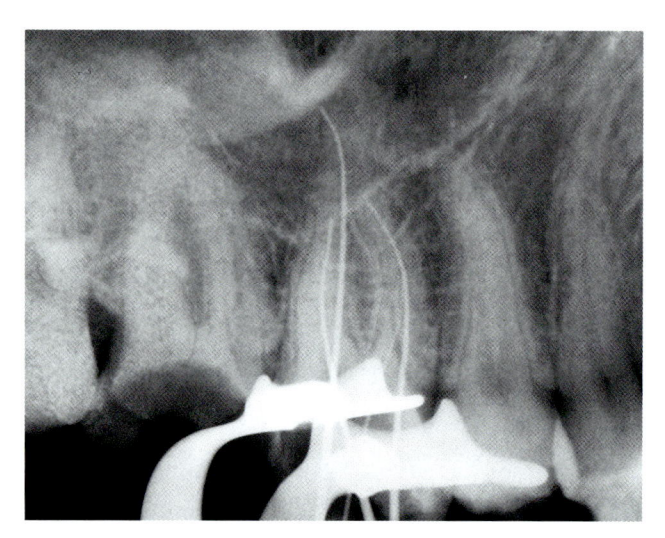

■ FIG. 5-12J

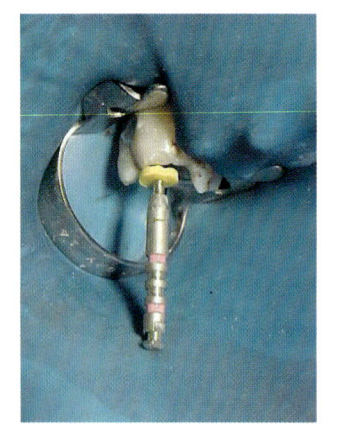

■ FIG. 5-12K

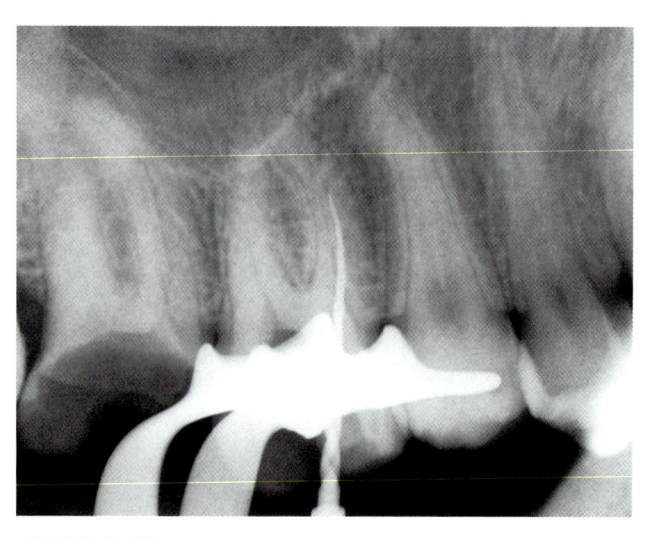

■ FIG. 5-12L

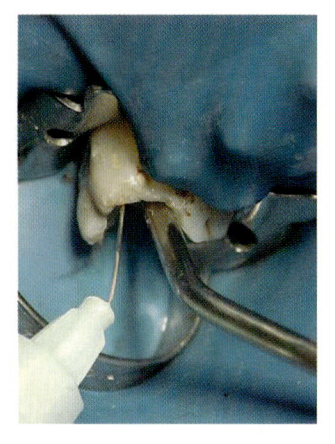

FIG. 5-12M

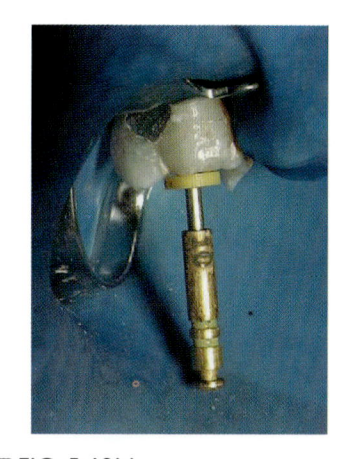

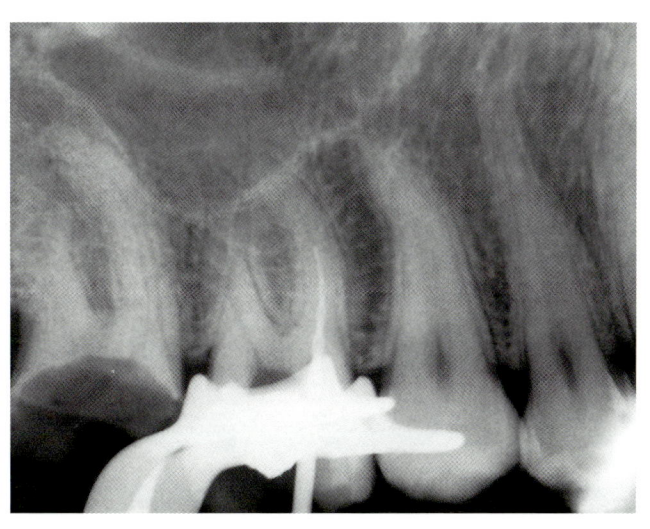

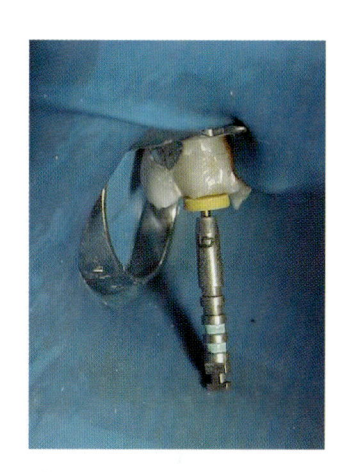

FIG. 5-12N

FIG. 5-12O

FIG. 5-12P

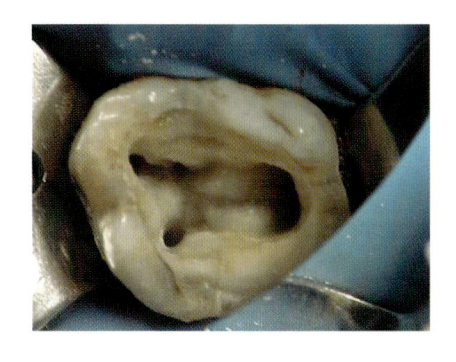

FIG. 5-12Q

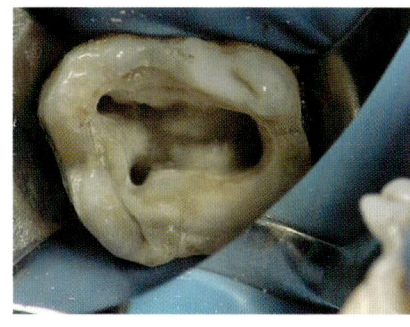

FIG. 5-12R

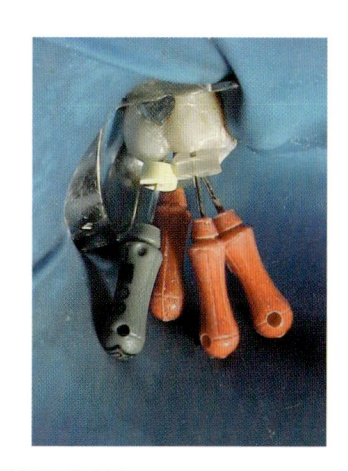

FIG. 5-12S

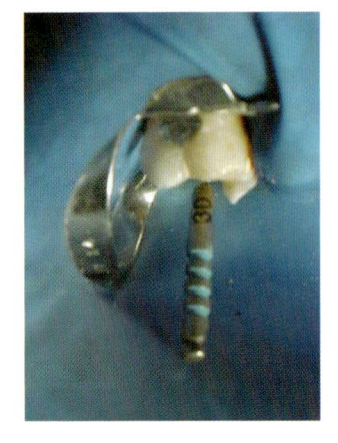

FIG. 5-12T

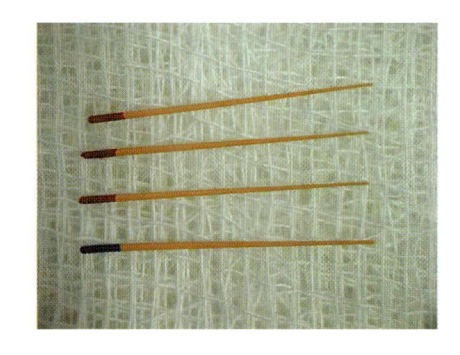

FIG. 5-12U

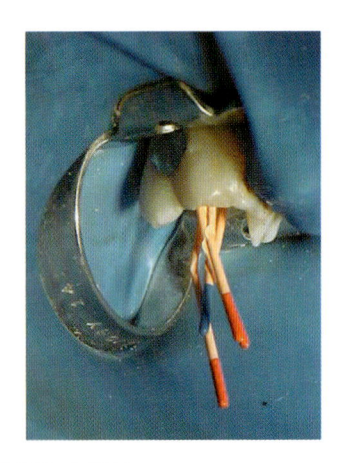

FIG. 5-12V

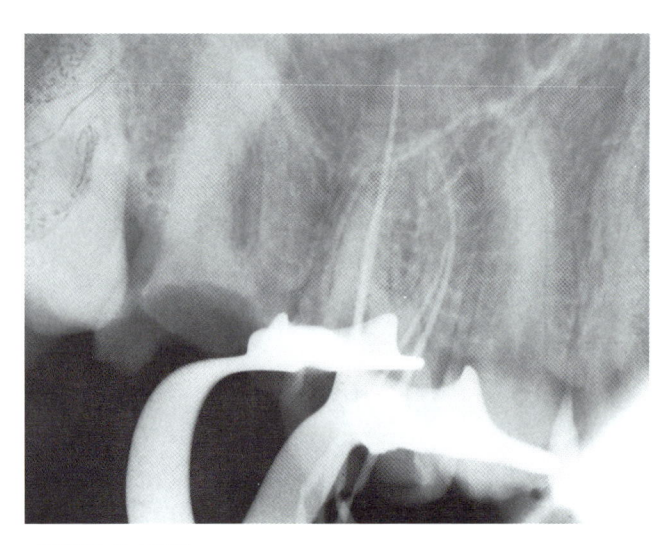

FIG. 5-12W

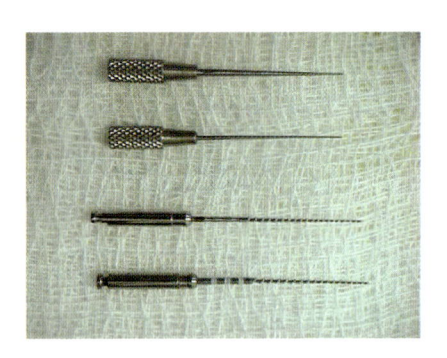

FIG. 5-12X

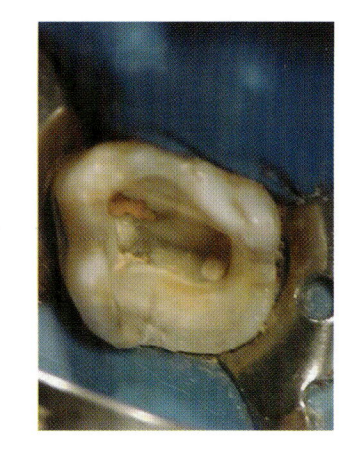

FIG. 5-12Y

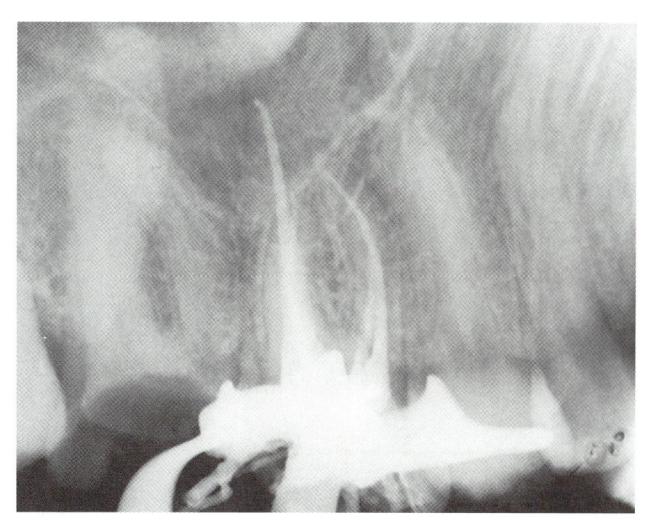

FIG. 5-12Z

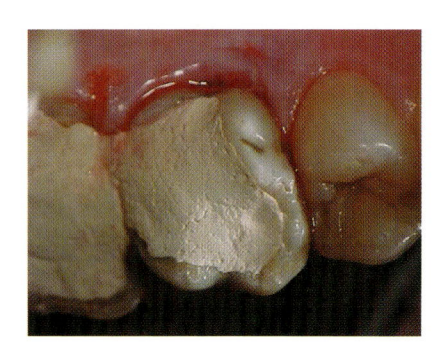

FIG. 5-12Za

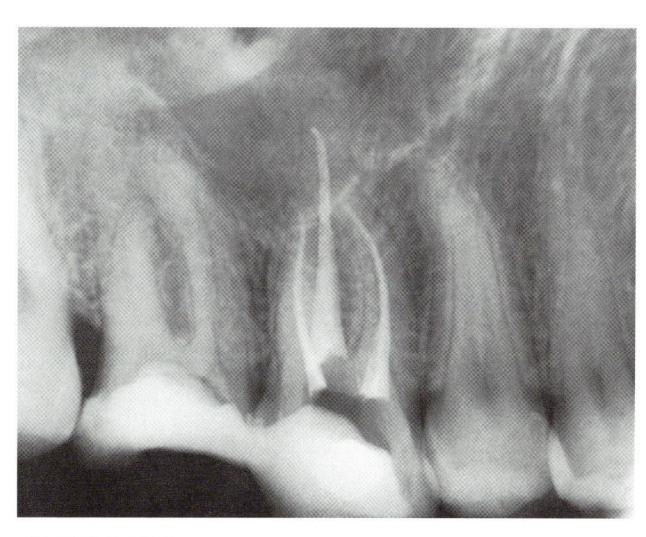

FIG. 5-12Zb

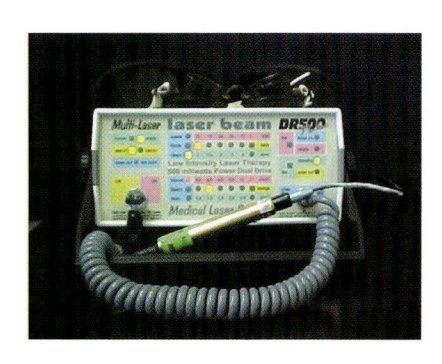

FIG. 5-12Zc

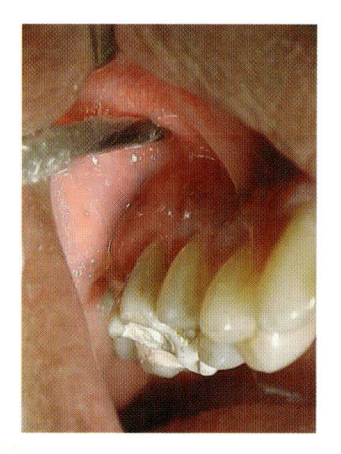

FIG. 5-12Zd

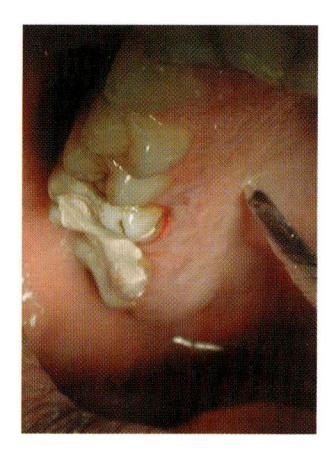

FIG. 5-12Ze

Caso clínico nº 2

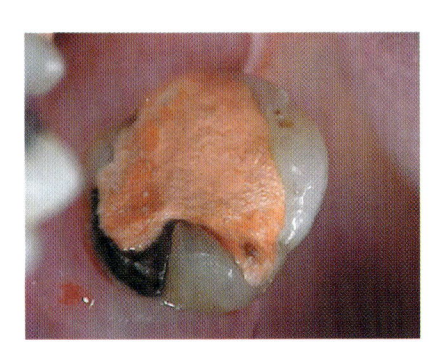

■ FIG. 5-13A

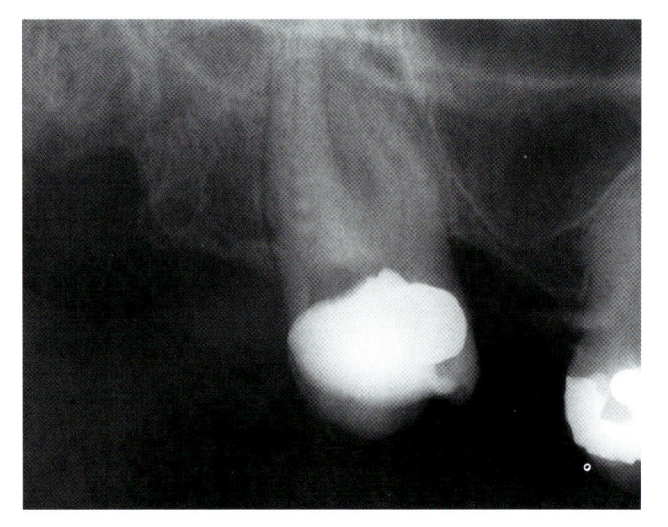

■ FIG. 5-13B

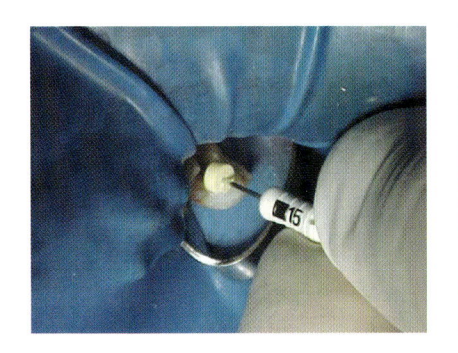

■ FIG. 5-13C

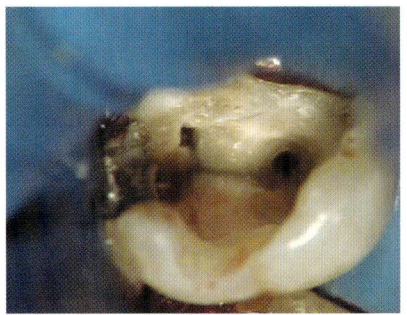

■ FIG. 5-13D

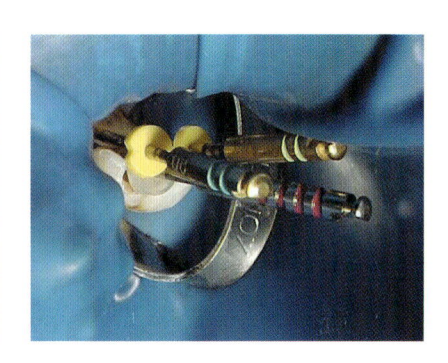

■ FIG. 5-13E

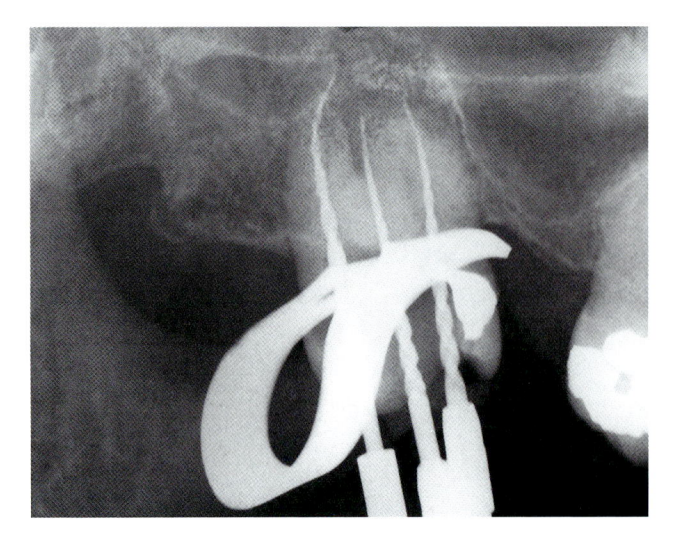

■ FIG. 5-13F

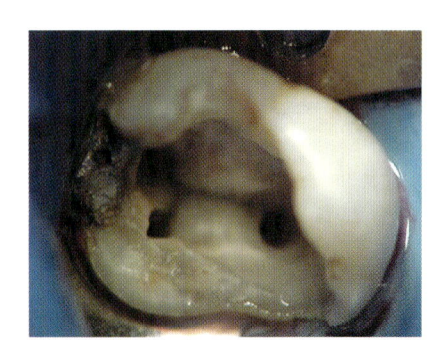

■ FIG. 5-13G

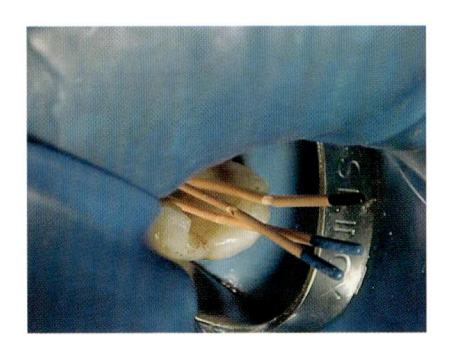

FIG. 5-13H

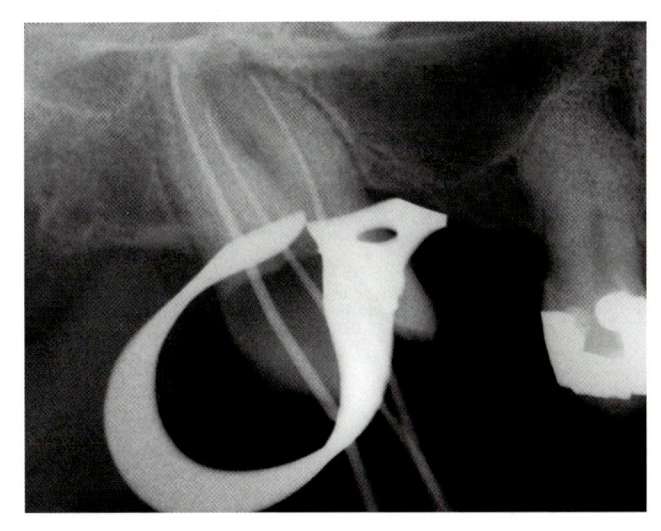

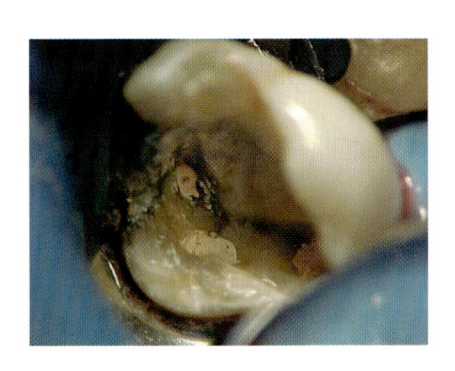

FIG. 5-13I

FIG. 5-13J

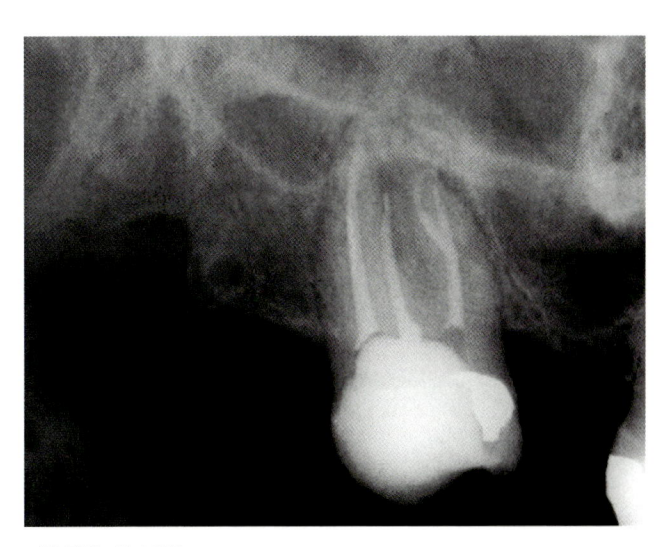

FIG. 5-13K

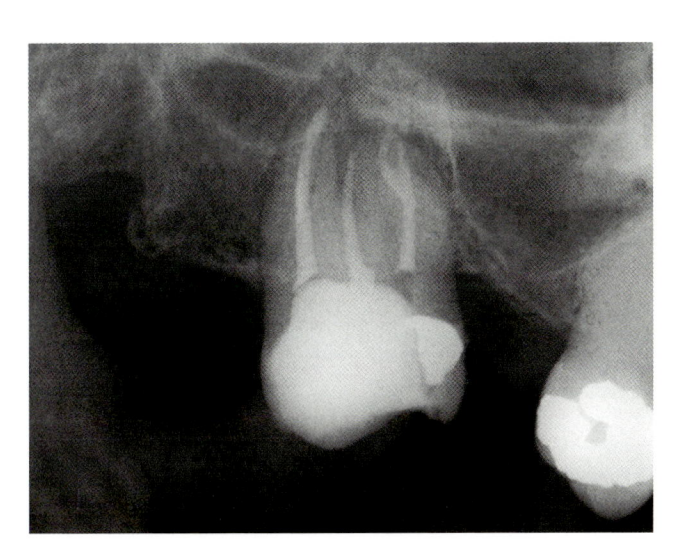

FIG. 5-13L

CAPÍTULO

Sistema Maillefer Profile .04/.06 (Dentsply/ Maillefer)

Mário Roberto Leonardo
Renato de Toledo Leonardo

O Sistema Maillefer Profile .04/.06 é oferecido pela Dentsply/Maillefer* em estojo (maleta) especial (**Figura 6-1**), e constituído basicamente por:

- duas caixas contendo instrumentos de níquel-titânio com 21 mm e 25 mm de comprimento total e 0,04 mm de conicidade nos números 15 a 45, 60 e 90 (**Figuras 6-2A e 2B**).

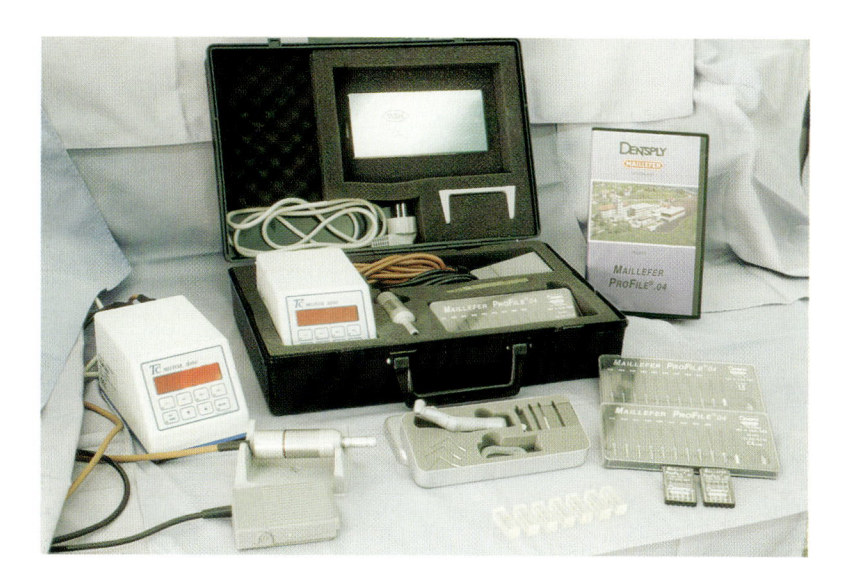

■ FIG. 6-1
Maleta (case) oferecida pela Dentsply/Maillefer, contendo o Sistema Maillefer Profile .04/.06, constituído por instrumental e material descrito no texto.

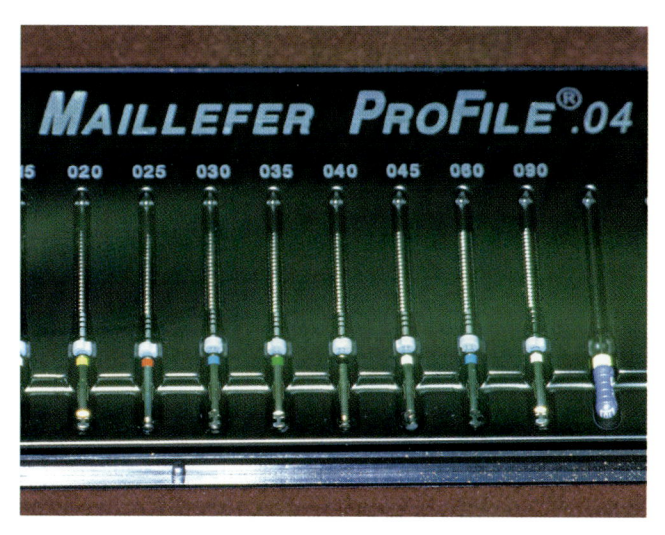

■ FIG. 6-2A
Caixa com instrumentos Profile .04 do Sistema Maillefer Profile .04/.06.

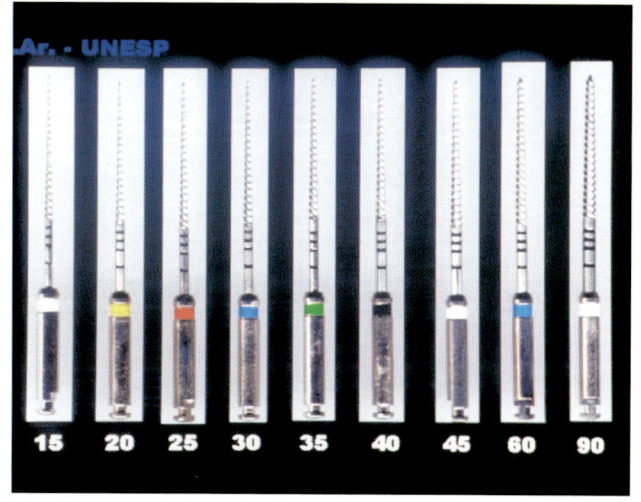

■ FIG. 6-2B
Detalhes dos instrumentos Profile .04.

* Dentsply/Maillefer - Maillefer Instruments SA - Ballaigues-Suíça.

- duas caixas de instrumentos de níquel-titânio com 21 mm e 25 mm de comprimento total e conicidade 0,06 mm, nos números 45 a 60 (**Figuras 6-3A e 3B**).
- motor elétrico Nouvag AG TCM 3.000 - Suíça (**Figura 6-4**)**, que permite controlar a velocidade em 250 rpm, recomendada para os instrumentos Profile .04/.06, e regular o torque (ATC), que varia de 10 a 35 N.cm***
- contra-ângulo W & H, com sistema *Push/button*.
- suporte para a peça de mão.
- vídeo explicativo da técnica Profile .04/.06.
- dez blocos de resina com canais radiculares simulados para treinamento.

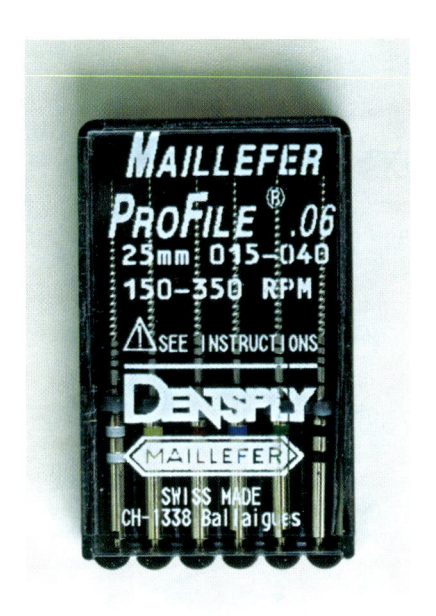

■ FIG. 6-3A

Caixa com instrumentos Profile .06 do Sistema Maillefer Profile .04/.06.

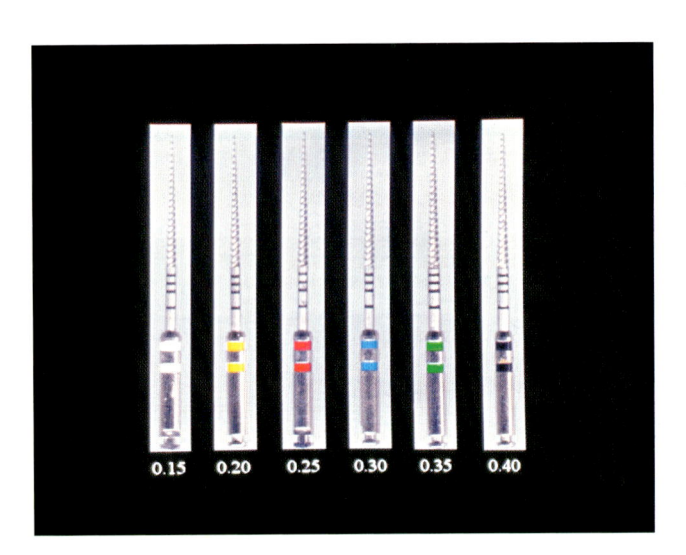

■ FIG. 6-3B

Detalhes dos instrumentos Profile .06.

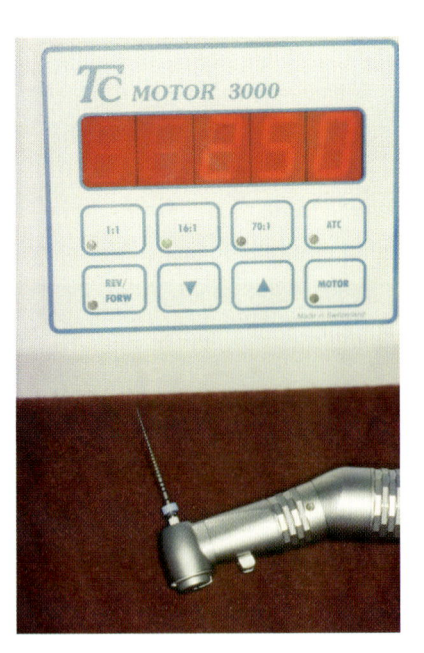

■ FIG. 6-4

Motor elétrico Nouvag AG TCM 3.000 com controle de torque (ATC) variando de 10 a 35 N.cm.

** A Nouvag AG oferece hoje o Motor TCM Endo com limitador de torque que varia de 1 a 10 N.cm (**Figura 6-5**).
*** A Dentsply Brasil substitui atualmente o motor Nouvag AG, pelo Endo Plus, da V.K. Driller (S.Paulo), com características semelhantes ao anterior (**Figura 6-6A**) ou o Endo Pro (**Figura 6-6B**).

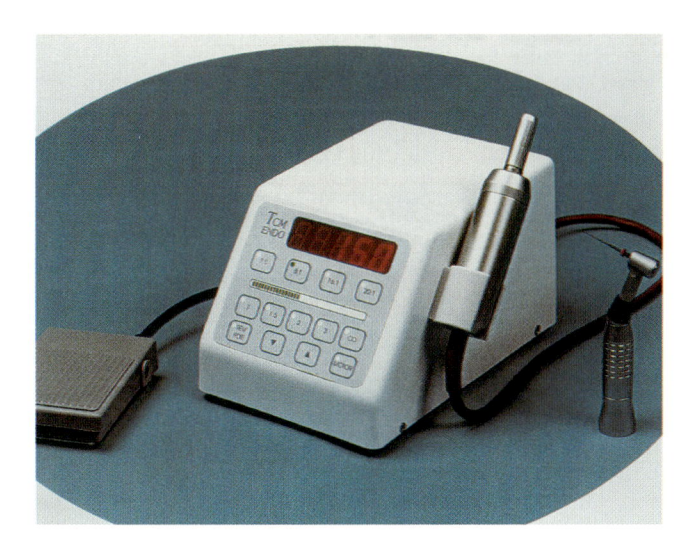

■ FIG. 6-5
Motor elétrico Nouvag AG - TCM Endo com visor e controle de torque que varia de 1 a 10 N.cm.

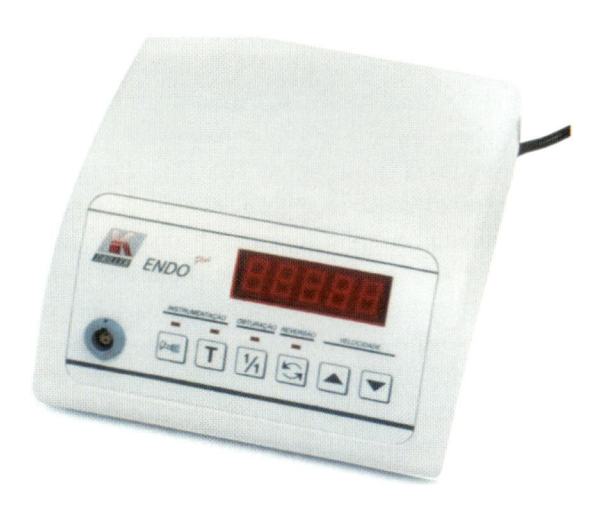

■ FIG. 6-6A
Motor elétrico da V. K. Driller, Endo Plus, com características semelhantes ao Nouvag TCM Endo.

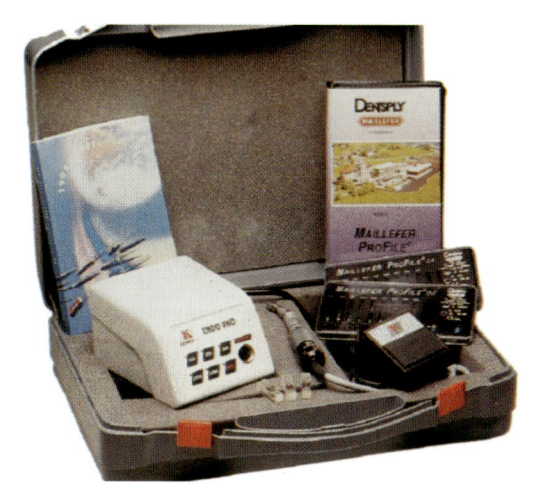

■ FIG. 6-6B
Estojo da Dentsply/Brasil, com o motor elétrico Endo Pró da V. K. Driller (S. Paulo).

Características dos instrumentos Maillefer Profile .04/.06 (Dentsply/Maillefer)

- **Flexibilidade:** Os instrumentos de níquel-titânio possuem duas a três vezes mais flexibilidade elástica do que as limas de aço inoxidável. Essa característica é altamente benéfica, principalmente durante o preparo de canais radiculares curvos de molares. Bryant *et al.*,[1] em 1999, analisando a ação de instrumentos Profile .04/.06 em canais radiculares simulados em blocos de resina, observaram que até o instrumento de nº 25 (diâmetro D_1/D_0 de 0,25 mm) não houve deformação na conformação original dos canais. Quando o preparo atingia o instrumento nº 35 (diâmetro D_1/D_0 de 0,35 mm) era observada tendência à criação de áreas ampliadas, próximas ao final dos canais radiculares.
- **Deformação elástica:** A deformação é denominada elástica se ocorre quando a carga está

sendo aplicada, e desaparece após o descarregamento. Assim, a elasticidade indica a capacidade do material de sofrer grandes deformações elásticas, não permanentes.[4]

O instrumento de níquel-titânio, ao ser utilizado em canais radiculares curvos, após sofrer uma deformação elástica, tende a retornar à posição original, em razão de sua ultraflexibilidade. Essa resistência à ação de torná-lo reto (força), não causa alterações indesejáveis na conformação original do canal.[2,6,7]

- **Resistência à fratura:** Os instrumentos confeccionados com liga de níquel-titânio, fraturam mais que os fabricados com aço inoxidável. A fratura por fadiga do instrumento ocorre, freqüentemente, à distância de 3 a 5 mm da ponta, que corresponde à metade de uma curvatura abrupta, observada em muitos canais radiculares de molares.[5]

De acordo com Haïkel et al.,[3] o fator mais significante relacionado à resistência à fadiga das limas de níquel-titânio, dentre elas a Maillefer/Profile .04/.06, foi o raio de curvatura do canal radicular: quanto maior, maior o risco de fratura. A conicidade dos instrumentos também foi significante na determinação do tempo de uso do instrumento. Quanto menor o diâmetro, menor seu tempo de utilização.

Nesse estudo, em todos os casos, o tipo de fratura foi de natureza dúctil, significando que a fadiga cíclica foi a causa maior da fratura.

Assim, para evitar esse grave acidente operatório, além dos princípios gerais já pré-estabelecidos para o emprego das limas de níquel-titânio (**Capítulo 3**), o profissional deverá dominar o emprego do sistema rotatório e aplicar a seqüência de técnica, com os instrumentos a que mais se adaptou.

- **Superfície Radial** (*Radial Land*) ou Guia de Penetração: A parte ativa dos instrumentos Profile .04/.06 evidencia, através de secção transversal, três superfícies radiais (guias de penetração) associadas a três sulcos (áreas de escape) em forma de "U", características que permitem que esses instrumentos mantenham sua ponta (inativa) no centro axial do canal radicular, conservando assim sua conformação original e não contribuindo para o transporte do forame apical. As três superfícies radiais desse instrumento, em contato direto com as paredes dentinárias, conduzem (guiam) a ponta do mesmo no centro axial do canal radicular, evitando a formação de degraus, ou mesmo ultrapassando aqueles já existentes (**Figuras 6-7A, 7B e 7C**) (**Figura 6-8**). Em razão das três superfícies radiais, esses instrumentos não são rosqueáveis no canal radicular, e atuam por alargamento (**Figura 6-9A**), enquanto as limas tipo K convencionais, desempenham ação de limagem (lâminas cortantes) (**Figura 6-9B**).
- **Dupla conicidade:** Os instrumentos do Sistema Maillefer Profile .04/.06, oferecem apenas duas opções de conicidade, 0,04 e 0,06mm, o que

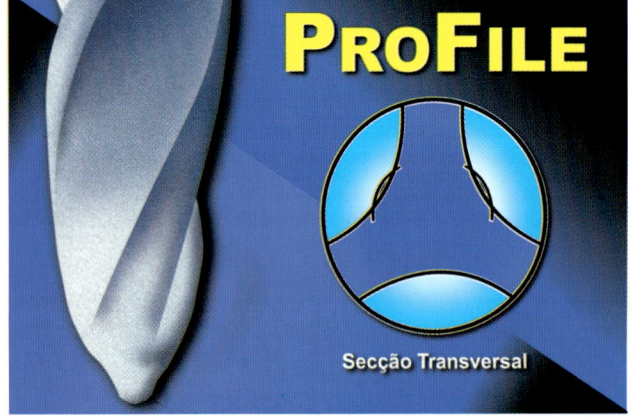

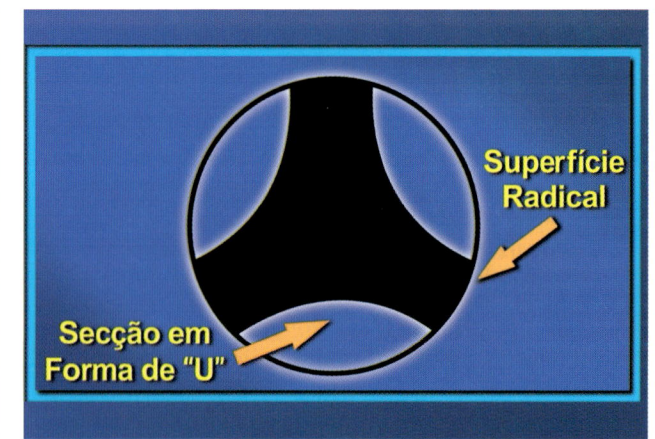

6-7A

6-7B

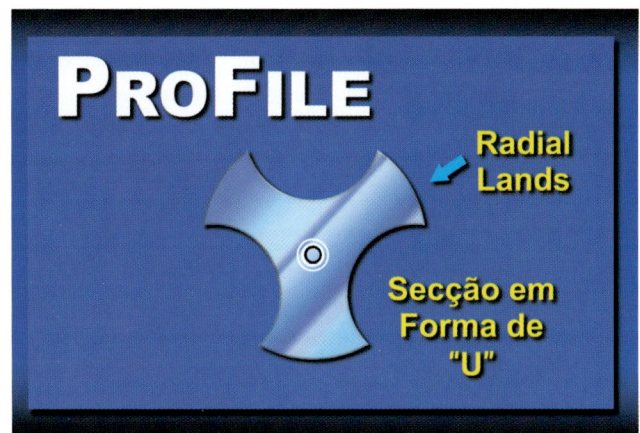

FIGS. 6-7A a 6-7C
Secção transversal, evidenciando as três superfícies radiais e os sulcos (ranhuras), em forma de "U", do instrumento Maillefer Profile com 0,04/0,06 mm de conicidade.

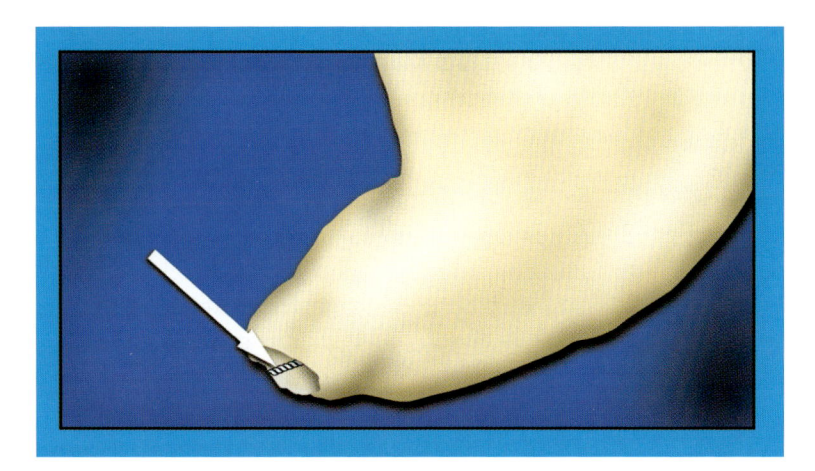

FIG. 6-8
Ponta (inativa) do Instrumento Maillefer Profile .04, no centro axial do forame apical, em canal radicular curvo.

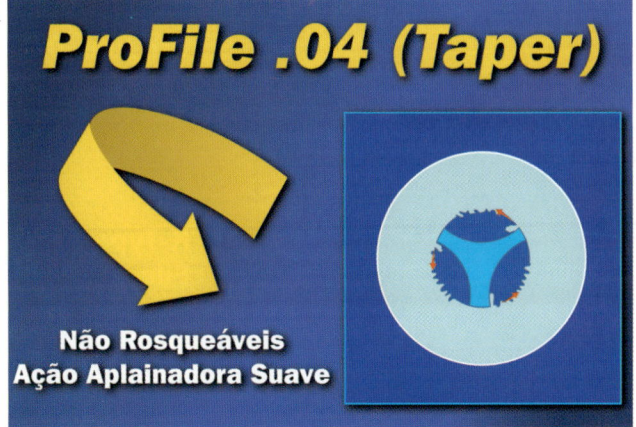

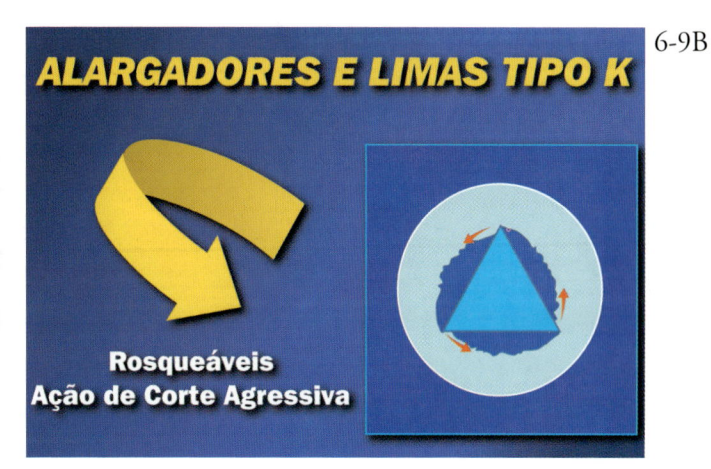

FIGS. 6-9A e 9B
Ilustração esquemática, de acordo com o texto. Gentileza do Dr. Etevaldo Matos Maia Filho, aluno do Programa de Pós-Graduação em Odontologia, Área de Endodontia, da Faculdade de Odontologia de Araraquara-UNESP - 2000/2002.

constitui desvantagem, ao se comparar com o sistema Quantec Séries 2.000, que oferece cinco opções de conicidade, isto é, 0,02, 0,03, 0,04, 0,05 e 0,06 mm. Os instrumentos denominados Orifice Shapers, do Sistema Maillefer Profile .04/.06 (Dentsply/Maillefer), com conicidade de 0,08, 0,10 e 0,12 mm, são especiais, e não pertencem à série original, assim como a série Flare Series, do Sistema Quantec Series 2.000.

- **Sulcos (ranhuras):** Esses instrumentos oferecem sulcos (ranhuras), os espaços que recebem as raspas de dentina conseqüentes da instrumentação, atuando como verdadeira área de escape. Esses sulcos, em forma helicoidal, evitam a compressão das raspas de dentina e restos pulpares, e os transportam para a câmara pulpar durante a ação do instrumento (**Figura 6-10**).
- **Ângulo de corte ligeiramente positivo:** A borda cortante da superfície radial (*radial land*) apresenta-se ligeiramente inclinada em relação ao sulco (ranhura), proporcionando um ângulo de corte ligeiramente positivo.
- **Mínimo ângulo de transição:** Os instrumentos de aço inoxidável, convencionais e estandardizados, oferecem acentuado ângulo de transição entre a guia de penetração e o corpo da lima. Os instrumentos da série Profile. 04/.06 oferecem um mínimo ângulo de transição entre a ponta do instrumento (inativa) e a superfície radial (**Figura 6-11**).
- **Alta energia armazenada durante sua ação em canais radiculares curvos:** Em canais radiculares excessivamente curvos, e com instrumentos de grande conicidade, essa característica da liga de níquel-titânio é uma desvantagem. Como esses instrumentos são acionados com velocidade constante de 250 rpm, na porção central da curvatura, o instrumento é submetido a alterações constantes de posição, aproximadamente a cada 4 segundos. A alta energia armazenada nesse ponto da lima o levará ao estresse e conseqüentemente à fratura. Por essa razão, a fratura por fadiga do instrumento ocorre freqüentemente na metade da curvatura abrupta, muitas vezes observada em canais radiculares de molares.[5]
- **Técnica de uso:** para o emprego dos instrumentos do sistema Maillefer Profile .04/.06, de acordo com o fabricante, é recomendado motor elétrico de alto torque, com velocidade constante de 250 rpm. A cinemática de movimento (bicadas) a ser aplicada ao instrumento, deve possibilitar sua progressão em direção ao ápice, de 1 a 2 mm e um alívio (recuo) de aproximadamente 1 a 3 mm. Alguns motores elétricos oferecem uma tecla reguladora de torque (ATP), que deve ser graduada de acordo com o diâmetro e a conicidade da lima a ser utilizada. Outros motores, mais sofisticados, já controlam o torque, de acordo com a massa do instrumento.

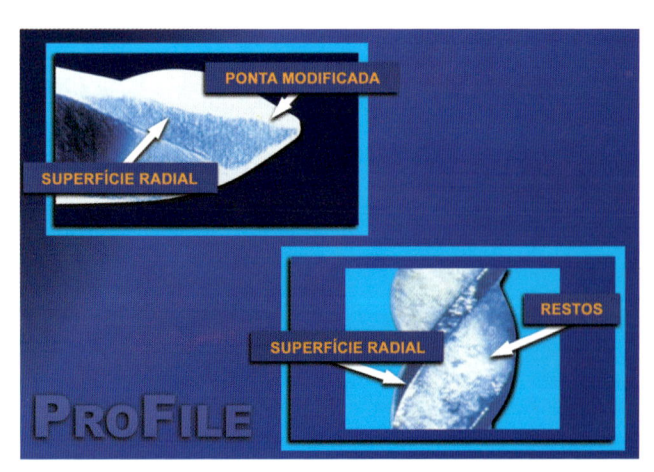

■ FIG. 6-10

Sulcos (ranhuras) helicoidais que evitam a compressão dos restos orgânicos (raspas de dentina), transportando-os para a câmara pulpar. Gentileza do Dr. Etevaldo Matos Maia Filho, aluno do Programa de Pós-Graduação em Odontologia, Área de Endodontia, da Faculdade de Odontologia de Araraquara-UNESP - 2000/2002.

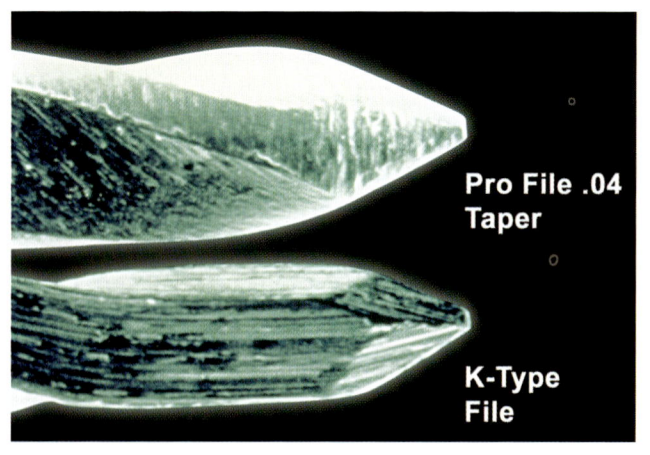

■ FIG. 6-11

Observar o mínimo ângulo de transição entre a ponta (inativa) do Profile.04 e a superfície radial. Nas limas tipo K, o ângulo de transição entre a ponta desse instrumento (guia de penetração) e o corpo da lima é bastante acentuado.

Sistema Profile Maillefer .04/.06 (apresentação)

Os instrumentos que compõem o Sistema Maillefer Profile. 04/.06, da Dentsply/Maillefer, são oferecidos da seguinte forma:

- Profile .04

Caixa contendo Instrumentos Maillefer/Profile .04, na seqüência de 15 a 45, acrescida dos instrumentos 60 e 90, nos comprimentos de 21, 25 e 31mm e de duas limas manuais tipo K, n⁰ˢ 10 e 15 (Flexofile) (**Figura 6-12**).

Os instrumentos Maillefer/ Profile .04 são identificados por uma única "estria/anel" colorido, em sua haste e suas cores, diâmetro da ponta ativa (D_1/D_0) e comprimento da parte ativa (16 mm) seguem as especificações nº 28 da ANSI/ADA e nº 3630/1 da ISO/FDI (1992).

Assim, o instrumento Maillefer/Profile 25/.04 apresenta uma estria/anel vermelho, que corresponde ao D_1/D_0 de 0,25 mm.

Apenas a conicidade difere das especificações, sendo de 0,04 mm por milímetro, da ponta para a base da parte ativa. Assim, o instrumento Maillefer Profile 25/.04 teria, na base da parte ativa, 0,89 mm.

- Profile .06

Caixa com instrumentos Maillefer Preofile .06, na seqüência de 15 a 40, nos comprimentos de 21 a 25 mm (**Figuras 6-13A a 13C**).

Os instrumentos Maillefer Profile .06 são indentificados por duas estrias/anéis, com as cores seguindo as especificações nº 28 da ANSI/ADA e nº 3630/1 da ISO/FDI (1992).

O diâmetro da ponta ativa (D_1/D_0), assim como o comprimento da parte ativa, também segue aquelas recomendações. Assim, apenas a conicidade difere de 0,06 mm por milímetro da parte ativa (da ponta para a base). Assim, o instrumento nº 25/.06 apresenta no diâmetro D_1/D_0 0,25 mm e na base (D_2/D_{16}), 1,21mm.

De acordo com a Dentsply/Brasil[*]:
- considerando que a diferença em porcentagem

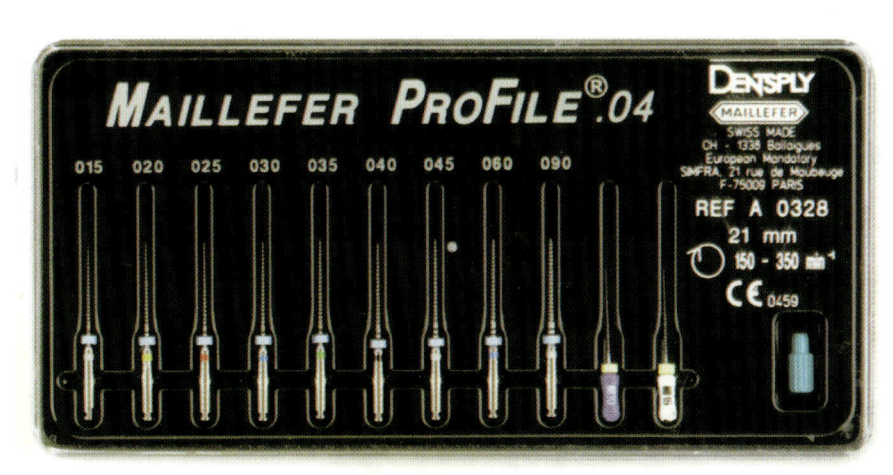

■ FIG. 6-12

Instrumentos Maillefer/Profile com 0,04 mm de conicidade.

[*] Dentsply Indústria e Comércio Ltda., Petrópolis, RJ, Brasil.
[**] Dentsply/Maillefer - Maillefer Instruments S/A - Ballaigues - Suíça.

6-13A

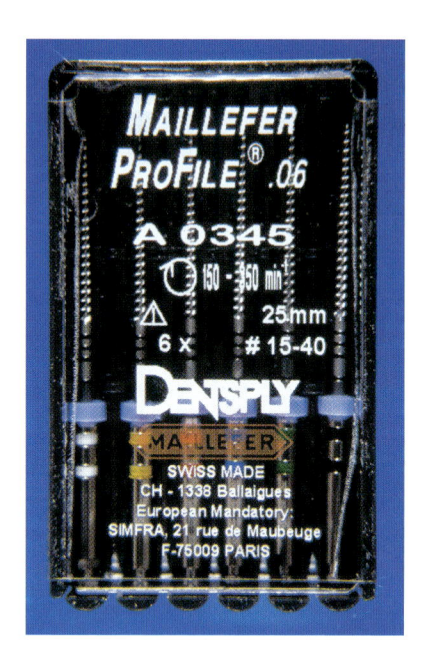

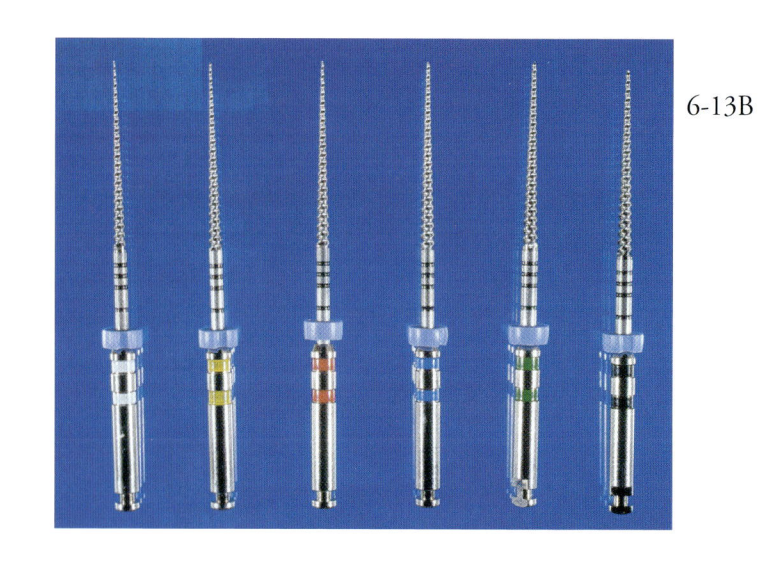

6-13B

6-13C

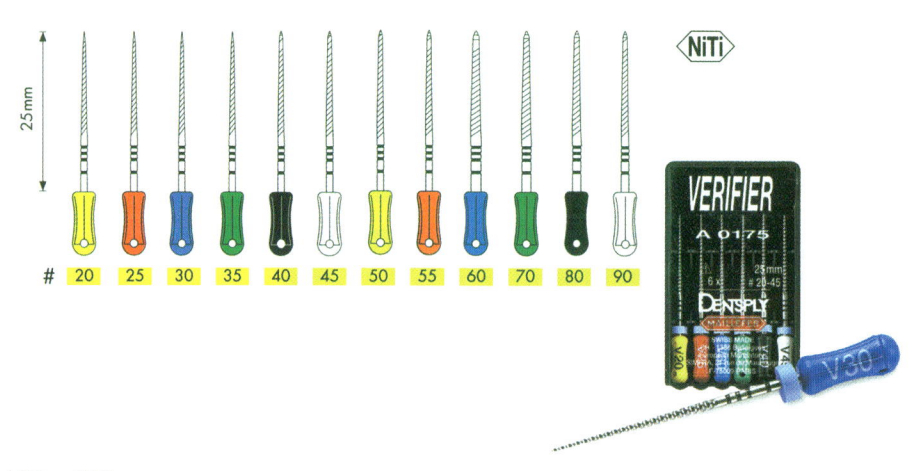

■ FIGS. 6-13A, 13B e 13C
Instrumentos Maillefer/Profile com 0,06 mm de conicidade.

entre os diâmetros D_1/D_0 das limas estandardizadas pode atingir até 50% (**Figura 6-14**);
- considerando que a Dentsply/Tulsa, fabricante da série Profile 29, produz esses instrumentos com uma diferença padrão de 29,17% no $D_1/$$D_0$ de um instrumento da série para o seguinte, atualmente, os instrumentos Maillefer Profile .04/.06, da Dentsply/Maillefer, também passaram a ser fabricados com essa diferença padrão (**Figura 6-15**).

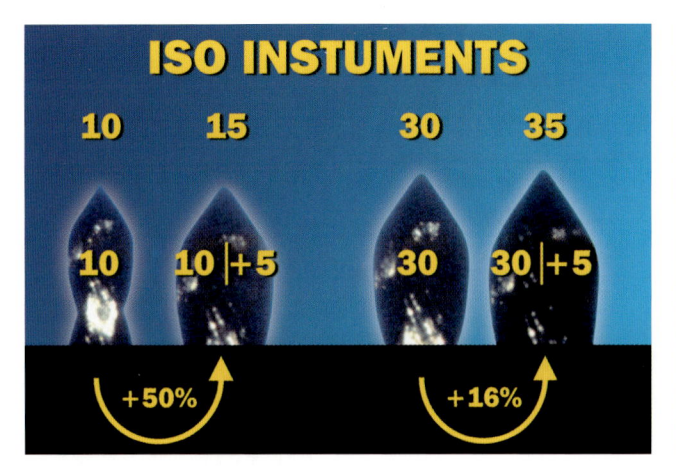

FIG. 6-14

Ilustração, de acordo com o texto.

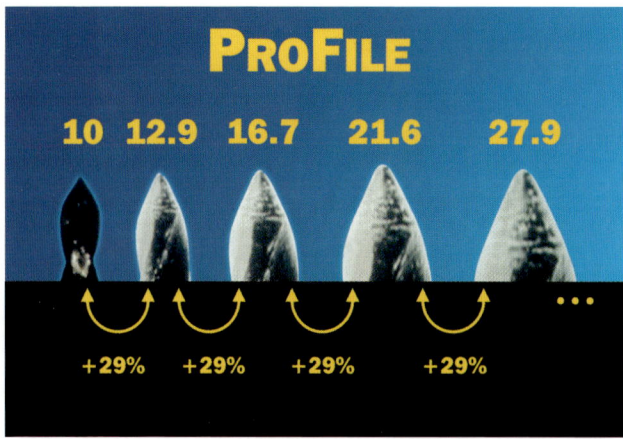

FIG. 6-15

Diâmetros D_1/D_0 dos instrumentos Maillefer Profile.04/.06, hoje fabricados com a diferença padrão de 29,17% entre eles. Esses valores foram estabelecidos a partir de uma lima tipo K n° 10, com 0,10 mm no D_1/D_0. Assim, a Maillefer Profile.04, n° 15, tem na realidade 12,9 mm no D_1/D_0, e a de n° 20, 16,7 mm, etc.
Gentileza da Dentsply/Brasil, que representa o sistema Maillefer Profile .04/.06.

Modeladores de entrada de canais radiculares - (alargadores cervicais *Orifice Shapers*)

A Dentsply/Maillefer oferece também instrumentos de grandes conicidades, indicados para atuar nas entradas dos canais radiculares, com o objetivo de realizar o hoje denominado "desgaste anti-curvatura".

A caixa Maillefer Profile *Orifice shapers* tem instrumentos na seqüência 1 a 6 (**Figuras 16A e 16B**), com comprimento total de 19 mm.

Esses instrumentos são identificados por três estrias/riscas coloridas na haste, cujas cores seguem as especificações n° 28 da ANSI/ADA e n° 3630/1 da ISO/FDI (1992).

O diâmetro D_1/D_0 do Orifice Shapers n° 1 (três estrias/anéis brancos) é de 0,20 mm, e a conicidade de 0,05 por milímetro da parte ativa, que apresenta extensão de 10mm. Assim sendo, o D_2/D_{10} oferece diâmetro de 0,70 mm, que corresponde ao diâmetro da broca Gates-Glidden n° 2.

O diâmetro D_1/D_0 do Orifice Shapers n° 2 (três estrias/anéis amarelos) é de 0,30 mm, com conicidade de 0,06 mm da parte ativa, que também apresenta extensão de 10 mm. Assim, o D_2/D_{10} desse instrumento oferece um diâmetro de 0,90 mm, que corresponde ao diâmetro da broca Gates-Glidden n° 3.

- Orifice Shapers n° 3 (3 estrias/anéis vermelhos), D_1/D_0 de 0,40 mm, conicidade de 0,06 mm e D_2/D_{10} de 1,00 mm.
- Orifice Shapers n° 4 (3 estrias/anéis azuis), D_1/D_0 de 0,50 mm, conicidade de 0,07 mm e D_2/D_{10} de 1,20 mm.
- Orifice Shapers n° 5 (3 estrias/anéis verdes), D_1/D_0 de 0,60 mm, conicidade de 0,08 mm e D_2/D_{10} de 1,40 mm.
- Orifice Shapers n° 6 (3 estrias/anéis pretos), D_1/D_0 de 0,80 mm, conicidade de 0,08 mm e D_2/D_{10} de 1,60 mm.

SISTEMAS ROTATÓRIOS EM ENDODONTIA - INSTRUMENTOS DE NÍQUEL-TITÂNIO

6-16A 6-16B

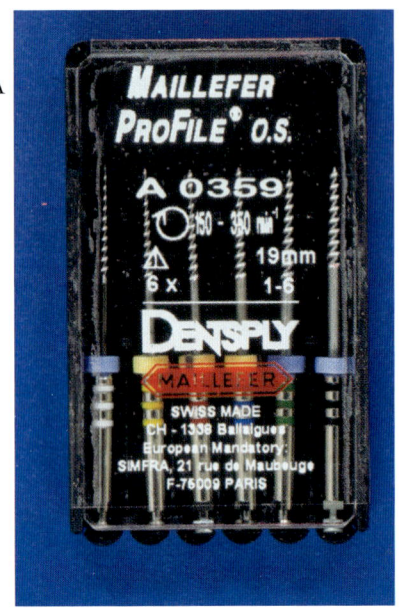

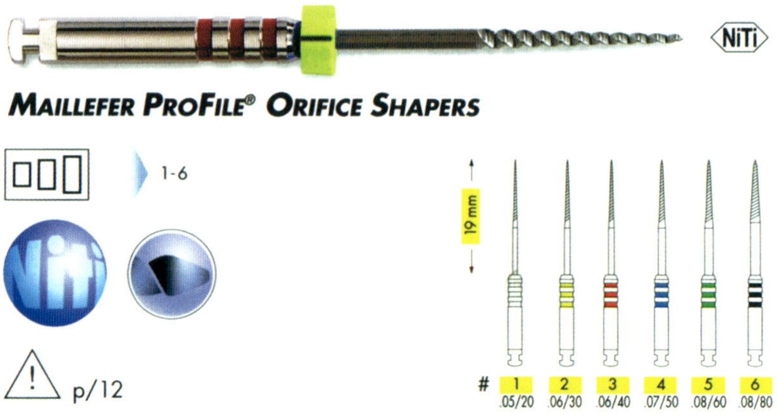

■ FIGS. 6-16A e 16B

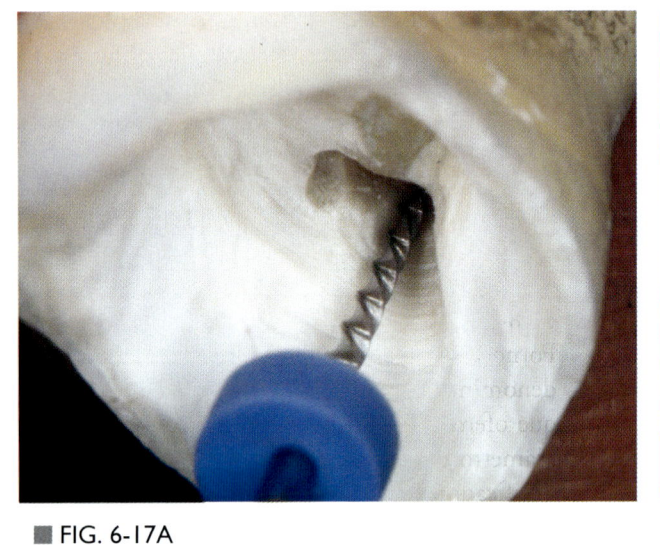

■ FIG. 6-17A
Profile Orifice Shapers nº 1 (3 estrias/anéis brancos) em canal radicular mesiovestibular de 1º molar superior.

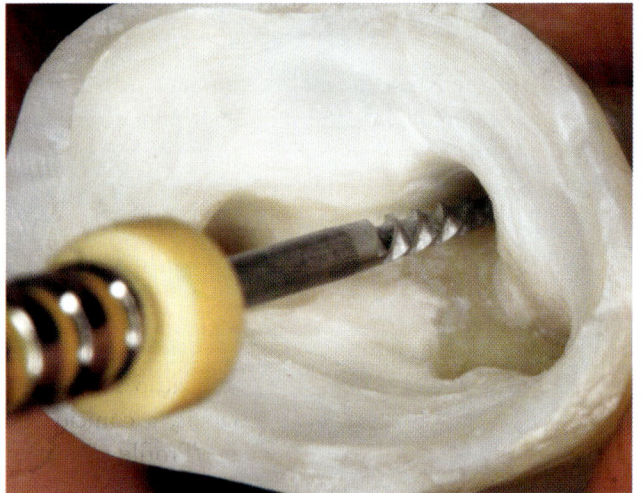

■ FIG. 6-17B
Profile Orifice Shapers nº 2 (3 estrias/anéis amarelos), em canal radicular distovestibular de 1º molar superior.

6-17C   6-17D

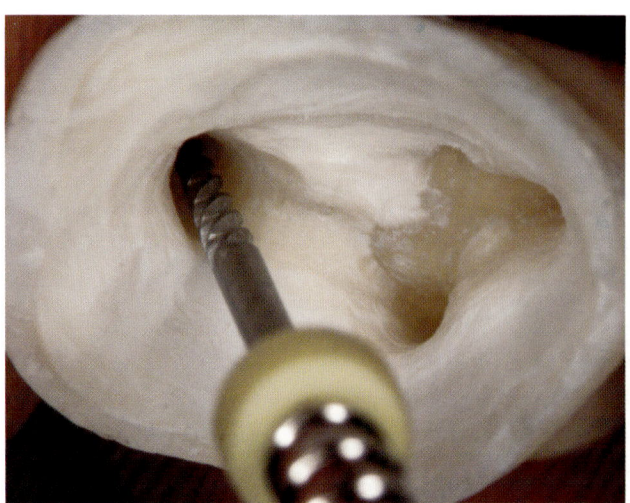

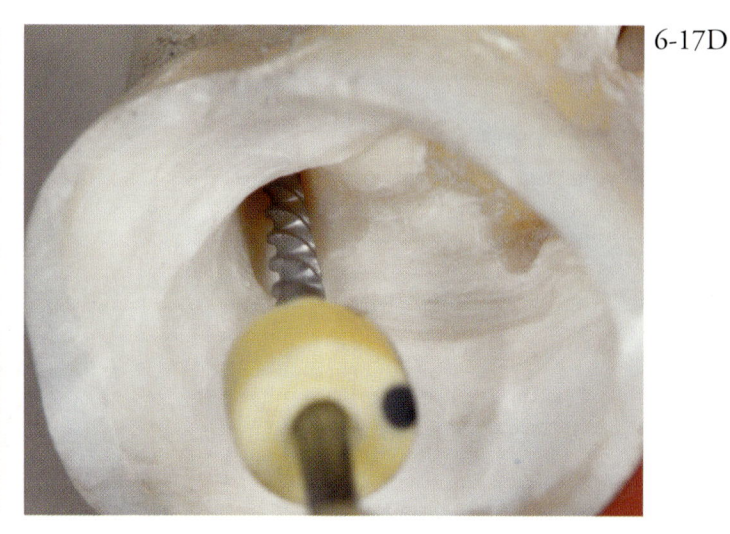

FIGS. 6-17C e D
Profile Orifice Shapers n° 3 (3 estrias/anéis vermelhos) em canal radicular lingual de 1° molar superior.

Thermafil® Plus

A Dentsply/Maillefer indica a obturação dos canais radiculares preparados com o sistema Maillefer Profile. 04/.06 com o sistema Thermafil Plus.

Embora essa técnica de obturação seja recomendada pela Dentsply/Maillefer, não é imperativo que todos os canais radiculares preparados com o sistema Maillefer Profile. 04/.06, sejam obturados com essa técnica. Qualquer outra técnica é indicada, como, por exemplo, a da condensação lateral ativa de cones de guta-percha.

O preparo do canal radicular, com o sistema Profile é essencial para a obturação do mesmo, ao empregar-se a técnica de termoplastificação Thermafil Plus. No emprego dos Orifice Shapers, a conicidade variável dos instrumentos Maillefer/Profile .04/.06, usados no sentido coroa/ápice, sem pressão, oferece um preparo cônico, com a base voltada para cervical, permitindo melhor adaptação do material obturador às paredes do canal radicular, elevando os níveis de qualidade da obturação Thermafil Plus.

O Sistema Thermafil Plus é constituído pelos seguintes acessórios:

- Obturadores endodônticos, denominados Thermafil, representados por carregadores de plástico, recobertos por uma camada de guta-percha especial, fase alpha (**Figuras 6-18A, 18B e 18C**).
- Forno aquecedor da guta-percha do carregador, denominado Thermaprep Plus (**Figura 6-19**), que oferece a temperatura apropriada para cada diâmetro do carregador.
- Verificadores metálicos, empregados previamen-

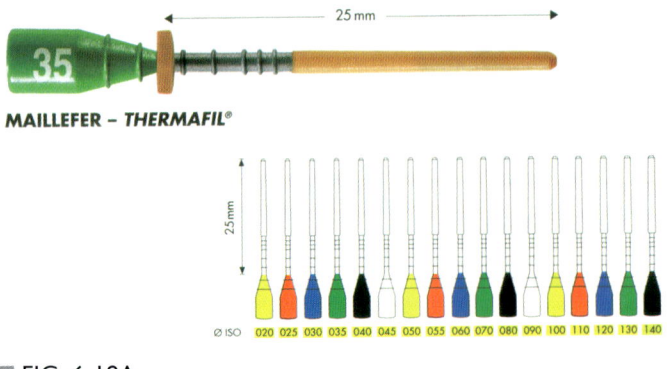

FIG. 6-18A

Obturadores endodônticos Maillefer/Thermafil, oferecidos de 20 a 140 e no comprimento total de 25 mm.

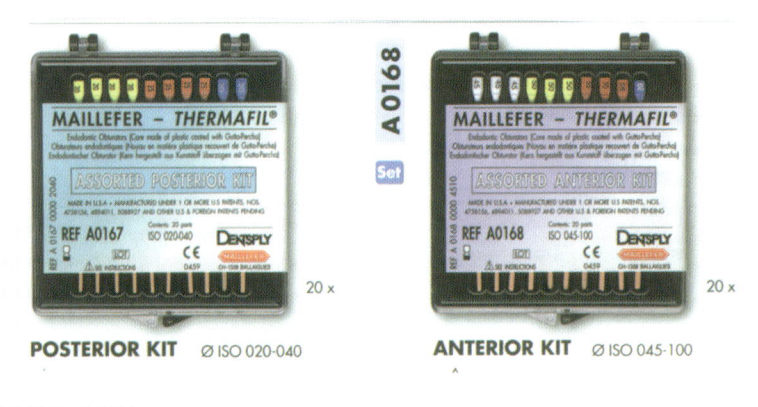

FIG. 6-18B

Caixas com obturadores endodônticos, Maillefer/Thermafil, no *Kit* Posterior (20/25/30) e no *Kit* Anterior (45/50/55/60).

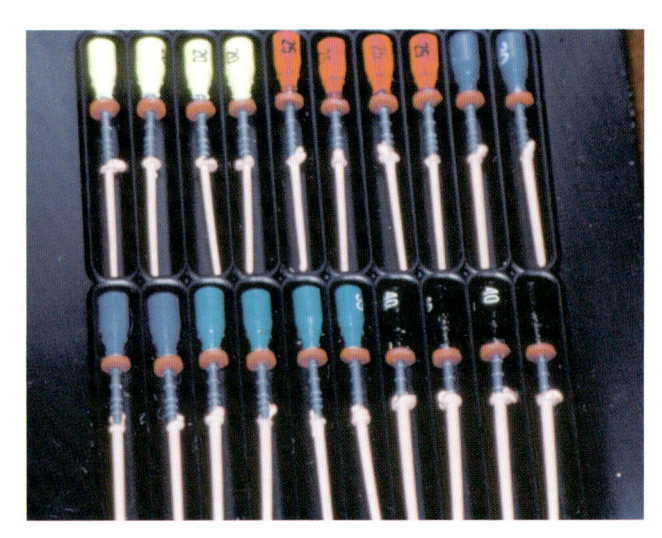

FIG. 6-18C

Obturadores endodônticos.

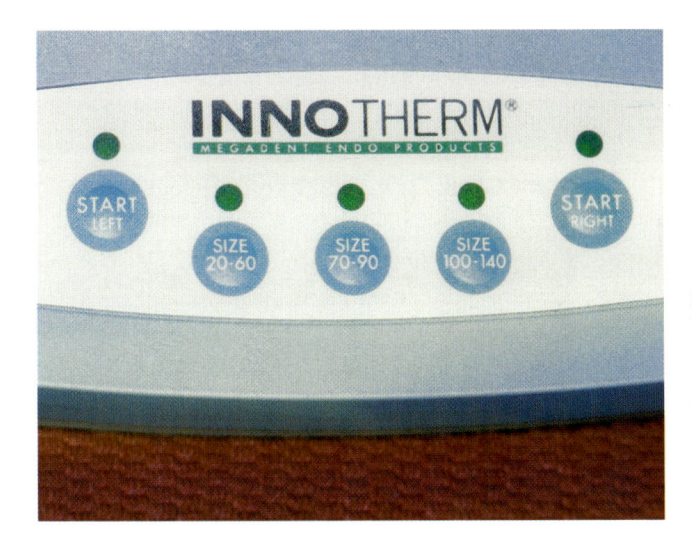

FIG. 6-19

Detalhe do forno Thermaprep Plus, evidenciando as teclas correspondentes aos números (diâmetros) dos obturadores endodônticos. À esquerda, luz verde (piloto). Tecla (botão) à esquerda para ligar, seguida das teclas que correspondem aos números (diâmetros) dos obturadores 20-60, 70-90 e 100-140.

te à obturação, para selecionar o número (diâmetro) próprio do carregador Thermafil a ser usado (**Figura 6-20**).
- O *kit* Thermafil Plus é oferecido em um estojo (maleta) (**Figura 6-21**)
- Cimento obturador Topseal (**Figuras 6-22A e 22B**).

A técnica de obturação Thermafil Plus pode ser assim descrita:

Após preparo biomecânico e confecção do Batente Apical, recomenda-se a inundação do canal radicular com solução de EDTA para remover a camada residual, que deve ser agitada com o Instrumento Memória (IM) e/ou com o Instrumento Apical Foraminal (IAF), durante 3 minutos, seguida da irrigação com solução de hipoclorito de sódio. A secagem do canal radicular é conseguida através da aspiração, com o emprego das cânulas aspiradoras, e complementada com o uso de pontas de papel absorvente.

A seguir, os verificadores são utilizados para a escolha clínica do carregador Thermafil com diâmetro apropriado. Deve-se ressaltar que a escolha do carregador endodôntico está vinculada ao verificador e não ao último instrumento Maillefer/Profile.04, utilizado na confecção do Batente Apical.

O carregador endodôntico, com o tope no comprimento de trabalho, selecionado clinicamente, é levado ao forno aquecedor Thermaprep Plus, e colocado em sua alça móvel, que deve ser comprimida até ser ouvido o seu ajuste (*click*). Aperte a tecla correspondente à temperatura apropriada ao diâmetro do carregador endodôntico, assim como a tecla *start left*. O tempo de aquecimento varia de 15 a 35 segundos, dependendo do diâmetro do carregador usado. Após o primeiro sinal (*beep*), o obturador estará pronto para ser usado.

Nesse tempo, as paredes do canal radicular devem ser recobertas com o cimento à base de resina epóxica, Topseal, com o Instrumento Memória ou ponta de papel absorvente. Imediatamente após, o ThermaPrep® Plus é desligado automaticamente. Após o sinal (*beep*), o obturador endodôntico aquecido é removido do ThermaPrep® Plus e conduzido, lentamente, no canal radicular até o Comprimento de Trabalho. O obturador endodôntico não deve ser torcido durante sua colocação no canal, assim como deve ser evitada a reintrodução.

Na grande maioria dos casos, não há necessidade de condensação lateral ativa, com essa técnica.

Após a comprovação radiográfica de que o canal radicular ficou bem obturado, enquanto o cabo do Thermafil é mantido firmemente em posição, uma broca cônica invertida é utilizada para cortar o carregador plástico, 2 mm acima do orifício de entrada do canal. A Dentsply/Maillefer oferece brocas especiais para essa função, denominadas Therma-Cut, indicadas também para criar espaço no canal radicular para a colocação de pinos com finalidade protética.

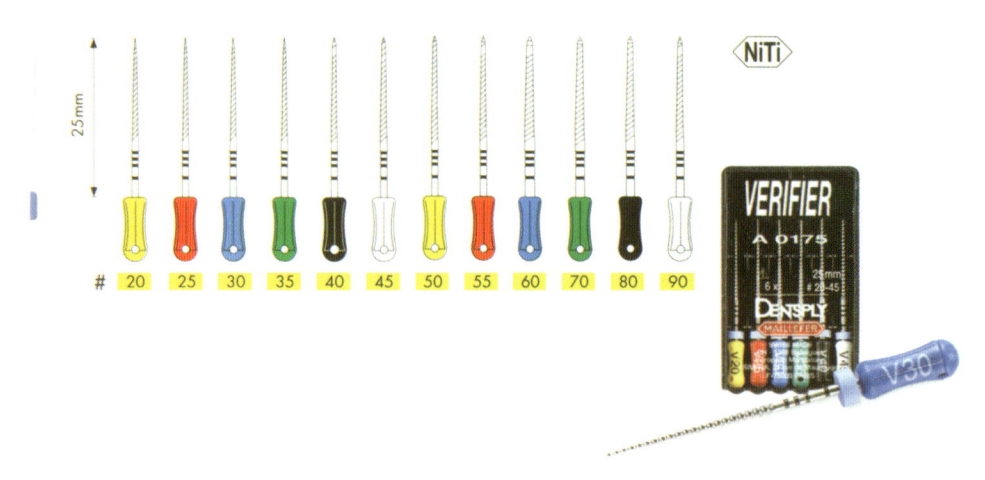

■ **FIG. 6-20**

Verificadores Maillefer/Thermafil, oferecidos em caixas com n^{os} de 20 a 45 e 50 a 90, e no comprimento total de 25 mm.

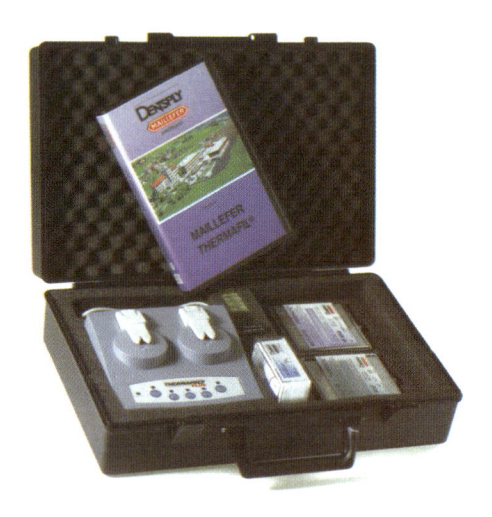

FIG. 6-21

Estojo (maleta) contendo:
- Forno aquecedor Thermaprep Plus
- Caixas com os verificadores
- Obturadores endodônticos *kit* posterior e *kit* anterior
- Caixa com cimento obturador - Topseal

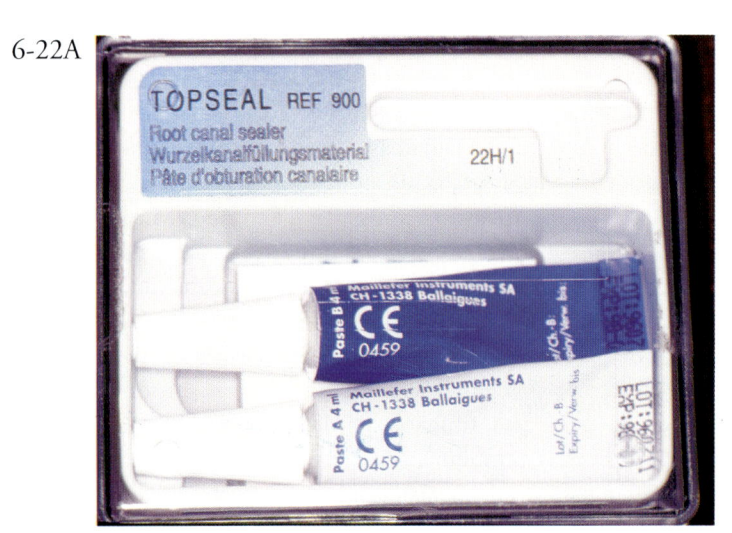

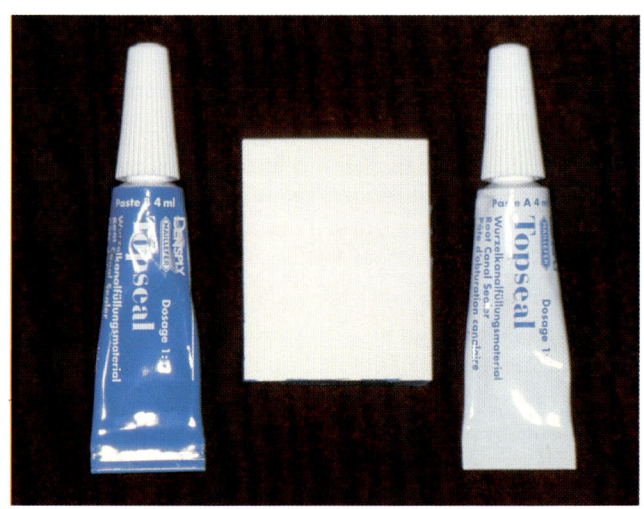

■ **FIGS. 6-22A e B**

Cimento obturador à base de resina epóxica, recomendada pela Dentsply/Maillefer para a técnica de obturação Thermafil Plus.

Referências bibliográficas

1. BRYANT, S.T., DUMMER, P.M.H., PITONI, C., BOURBA, M., MOGHAL, S. Shaping ability of .04 and .06 taper Profile rotary nickel-titanium instruments in simulated root canals. *Int. Endod. J.*, v.32, p.155-64, 1999.
2. CAMARGO, J.M.P. *Avaliação da eficácia das instrumentações rotatórias (Sistemas Quantec LX, Pow-R, Profile e Profile série 29) em canais radiculares simulados.* Araraquara, 2000. 215p. Dissertação (Mestrado em Endodontia). Faculdade de Odontologia - Universidade Estadual Paulista.
3. HAÏKEL, Y., SERFATY, R., BATEMAN, G., SENGER, B., ALLEMANN, C. Dynamic and cyclic fatigue of engine - Driven rotary nickel-titanium endodontic instruments. *J. Endod.*, v.25, n.6, p.434-40, 1999.
4. LOPES, H.P., SIQUEIRA Jr., J.F. *Endodontia*. Biologia e técnica. Rio de Janeiro: Medsi, 1999, p.277.
5. SATTAPAN, B. *Thesis* MDS - University of Melbourne, 1997.
6. TEPEL, J., SCHÄFER, E., HOPPE, W. Properties of endodontic hand instruments used in rotary motion. Part 3 - Resistance to bending and fracture. *J. Endod.*, v.23, n.3, p.141-5, 1997.
7. WALIA, H., BRANTLEY, W.A., GERSTEIN, H. An initial investigation of the bending and torsional properties of Nitinol root canal files. *J. Endod.*, v.14, p.346-51, 1988.

CAPÍTULO

Sistema Maillefer Profile .04/.06 (Dentsply/ Maillefer) - Técnicas

Mário Roberto Leonardo
Renato de Toledo Leonardo

A técnica original do Sistema Maillefer/Profile .04/.06 foi recomendada pelo fabricante (Les Fils d'August Maillefer S/A - Suíça), durante o seu lançamento em 1996. Naquela época, não existiam os instrumentos especiais Orifice Shapers, de grande conicidade, e os profissionais não tinham ainda completo domínio para sua aplicação, motivos pelos quais alguns acidentes operatórios ocorreram, como a fratura dos instrumentos.

Assim, a seqüência original, abaixo descrita, sofreu profundas modificações, mas será apresentada apenas para que se tenha idéia da evolução, baseada na experiência clínica de sua aplicação, e no aparecimento de novos instrumentos, como os Orifice Shapers.

Técnica original

Após os procedimentos operatórios iniciais, efetua-se a técnica original do Sistema Maillefer Profile .04/.06, como descrito a seguir:

Passo 1 – Instrumento Maillefer/Profile .04, n° 25 (uma estria/anel vermelho). Esse instrumento era levado girando ao canal radicular, numa velocidade de 250 rpm, com movimentos de propulsão e alívio (bicadas) de pequena amplitude, até uma profundidade que correspondesse à metade do comprimento aparente da raiz. Atingido o comprimento desejado, o instrumento era retirado do canal radicular ainda girando e, após a parada, cuidadosamente examinado. Havendo qualquer alteração em sua conformação, deveria ser substituído.

Passo 2 – Instrumento Maillefer/Profile n° 30/.04 (uma estria/anel azul).

A cinemática de movimento aplicada a esse instrumento seguia a mesma orientação empregada no Passo 1. O Instrumento Maillefer/Profile 30/.04, deveria ser levado até o comprimento anteriormente atingido pelo de n° 25/.04, isto é, até a metade do comprimento aparente da raiz.

Passo 3 – Instrumento Maillefer/ Profile n° 20/.04 (uma estria/anel amarelo).

Esse instrumento deveria ser utilizado com a mesma cinemática de movimento observada para os anteriores, levado, porém, até os dois terços do comprimento aparente da raiz.

Passo 4 – Com o Instrumento Maillefer/Profile 20/.04 nessa posição, era realizada a radiografia para odontometria, com o objetivo de obtenção de Comprimento Real de Trabalho (CRT).

Passo 5 – Instrumento Maillefer/Profile n° 15/.04 (uma estria/anel branco).

Delimitado o CRT, através do tope de silicone, o Instrumento Maillefer/Profile n° 15/.04 era levado, com a mesma cinemática de movimento dos anteriores, até o CRT. Se fosse sentida uma resistência à progressão do mesmo, recomendava-se repetir os passos 1, 2 e 3.

Passo 6 – Instrumentos Maillefer/Profile n° 20/.04 e 25/.04.

Com a mesma cinemática de movimento, esses instrumentos eram levados até o CRT, com o objetivo de alargar o Batente Apical.

Obs.: Para maior alargamento do Batente Apical, de acordo com as condições anatômicas do canal radicular, os instrumentos Maillefer/Profile n° 30/.04 (uma estria/anel azul), n° 35/.04 (uma estria/anel verde) e n° 40/.04 (uma estria/anel preto) poderiam ser usados.

Durante todos os procedimentos operatórios era de fundamental importância a irrigação copiosa, após o emprego de cada instrumento, de acordo com o fabricante com solução de hipoclorito de sódio a 2,5%.

Técnica recomendada pela Disciplina de Endodontia da Faculdade de Odontologia de Araraquara - SP - UNESP

Técnica I

A Disciplina de Endodontia da Faculdade de Odontologia de Araraquara, SP-UNESP, em 1997, em razão dos acidentes operatórios observados com a seqüência original do Sistema Maillefer/Profile 04, após vários estudos e aplicação clínica, recomendou uma seqüência, observando principalmente o princípio coroa/ápice sem pressão (*crown-down pressureless technique*).

Nessa seqüência, não eram utilizados os instrumentos especiais, Orifice Shapers, ainda não lançados.

- Indicações
  - Tratamento de canais radiculares de dentes com vitalidade pulpar (**Biopulpectomia**).
  - Tratamento de canais radiculares de dentes com necrose pulpar, sem lesão periapical visível radiograficamente (**Necropulpectomia I**).
  - Tratamento de canais radiculares de dentes com necrose pulpar e lesão periapical crônica (**Necropulpectomia II**).
- **Recomendação principal** – canais radiculares atresiados, retos e/ou curvos de molares, porém passíveis de acesso.
- **Princípio de ação** – princípio coroa/ápice, sem pressão, pela própria conformação da parte ativa dos instrumentos, como também pela seqüência de emprego dos mesmos.
- **Rotação recomendada** – emprego de contra-ângulo com redutor de velocidade (18:1), possibilitando mantê-la a 250 rpm.
- **Motor recomendado** – motores elétricos que ofereçam velocidade constante, sem oscilações, ou mesmo aqueles que permitam controle automático de torque.
- **Torques recomendados** – torque entre 0,2 e 1 N.cm, recomendado para os instrumentos de menor calibre, como, por exemplo, os números 15/20/25. Para aqueles mais calibrosos, recomendam-se torques acima de 1 N.cm.

- Aplicação da técnica – essa técnica é aplicada em três etapas:
  I. Coronária: Realização do desgaste anticurvatura.
  II. Intermediária: Através do princípio coroa/ápice, com o objetivo de ser atingido o Comprimento Real de Trabalho (CRT).
  III. Apical: Dilatação do Batente Apical.

Seqüência (hipotética*) da técnica recomendada pela Disciplina de Endodontia da Faculdade de Odontologia de Araraquara - SP - UNESP, empregando o sistema Maillefer/Profile .04/.06 (1997)

Técnica I

Procedimentos operatórios iniciais:
- Anamnese
- Atomização de cavidade bucal com soluções anti-sépticas.
- Radiografia para diagnóstico.
- Exame clínico/radiográfico.
- Obtenção do Comprimento Aparente do Dente (CAD).
- Obtenção do Comprimento Aparente da porção do canal radicular que corresponde à área de segurança.
- Anestesia.
- Preparo do dente para receber o dique de borracha.
- Aplicação do dique de borracha.
- Anti-sepsia do campo operatório com solução de digluconato de clorexidina a 0,12%.
- Abertura coronária.
  - Desgaste compensatório.
  - Desgaste (forma) de conveniência.
- **Localização das entradas dos canais radiculares.**
  - Observação clínico-radiográfica e sensibilidade tátil do diâmetro aproximado das entradas dos canais radiculares.
- **Exploração das entradas dos canais radiculares e terço médio,** com limas tipo K, de aço inoxidável, de número compatível (15/20/25).

---

* Essa seqüência de técnica é hipotética, uma vez que não existem dois canais radiculares absolutamente iguais. Assim sendo, deverá sofrer alterações, principalmente com relação ao número de instrumentos e às condições anatômicas de cada canal radicular.

- Mentalização das entradas e condições anatômicas dos canais radiculares.

Etapas técnicas do tratamento, com o emprego do sistema Maillefer/Profile .04/.06, recomendadas pela Disciplina de Endodontia da Faculdade de Odontologia de Araraquara - SP - UNESP

Técnica I

Etapa coronária

Estando a câmara pulpar (reservatório) inundada com a solução de hipoclorito de sódio, indicada para o caso (diluída ou concentrada), recomendam-se os seguintes passos:

Passo 1* - Instrumento Maillefer/Profile nº 30/.06 (duas estrias/anéis azuis) e/ou nº 25/.06 (duas estrias/anéis vermelhos), dependendo do diâmetro da embocadura do canal radicular, até encontrar resistência**, ou até atingir o comprimento que corresponde à extensão da área de segurança. Em canais radiculares amplos, com grande embocadura, como o canal distal de molares, recomendam-se os instrumentos mais calibrosos, como o 45/.06/.04, 40/.06/.04, etc.

Passo 2* - Instrumento Maillefer/ Profile nº 30/.04 (uma estria/anel azul) e/ou nº 25/.04 (uma estria/anel vermelho), até encontrar resistência**, ou até o comprimento que corresponde à área de segurança.

Passo 3* - Instrumento Maillefer/ Profile nº 20/.06 (duas estrias/anéis amarelos), até encontrar resistência, ou até atingir o comprimento que corresponde à extensão da área de segurança.

Passo 4* - Instrumento Maillefer/ Profile nº 20/.04 (uma estria/anel amarelo) até encontrar resistência**, até atingir o Comprimento de Trabalho Provisório (CTP).

Obs.:
- O emprego de brocas Gates-Glidden nºs 2, 3 e 4, dependendo das condições anatômicas da entrada do canal radicular, não está descartado. Atualmente, recomendam-se, também, os Orifice Shapers.
- Após o emprego de cada instrumento, deve-se irrigar copiosamente o canal radicular, deixando-o inundado para a utilização do próximo instrumento.

Etapa intermediária

Após a exploração (cateterismo) do canal radicular, com lima tipo K de aço inoxidável, provida de tope de silicone demarcando o Comprimento de Trabalho Provisório (CTP), anteriormente atingido pelo instrumento Maillefer/Profile nº 20/.04, realiza-se a odontometria para obtenção do Comprimento Real de Trabalho (CRT).

Passo 5** - Instrumento Maillefer/Profile nº 15/.06 (duas estrias/anéis brancos) até encontrar resistência**, ou até o CTP).

Passo 6** - Instrumento Maillefer/ Profile nº 15/.04 (uma estria/anel branco), até o CRT.

Obs.:
Após o emprego de cada instrumento, irrigar copiosamente o canal radicular, deixando-o inundado, para receber o próximo instrumento.

Obs.: O Passo 6 poderá ser realizado com limas tipo K, manuais.

---

* Encontrar resistência significa que, ao se aplicar o movimento de progressão em direção ao ápice, o instrumento deixa de avançar 1 a 2 mm, permanecendo no mesmo comprimento.
* Objetivo: Realizar o desgaste anticurvatura.
** Objetivo: Através do princípio coroa/ápice, sem pressão, atingir o CRT.

Etapa apical

Passo 7 - Instrumento Maillefer/Profile nº 20/.04 (uma estria/anel amarelo) até o CRT.

- Instrumento Maillefer/ Profile nº 25/.04 (uma estria/anel vermelho), até o CRT.
- Instrumento Maillefer/ Profile nº 30/.04*** (uma estria/anel azul), até o CRT.
- Instrumento Maillefer/ Profile nº 35/.04*** (uma estria/anel verde), até o CRT.
- Instrumento Maillefer/ Profile nº 40/.04*** (uma estria/anel preto), até o CRT.

Obs. 1: Considerando que o uso de instrumentos com a mesma conicidade (conicidades constantes) é altamente ineficaz, ao dilatar o Batente Apical com os instrumentos Maillefer/ Profile .04, recomenda-se alternar o emprego dos mesmos com um Instrumento Maillefer/ Profile .06. Exemplo: entre os instrumentos Maillefer/ Profile 20/.04 e 25/.04 intercalar o Instrumento Maillefer/ Profile 20/.06.

Obs. 2: Após o uso de cada instrumento, irrigar copiosamente o canal radicular, deixando-o inundado para receber o próximo instrumento.

Maillefer/Profile .04/.06 e Orifice Shapers

Técnica II

A Dentsply/Maillefer oferece um estojo completo (**Figura 7-1**) ref. A0363, contendo três tipos diferentes de instrumentos: orifice shapers, instrumentos Maillefer/Profile .04 e.06 e limas tipo K, assim distribuídos:

- Profile Orifice Shapers nº 4 (50/.07) (3 estrias/ anéis azuis)
- Profile Orifice Shapers nº 3 (40/.06) (3 estrias/ anéis vermelhos)
- Profile Orifice Shapers nº 2 (30/.06) (3 estrias/ anéis amarelos)
- Instrumento Maillefer/Profile nº 30/.06 (2 estrias/anéis azuis)
- Instrumento Maillefer/Profile nº 25/.06 (2 estrias/anéis vermelhos)
- Instrumento Maillefer/Profile nº 20/.06 (2 estrias/anéis amarelos)
- Instrumento Maillefer/Profile nº 30/.04 (1 estria/anel azul)
- Instrumento Maillefer/Profile nº 25/.04 (1 estria/anel vermelho)
- Instrumento Maillefer/Profile nº 20/.04 (1 estria/anel amarelo)

Limas tipo K nº 10 e nº 15. Acompanha um mandril adaptável aos instrumentos Maillefer/Profile.

A Dentsply/Maillefer oferece também uma seqüência simplificada (básica) – Ref. A0358 indicada para a maioria dos casos de canais radiculares de molares.

Os instrumentos oferecidos nessa seqüência são os seguintes (**Figura 7-2**):

- Profile Orifice Shapers nº 3 (40/.06) (3 estrias/ anéis vermelhos)
- Profile Orifice Shapers nº 2 (30/.06) (3 estrias/ anéis amarelos)
- Instrumento Maillefer/Profile nº 25/.06 (2 estrias/anéis vermelhos)
- Instrumento Maillefer/Profile nº 20/.06 (2 estrias/riscas amarelas)
- Instrumento Maillefer/Profile nº 25/.04 (1 estria/anel vermelho)
- Instrumento Maillefer/Profile nº 25/.04 (1 estria/anel vermelho)
- Instrumento Maillefer/Profile nº 20/.04 (1 estria/anel amarelo)

Em algumas caixas, acompanha lima tipo K nº 15, Flexofile). (**Figura 7-3**)

- **Indicações**
  - Tratamento de canais radiculares de dentes com vitalidade pulpar (Biopulpectomia), com necrose pulpar sem evidência radiográfica de lesão periapical (Necropulpectomia I) e dentes com necrose pulpar e lesão periapical crônica (Necropulpectomia II).
- **Recomendação principal** – canais radiculares atresiados, retos e/ou curvos de molares, porém acessíveis.
- **Princípio de ação** – princípio coroa/ápice, sem pressão, como consequência da utilização de ins-

---

*** Dependendo das condições anatômicas do canal radicular.
**** Objetivo: Dilatar o "Batente Apical".

trumentos mais calibrosos (de maior conicidade) seguidos dos menos calibrosos (de menor conicidade), em direção apical.
- **Rotação recomendada** – uso de contra-ângulo com redutor de velocidade (16:1), possibilitando rotação de 250 rpm.
- **Motor recomendado** – preferentemente elétricos e que ofereça rotações constantes, uniformes e torque variável.
- **Torques recomendados** – 0,5 a 1 N.cm, recomendados para os instrumentos de menor calibre, 20/.04 e ou 25/.04. Para instrumentos mais calibrosos, recomenda-se torque acima de 1 N.cm.

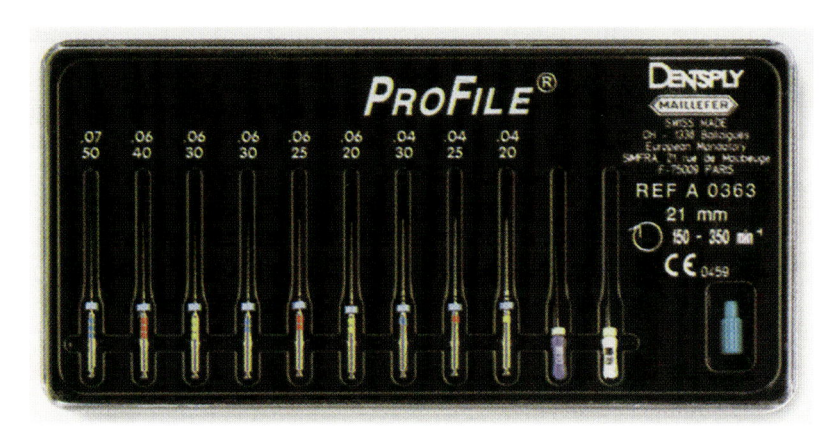

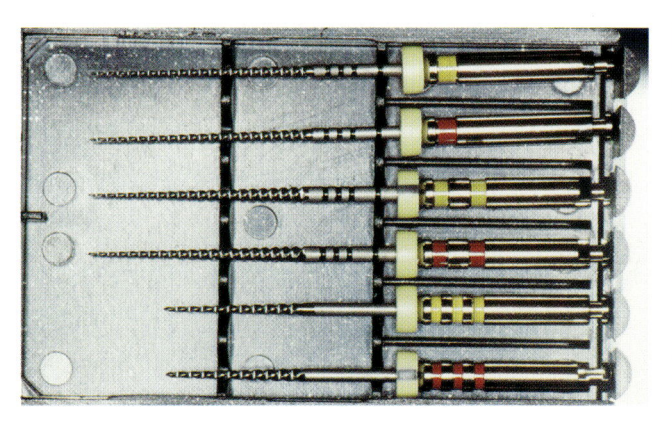

■ FIG. 7-1

■ FIG. 7-2

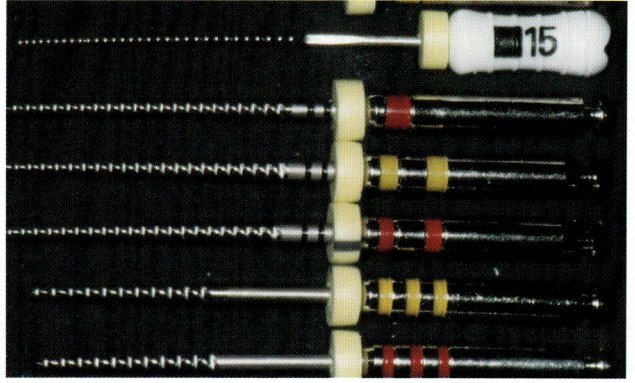

■ FIG. 7-3

Técnica Dentsply/Maillefer (hipotética) empregando a seqüência básica (simplificada) Maillefer/Profile .04/.06 e Orifice Shapers (Figura 7-4)

Técnica II

Após os passos iniciais, incluir:

- Radiografia diagnóstica para a obtenção do Comprimento Aparente do Dente (CAD) e conseqüente Comprimento de Trabalho Provisório (CTP), assim como, o comprimento aparente da porção que corresponde à área de segurança;
- Abertura coronária (desgaste compensatório e desgaste de conveniência) que ofereça acesso direto e amplo às entradas dos canais radiculares;

- Observação das condições anatômicas das entradas dos canais radiculares;
- Após a irrigação copiosa da câmara pulpar e entrada dos canais radiculares, com solução de hipoclorito de sódio concentrada (Necropulpectomia II) e/ou diluída (Biopulpectomia e Necropulpectomia I), iniciam-se as etapas operatórias da seqüência básica (simplificada) ref. A0358.

A. Exploração do canal radicular com lima tipo K, de aço inoxidável, de número compatível (15, 20 e/ou 25), até o seu terço médio.

Estágio coronário

1. Profile Orifice Shapers nº 3 #°
2. Profile Orifice Shapers nº 2 #°
3. Instrumento Maillefer/Profile nº 25/.06 ##°
4. Instrumento Maillefer/Profile nº 20/.06 ##°

Obs.: Considerando que esses instrumentos são calibrosos e pouco flexíveis, não deverão ser levados além da porção do canal radicular que corresponde à área de segurança, pois poderão determinar a formação de degraus.

Estágio intermediário

5. Instrumento Maillefer/Profile nº 25/.04 ##
6. Instrumento Maillefer/Profile nº 20/.04 ##

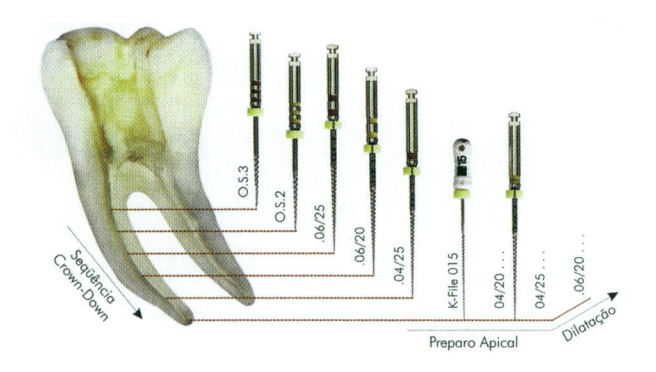

B. Odontometria

Objetivo: obter o Comprimento Real do Dente (CRD) e, conseqüentemente, o Comprimento Real de Trabalho (CRT).

Estágio apical

7. Lima tipo K nº 10 ou Flexofile nº 15 °°
8. Instrumento Maillefer/Profile nº 20/.04 - no CRT. °°°
9. Instrumento Maillefer/Profile nº 25/.04 – no CRT. °°°
10. Instrumento Maillefer/Profile nº 20/.06, com o objetivo de obter maior conicidade do preparo.

IMPORTANTE: Após o uso de cada instrumento, irrigar copiosamente o canal radicular com solução de hipoclorito de sódio, depois aspiração e inundação.

Obs.: Cada instrumento deverá ser usado por um período de trabalho não superior a 5 a 10 segundos para cada aplicação.

Essa seqüência poderá ser alterada, dependendo das condições anatômicas do canal radicular de cada caso. Por exemplo, em casos de diminuição brusca do diâmetro do canal radicular, na seqüência em direção apical, está indicado o avanço de alguns passos.

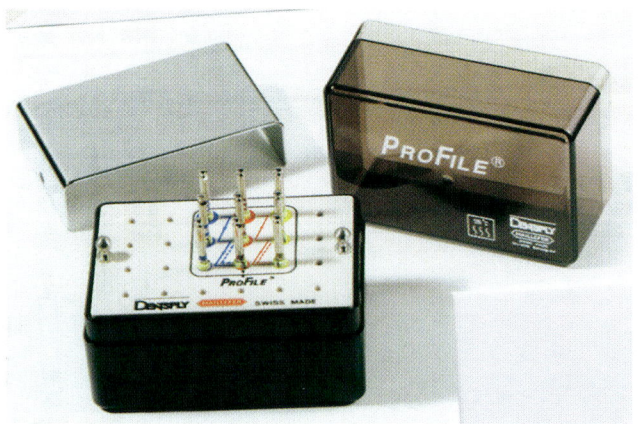

■ FIG. 7-4
Seqüência simplificada (básica) da técnica Maillefer/Profile .04/.06 e Orifice Shapers.

Até encontrar resistência
° Objetivo: Realizar o desgaste anticurvatura
Objetivo: Atingir o CTP.
°° Objetivo: Iniciar o preparo do Batente Apical
°°° Objetivo: Dilatar o Batente Apical

■ FIG. 7-5
Estojo Profile Organizer, com os instrumentos dispostos de acordo com a seqüência de emprego.

Seqüência clínico-radiográfica

Técnica recomendada pela Disciplina de Endodontia da Faculdade de Odontologia de Araraquara, SP - UNESP (1997)

Técnica I

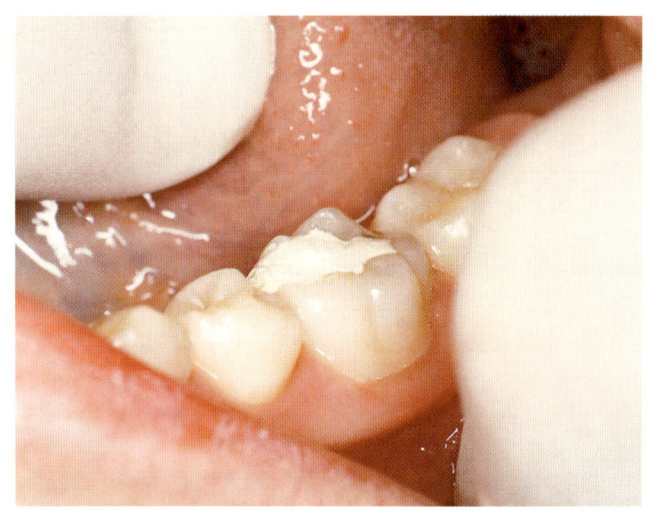

FIG. 7-6A
Aspecto clínico, evidenciando primeiro molar inferior esquerdo com selamento provisório.

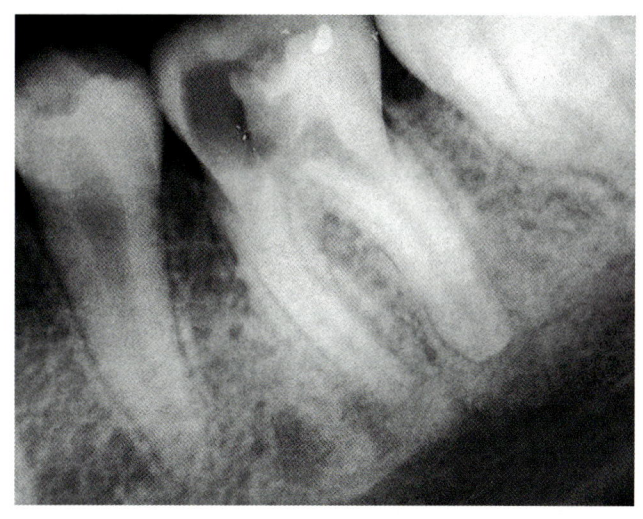

FIG. 7-6B
Radiografia para diagnóstico, evidenciando extensa lesão de cárie.

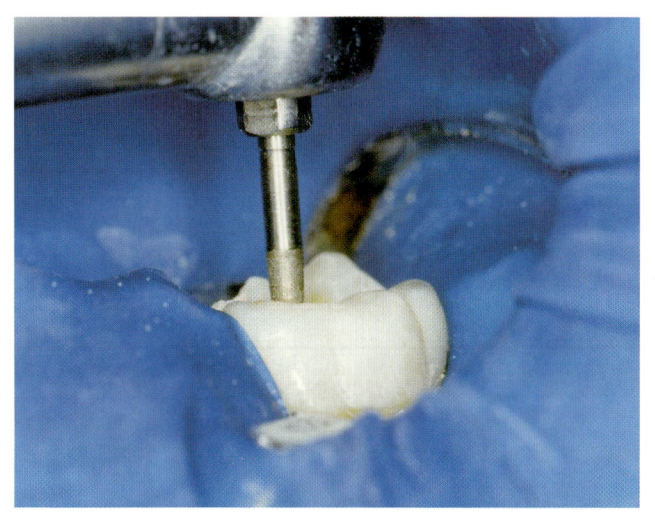

FIG. 7-6C
Detalhe do desgaste compensatório, após isolamento com dique de borracha, anti-sepsia do campo operatório com solução de gluconato de clorexidina a 0,12% e abertura coronária.

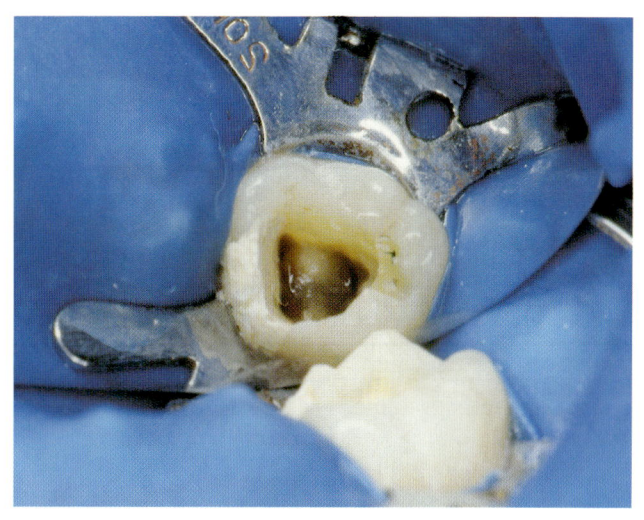

FIG. 7-6D
Abertura coronária, desgaste compensatório e de conveniência.

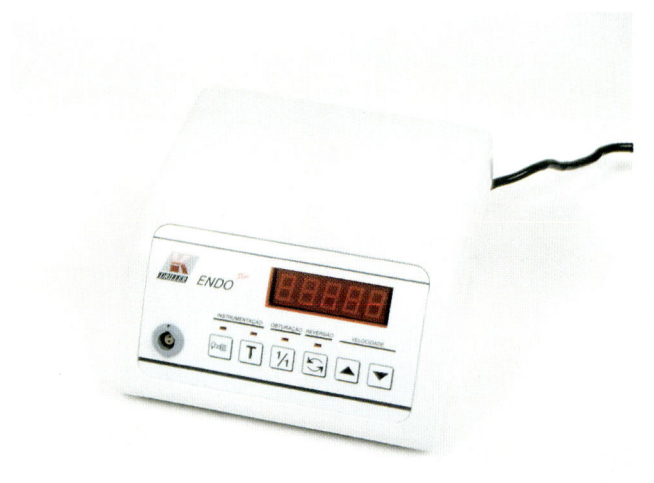

FIG. 7-6E
Motor Endo Plus, da Driller, utilizado nesse caso.

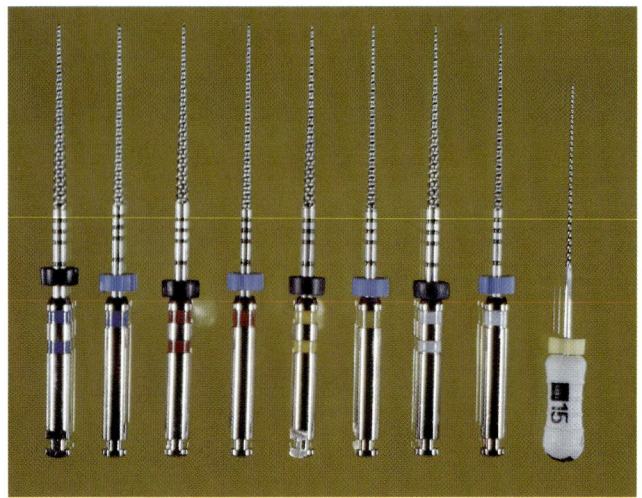

FIG. 7-6F
Disposição das limas, na seqüência recomendada.

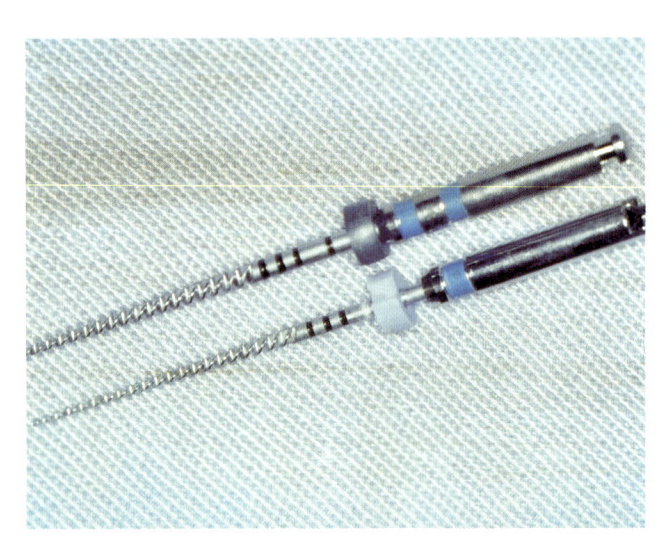

FIG. 7-6G
Instrumentos Maillefer/Profile 30/.06 (2 estrias/anéis azuis) e 30/.04 (1 estria/anel azul), selecionados para o início do Passo 1. Após irrigação/aspiração e inundação do canal radicular e da câmara pulpar (reservatório), foram utilizados os instrumentos Maillefer/Profile 30/.06 e 30/.04, até encontrar resistência, ou até o comprimento que corresponde à área de segurança.

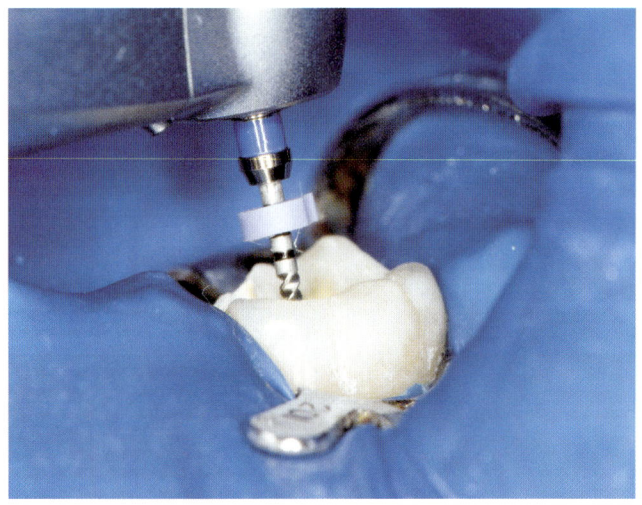

FIG. 7-6H
Instrumento Maillefer/Profile 30/.04, no canal radicular mésio-vestibular.

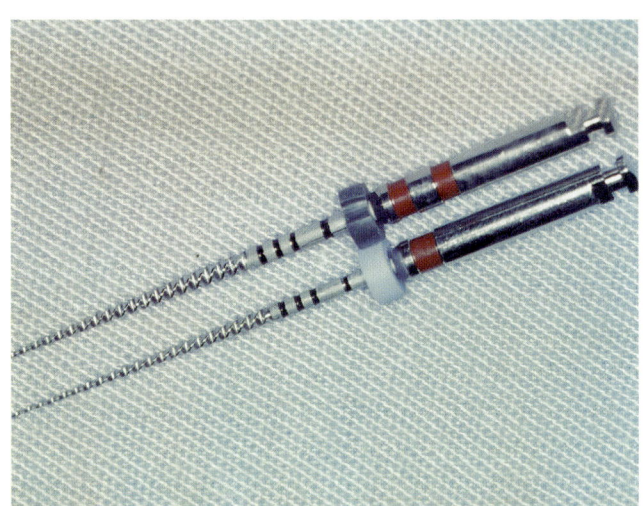

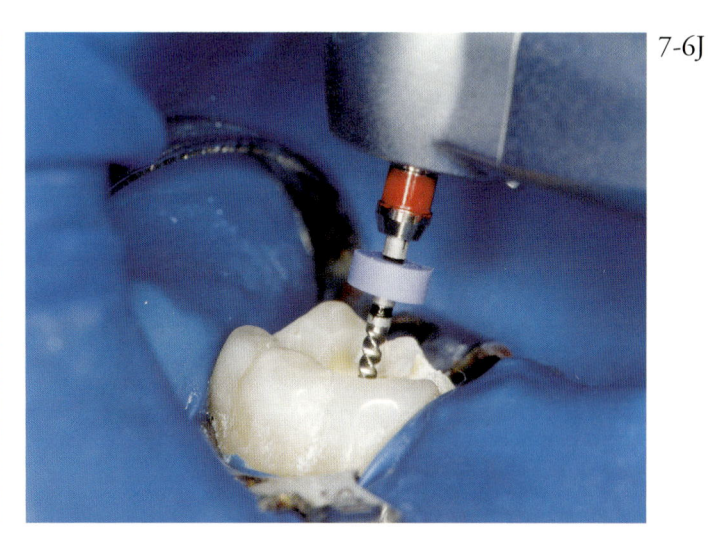

FIGS. 7-6I e J
Continuação da seqüência – Instrumentos Maillefer/Profile 25/.06 e 25/.04 levados no sentido coroa/ápice sem pressão, até encontrar resistência, ou até o comprimento que corresponde à área de segurança – Passo 2.

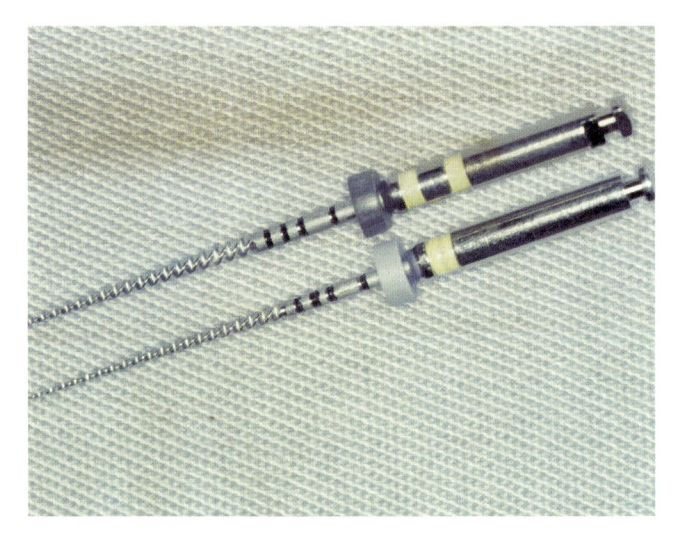

FIG. 7-6K
Instrumentos Maillefer/Profile 20/.06 e 20/.04 empregados para a continuação da seqüência.

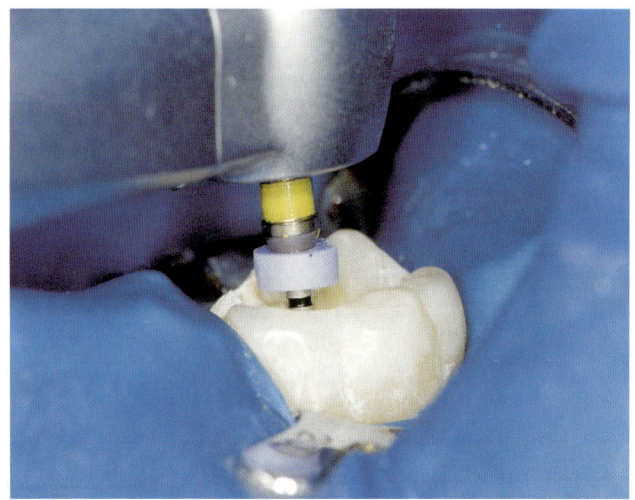

FIG. 7-6L
Instrumento Maillefer/Profile 20/.04 (1 estria/anel amarelo) no canal mesiovestibular, atingindo o CTP, para a realização da odontometria.

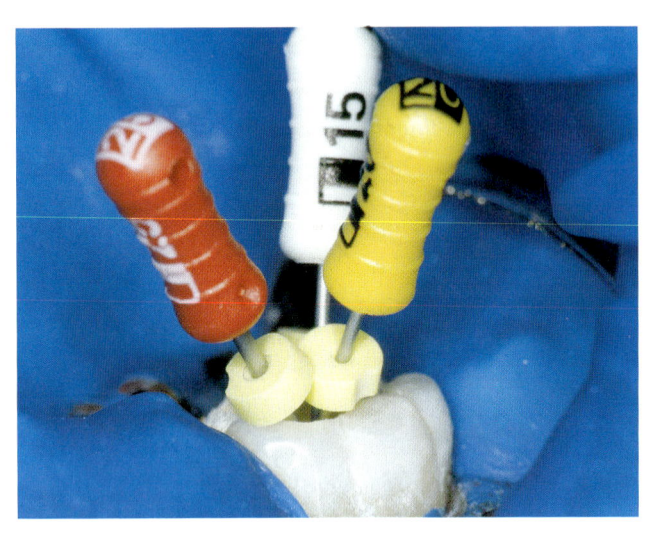

■ FIG. 7-6M
Limas tipo K, no CTP, para a realização da odontometria e obtenção do Comprimento Real de Trabalho (CRT).

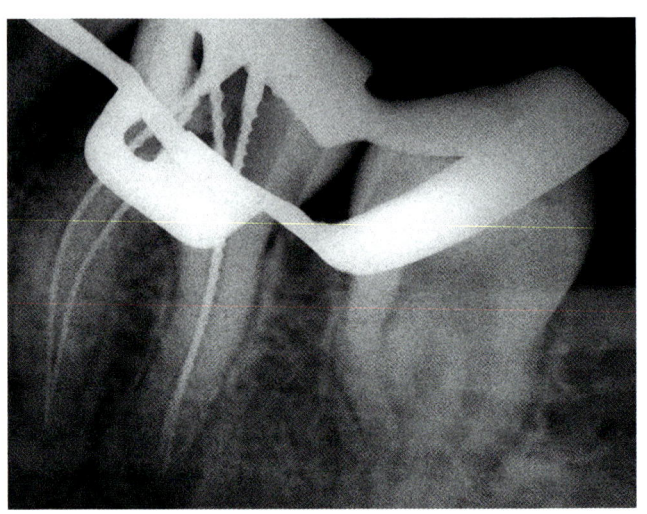

■ FIG. 7-6N
Radiografia para odontometria, evidenciando a existência de 4 canais radiculares.

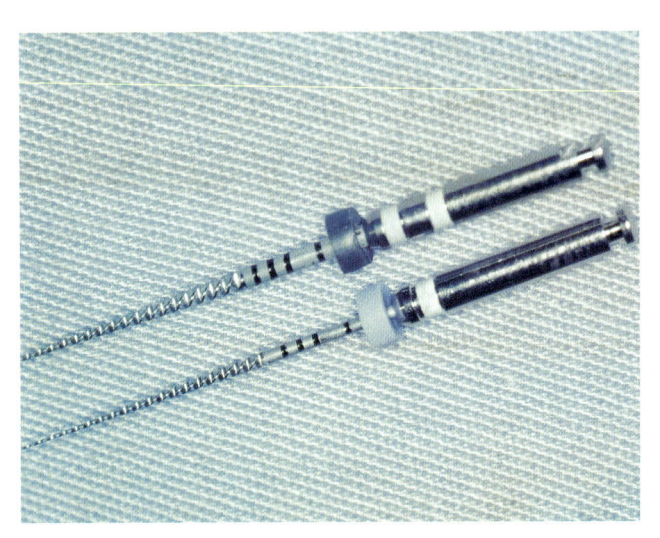

■ FIG. 7-6O
Continuação da seqüência – Maillefer/Profile 15/.06 e 15/.04, no sentido coroa/ápice, sem pressão, até ser atingido o Comprimento Real de Trabalho (CRT) – Passo 6.

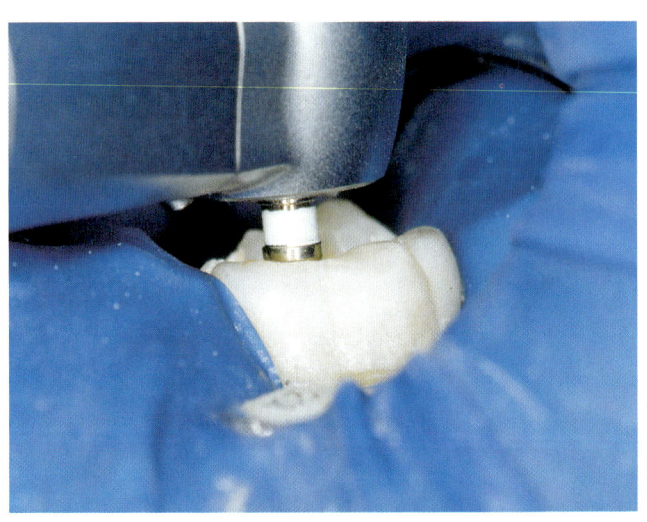

■ FIG. 7-6P
Instrumento Maillefer/Profile 15/.04 (1 estria/anel branco), no CRT.

SISTEMA MAILLEFER Profile.04/.06 (DENTSPLY/MAILLEFER) - TÉCNICAS

7-6Q

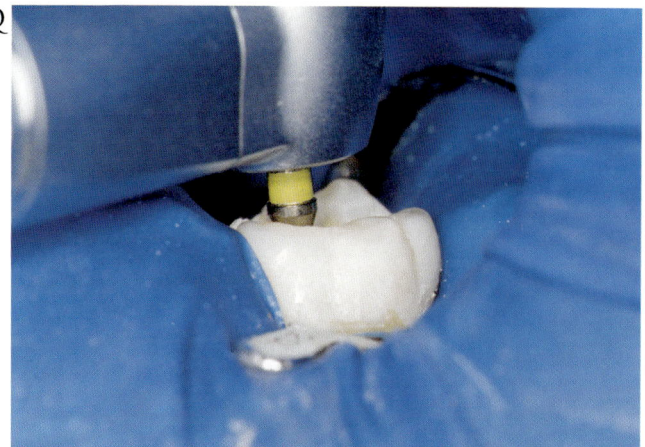

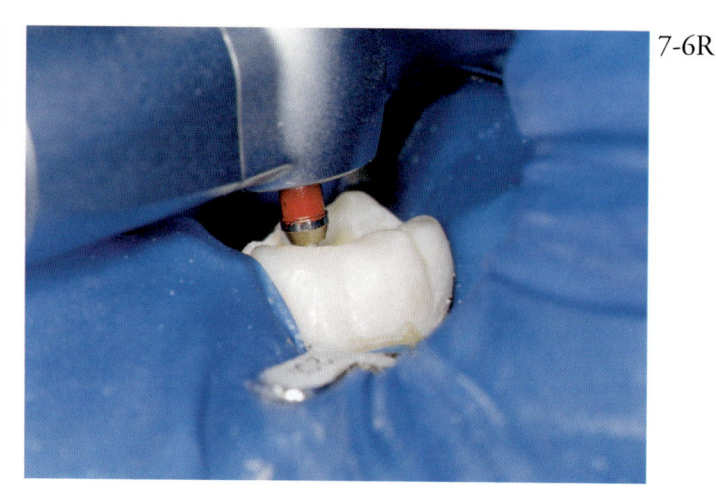

7-6R

7-6S

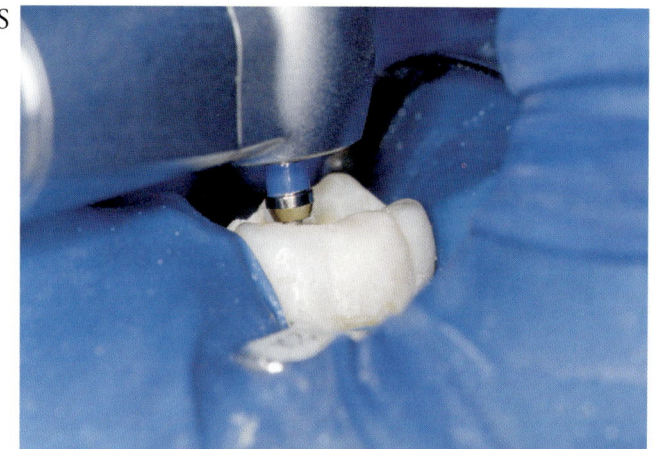

■ FIGS. 7-6Q a S

Instrumentos Maillefer/Profile, agora apenas com conicidade .04, 20/.04, 25/.04 e 30/.04, no CRT. (Passo 7), com o objetivo de dilatar o Batente Apical dos canais radiculares mesiais.

Obs.: Considerando que o uso de conicidades constantes é altamente ineficaz, recomenda-se, ao dilatar o Batente Apical com as limas Maillefer/Profile .04, intercalar com o Instrumento Maillefer/Profile .06 (até encontrar resistência). Por exemplo, entre os instrumentos Maillefer/Profile 20/.04 e 25/.04, intercalar o Instrumento Maillefer/Profile 20/.06.

7-6T

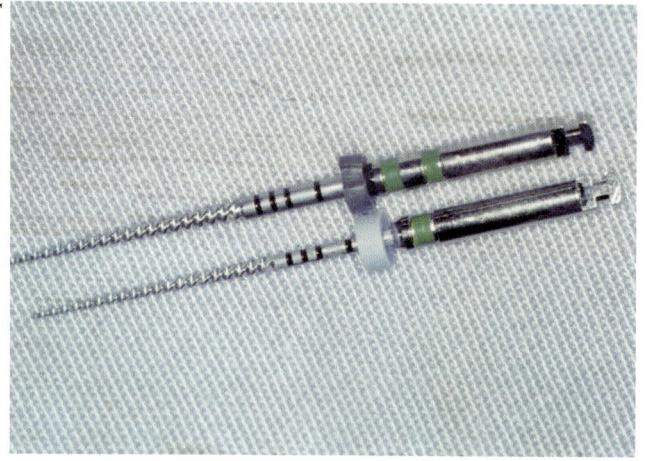

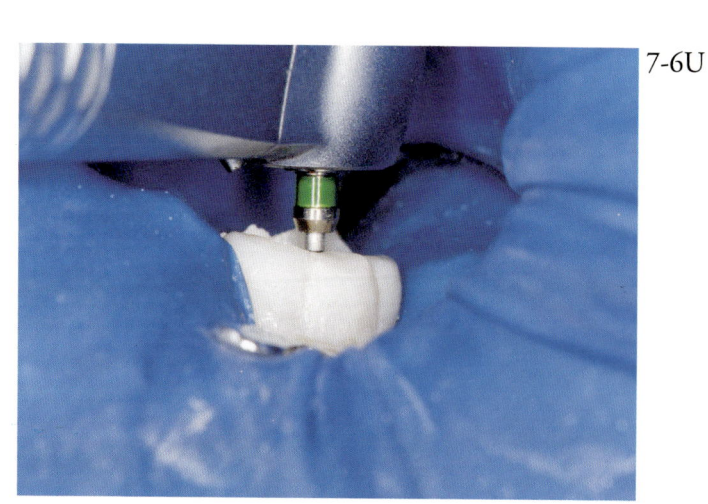

7-6U

■ FIGS. 7-6T e U

Instrumentos Maillefer/Profile 35/.06 (2 estrias/anéis verdes) e 35/.04 (1 estria/anel verde), selecionados para o início do Passo 1, nos canais radiculares distais, seguindo-se os Passos 6 e 7.

Obs.: Após o emprego de cada instrumento, irrigar copiosamente o canal radicular, aspirar e inundar o mesmo, para a utilização do próximo instrumento. Atualmente, para a realização do Passo 1, estão indicados os instrumentos especiais Orifice Shapers, assim como as brocas Gates-Glidden.

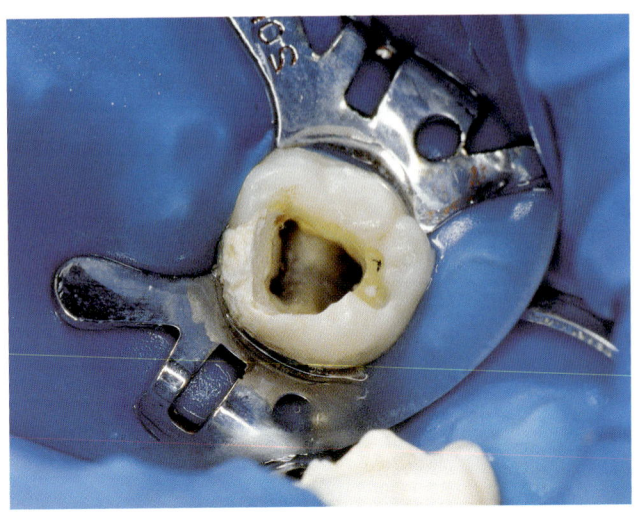

■ FIG. 7-6V
Canais radiculares preparados para a obturação.

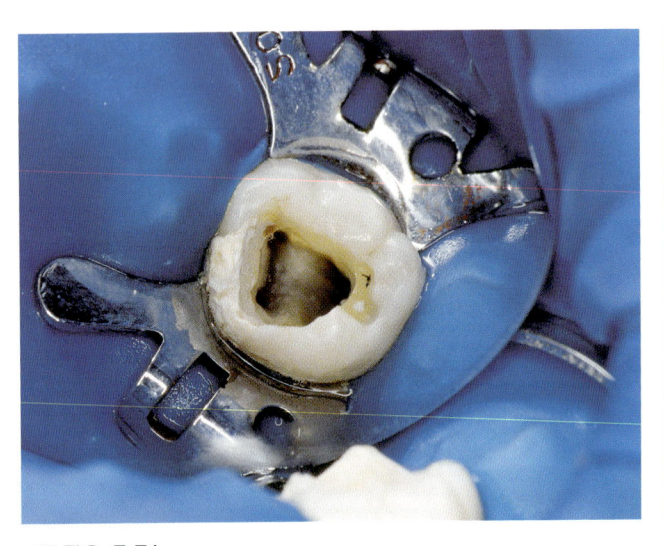

■ FIG. 7-7A
Após a utilização de solução de EDTA por agitação durante 3 minutos, irrigação copiosa com solução de hipoclorito de sódio diluída e secagem dos canais radiculares, estão preparados para a obturação pela técnica Thermafil Plus.

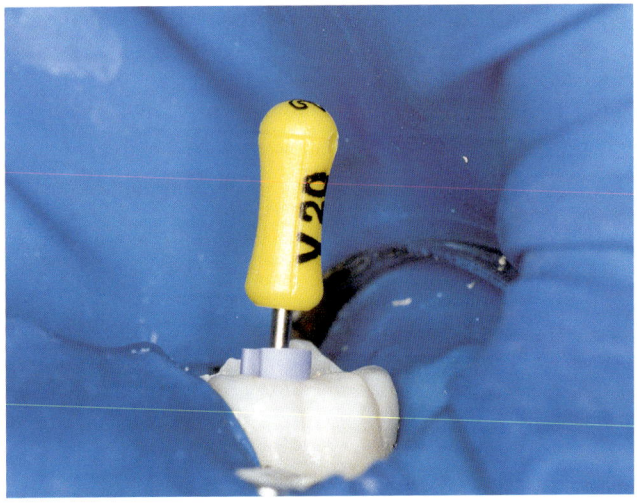

■ FIG. 7-7B
Verificador metálico n° 20, em posição, utilizado para selecionar o número do carregador Thermafil que deve ser empregado.

Obs.: Após o emprego de cada instrumento, irrigar copiosamente o canal radicular, aspirar e inundar, para a utilização do próximo instrumento.
   Atualmente, para a realização do Passo I, estão indicados os instrumentos especiais Orifice Shapers, assim como as brocas Gates-Glidden.

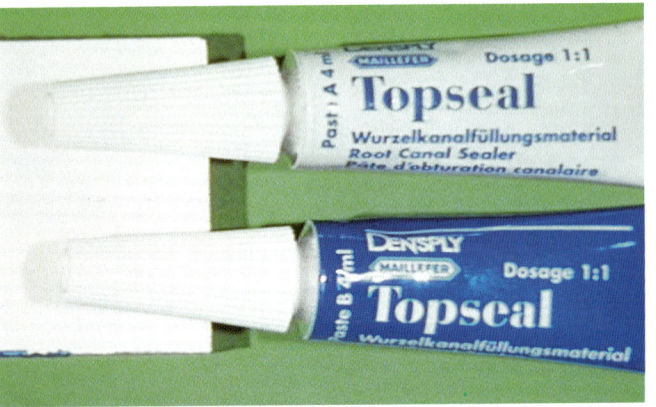

■ FIG. 7-7C
Topseal (AH Plus) - cimento à base de resina epóxica.

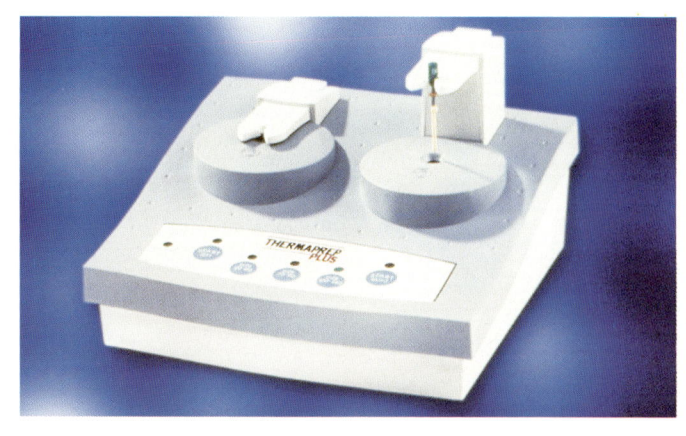

SISTEMA MAILLEFER Profile .04/.06 (DENTSPLY/MAILLEFER) - TÉCNICAS

■ **FIG. 7-7D**
Forno aquecedor da guta-percha do carregador Thermaprep Plus.

7-7E

7-7F

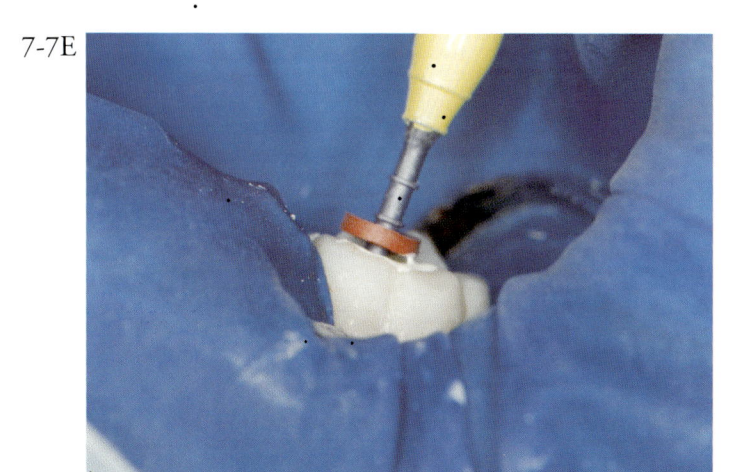

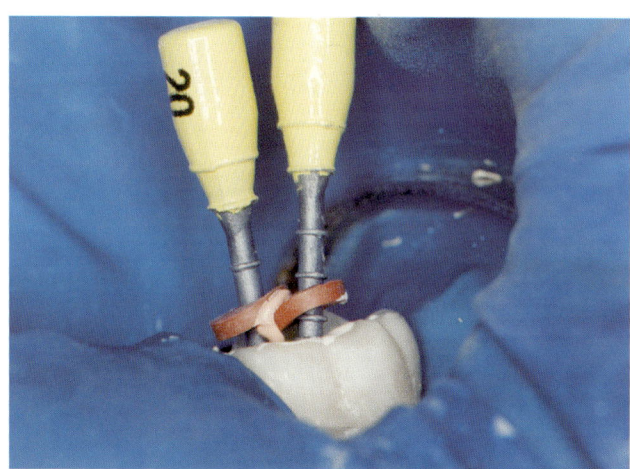

■ **FIGS. 7-7E e F**
Carregadores Thermafil no Comprimento Real de Trabalho (CRT).

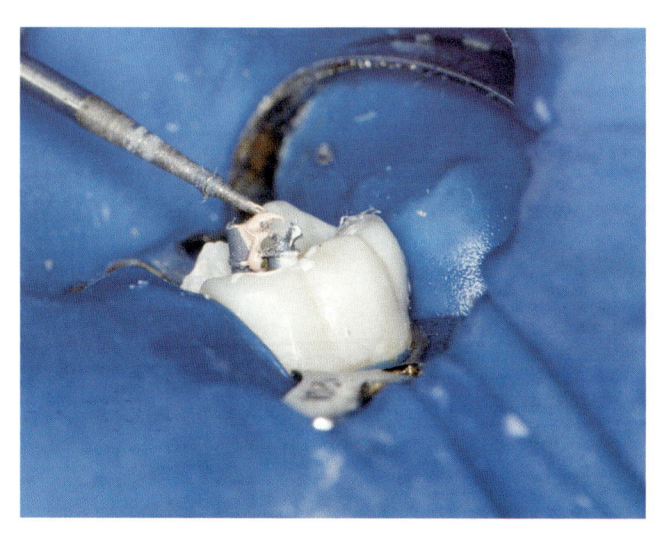

■ **FIG. 7-7G**
Corte do carregador, na entrada do canal radicular.

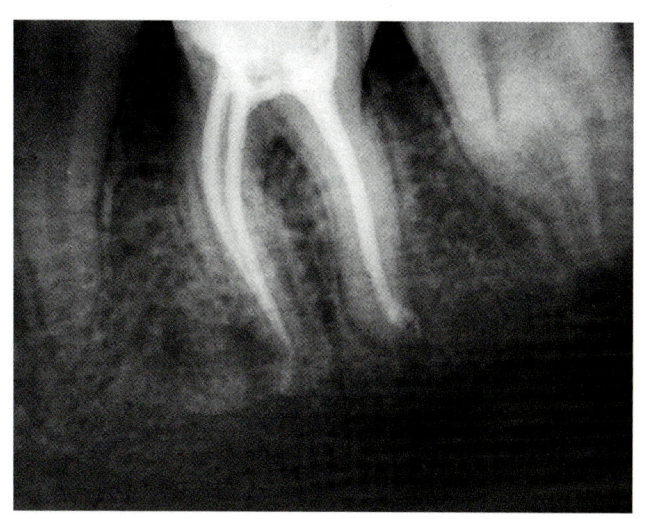

■ **FIG. 7-7H**
Radiografia final da obturação. Observar o pequeno extravasamento, em razão do excepcional escoamento oferecido por esse cimento.

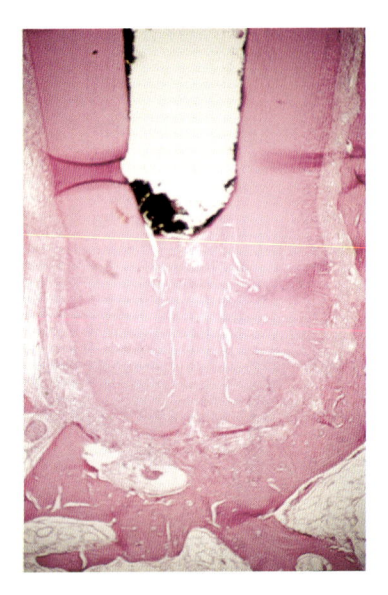

■ FIG. 7-8A

Selamento parcial de forame apical, diretamente em contato com o material obturador, em ápice radicular de dente de cão, com vitalidade pulpar 90 dias após a obturação do canal radicular com o AH Plus (Top Seal). He Zeiss – 40X.

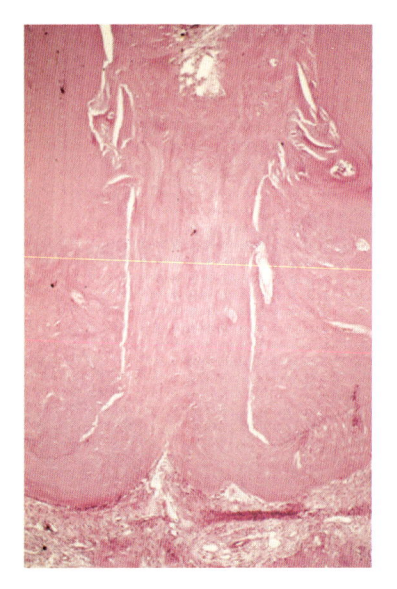

■ FIG. 7-8B

Detalhe da figura anterior, mostrando a estrutura do selamento neoformado, onde se observam numerosos cementócitos. He Zeiss – 40X.

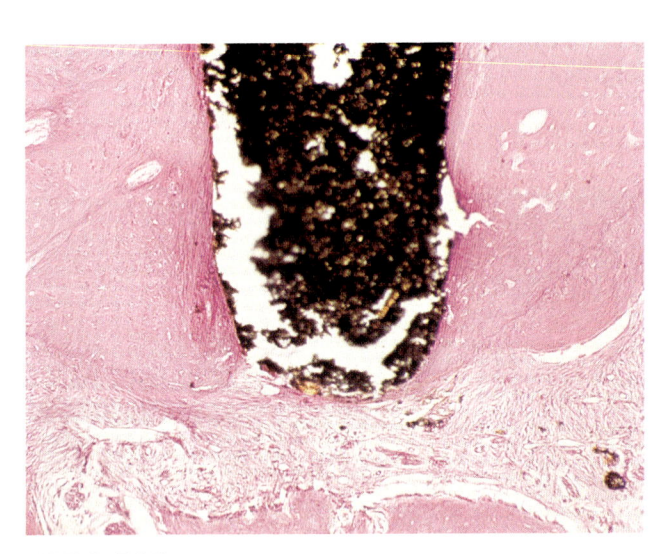

■ FIG. 7-8C

Obturação do canal radicular, localizada no nível de abertura apical. Cápsula fibrosa junto ao material obturador e início de mineralização. Região periapical suavemente espessada, ausência de células inflamatórias. He Zeiss – 40X.

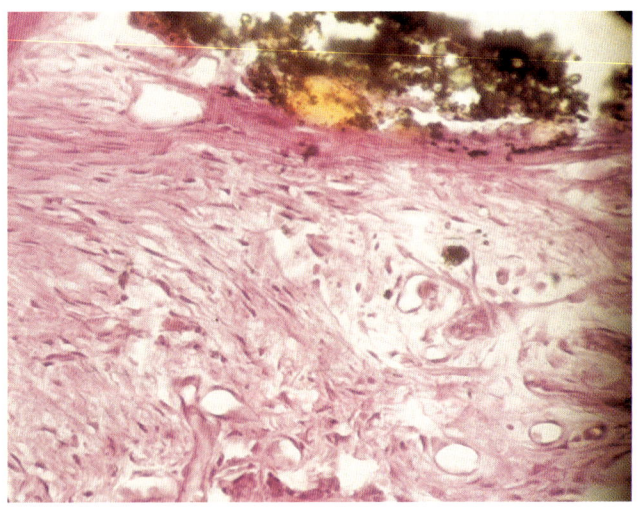

■ FIG. 7-8D

Detalhe da figura anterior, mostrando a cápsula fibrosa contínua e regular adjacente ao material obturador. Presença de fibroblastos e fibras colágenas. He Zeiss – 100X.

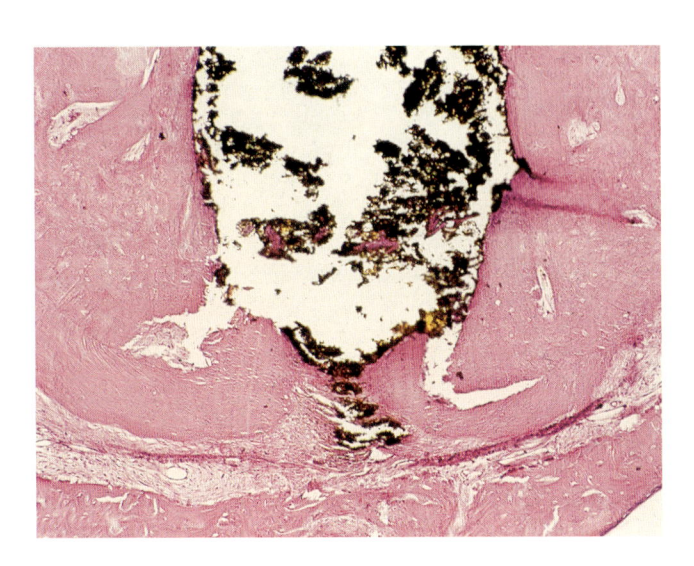

FIG. 7-8E
Selamento parcial. Ramificações do delta apical parcialmente obliteradas, ligamento periapical com ausência de células inflamatórias. He Zeiss – 40X.

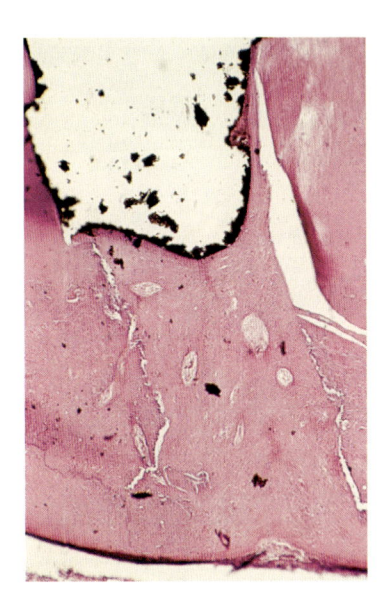

FIG. 7-8F
Selamento parcial do ápice radicular diretamente em contato com o material obturador, com o AH Plus (Top Seal). Presença de tecido intersticial íntegro.

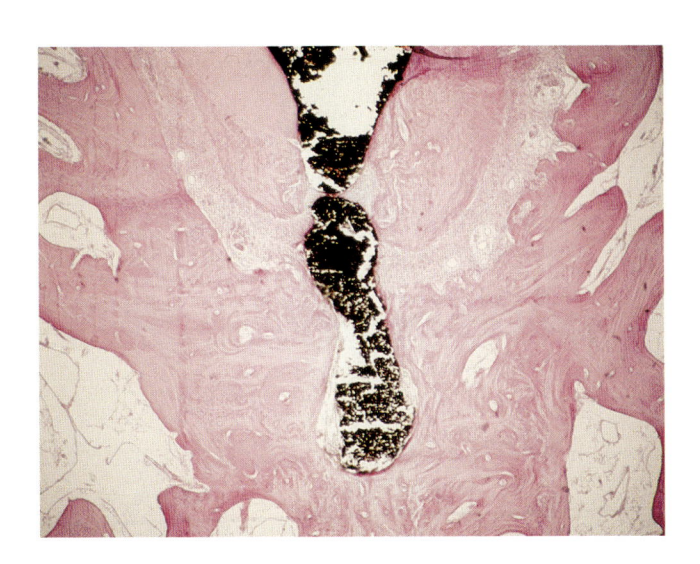

FIG. 7-9A
Extravasamento de material obturador, atingindo o osso alveolar, evidenciando excelente relação material/tecido ósseo. He Zeiss – 40X.

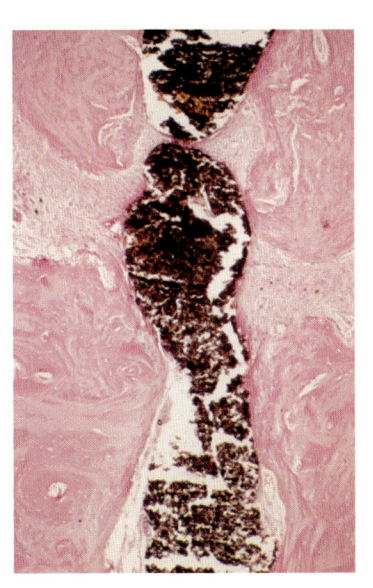

FIG. 7-9B
Detalhe da figura anterior, evidenciando ligamento periodontal isento de células inflamatórias, bem como acentuada presença de material obturador extravasado, envolto por tecido mineralizado.

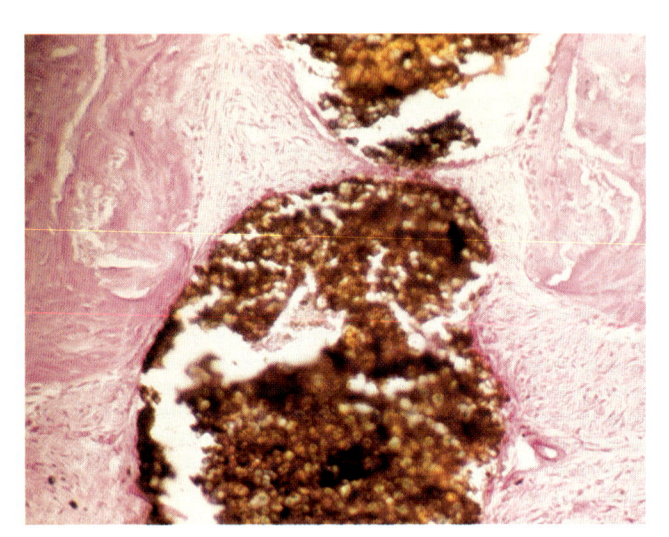

■ FIG. 7-9C

Aumento da Figura 7-9B, mostrando a integridade do tecido conjuntivo adjacente ao cimento obturador. He Zeiss – 40X.

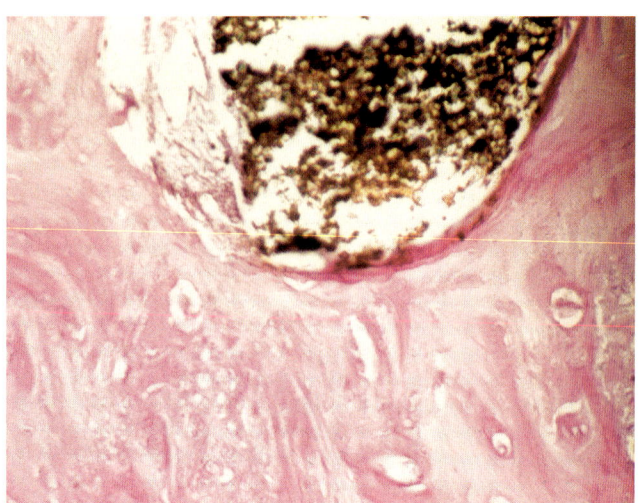

■ FIG. 7-9D

Aumento da Figura 7-9A, evidenciando formação de tecido ósseo diretamente em contato com o cimento obturador. Ausência de infiltrado inflamatório. He Zeiss – 40X.

Seqüência clínico/radiográfica empregando os instrumentos da Série Ben Johnson simplificada (Ref. A0358) - Dentsply/Maillefer, acionados pelo motor Tri-auto ZX - J. Morita

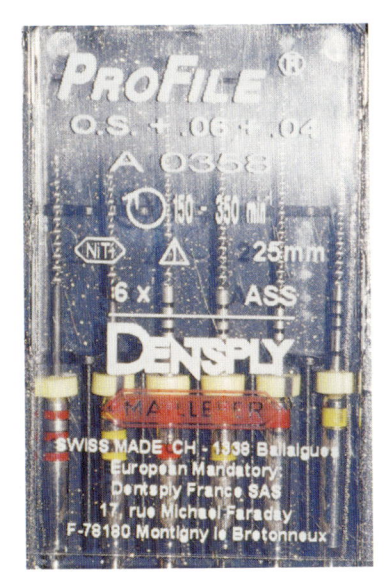

■ FIG. 7-10
Caixa Profile - ref. A0358.

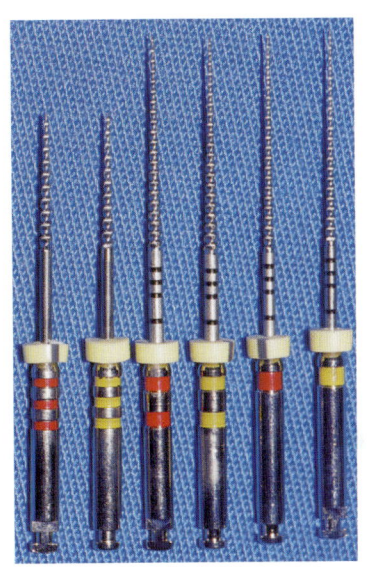

■ FIG. 7-11
Orifice shapers n° 3, Orifice shapers n° 2, Profile 25/.06, Profile 20/.06, Profile 25/.04 e Profile 20/.04.

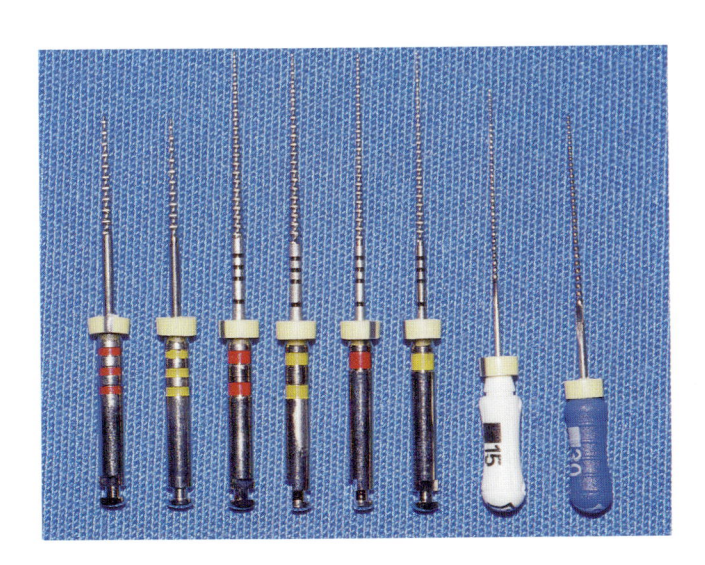

■ FIG. 7-12
Seqüência Ben Johnson (simplificada) incluindo as limas tipo K n° 10 e 15 (Colorinox) - Dentsply/Maillefer.

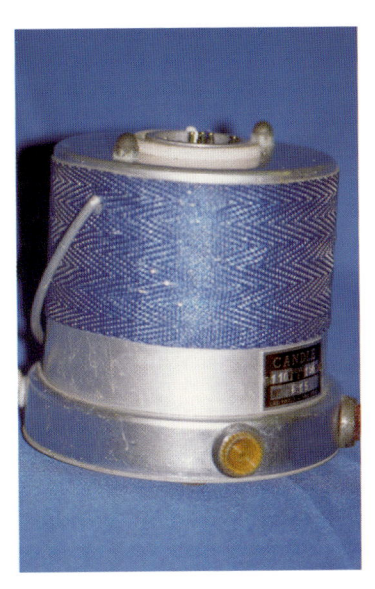

■ FIG. 7-13
Esterilizador rápido da marca "Candle", utilizado para a esterilização dos instrumentos.

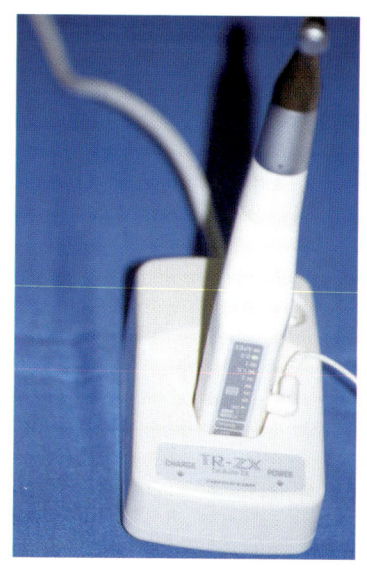

FIG. 7-14
Motor "Tri Auto ZX" (J. Morita), utilizado para odontometria e para acionar os instrumentos.

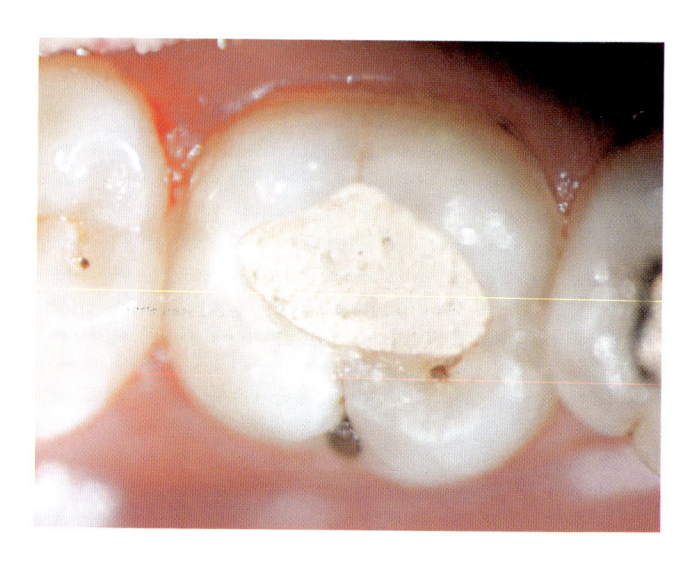

FIG. 7-15
Aspecto clínico de 2° molar inferior direito (Diagnóstico clínico: Pulpite irreversível).

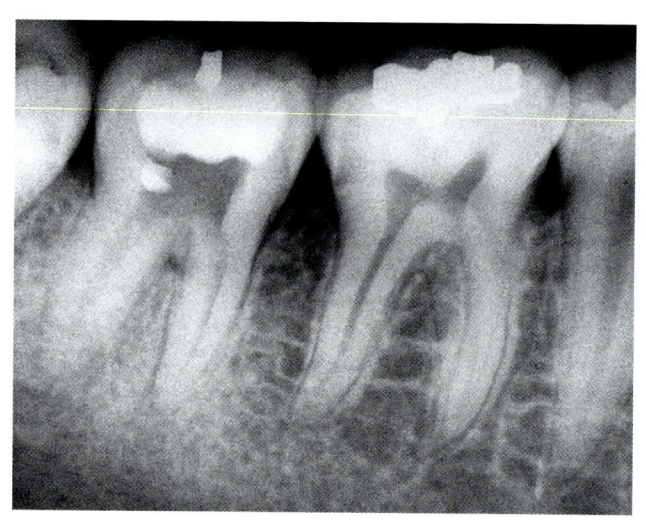

FIG. 7-16
Radiografia para diagnóstico, evidenciando selamento provisório.

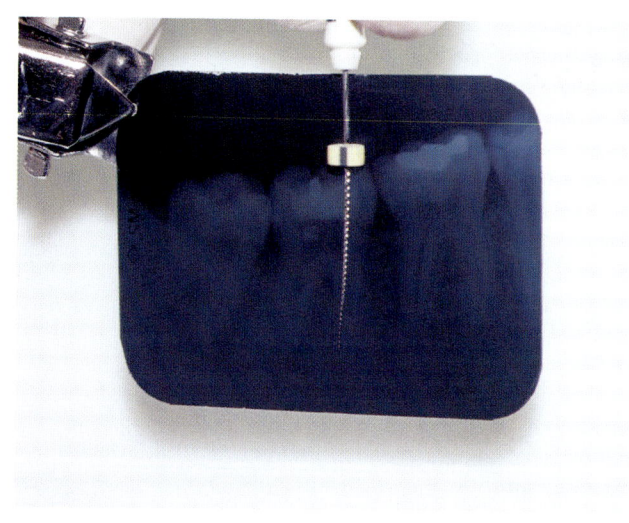

FIG. 7-17
Obtenção do Comprimento Aparente do Dente (raiz mesial).

FIG. 7-18
Obtenção do Comprimento Aparente do Dente (raiz mesial).

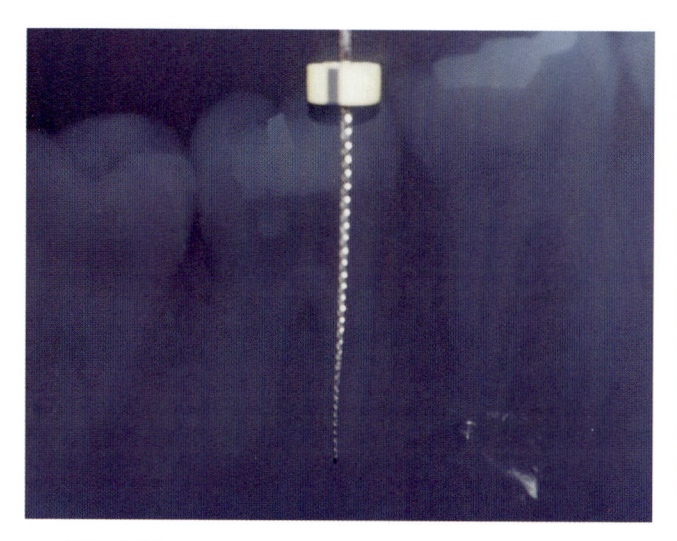

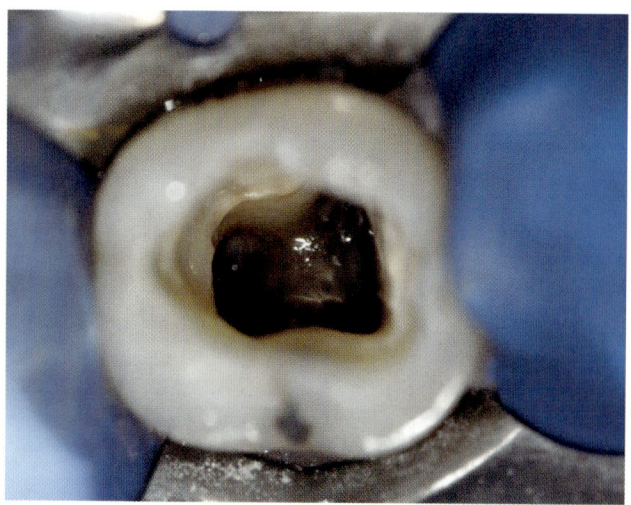

FIG. 7-19
Abertura coronária.

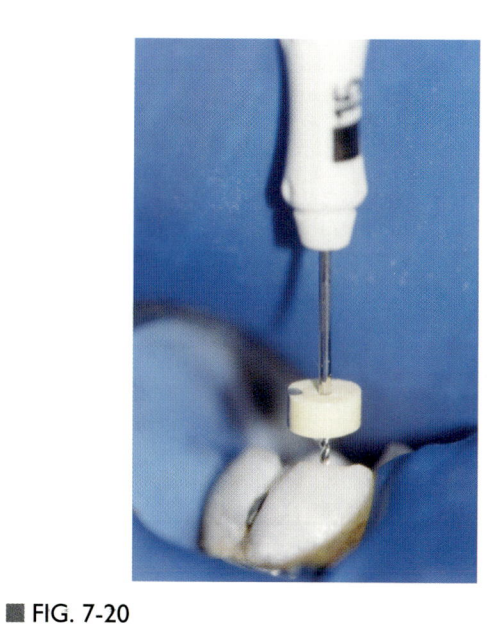

■ **FIG. 7-20**
Exploração (cateterismo) do canal radicular mesiolingual com lima tipo K n° 15 (Colorinox).

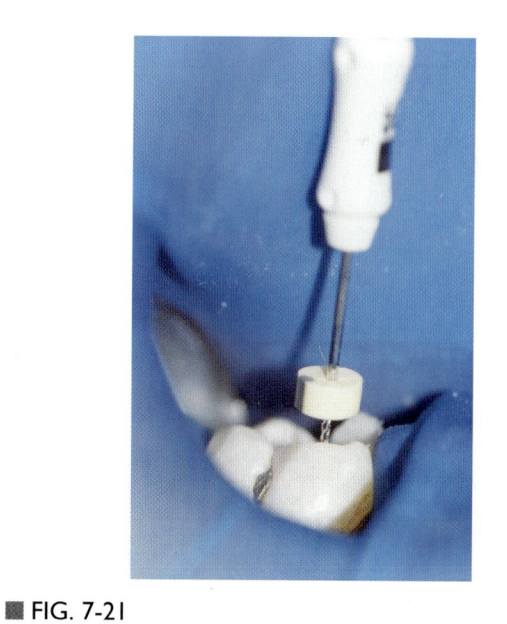

■ **FIG. 7-21**
Exploração (cateterismo) do canal radicular mesiovestibular com lima tipo K n° 15 (Colorinox).

■ FIG. 7-22
Exploração (cateterismo) do canal radicular distal com lima tipo K n° 20 (Colorinox).

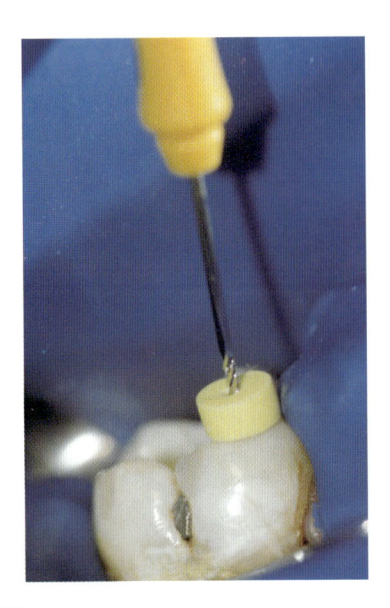

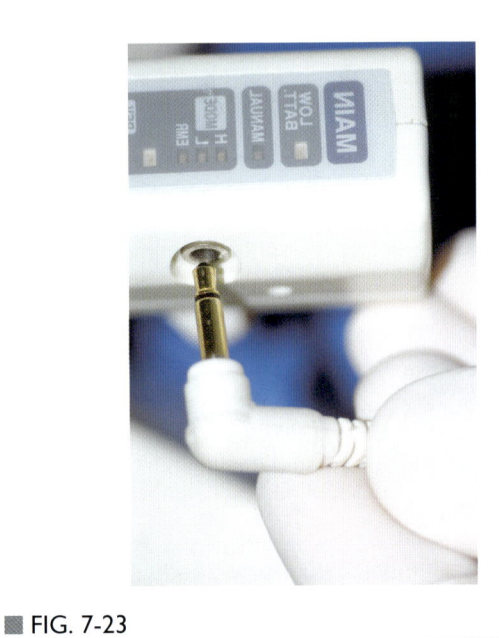

■ FIG. 7-23
Preparo do Tri Auto ZX, para a realização da odontometria.

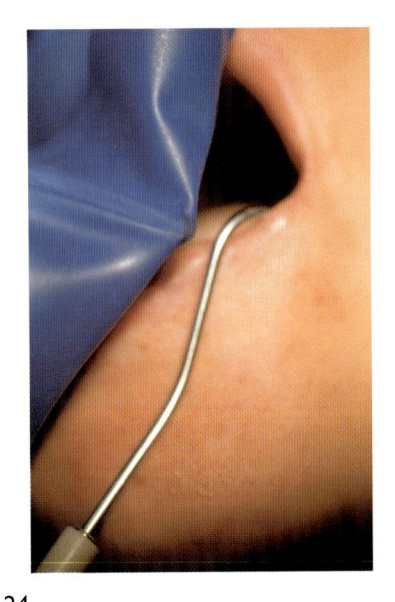

■ FIG. 7-24
Colocação do *clip* labial.

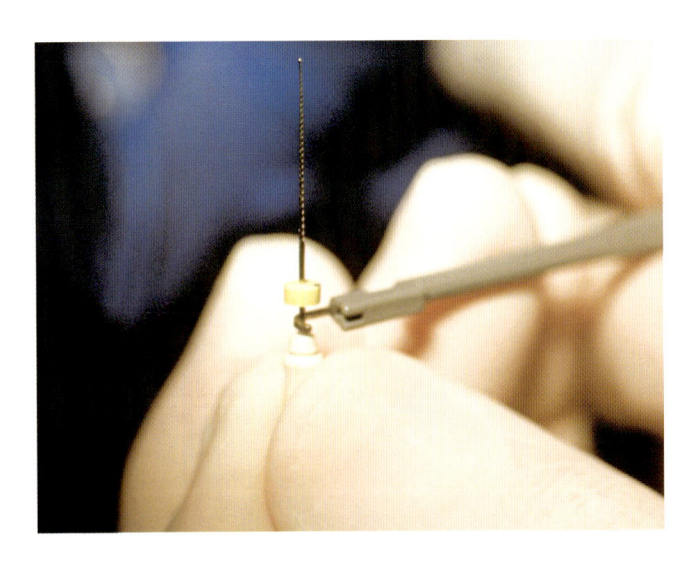

■ FIG. 7-25
Colocação da lima no acessório especial para realização da odontometria.

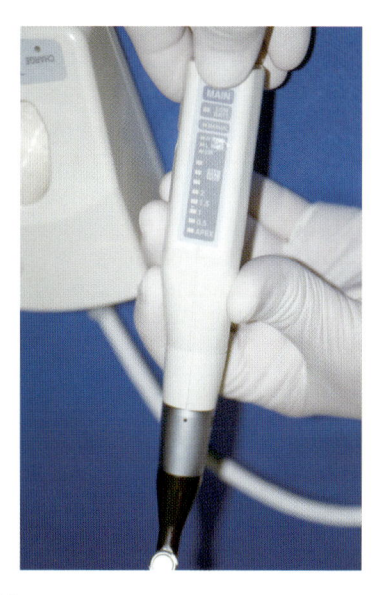

SISTEMA MAILLEFER Profile.04/.06 (DENTSPLY/MAILLEFER) - TÉCNICAS

■ FIG. 7-26
Ligar o aparelho (Main).

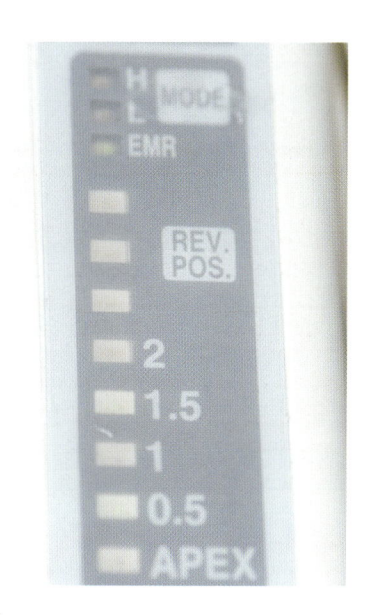

■ FIG. 7-27
Ativar o "EMR".

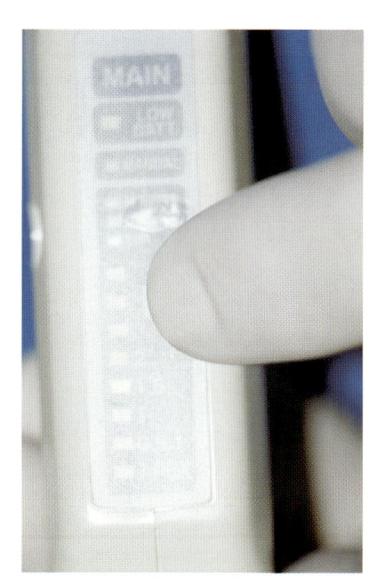

■ FIG. 7-28
Pré-determinar o Comprimento Real de Trabalho (1,5).

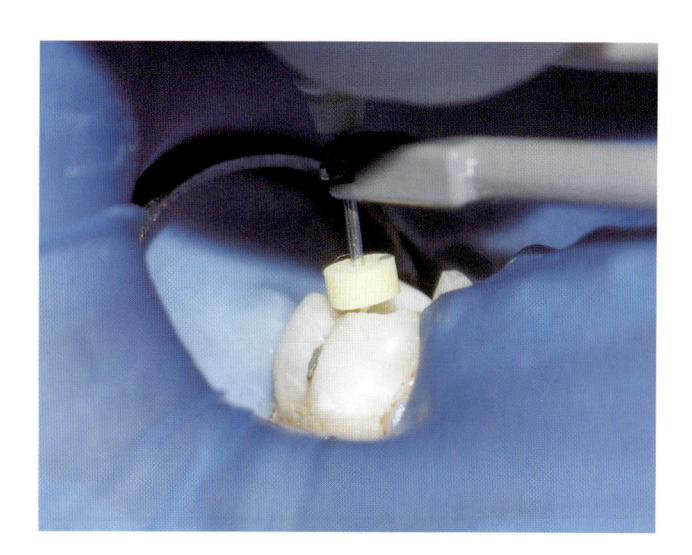

■ FIG. 7-29
Levar a lima ao interior dos canais radiculares, até ser atingido o Comprimento de Trabalho pré-determinado evidenciado no visor.

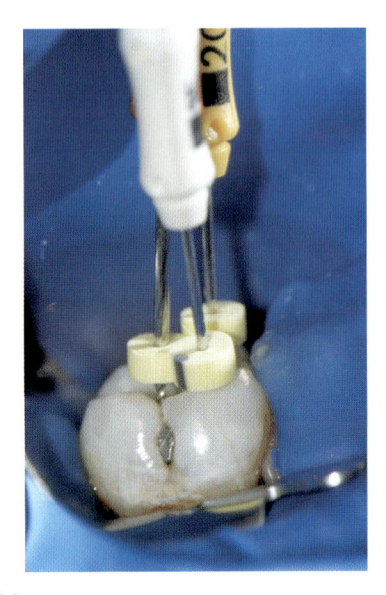

SISTEMAS ROTATÓRIOS EM ENDODONTIA - INSTRUMENTOS DE NÍQUEL-TITÂNIO

FIG. 7-30
Confirmação clínica e radiográfica da Odontometria.

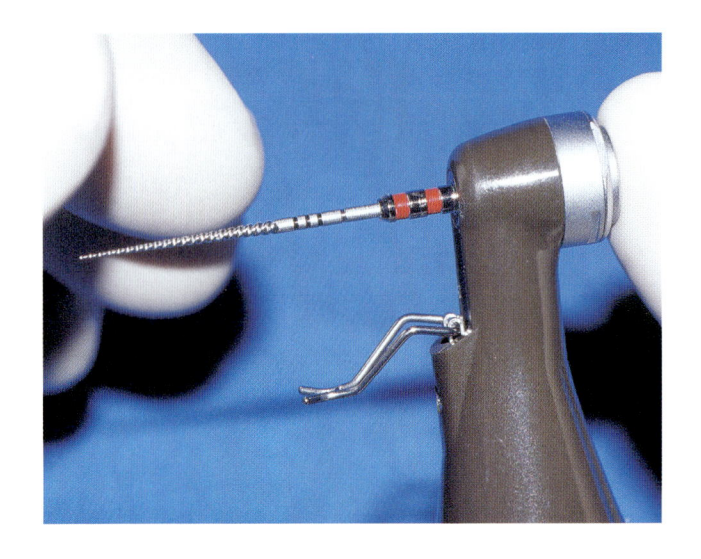

FIG. 7-31
Colocação do Orifice Shapers (O.S.) n° 3, no contra-ângulo do Tri-Auto ZX.

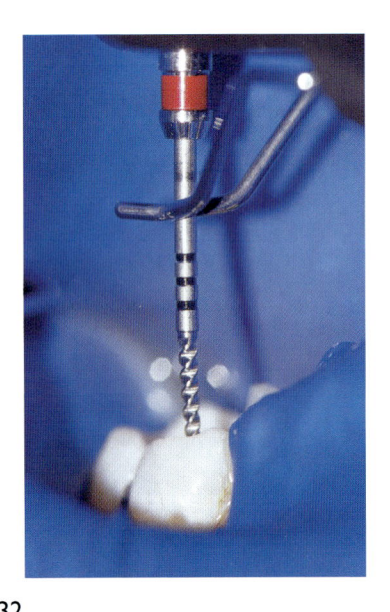

■ **FIG. 7-32**
Orifice Shapers (O.S.) n° 3 sendo levado ao canal radicular.

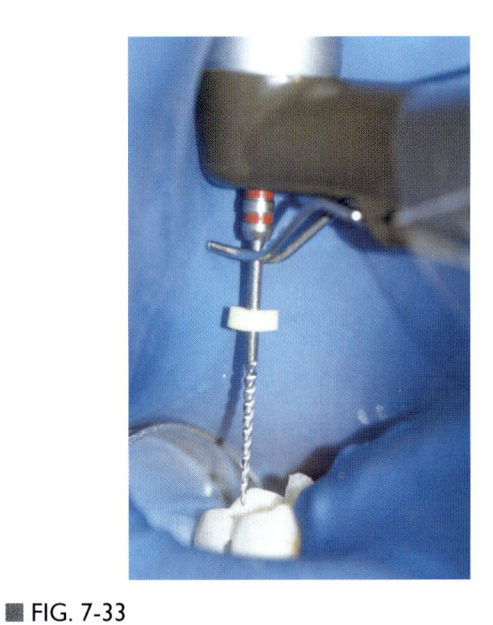

■ **FIG. 7-33**
Orifice Shapers (O.S.) n° 3 ativado no canal radicular.

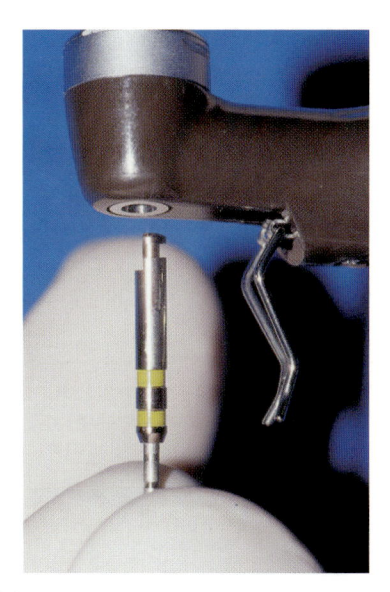

SISTEMA MAILLEFER Profile.04/.06 (DENTSPLY/MAILLEFER) - TÉCNICAS

FIG. 7-34
Orifice Shapers (O.S.) n° 2, sendo levado no contra-ângulo do Tri-Auto ZX.

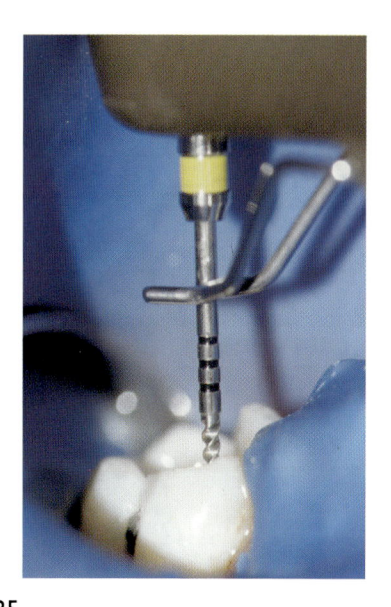

FIG. 7-35
Orifice Shapers (O.S.) n° 2, sendo levado acionado, no canal radicular.

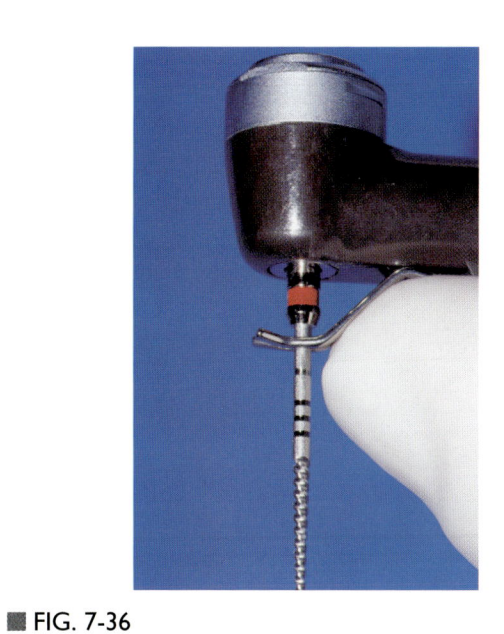

■ FIG. 7-36
Profile 25/.06 - no contra ângulo do Tri-Auto ZX.

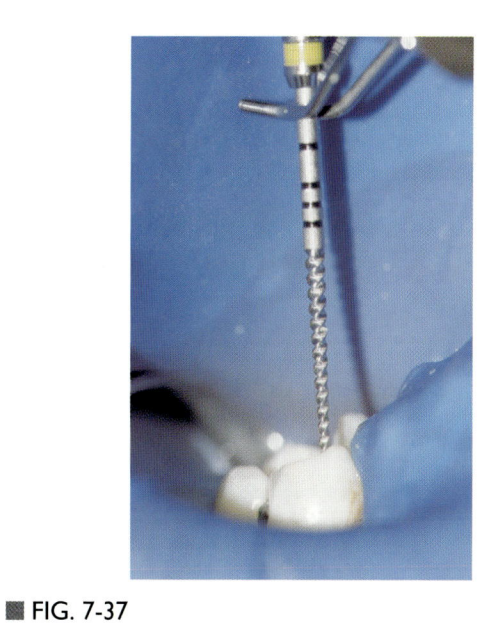

■ FIG. 7-37
Profile 20/.06 sendo levado acionado, no canal radicular.

■ FIG. 7-38
Profile 25/.04 sendo levado ao contra-ângulo - Tri-Auto ZX.

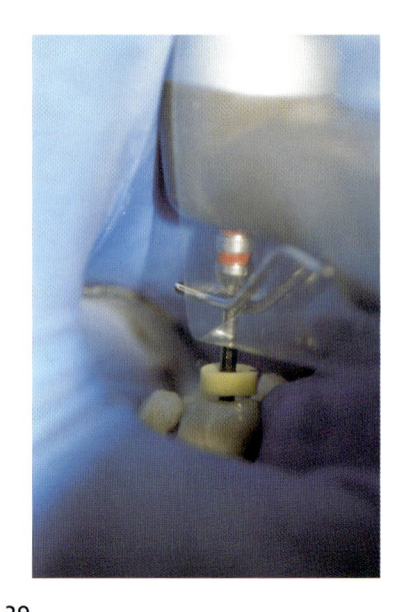

■ FIG. 7-39
Profile 25/.04 acionado no interior do canal radicular.

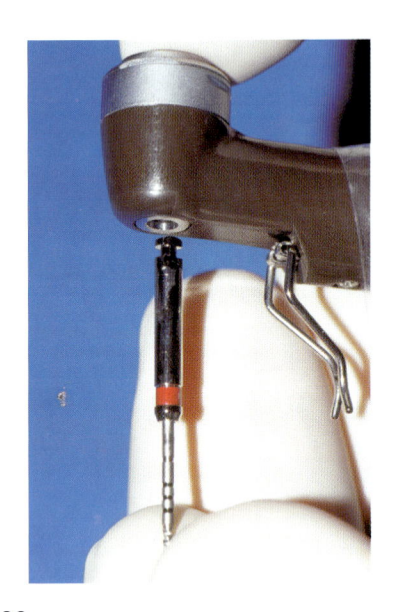

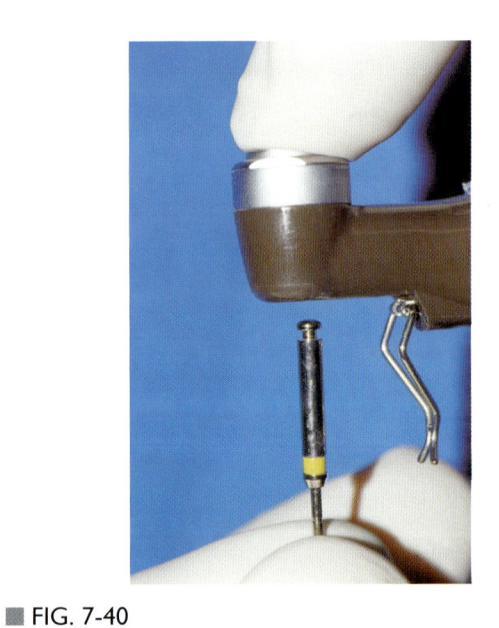

■ FIG. 7-40
Profile 20/.04 sendo levado ao contra-ângulo Tri-Auto ZX.

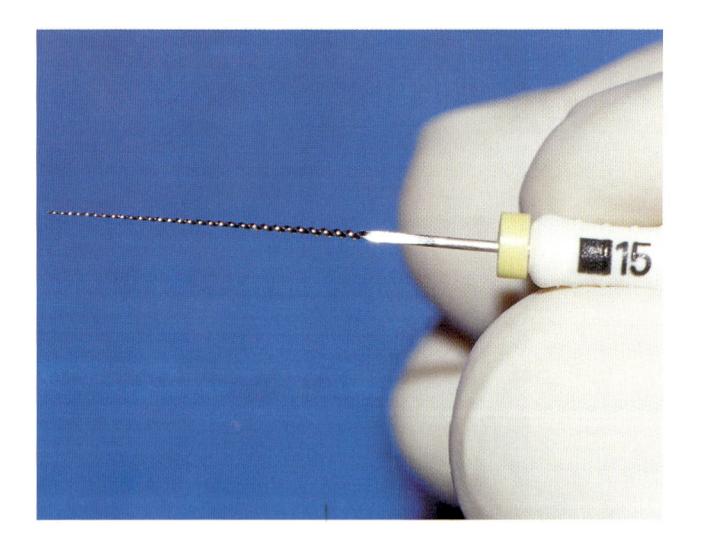

■ FIG. 7-41
Instrumento Apical Inicial (I.A.I.) (Lima tipo K n° 15 - Colorinox).

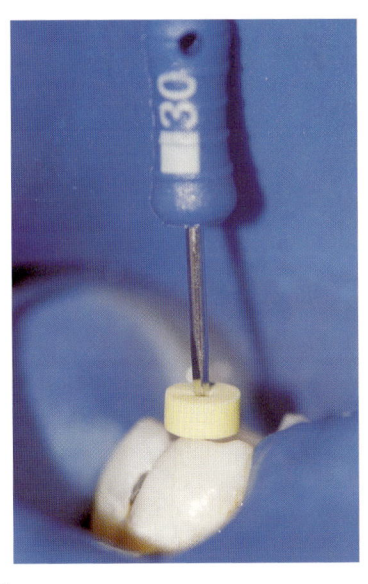

SISTEMA MAILLEFER Profile .04/.06 (DENTSPLY/MAILLEFER) - TÉCNICAS

FIG. 7-42
Instrumento Memória (I.M.) (Lima tipo K n° 30 - Colorinox).

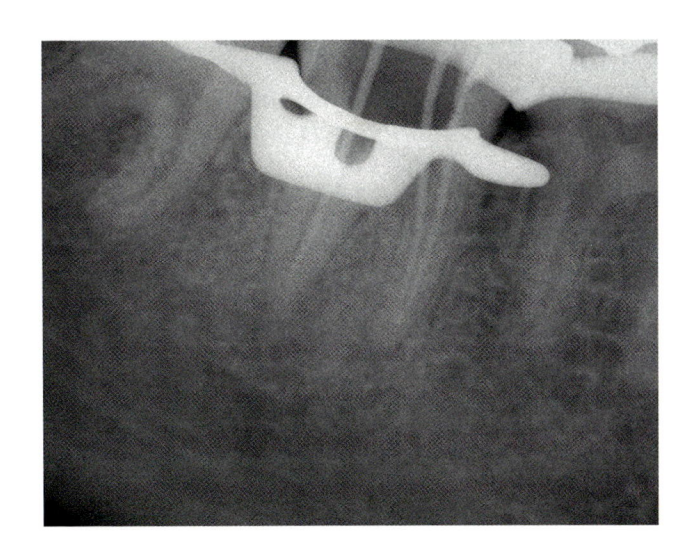

FIG. 7-43
Confirmação radiográfica da escolha clínica dos cones de guta-percha principais.

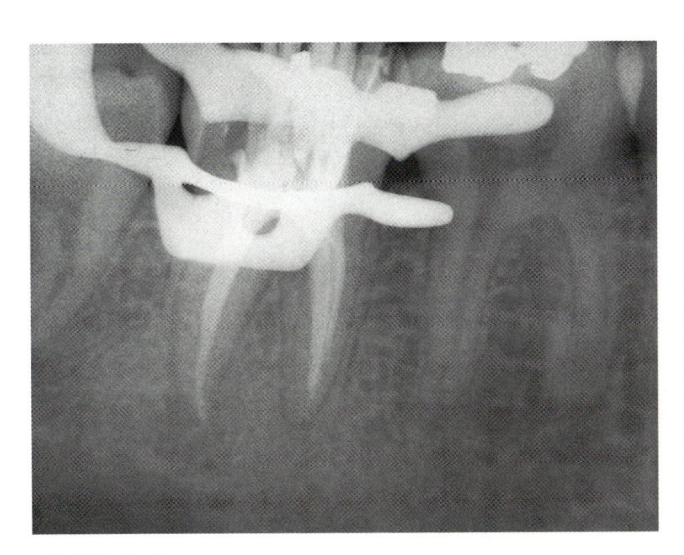

FIG. 7-44
Radiografia para comprovação da condensação lateral ativa.

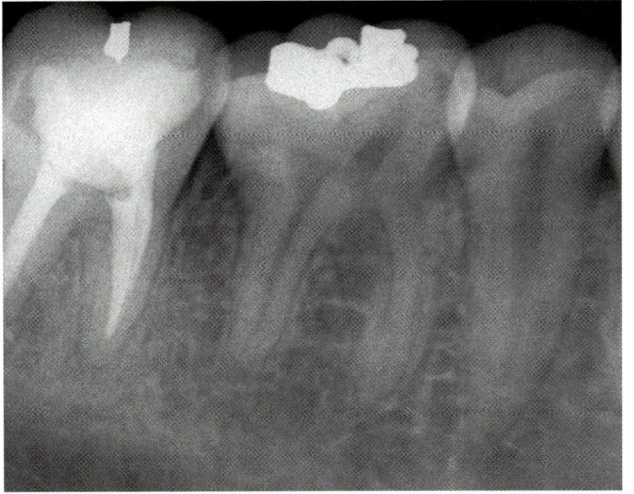

FIG. 7-45
Radiografia final.

Referências bibliográficas

1. ALMEIDA, W.A. *Cimentos obturadores de canais radiculares. Avaliação histológica da resposta dos tecidos apicais e periapicais em dentes de cães após biopulpectomia.* Araraquara, 1997. Tese (Doutorado em Endodontia). Faculdade de Odontologia – Universidade Estadual Paulista.

2. LEONARDO, M.R., SILVA, L.A.B., ALMEIDA, W.A, UTRILLA, L.S. Tissue response to an epoxy resin-based root canal sealer. *Endod. Dent. Traumatol.*, v.15, p.28-32, 1999.

CAPÍTULO

SISTEMA GT "GREATER TAPERS" (MAIORES CONICIDADES) - DENTSPLY/MAILLEFER

MÁRIO ROBERTO LEONARDO
RENATO DE TOLEDO LEONARDO

O preparo de canais radiculares, segundo STEPHEN BUCHANAN,[1] é atualmente fundamentado em considerável avanço tecnológico. Esse avanço é justificado basicamente por duas revoluções tecnológicas, uma delas representada pela introdução das limas de níquel-titânio acionadas a motor, uma vez que essa liga atribui aos instrumentos excelentes propriedades físicas.

O segundo avanço revolucionário técnico-endodôntico, foi o advento da maior conformação cônica atribuída ao canal radicular após preparo, seu ocasionada pela maior conformação cônica da parte ativa dos novos instrumentos.

Como reflexo do avanço tecnológico, ocorreu no mercado especializado um verdadeiro impacto, uma vez que, cinco anos após o aparecimento desses instrumentos, mais de 50% dos endodontistas, nos Estados Unidos, passaram a utilizar exclusivamente as limas rotatórias de níquel-titânio, determinando à indústria odontológica especializada a fabricação dessas limas, com pronunciada velocidade.

Para BUCHANAN,[1] o mais "perfeito casamento" dessas duas revoluções tecnológicas é representado pelo Sistema Greater Tapers (maiores conicidades) da Dentsply/Maillefer.

Esse sistema preconiza o uso de uma a quatro limas GT de conicidades variáveis, necessita de um a nove passos operatórios e de aproximadamente 1 a 5 minutos do tempo clínico do profissional, para preparar, na maioria dos canais radiculares, uma conicidade excelente, pré-definida e estandardizada.

Com esse sistema, não há necessidade do emprego de brocas Gates-Glidden, eliminando, assim, o excessivo alargamento do terço coronário do canal, e, conseqüentemente, o risco de trepanações nesse nível.

Um preparo cônico pré-definido do canal, determinado por essa técnica, proporciona o mais desejado preparo apical (batente apical), favorecendo a obturação ideal do canal radicular com surpreendente precisão apical.

O Sistema Profile GT™ de limas rotatórias constitui uma nova geração de instrumentos, que aplica o princípio de preparação dos canais radiculares, no sentido coroa/ápice, sem pressão (*crown-down pressureless technique*).

Porque o instrumento é levado girando ao canal radicular, com movimentos de propulsão e alívio (bicada), e dirigido no sentido apical, como também em razão de sua conformação cônica variável, o princípio coroa/ápice sem pressão é aplicado, resultando num preparo cônico, de maneira rápida e eficiente. Formações de degraus, transporte de forame, trepanações apicais, são difíceis de ocorrer, em razão da flexibilidade e da ponta inativa, dos instrumentos Profile GT.

A presença de três superfícies radiais (*radial land*) na conformação de sua parte ativa mantém o instrumento centralizado no eixo axial do canal radicular, evitando a formação de degraus, trepanações e *zipping*.

Embora esse sistema seja verdadeiramente revolucionário, por ser um produto novo deve ser utilizado pelo clínico, inicialmente, com maior prudência, até o domínio completo de seu emprego.

Assim, algumas orientações devem ser recordadas, para evitar possível emprego incorreto do sistema:

1. Empregar motor elétrico, de alto torque, e peça de mão que ofereça baixa velocidade.
2. O contra-ângulo deverá oferecer uma velocidade de 300 rpm.
3. Obter, através da abertura coronária, desgaste compensatório e de conveniência, acesso direto ao canal radicular e em linha reta.
4. Utilizar mínima pressão apical.
5. Irrigar freqüentemente e copiosamente o canal radicular.
6. Usar os instrumentos com muita cautela, na porção apical, e em casos de curvaturas acentuadas.
7. Utilizar o instrumento agindo no interior do canal radicular, unicamente por 5 a 10 segundos, para cada aplicação.
8. Limpar os instrumentos durante o seu emprego.
9. Descartar os instrumentos que, após a utilização em canais radiculares acentuadamente curvos e/ou calcificados sofrem estresse, podendo fraturá-los.

Identificação

Com a finalidade de facilitar a identificação, as limas GT® rotatórias oferecem uma haste dourada, com estrias/anéis coloridos.

O sistema compreende três tipos de instrumentos:

- **Limas rotatórias GT™ (Dentsply/Maillefer, ref. A0365) (Figura e Tabela 8-1)**

Essas limas apresentam um diâmetro igual ao da ponta da parte ativa (D_1), equivalente a 0,20 mm, e um mesmo diâmetro na base da parte ativa (D_2), de 1,00 mm, e são oferecidas em conicidades de 6% a 12%, isto é, 6%, quando a conicidade for 0,06 mm, 8%, conicidade de 0,08 mm, 10%, conicidade de 0,10 mm e 12%, conicidade de 0,12 mm.

O comprimento total dessas limas é de 21 e 25 mm.

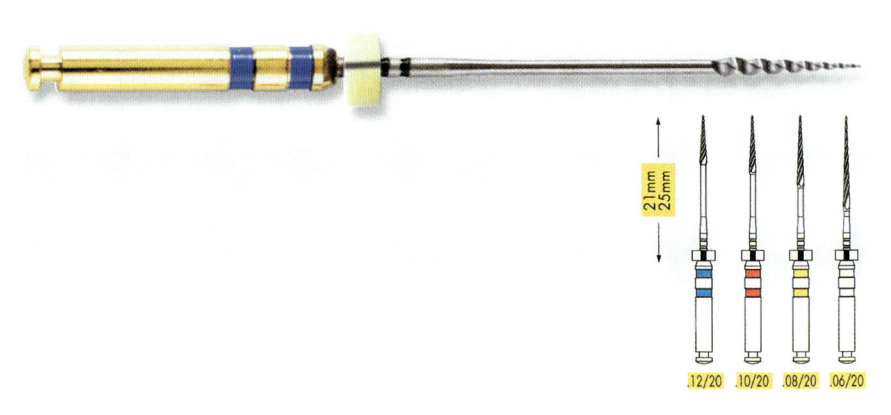

FIG. 8-1
Limas GT™ rotatórias da Dentsply/Maillefer.

HASTE	2 ESTRIAS/ ANÉIS	TOPE (DELIMITADOR)	CONICIDADE	COMP. DA PARTE ATIVA	D_1	D_2	COMP. TOTAL
Dourada	Azuis	Amarelo	0,12 mm	6 mm	0,20 mm	0,92 mm	21 mm e 25 mm
	Vermelhas	Amarelo	0,10 mm	8 mm	0,20 mm	1,00 mm	
	Amarelas	Amarelo	0,08 mm	10 mm	0,20 mm	1,00 mm	
	Brancas	Amarelo	0,06 mm	14 mm	0,20 mm	1,04 mm	

TABELA 8-1
Limas GT™ rotatórias (Dentsply/Maillefer).

Esses quatro instrumentos constituem a série padrão e formam a parte essencial do sistema GT Dentsply/Maillefer, e devem ser usados da maior conicidade (0,12 mm) para menor, (0,06 mm), aplicando o princípio coroa/ápice sem pressão.

- **Limas Gt™ rotatórias .04 (Dentsply/Maillefer, ref. A0366) (Figura e Tabela 8-2).**

Essas quatro limas oferecem conicidade de 0,04 mm, com comprimento total de 21, 25 e 31 mm, e diâmetro da parte ativa variável entre 0,20 mm a 0,35 mm, tendo como objetivo dilatar o Batente Apical.

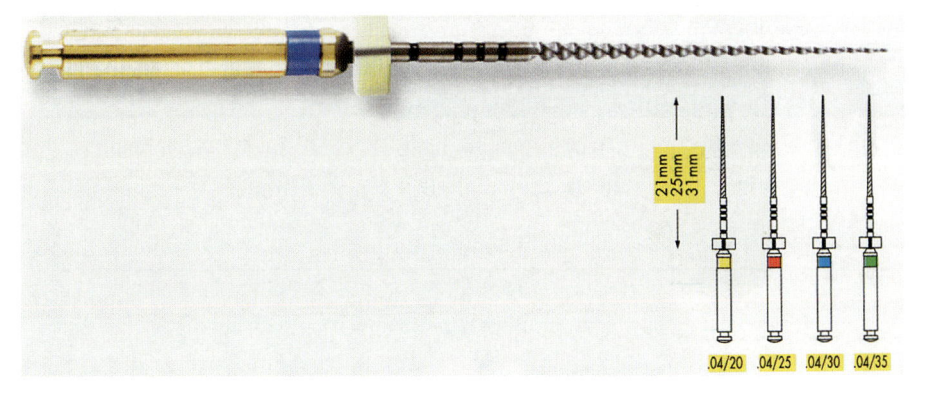

SISTEMA GT "GREATER TAPERS" (MAIORES CONICIDADES) - DENTSPLY/MAILLEFER

■ FIG. 8-2
Limas GT™ rotatórias .04 da Dentsply/Maillefer.

HASTE	ESTRIA/ ANEL	TOPE (DELIMITADOR)	CONICIDADE	COMP. DA PARTE ATIVA	D_1	D_2	COMP. TOTAL
Dourada	Amarela	Amarelo	0,04 mm	16 mm	0,20 mm	0,84 mm	21 mm
	Vermelha	Amarelo	0,04 mm	16 mm	0,25 mm	0,89 mm	25 mm
	Azul	Amarelo	0,04 mm	16 mm	0,30 mm	0,94 mm	e
	Verde	Amarelo	0,04 mm	16 mm	0,35 mm	0,99 mm	31 mm

■ TABELA 8-2
Limas GT™ rotatórias .04 (Dentsply/Maillefer).

- **Limas GT™ acessórias (Dentsply/Maillefer, ref. A0367) (Figura e Tabela 8-3)**

Essas três limas possuem conicidade de 12%, diâmetros D_1 de 0,35, 0,50 e 0,70 mm e comprimento total de 21 e 25 mm sendo utilizadas para dar acabamento à preparação.

Proporcionam maior alargamento coronário, facilitando a obturação do canal radicular.

Dependendo da anatomia do canal, somente uma dessas limas será suficiente para a realização do acabamento.

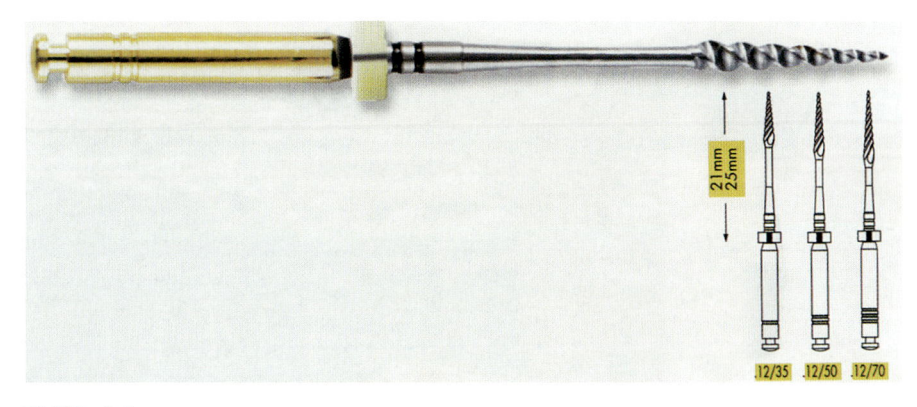

■ FIG. 8-3
Limas GT™ acessórias, da Dentsply/Maillefer.

HASTE	ESTRIAS/ ANÉIS INCOLORES	TOPE	CONICIDADE	COMP. DA PARTE ATIVA	D_1	D_2	COMP. TOTAL
Dourada	1	Amarelo	0,12 mm	10 mm	0,35 mm	1,55 mm	21 mm
	2	Amarelo	0,12 mm	8 mm	0,50 mm	1,46 mm	e
	3	Amarelo	0,12 mm	6 mm	0,70 mm	1,42 mm	25 mm

■ TABELA 8-3

Limas GT™ acessórias (Dentsply/Maillefer).

Seqüência técnica

- **Preparo coroa/ápice**
  - Limas GT™ rotatórias, 20/.12 (duas estrias/ anéis azuis).
  - Limas GT™ rotatórias, 20/.10 (duas estrias/ anéis vermelhos).
  - Limas GT™ rotatórias, 20/.08 (duas estrias/ anéis amarelos).
  - Limas GT™ rotatórias, 20/.06 (duas estrias/ anéis brancos).
  - Limas GT™ rotatórias, 20/.04 (uma estria/ anel amarelo - no CRT).
  - Limas GT™ rotatórias, 25/.04 (uma estria/ anel vermelho - no CRT).
  - Limas GT™ rotatórias, 30/.04 (uma estria/ anel azul - no CRT).
- **Limas acessórias**
  - Limas GT™ acessórias, 35/.12 (uma estria/ anel incolor). Até encontrar resistência.
  - Limas GT™ acessórias, 50/.12 (duas estrias/ anéis incolores). Até encontrar resistência.
  - Limas GT™ acessórias, 70/.12 (três estrias/ anéis incolores). Até encontrar resistência.

De acordo com esse autor, com somente três instrumentos da série padrão (limas rotatórias GT™) poderão ser preparados 85% dos canais radiculares.

Apresentação

Os instrumentos do Sistema GT™ Dentsply/ Maillefer são oferecidos em caixa individual, ref. A0368, contendo limas GT rotatórias (4), limas GT rotatória – 0,04 mm (4) e limas GT acessórias (3), nos comprimentos totais de 21 e 25 mm (**Figura 8-4**).

Organização

A Dentsply/Maillefer oferece esses instrumentos em estojo especial GT Organizer, ref. A0369, onde as limas ficam organizadas na seqüência de uso clínico (**Figura 8-5**).

O *kit* completo, ref. A0373, consta de cinco caixas de limas GT rotatórias, motor elétrico TCM Endo da Nouvag, vídeo explicativo da técnica e um estojo GT organizers vazio, é oferecido em maleta (*case*) especial (**Figura 8-6**).

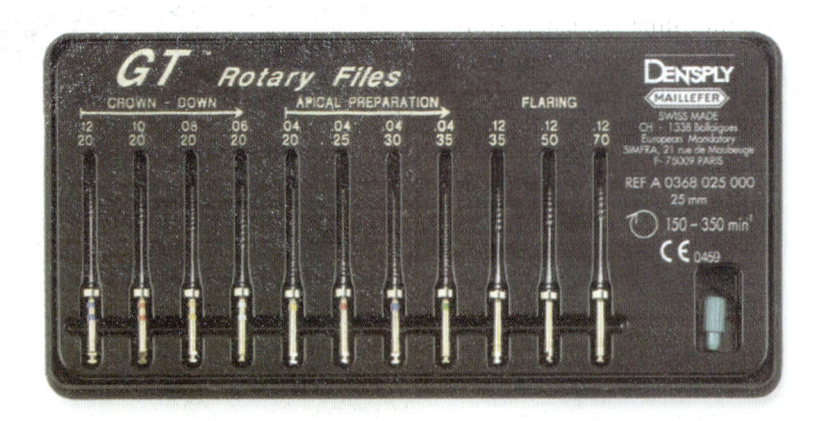

■ FIG. 8-4

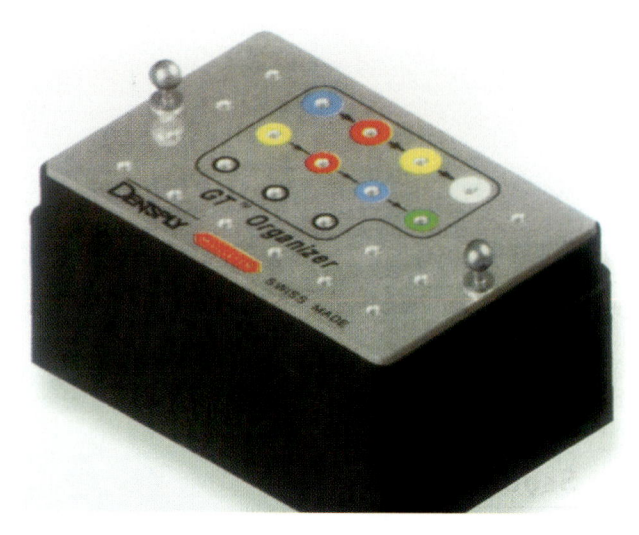

SISTEMA GT "GREATER TAPERS" (MAIORES CONICIDADES) - DENTSPLY/MAILLEFER

8-5A **GT™ ORGANIZER**

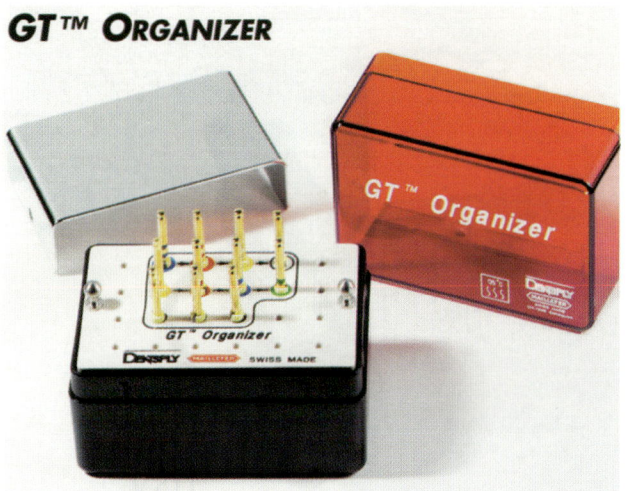

8-5B

■ **FIGS. 8-5A e 5B**
Estojo especial, com as limas organizadas na seqüência de uso clínico.

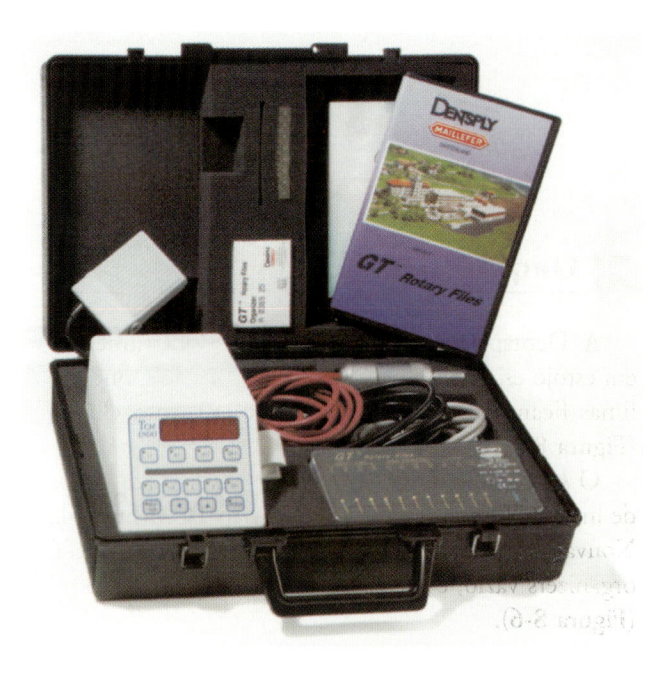

■ **FIG. 8-6**
Estojo *kit*, completo do Sistema GT rotatório, Dentsply/Maillefer.

Stephen Buchanan preconiza uma seqüência simplificada e reduzida (**Figura 8-7**), com os seguintes instrumentos:

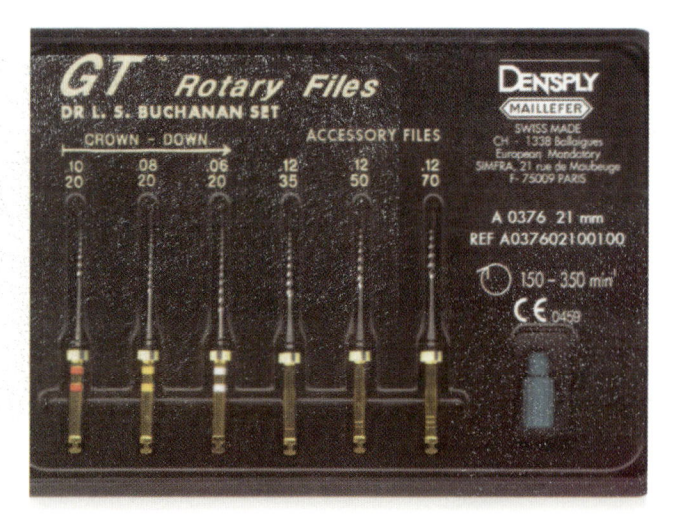

■ **FIG. 8-7**
Seqüência simplificada, preconizada pelo Dr. L. S. Buchanan (ref. 0376) – Dentsply/Maillefer.

Referência bibliográfica

1. BUCHANAN, L.S. Predefined root canal shapers with GT Files. In: WEI, S.H.Y. *A clinical and technique guide.* Hong Kong, Ásia: Dentsply 2000. Cap.7, p.13-4.

CAPÍTULO

Sistema GT "Greater Tapers" (Maiores Conicidades) Dentsply/Maillefer - Técnica

Mário Roberto Leonardo
Renato de Toledo Leonardo

A seqüência original da técnica, empregando o sistema GT® – Dentsply/Maillefer*, compreende quatro fases:
- Coroa/ápice (*Crown-down*)
- Odontometria
- Preparo Apical
- Alargamento final

Essas fases são aplicadas após os procedimentos operatórios iniciais, destacando-se o diagnóstico clínico bem detalhado e, principalmente, exame radiográfico rigorosamente avaliado, pois, considerando-se que a anatomia dos canais radiculares é muito variável, a seqüência normal pode ser alterada ou reduzida e/ou mesmo contra-indicada. A correta abertura coronária, incluindo o desgaste compensatório e a forma de conveniência, é fundamental, uma vez que o uso de instrumentos de níquel-titânio, acionados a motor, exige acesso direto e em linha reta ao interior do canal radicular.

1ª Fase (Coroa/Ápice)

A primeira fase, coroa/ápice (*crown-down*) começa com a utilização da lima GT™ rotatória nº 20/.12, com conicidade de 0,12 mm, diâmetro da ponta da parte ativa (D_0) de 0,20 mm, comprimento da parte ativa de apenas 6 mm, identificada por apresentar duas estrias/anéis azuis em sua haste dourada. Essa lima é levada girando ao canal radicular, com movimentos de vaivém, de pequena amplitude (bicadas), até encontrar resistência. Havendo dificuldades na progressão (avanços seqüentes de 1 a 2 mm), deve-se evitar pressão além do normal. Nesse caso, o instrumento deve ser retirado. Havendo excesso de raspas de dentina, o instrumento deve ser submetido a limpeza, para continuar esse primeiro passo da técnica.

O segundo passo da fase coroa/ápice começa com a utilização da lima GT™ rotatória nº 20/.10, com conicidade de 0,10 mm, diâmetro da ponta da parte ativa (D_0) de 0,20 mm, comprimento da parte ativa de apenas 8 mm, identificada por apresentar duas estrias/anéis vermelhos em sua haste dourada.

A cinemática de movimento a ser empregada nesse passo é a mesma descrita anteriormente. O instrumento, normalmente, atingirá o terço médio do canal radicular (comprimento que corresponde à extensão da área de segurança) ou mais além.

Ao ser retirado, deve-se observar se o instrumento apresenta excesso de raspas de dentina.

No terceiro passo da primeira fase, coroa/ápice, emprega-se a lima GT™ rotatória nº 20/.08, com conicidade de 0,08 mm, diâmetro da ponta da parte ativa (D_0) de 0,20 mm, comprimento da parte ativa de 10 mm, identificada por apresentar duas estrias/anéis amarelos na sua haste dourada. Com a mesma cinemática de movimento aplicada nos passos anteriores, esse instrumento deverá alcançar as proximidades do Comprimento de Trabalho Provisório (CTP). Ao se encontrar resistência no avanço do instrumento (deixar de avançar 1 a 2 mm), este deve ser retirado e substituído pelo seguinte, de conicidade 0,06 mm.

A lima GT® rotatória nº 20/.06, com conicidade de 0,06 mm, diâmetro da ponta da parte ativa (D_0) de 0,20 mm, comprimento da parte ativa de 14 mm e identificada por apresentar duas estrias/anéis brancos em sua haste dourada, é levada, normalmente, até o Comprimento de Trabalho Provisório (CTP). Nesse momento, realiza-se a segunda fase, isto é, a odontometria.

2ª Fase (Odontometria)

A odontometria é realizada com uma lima tipo K convencional, levada ao CTP e confirmada por meio da tomada radiográfica, obtendo-se o Comprimento Real de Trabalho (CRT).

Esse passo pode ser realizado também com os localizadores eletrônicos apicais.

3ª Fase (Preparo Apical)

Com a utilização de uma lima tipo K nº 10 e/ou nº 15 (convencionais), no CRT inicia-se a realização do Batente Apical, passando-se, a seguir, para a

---

* Dentsply/Maillefer – Maillefer Instruments AS. CH 1338 Ballaigues-Suíça.

terceira fase dessa seqüência, com o emprego da lima GT® rotatória .04, nº 20/.04, com conicidade de 0,04 mm, diâmetro da ponta da parte ativa (D_0) de 0,20 mm, comprimento da parte ativa de 16 mm, identificada por apresentar uma estria/anel amarelo. Com a cinemática de movimento observada com o emprego das limas rotatórias anteriormente utilizadas, essa lima atingirá o CRT, dilatando o Batente Apical, processo iniciado com a lima manual tipo K nº 15, considerada o Instrumento Apical Inicial (IAI) e/ou Instrumento Anatômico (IA).

A lima GT® rotatória .04, nº 25/.04, com conicidade de 0,04 mm, diâmetro da ponta da parte ativa (D_0) de 0,25 mm, comprimento da parte ativa de 16mm, identificada por apresentar uma estria/anel vermelho na sua haste dourada, é levada ao CRT com o objetivo de dilatar o Batente Apical.

A lima GT® rotatória .04 nº 30/.04, com conicidade de 0,04 mm, diâmetro da ponta da parte ativa (D_0) de 0,30 mm, comprimento da parte ativa de 16mm, identificada por apresentar uma estria/risca azul, é levada até atingir o CRT.

Finalmente, se necessário, a lima GT® rotatória .04, nº 35/.04, com conicidade de 0,04 mm, diâmetro da parte ativa (D_0) de 0,35 mm, comprimento da parte ativa de 16 mm, identificada por apresentar uma estria/anel verde em sua haste dourada, deverá ser levada a 1 mm do CRT.

Com o emprego dessa lima, estaria terminada a terceira fase do preparo apical.

Obs.: Nessa fase, preparo apical, recomenda-se também empregar os instrumentos GT® rotatórios com conicidade .04, aplicando o princípio coroa/ápice sem pressão. Assim, após a obtenção do CRT, inicia-se com a lima GT® rotatória nº 30/.04 (até encontrar resistência), 25/.04 (até encontrar resistência) e 20/.04 (até encontrar resistência). Considerando que a lima GT® rotatória 20/.04 tenha atingido o CRT segue-se a dilatação do Batente Apical. Caso contrário, inicia-se com limas manuais tipo K.

4ª **Fase** (Alargamento Final)

Desde que seja conveniente maior alargamento coronário do canal radicular, a seqüência de técnica recomenda o emprego de uma lima GT® acessória.

A lima GT® acessória nº 35/.12, com conicidade de 0,12 mm, diâmetro da ponta da parte ativa (D_0) de 0,35 mm, comprimento da parte ativa 10 mm é identificada por apresentar uma estria/anel incolor em sua haste dourada.

A lima GT® acessória nº 50/.12, com conicidade de 0,12 mm, diâmetro da ponta da parte ativa (D_0) de 0,50 mm, comprimento da parte ativa de 8 mm é identificada por apresentar duas estrias/anéis incolores em sua haste dourada.

A lima GT® acessória nº 70/.12, com conicidade de 0,12 mm, diâmetro da ponta da parte ativa de 0,70 mm, comprimento da parte ativa de 6 mm é identificada por apresentar três estrias/anéis incolores em sua haste dourada.

A seleção da lima dependerá da preparação final, para facilitar a obturação do canal e mesmo para a colocação posterior de uma retenção protética intra-radicular.

Obs.: Após o uso de cada instrumento, o canal radicular deverá ser submetido a irrigação copiosa com solução de hipoclorito de sódio, diluído e/ou concentrado, seguida de aspiração e inundação com a mesma solução.

Seqüência original da técnica empregando o sistema GT® - Dentsply/Maillefer (Ref. A0368)

Técnica I

Essa seqüência é considerada original, porque obedece as recomendações iniciais da própria Dentsply/Maillefer, contidas no impresso CE-0459, Maillefer Instruments AS – CH-1338 – Ballaigues - Suíça.[2] Considerando, no entanto, as condições anatômicas do canal radicular, a posição do dente na arcada e, principalmente, o domínio obtido pelo profissional e sua experiência clínica na aplicação da técnica, essa seqüência poderá sofrer alterações, como, por exemplo, considerável diminuição no número do instrumento a ser utilizado.

- **Indicações:** tratamento de canais radiculares de dentes com vitalidade pulpar (biopulpectomia), com necrose pulpar, sem evidência radiográfica de lesão periapical (Necropulpectomia I) e dentes com necrose pulpar e lesão periapical crônica (Necropulpectomia II).
- **Outras indicações:** retratamentos (desobstrução). Nesses casos, recomenda-se usar maior velocidade de rotação, entre 500 e 800 rpm.
- **Recomendação principal:** canais radiculares atresiados, curvos e/ou retos de molares, porém acessíveis.

- **Princípio de ação:** princípio coroa/ápice sem pressão.
- **Motores recomendados:** as limas GT® rotatórias devem ser utilizadas com motores que ofereçam velocidade de rotação estável e constante. O emprego de um micromotor elétrico independente deverá permitir regular a velocidade e também o torque.
- **Rotação recomendada:** uso de contra-ângulo com redutor de velocidade, possibilitando 300 rpm.
- **Torques recomendados:** 0,5 (0,2) a 1 N.cm, recomendado para os instrumentos de menor calibre, como as limas GT rotatórias .04. Para as mais calibrosas, como as limas GT acessórias, recomenda-se que o torque seja acima de 1 N.cm.
- **Aplicação:** a técnica é aplicada em quatro etapas (fases).

Seqüência (hipotética) da técnica original do sistema GT™ - Dentsply/Maillefer (Ref. A0368)

Técnica I

Etapas técnicas

Localização e exploração dos dois terços coronários do canal radicular, com lima tipo K, de aço inoxidável, de número compatível (15/20/25).

1ª **Fase** (Coroa/Ápice)

1. Lima GT® rotatória nº 20/.12**, até encontrar resistência***.
2. Lima GT® rotatória nº 20/.10**, até encontrar resistência***.
3. Lima GT® rotatória nº 20/.08**, até encontrar resistência***.
4. Lima GT® rotatória nº 20/.06**, até encontrar resistência***.

Obs.: A utilização das limas GT rotatórias, nessa fase, tem por objetivo realizar o desgaste anticurvatura e atingir o Comprimento de Trabalho Provisório (CTP).

2ª **Fase** (Odontometria)

Lima tipo K (convencional), já provida de tope de borracha/silicone, é levada ao canal radicular, no Comprimento de Trabalho Provisório (CTP), para, após comprovação radiográfica, obter-se o Comprimento Real de Trabalho (CRT). Nessa fase, os aparelhos elétricos localizadores apicais podem ser utilizados.

3ª **Fase** (Preparo Apical)

Com uma lima tipo K nº 15 manual (ou nº 10), como Instrumento Apical Inicial (IAI) ou Instrumento Anatômico (IA), inicia-se a realização do Batente Apical.

Obs.: Nos casos de Necropulpectomias II, deve-se realizar o desbridamento foraminal (Apical Patency), com o Instrumento Apical Foraminal (IAF).

5. Lima GT® rotatório nº 20/.04* até o CRT.
6. Lima GT® rotatória nº 25/.04* até o CRT.
7. Lima GT® rotatória nº 30/.04* até o CRT.**
8. Lima GT® rotatória nº 35/.04* até o CRT.**

Recomendação dos autores: considerando que o emprego de instrumentos que apresentam a mesma conicidade (conicidades constantes) é altamente ineficaz, podendo levá-los à fratura, recomenda-se durante a dilatação do Batente Apical intercalar, entre os instrumentos GT® rotatórios de conicidade .04, instrumentos GT® rotatórios .06.

Por exemplo, após o uso da lima GT® rotatória 20/.04, recomenda-se intercalar a lima GT® rotatória 20/.06, antes da 25/.04.

Outra recomendação é empregar instrumentos GT® rotatórios .04 aplicando o princípio coroa/ápice, ou seja:

- Lima GT® rotatória nº 35/.04 (até encontrar resistência).
- Lima GT® rotatória nº 30/.04 (até encontrar resistência).

** De acordo com o diâmetro (embocadura) da entrada do canal radicular.
*** Encontrar resistência significa que ao se aplicar o movimento de progressão (pressão) em direção ao ápice, o instrumento deixa de avançar 1 mm, permanecendo no mesmo comprimento, isto é, deixa de progredir quando submetido à pressão normal de emprego.
* Objetivo: Dilatar o Batente Apical.
** Esses instrumentos poderão ser empregados até o CRT, dependendo da curvatura apical do canal radicular. Eles são contra-indicados em casos de curvaturas apicais acentuadas "bruscas". Nesses casos, essas limas deverão ser levadas aquém do CRT.

- Lima GT® rotatória nº 25/.04 (até encontrar resistência).
- Lima GT® rotatória nº 20/.04 (até encontrar resistência).

Ao aplicar esse princípio, a primeira lima GT® rotatória que atingir o CRT passa a ser considerada como o IAI (Instrumento Apical Inicial), após o que inicia-se a dilatação do Batente Apical. Se a lima GT® rotatória .04 não atingir o CRT recomenda-se empregar instrumentos manuais, como limas tipo K (inox) nº 08, nº 10 e/ou nº 15.

4ª **Fase** (Alargamento Final)
As limas GT® acessórias somente serão usadas quando for necessário maior alargamento dos dois terços coronários do canal radicular.

Técnica GT básica

Embora o sistema GT® (Greater Tapers) Dentsply/Maillefer ofereça onze diferentes instrumentos, o domínio da técnica, através da experiência clínica, pode reduzir acentuadamente o número desses instrumentos, e também os passos operatórios.

STEPHEN BUCHANAN[1] recomenda um jogo padrão de limas GT® rotatórias nºs 20/.10, 20/.08 e 20/.06, com as quais podem ser preparados 85% dos canais radiculares (**Figura 9-1**). Usualmente, uma ou duas limas GT acessórias são necessárias para complementar qualquer caso.

Técnica II

(Técnica GT™ básica) – S. Buchanan

A **Figura 9-2** mostra a seqüência da técnica GT básica em um canino superior direito, com diagnóstico clínico/radiográfico evidenciando necrose pulpar e extensa lesão periapical.

Após a abertura coronária, irrigação da câmara pulpar e entrada do canal radicular, uma lima GT acessória nº 35/.12 é utilizada, com dois objetivos: atribuir uma conformação cônica a partir da porção coronária do canal radicular e promover (alisar) continuidade entre a abertura coronária e o canal (**Figura 9-3**).

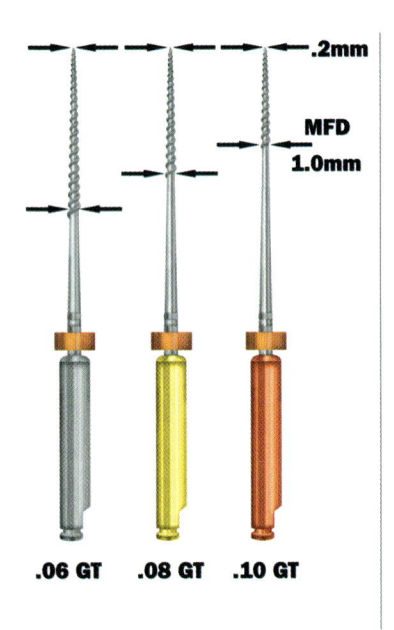

■ FIG. 9-1
Jogo padrão de limas GT® rotatórias, nºs 20/.06, 20/.08 e 20/.10, recomendado por Stephen Buchanan.

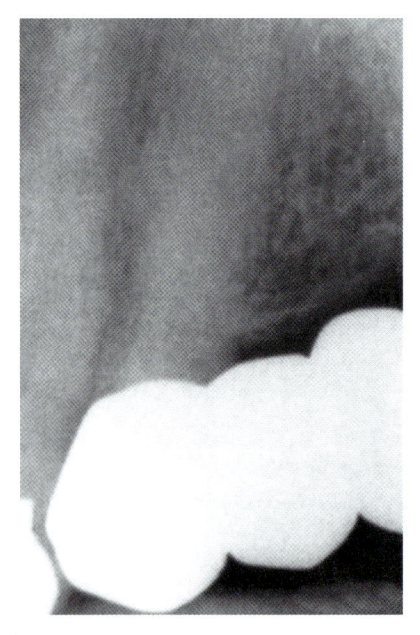

■ FIG. 9-2
Radiografia para diagnóstico de canino superior direito.

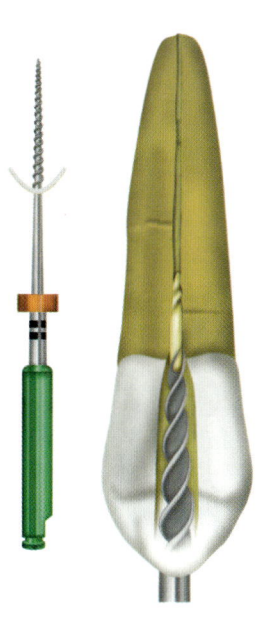

FIG. 9-3
Lima GT® acessória n° 35/.12 com o objetivo de atribuir uma conformação cônica ao canal radicular à partir da porção coronária.

Com o canal radicular lubrificado (o autor recomenda o emprego de um lubrificante como o Glyde File Prep) uma lima tipo K de aço inoxidável, como a de n° 15 ou maior, é levada até o final do canal (**Figura 9-4**).

A realização desse passo operatório assegura que todo o tecido necrosado tenha sido removido do canal radicular principal, evitando a compactação do mesmo no momento do preparo coroa/ápice.

Esse preparo (coroa/ápice) é iniciado com a utilização de uma lima GT 20/.10, a 300 rpm, aplicando o princípio coroa/ápice sem pressão. Após 3 a 4 segundos, a lima deixa de avançar no sentido apical (**Figura 9-5**). Nunca pressione além do normal. Retire a lima. Se as ranhuras da mesma estiverem com muitas raspas de dentina, promova a limpeza e continue a usá-la. Caso haja poucas raspas, passe para a lima GT de menor diâmetro.

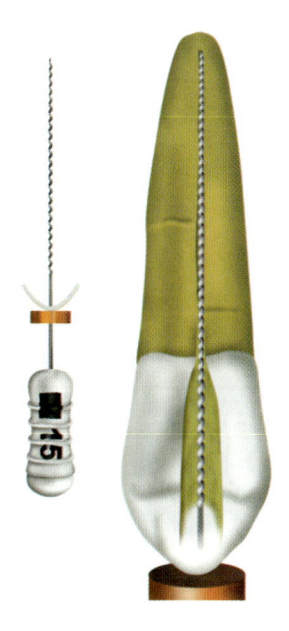

FIG. 9-4
Lima tipo K n° 15 levada até o final do canal radicular.

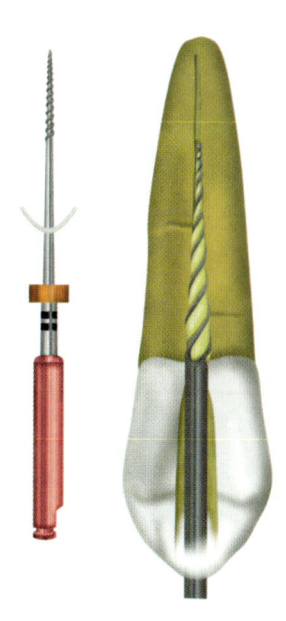

FIG. 9-5
Lima GT® n° 20/.10, 300 rpm, levada girando ao canal radicular, até encontrar resistência.

A lima GT 20/.08 é usada a seguir, e avançará mais no sentido apical. Quando deixar de avançar no sentido apical, deve ser removida, submetida a limpeza e ser reutilizada (**Figura 9-6**).

Em canal radicular atresiado e curvo, será necessário o emprego da lima GT 20/.06, levada até o final do canal (**Figura 9-7**). Alterando-se continuamente o diâmetro das limas, no sentido coroa/ápice, o preparo torna-se mais fácil do que se forem utilizadas limas do mesmo diâmetro.

Desde que a lima 20/.06 tenha atingido o comprimento desejado (nível apical), a lima GT 20/.08 atingirá facilmente esse comprimento (**Figura 9-8**), uma vez que as limas GT rotatórias da série padrão apresentam o mesmo diâmetro em sua ponta (D_0) – 0,20 mm.

A lima nº 20/.10 é levada ao comprimento desejado (nível apical), finalizando assim o preparo cônico, objetivo de forma final para esse canal radicular (**Figura 9-9**).

De acordo com o autor, nesse momento deve ser feita uma aferição do canal no nível apical, para se determinar clinicamente o diâmetro do mesmo e confirmar a conformação cônica, até esse ponto.

Essa aferição é feita inicialmente com a lima tipo K nº 15, de aço inoxidável, que na exploração inicial do canal radicular penetrou muito justo no forame apical. Depois do preparo, essa mesma lima ultrapassa passivamente o forame, não porque o mesmo foi alargado, mas sim em razão da continuidade de forma cônica atribuída ao canal radicular, a partir da porção coronária (**Figura 9-10**).

Essa aferição também é realizada levando-se uma lima tipo K nº 20, sem aplicar o movimento de rotação: esta se prende (se ajusta) ao nível do forame apical (**Figura 9-11**). Quando isso ocorrer, significa que a forma cônica do canal radicular foi obtida.

Da mesma forma, essa aferição é realizada usando-se a lima tipo K nº 25, que se ajustará aquém do

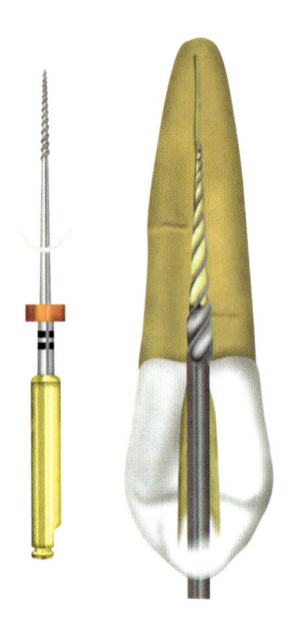

■ FIG. 9-6
Lima GT® nº 20/.08, avançando apicalmente, até encontrar resistência.

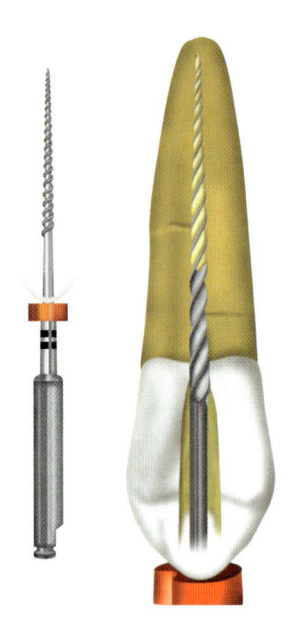

■ FIG. 9-7
Lima GT® nº 20/.06, levada até o final do canal radicular.

■ FIG. 9-8
Lima GT® n° 20/.08, levada até o final do canal radicular.

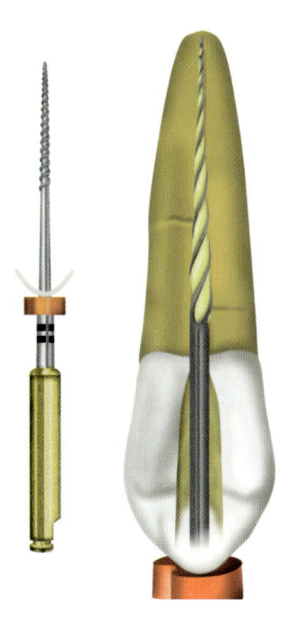

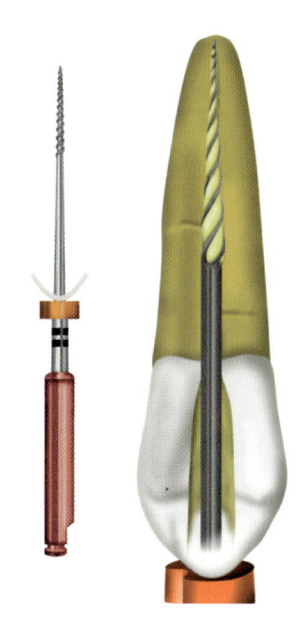

■ FIG. 9-9
Lima GT® n° 20/.10, levada até o nível apical.

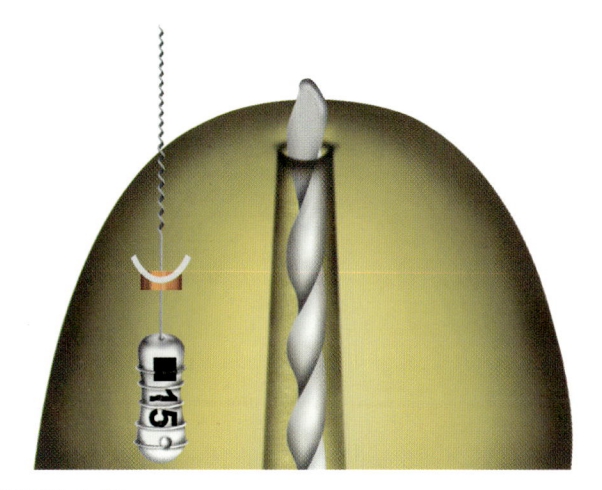

■ FIG. 9-10
Aferição, através de uma lima tipo K (manual), da conformação cônica atribuída ao canal radicular.

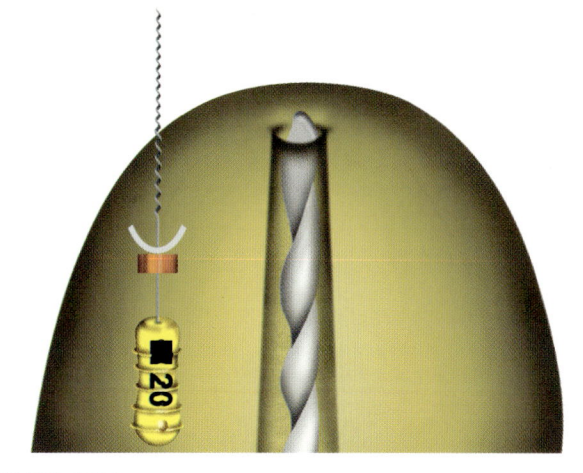

■ FIG. 9-11
Lima manual tipo K n° 20, que se ajusta no final do canal radicular.

comprimento total do canal (**Figura 9-12**), e também a lima tipo K n° 30 (**Figura 9-13**), que se ajustará 5 mm aquém do comprimento total do canal radicular.

Essas manobras operatórias confirmam que há uma constrição apical e que a forma cônica, a partir da porção coronária do canal radicular, foi atribuída através desse preparo. Esse tipo de procedimento é realizado em menos de três minutos.

O cone de guta-percha Autofit se ajusta perfeitamente na posição do canal radicular preparado, isto é, exatamente no final do canal.

Esse cone de guta-percha tem conicidade de 0,09 mm a 0,1 mm/mm a menos do que a conformação do canal radicular, assegurando, assim, o ajuste de sua ponta no canal (**Figura 9-14**).

O mesmo cone de guta-percha 0,10 mm Autofit após ser cortado para ficar 0,5 mm aquém do comprimento total do canal radicular, se ajusta perfeitamente ao canal, mantendo-se nessa posição durante os procedimentos da condensação lateral (**Figura 9-15**).

De acordo com o autor, essa técnica evita erros na determinação do Comprimento de Trabalho, utiliza poucas limas e poucos passos operatórios e atribui uma conformação do canal radicular mais perfeita do que qualquer outro sistema ou técnica de instrumentação.

A técnica GT básica é extremamente simples, mas esse novo modelo de tratamento é tão diferente das técnicas clássicas que o clínico deverá procurar, através de tratamentos em dentes extraídos, adquirir predicados técnicos.

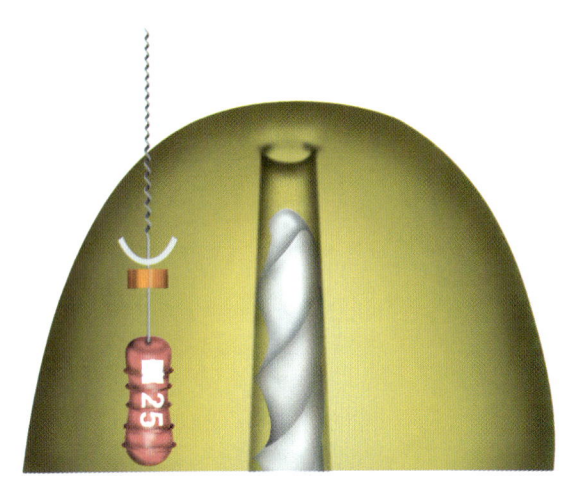

■ FIG. 9-12
Lima manual tipo K, n° 25, que se ajusta ligeiramente aquém do final do canal radicular.

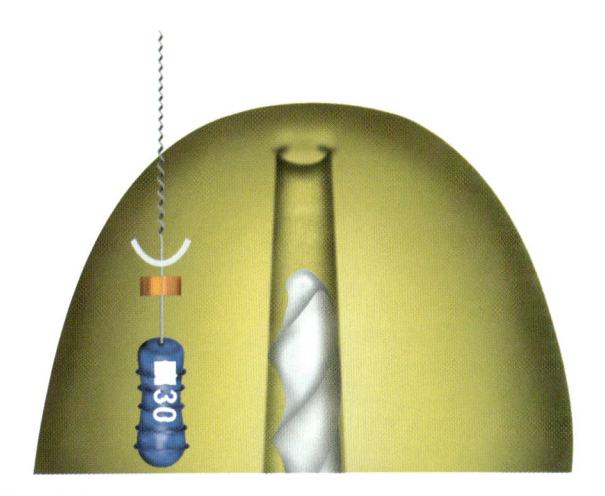

■ FIG. 9-13
Lima manual tipo K, n° 30, que se ajusta 5 mm aquém do comprimento total do canal radicular.

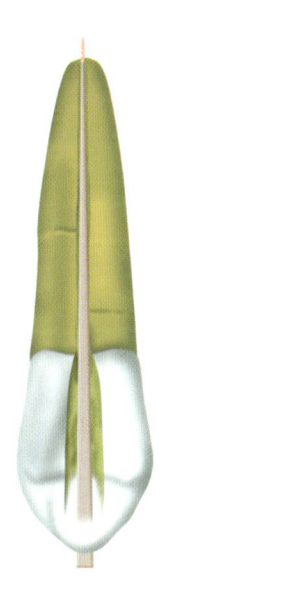

■ FIG. 9-14
Ajuste da ponta do cone de guta-percha além do forame.

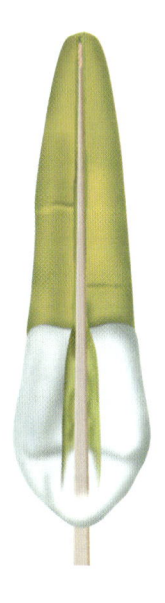

■ FIG. 9-15
Cone de guta-percha, após ser cortado, para ficar 0,5 mm aquém do comprimento total do canal radicular.

Seqüência clínico/radiográfica

Técnica I

Seqüência original (modificada) do sistema GT® rotatório (Ref. A0368 - Dentsply/Maillefer), aplicando o princípio coroa/ápice sem pressão.

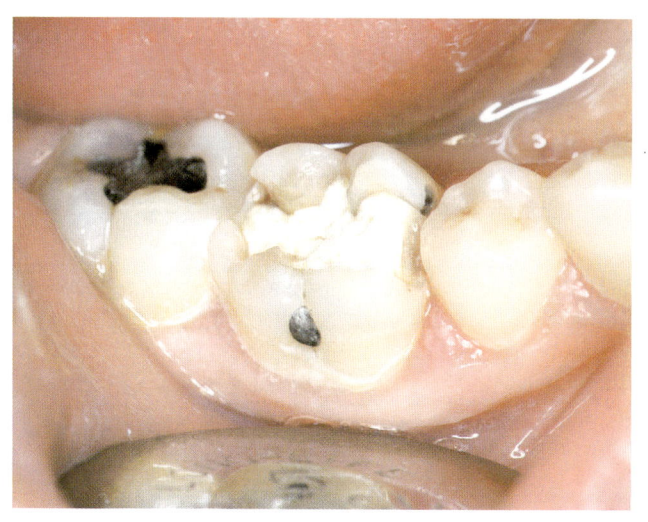

FIG. 9-16A
Aspecto clínico, evidenciando primeiro molar inferior direito (Pulpite Irreversível) com selamento provisório.

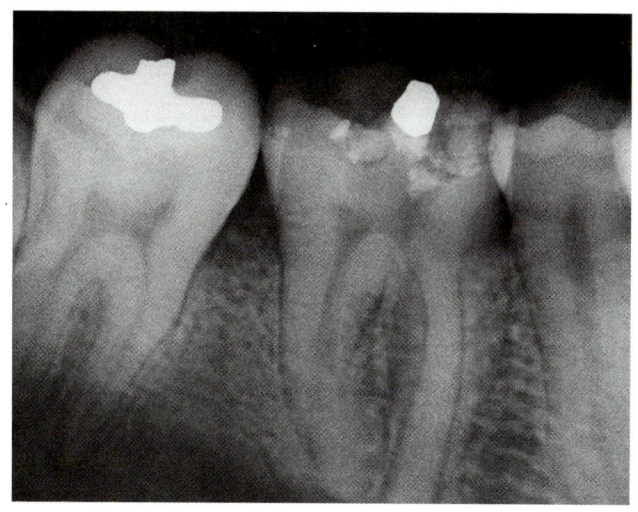

FIG. 9-16B
Radiografia para diagnóstico, após a remoção do selamento provisório, evidenciando exposição pulpar.

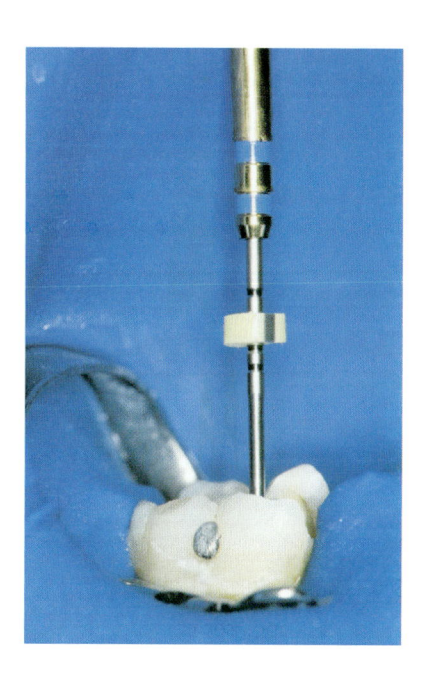

FIG. 9-16C
Após anestesia, preparo do dente, colocação do dique de borracha, anti-sepsia do campo operatório com gluconato de clorexidina a 0,12%, abertura coronária (desgaste compensatório/forma de conveniência), remoção da polpa coronária, irrigação copiosa da câmara pulpar com soda clorada duplamente concentrada e água oxigenada 10 vol., alternadamente, localização das entradas dos canais radiculares e exploração com lima tipo K n° 25/30, foi selecionada a lima GT® rotatória n° 20/.12 (duas estrias/anéis azuis). Levada girando ao canal radicular até encontrar resistência, iniciou-se a primeira fase (coroa/ápice) da técnica.

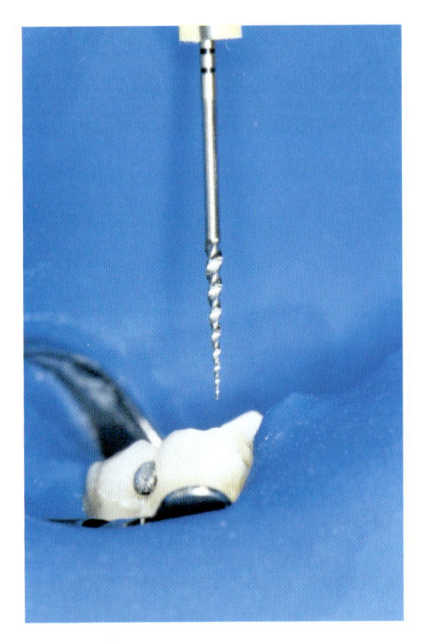

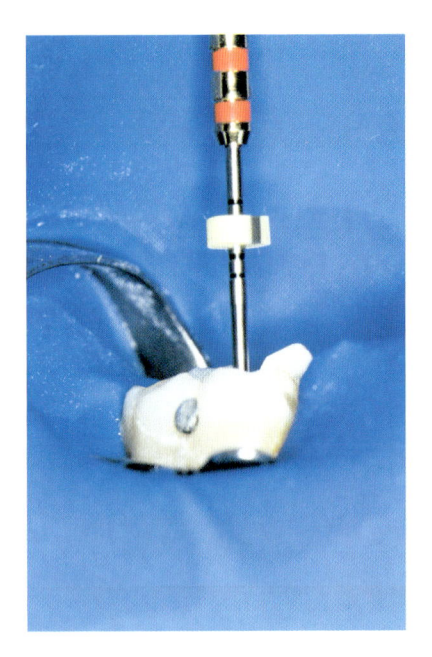

■ FIGS. 9-16D e E

Após irrigação copiosa do canal radicular com solução diluída de hipoclorito de sódio, continua o avanço coroa/ápice, com a lima GT® rotatória n° 20/.10 (duas estrias/anéis vermelhos), até encontrar resistência.

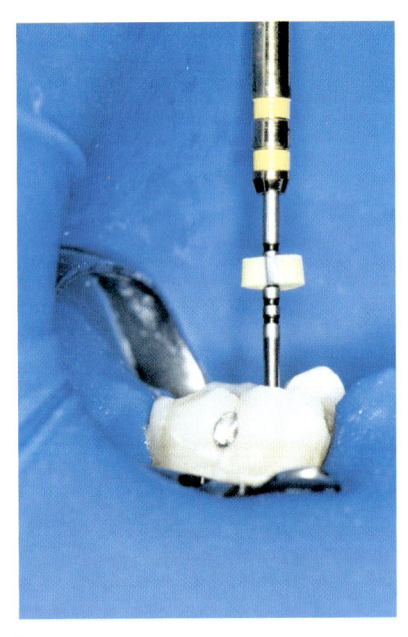

■ FIG. 9-16F

Após irrigação copiosa do canal radicular com solução diluída de hipoclorito de sódio, continua o avanço coroa/ápice, com a lima GT® rotatória n° 20/.08 (duas estrias/anéis amarelos), até encontrar resistência.

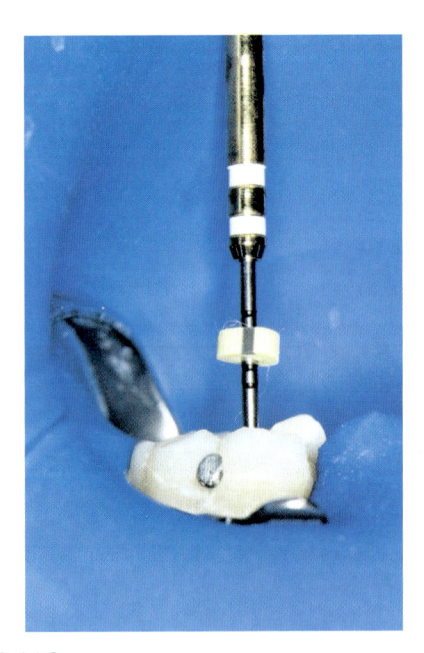

■ FIG. 9-16G

Lima GT® rotatória n° 20/.06 (duas estrias/anéis brancos), até encontrar resistência.

FIG. 9-16H
Radiografia do caso, com a lima GT® rotatória nº 20/.06 (objetivo acadêmico) atingindo toda a extensão do comprimento que corresponde à área de segurança.

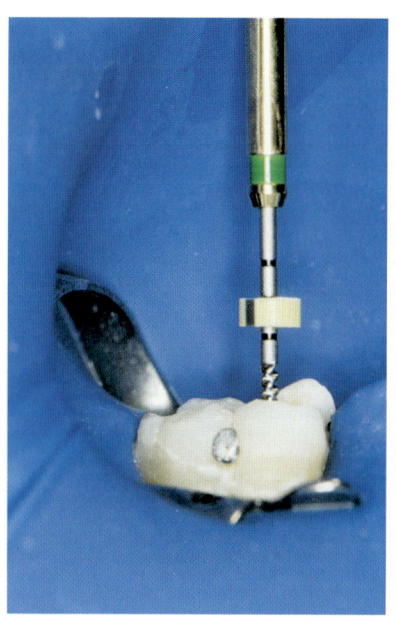

FIG. 9-16I
Lima GT® rotatória.04 nº 35/.04 (uma estria/anel verde), até encontrar resistência.

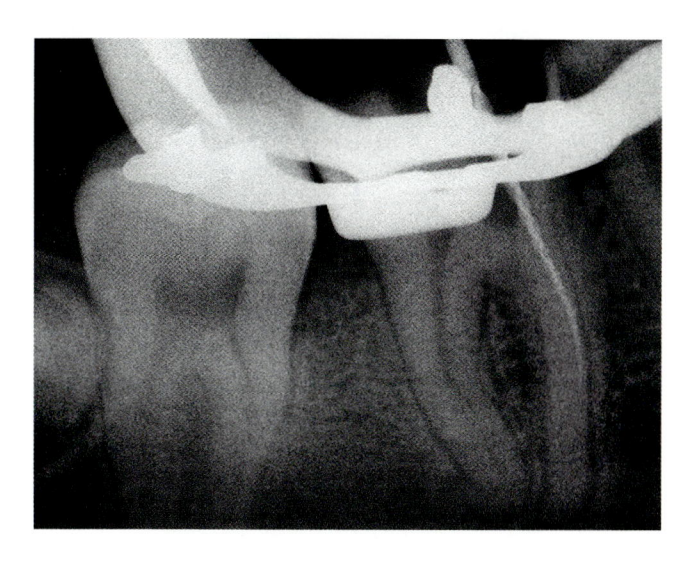

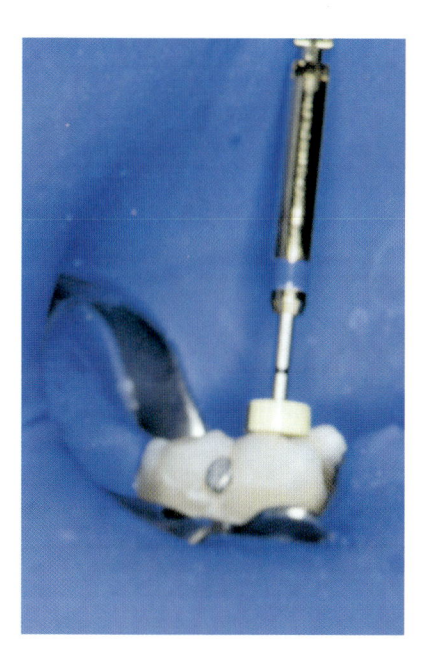

FIG. 9-16J
Lima GT® rotatória.04 nº 30/.04 (uma estria/anel azul), atingindo o Comprimento de Trabalho Provisório (CTP).

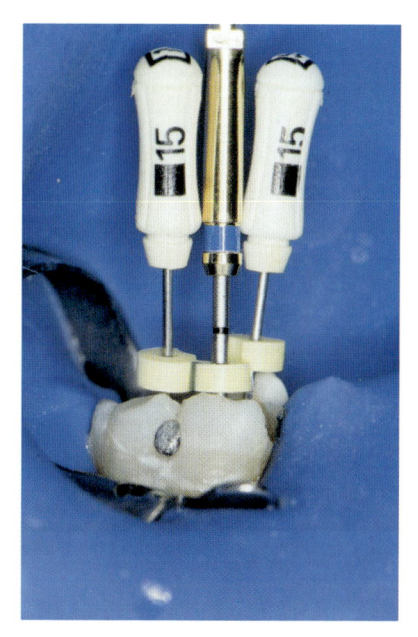

FIG. 9-16K
Odontometria. Foram utilizadas duas limas tipo K nº 15 (canal distal e mesiolingual) e a própria lima nº 30/.04 do sistema GT® rotatório (no canal mesiovestibular) no CTP.

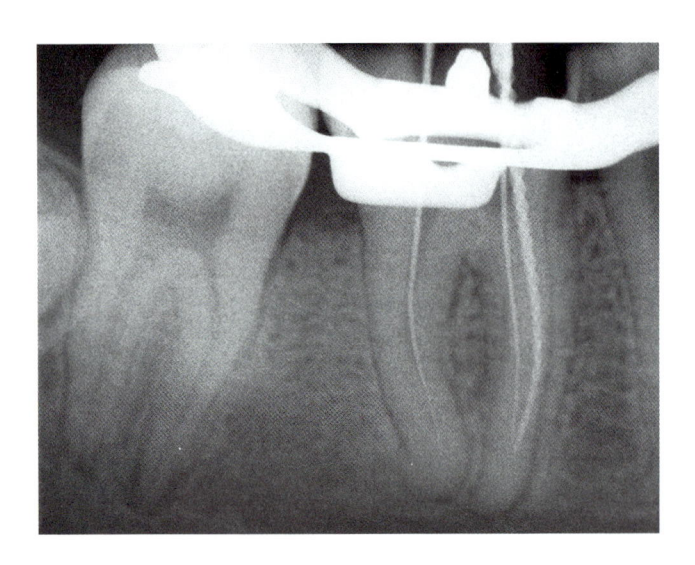

FIG. 9-16L
Radiografia para a Odontometria.

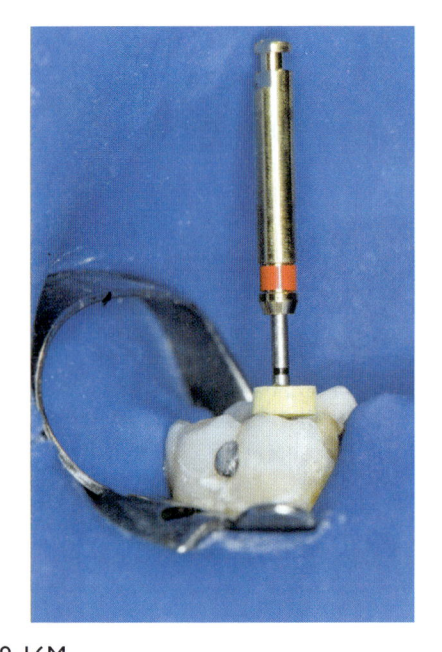

FIG. 9-16M
Lima GT® rotatória n° 25/.04 (uma estria/anel vermelho) no Comprimento Real de Trabalho (CRT).

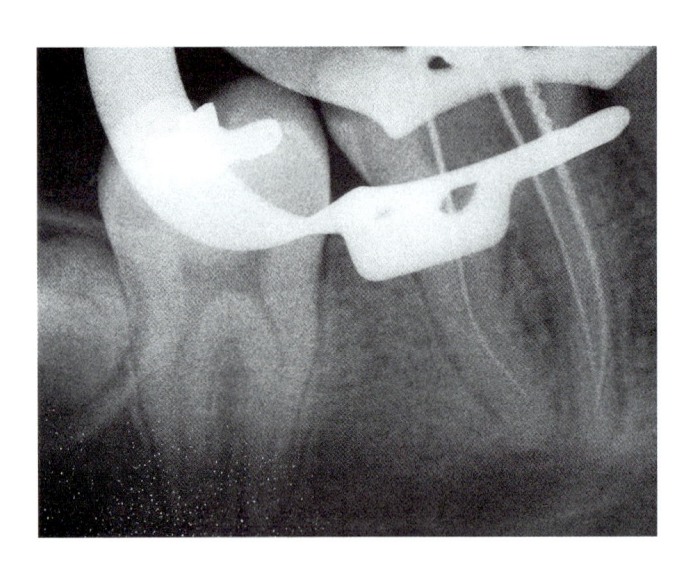

FIG. 9-16N
Comprovação radiográfica do CRT (objetivo acadêmico) com a lima GT® rotatória n° 25/.04, no canal radicular mesiovestibular e no limite desejado, constituindo-se no Instrumento Apical Inicial (IAI) ou anatômico, para dar início à realização do Batente Apical.

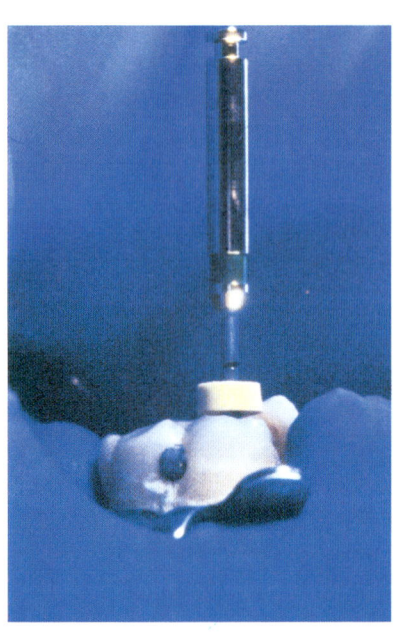

FIG. 9-16O
Lima GT® rotatória n° 25/.04 (uma estria/anel vermelho), no Comprimento Real de Trabalho (CRT).

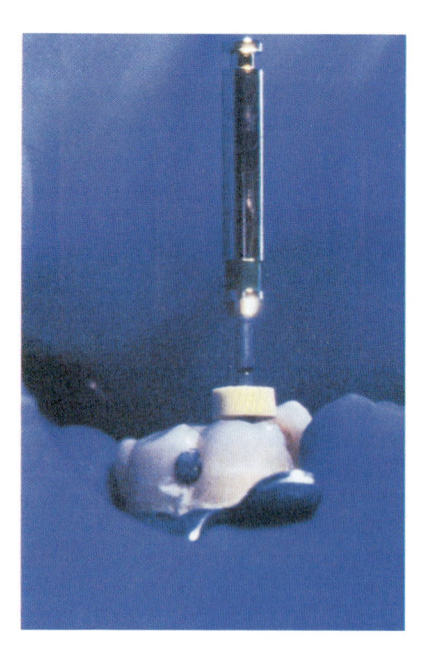

■ **FIG. 9-16P**
Lima GT® rotatória n° 30/.04 (uma estria/anel azul) para a dilatação do Batente Apical.

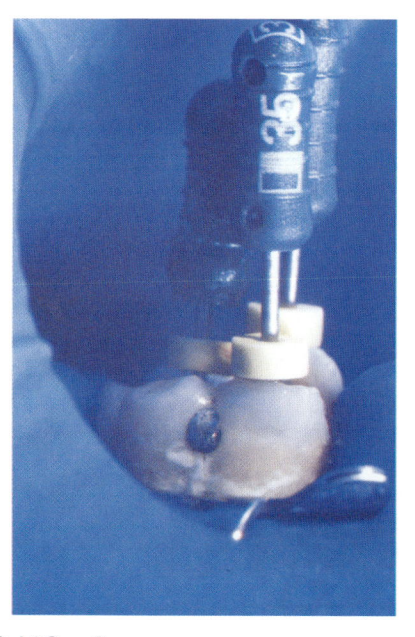

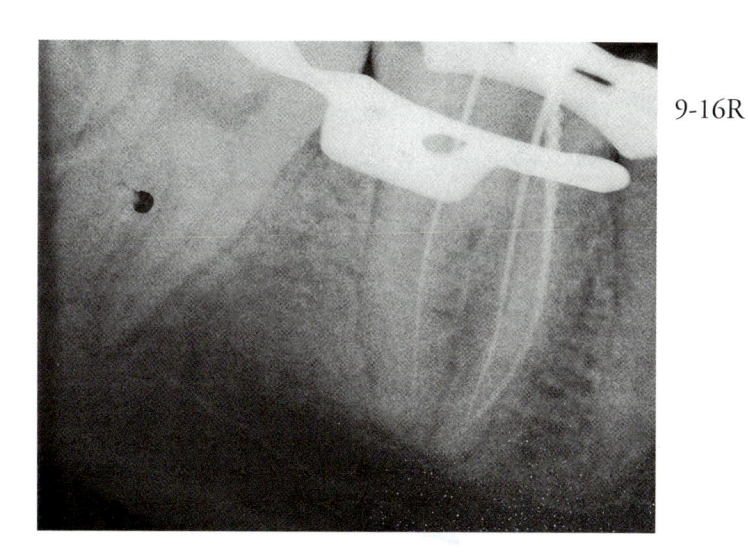

9-16Q

9-16R

■ **FIGS. 9-16Q e R**
Comprovação clínico-radiográfica da dilatação do Batente Apical, com limas n° 35 (objetivo acadêmico).

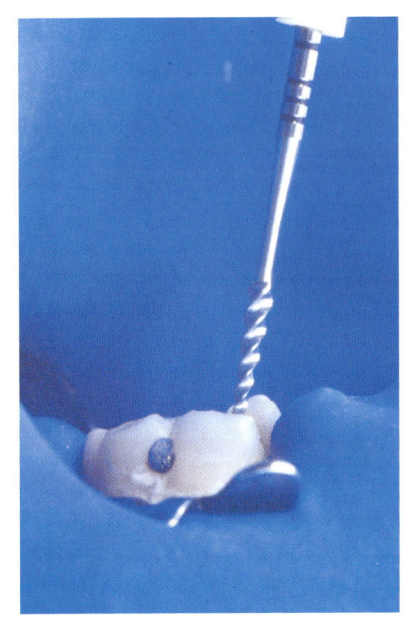

SISTEMAS ROTATÓRIOS EM ENDODONTIA - INSTRUMENTOS DE NÍQUEL-TITÂNIO

FIG. 9-16S
Lima GT® acessória n° 1 (35/.12) (uma estria/anel incolor - tope amarelo), até encontrar resistência.

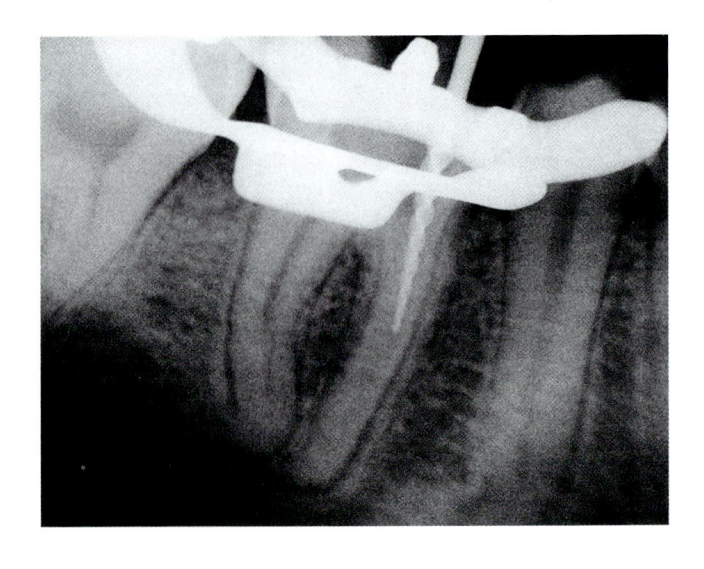

FIG. 9-16T
Radiografia da lima GT® acessória n° 1 (no canal radicular mesiovestibular) (objetivo acadêmico).

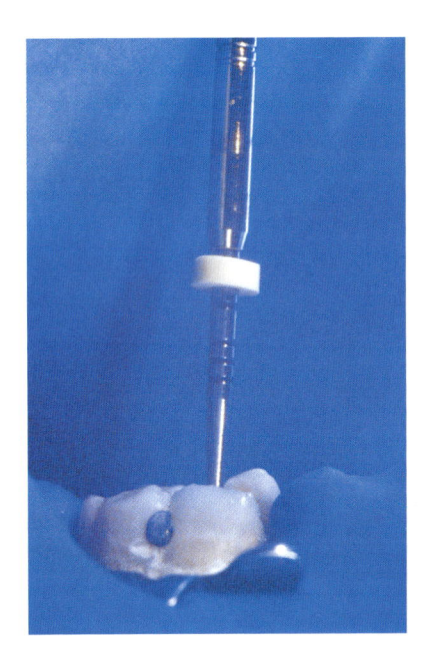

FIG. 9-16U
Lima GT® acessória n° 2 (50/.12) (duas estrias/anéis incolores - tope amarelo), até encontrar resistência.

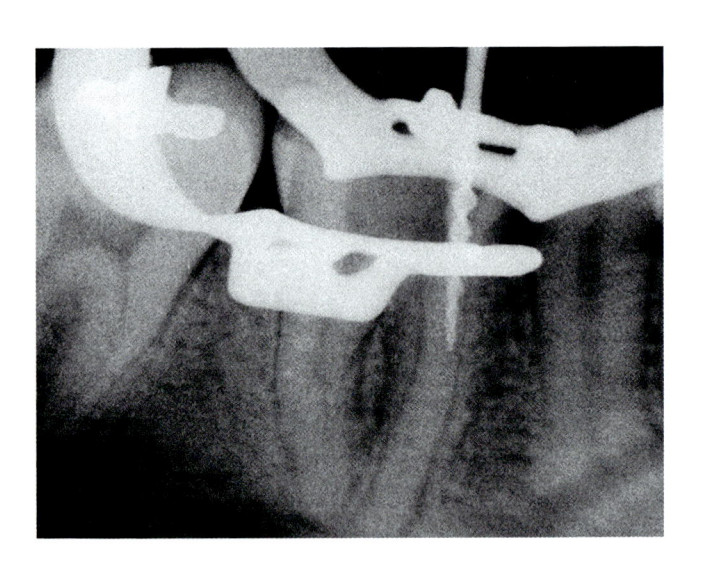

FIG. 9-16V
Radiografia da lima GT® acessória n° 2 (canal radicular mesiovestibular) (objetivo acadêmico).

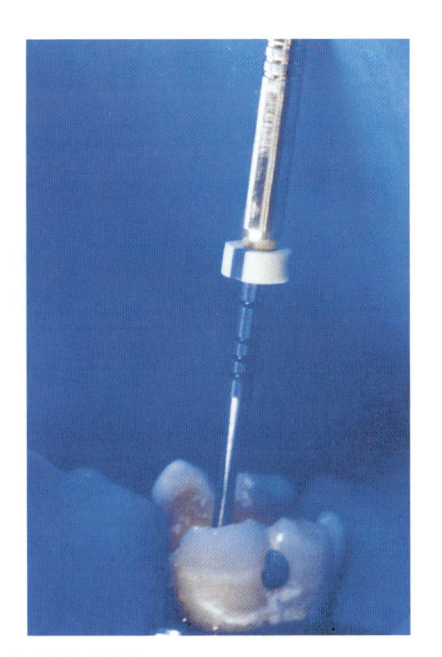

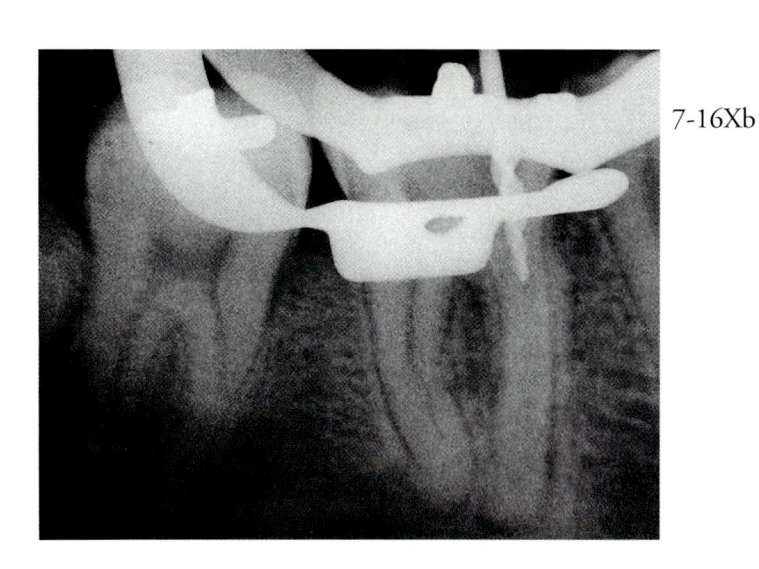

SISTEMA GT "GREATER TAPERS" (MAIORES CONICIDADES) DENTSPLY/MAILLEFER...

7-16Xa 7-16Xb

■ FIGS. 9-16Xa E Xb

Lima GT® acessória n° 3 (70/.12) (três estrias/anéis incolores), até encontrar resistência. Radiografia da lima em posição, com objetivo acadêmico.

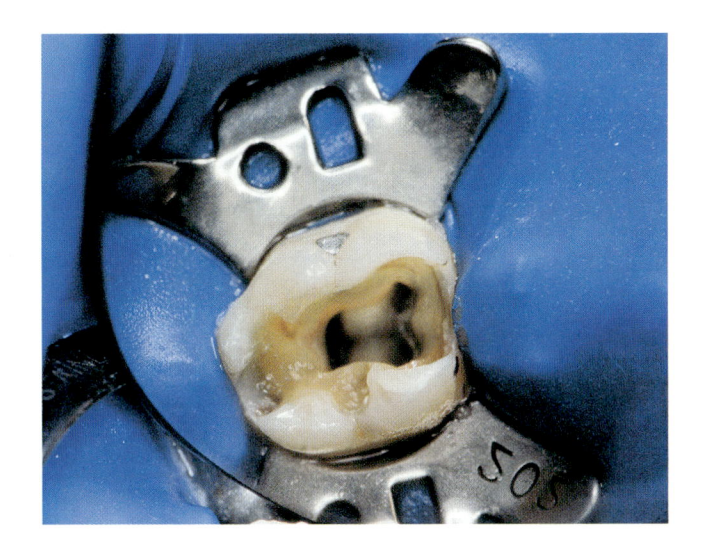

■ FIG. 9-16Y

Aspecto clínico das entradas dos canais radiculares, após o preparo.

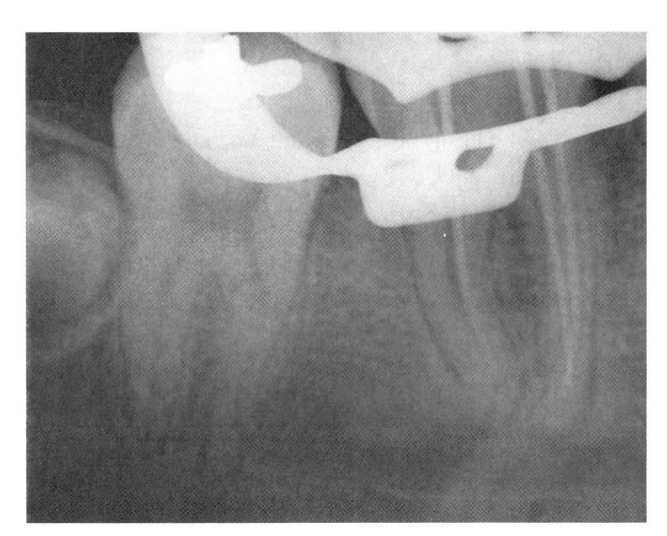

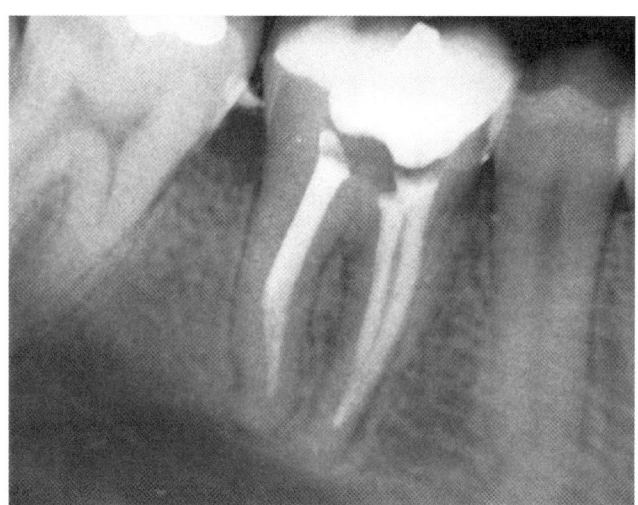

■ FIGS. 9-16Za E Zb

Za - Confirmação radiográfica da escolha clínica dos cones de guta-percha e Zb - radiografia final da obturação (Técnica da condensação lateral ativa).

Gentileza de Juliane Maria Guerreiro Tanomaru, aluna do Programa de Pós-Graduação em Odontologia - Área de Endodontia (Mestrado), da Faculdade de Odontologia de Araraquara, SP, UNESP - 2000/2001.

Referências bibliográficas

1. BUCHANAN, L.S. Predefined root canal shapers with GT files. In: WEI, S.H.Y. *A clinical and technique guide*. Hong Kong, Ásia: Dentsply, 2000. Cap.7, p. 13-4.
2. *GT Rotary files* - Dentsply/Maillefer Instruments AS. CH-1338. Balaignes, Suíça.

CAPÍTULO

SISTEMA PROFILE SÉRIES 29 (DENTSPLY/TULSA DENTAL)

MÁRIO ROBERTO LEONARDO
RENATO DE TOLEDO LEONARDO

O Sistema Profile Séries 29 é oferecido pela Dentsply/Tulsa Dental e distribuído em caixas com seis instrumentos de níquel/titânio, com conicidades (originariamente) aumentando de 0,04 mm e 0,06 mm por milímetro de comprimento de sua parte ativa ($D_0 \rightarrow D_{16}$). Esses instrumentos são numerados de 2 a 10, identificados pelas cores de sua haste metálica e oferecidos nos comprimentos totais de 21, 25 e 30 mm (**Tabelas 10-1 e 10-2**).

Nº	COR	CONICIDADE	D_0	D_{16}	COMP. DA PARTE ATIVA	COMP. TOTAL
2	Branco	0,04 mm	0,129 mm	0,769 mm	16 mm	
3	Amarelo	0,04 mm	0,167 mm	0,807 mm	16 mm	21,
4	Vermelho	0,04 mm	0,216 mm	0,856 mm	16 mm	
5	Azul	0,04 mm	0,279 mm	0,919 mm	16 mm	25 e
6	Verde	0,04 mm	0,360 mm	1,000 mm	16 mm	
7	Marrom	0,04 mm	0,465 mm	1,100 mm	16 mm	30 mm
8	Branco	0,04 mm	0,600 mm	1,240 mm	16 mm	
9	Amarelo	0,04 mm	0,775 mm	1,410 mm	16 mm	
10	Vermelho	0,04 mm	1,000 mm	1,640 mm	16 mm	

■ TABELA 10-1
Instrumentos de níquel-titânio Profile Séries 29 (conicidade de 0,04 mm).

Nº	COR	CONICIDADE	D_0	D_{16}	COMP. DA PARTE ATIVA	COMP. TOTAL
2	Branco	0,06 mm	0,129 mm	1,089 mm	16 mm	
3	Amarelo	0,06 mm	0,167 mm	1,127 mm	16 mm	
4	Vermelho	0,06 mm	0,216 mm	1,167 mm	16 mm	21,
5	Azul	0,06 mm	0,279 mm	1,239 mm	16 mm	
6	Verde	0,06 mm	0,360 mm	1,320 mm	16 mm	25 e
7	Marrom	0,06 mm	0,465 mm	1,425 mm	16 mm	
8	Branco	0,06 mm	0,600 mm	1,560 mm	16 mm	30 mm
9	Amarelo	0,06 mm	0,735 mm	1,735 mm	16 mm	
10	Vermelho	0,06 mm	1,000 mm	1,960 mm	16 mm	

■ TABELA 10-2
Instrumentos de níquel-titânio Profile Séries 29 (conicidade de 0,06 mm).

* Dentsply/Tulsa Dental, OK., EUA.

Mais recentemente, a Dentsply/Tulsa Dental lançou no mercado, os instrumentos Profile Séries 29, com conicidade aumentando 0,02 mm por milímetro de comprimento da parte ativa ($D_0 \rightarrow D_{16}$). Esses instrumentos são mais indicados para a preparação apical (Batente Apical), e são identificados pelas cores de sua haste metálica (**Tabela 10-3**).

O Sistema Profile Séries 29 oferece, ainda, instrumentos de níquel/titânio, denominados Orifice Shapers, modeladores ou alargadores cervicais. Esses instrumentos, codificados como os de nº 1 da série, apresentam-se com comprimento total de 19 mm, comprimento da parte ativa de 10 mm, diâmetro da ponta da parte ativa (D_0) que varia de 0,20 a 0,80 mm, e conicidades que variam de 0,05 mm a 0,08 mm por milímetro de comprimento da parte ativa.

Essas características oferecidas pela parte ativa dos Orifice Shapers (modeladores ou alargadores cervicais) são importantes para a maior dilatação dos dois terços coronários de um canal radicular atresiado e curvo, diminuindo a pressão dos instrumentos sobre as paredes dentinárias (área de segurança), ato operatório hoje denominado desgaste anticurvatura. Esses instrumentos devem ser usados com velocidade de 350 rpm (**Tabela 10-4**).

A Dentsply/Tulsa oferece, também, brocas Gates-Glidden, construídas com a liga de níquel-titânio, numeradas de 1 a 6, seguindo as cores da estandardização ISO/FDI e/ou ANSI/ADA, em toda sua haste (base) metálica, e no comprimento de 17 mm (**Figura 10-1**). Essas brocas podem ser usadas durante a realização do desgaste anticurvatura.

Nº	COR	CONICIDADE	D_0	D_{16}	COMP. DA PARTE ATIVA	COMP. TOTAL
15	Branco	0,02 mm	0,15 mm	0,47 mm	16 mm	
20	Amarelo	0,02 mm	0,20 mm	0,52 mm	16 mm	21,
25	Vermelho	0,02 mm	0,25 mm	0,57 mm	16 mm	
30	Azul	0,02 mm	0,30 mm	0,62 mm	16 mm	25 e
35	Verde	0,02 mm	0,35 mm	0,67 mm	16 mm	
40	Preto	0,02 mm	0,40 mm	0,72 mm	16 mm	30 mm
45	Branco	0,02 mm	0,45 mm	0,77 mm	16 mm	

■ TABELA 10-3

Instrumentos de níquel-titânio Profile Séries 29 (conicidade de 0,02 mm).

Nº	COR	CONICIDADE	D_0	D_{10}	COMP. DA PARTE ATIVA	DIÂMETRO GATES-GLIDDEN	COMP. TOTAL
20	Branco	0,05 mm	0,20 mm	0,70 mm	10 mm	0,50 mm (nº 1)	
30	Amarelo	0,06 mm	0,20 mm	0,90 mm	10 mm	0,70 mm (nº 2)	
40	Vermelho	0,06 mm	0,25 mm	1,00 mm	10 mm	0,90 mm (nº 3)	19 mm
50	Azul	0,07 mm	0,39 mm	1,20 mm	10 mm	1,10 mm (nº 4)	
60	Verde	0,08 mm	0,35 mm	1,40 mm	10 mm	1,30 mm (nº 5)	
80	Preto	0,08 mm	0,40 mm	1,60 mm	10 mm	1,50 mm (nº 6)	

■ TABELA 10-4

Instrumentos de níquel-titânio, denominados Orifice Shapers (modeladores ou alargadores cervicais) do Sistema Profile Séries 29.

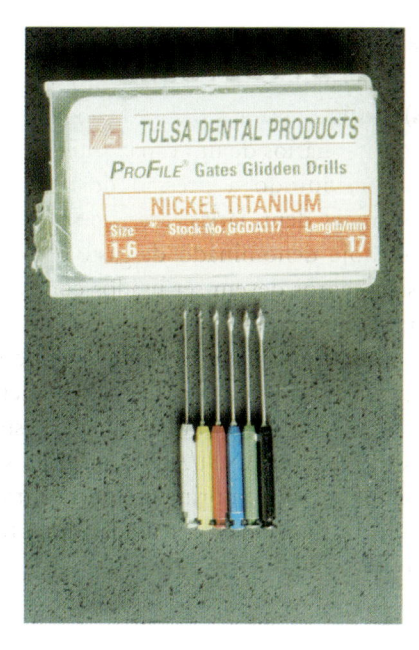

FIG. 10-1

Brocas Gates-Glidden confeccionadas com a liga de níquel-titânio.

Características dos instrumentos do sistema Profile Série 29 (Dentsply/Tulsa)

No Sistema Profile Séries 29 (Dentsply/Maillefer), os instrumentos confeccionados com liga de níquel-titânio e que são acionados a motor oferecem as mesmas peculiaridades já descritas no Capítulo 6, para os instrumentos do Sistema Maillefer Profile .04/.06 da Dentsply/Maillefer, e que são as seguintes:
- Flexibilidade;
- Deformação elástica;
- Resistência à fratura;
- Superfície radial (guia de penetração) "*Radial Land*";
- Conicidades 0,04 mm, 0,06 mm, acrescida atualmente de 0,02 mm.
- Ranhuras (sulcos);
- Ponta inativa;
- Ângulo de corte ligeiramente positivo;
- Mínimo ângulo de transição;
- Alta energia armazenada durante sua ação, em canais radiculares curvos.

Os instrumentos desse sistema, Profile Séries 29, apresentam, no entanto, uma particularidade: oferecem um percentual de aumento padrão e constante, de 29,17% no diâmetro da ponta ativa (D_0).

O percentual 29,17% não é arbitrário, mas sim baseado num trabalho de HERBERT SCHILDER[4], Um Novo Conceito no Desenho dos Instrumentos, publicado no livro *Caminhos da Polpa*, de STEPHEN COHEN e RICHARD C. BURNS[1] e relacionado às limas manuais.

De acordo com SCHILDER,[3,4] na instrumentação de canais radiculares atresiados e curvos de molares, especialmente nos seus terços apicais, muitas vezes torna-se difícil uma lima tipo K nº 15 (estandardizada de acordo com os padrões ISO/FDI e ANSI/ADA) penetrar facilmente, no espaço anteriormente criado pela lima tipo K de número imediatamente anterior, isto é, a de nº 10. Essa dificuldade constituiu a grande falha da padronização ISO atual. Essa dificuldade ocorre porque a diferença em percentual entre a lima nº 10 a de nº 15 é estarrecedora 50%. Por outro lado, a diferença em percentual entre uma lima nº 55, para a próxima da seqüência, nº 60, passa a ser de apenas 9%.

Atualmente, as limas manuais Profile Séries 29 são fabricadas com o aumento percentual constante de 29,17% entre cada instrumento sucessivo da série.

Assim, o percentual de aumento constante, no diâmetro da ponta da parte ativa (D_0), entre os instrumentos dessa nova série (Profile Séries 29), isto é, 29,17%, faz com que as 20 limas oferecidas de acordo com os padrões ISO/FDI e ANSI/ADA (06 a 130) sejam substituídas por apenas 13 dessa nova série (00 a 11).

Considerando que o aumento constante em porcentagem, entre os instrumentos dessa nova série, é proporcional, as alterações de medidas reais em D_0 sempre aumentam parabolicamente. Assim, automaticamente, será oferecido maior número de instrumentos no início da série, e menor número, no final.

ISO				PROFILE SÉRIE 29			
N°	COR	0 (mm)	AUMENTO D_0 (%)	N°	COR	0 (mm)	AUMENTO D_0 (%)
06	Rosa	0,06	-	00	Abóbora	0,060	-
08	Cinza	0,08	33	0	Cinza	0,077	29,17
10	Roxo	0,10	25	1	Roxo	0,100	29,17
15	Branco	0,15	50	2	Branco	0,129	29,17
20	Amarelo	0,20	33	3	Amarelo	0,167	29,17
25	Vermelho	0,25	25	4	Vermelho	0,216	29,17
30	Azul	0,30	20	5	Azul	0,279	29,17
35	Verde	0,35	17	6	Verde limão	0,360	29,17
40	Preto	0,40	14				
45	Branco	0,45	13	7	Marrom	0,465	29,17
50	Amarelo	0,50	11				
55	Vermelho	0,55	10				
60	Azul	0,60	9	8	Branco	0,600	29,17
70	Verde	0,70	17				
80	Preto	0,80	14	9	Amarelo	0,775	29,17
90	Branco	0,90	13				
100	Amarelo	1,00	11	10	Vermelho	1,000	29,17
110	Vermelho	1,10	10				
120	Azul	1,20	9				
130	Verde	1,30	8	11	Azul	1,293	29,17
140	Preto	1,40	8				

■ **TABELA 10-5**

Aumento percentual do diâmetro de ponta ativa (D_1) dos instrumentos da série ISO/FDI, e o (D_0) dos instrumentos da série Profile 29 (manuais).

De acordo com PEREIRA LOPES et al.,[2] essa nova concepção tecnológica favorece o alargamento dos canais radiculares atresiados e curvos, nas suas porções apicais, uma vez que, no início da instrumentação, o sistema Profile Séries 29 oferece maior número de instrumentos com menores diâmetros da ponta da parte ativa (D_0) e poucos instrumentos com maior D_0, na fase final da série Profile 29, em que a instrumentação é menos crítica.

Essa nova série é numerada de 00 a 11, com variações do diâmetro da ponta da parte ativa (D_0) a partir de 0,06 mm (n° 00) até 1,293 (n° 11). O novo instrumento n° 00, com 0,06 mm em seu D_0, corresponde exatamente ao n° 06 da série ISO/FDI e ANSI/ADA, mas o n° 0, que corresponderia ao n° 08, aplicando porém o aumento percentual de 19,27%, terá no D_0, 0,077 mm.

O novo instrumento n° 1, com 0,10 mm no seu D_0, corresponde exatamente ao de n° 10 da série ISO/FDI e ou ANSI/ADA. A diferença de diâmetro (D_0) dos novos instrumentos 1 (0,10 mm) e 2 (0,129 mm) é novamente de 29,17%, enquanto entre os seus correspondentes da série ISO/FDI e o ANSI/ADA, isto é, n° 10 (0,10 mm) e de n° 15 (0,15 mm) é de 50%.

Da mesma forma, enquanto a diferença entre os diâmetros (D_1) dos instrumentos n° 15 (0,15 mm) e n° 20 (0,20 mm) da série ISO e ANSI é de 33, 1/3%, na série Profile 29, a diferença entre o diâmetro (D_0) do instrumento n° 2 (0,129 mm) e o n° 3 (0,167 mm), é novamente de 29,17%.

Ainda de acordo com SCHILDER,[4] a natureza parabólica do aumento percentual observado nesses novos instrumentos faz com que os cinco primeiros instrumentos da série sejam menores em seus (D_0) do que os cinco primeiros instrumentos usados no sistema ISO/FDI/ANSI/ADA.

O instrumento nº 6 da nova série tem o diâmetro em seu D_0 (0,36 mm) ligeiramente maior que o instrumento correspondente da série ISO nº 35 (0,35 mm).

Na série nova, com apenas dois instrumentos a mais, é atingido o diâmetro de 0,60 mm (instrumento nº 8), enquanto na série ISO, são necessários cinco instrumentos (nº 35/40/45/50/55).

No sistema Profile Séries 29, na versão "rotatórios", os instrumentos apresentam também aumento padrão e constante de 29,17% no diâmetro da ponta de sua parte ativa (D_0), no uso sucessivo da série.

Essa padronização dos diâmetros (D_0) no sistema Profile Séries 29 transmite ao profissional maior sensibilidade tátil, permitindo a instrumentação de canais radiculares atresiados e curvos, com menor possibilidade de acidentes operatórios.

Sistema Profile Séries 29 (Dentsply/Tulsa)

Apresentação

Os instrumentos que compõem o Sistema Profile Séries 29 do Dentsply/Tulsa são oferecidos da seguinte forma:

- Profile Séries 29.04

Caixa com seis instrumentos, numerados de 2 a 7, embalagem vermelha, nos comprimentos totais de 21, 25 e 30 mm. Esses instrumentos são identificados pelas cores de suas hastes (base) metálicas, isto é:

nº 2 - branco
nº 3 - amarelo
nº 4 - vermelho
nº 5 - azul
nº 6 - verde
nº 7 - marrom

- Profile Séries 29.06

Esses instrumentos também são oferecidos em caixas contendo seis deles, numerados de 2 a 7 (embalagem verde), com as cores de suas hastes metálicas semelhantes às do Profile Séries 29.04 (**Figuras 10-2** e **10-3**).

- Modeladores da entrada de canais radiculares (alargadores cervicais) Orifice Shapers (**Figura 10-4**)

Esses instrumentos são oferecidos em caixas de seis, assim discriminados:

nº 1 (20) - branco
nº 2 (30) - amarelo
nº 3 (40) - vermelho
nº 4 (50) - azul
nº 5 (60) - verde
nº 6 (80) - preto

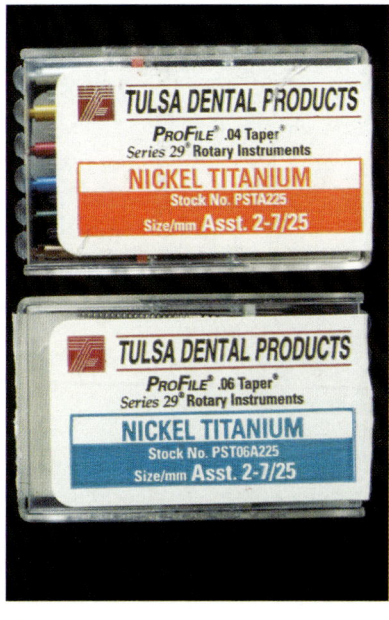

■ FIG. 10-2
Caixas com instrumentos Profile Séries 29, conicidades 0,04 mm e 0,06 mm.

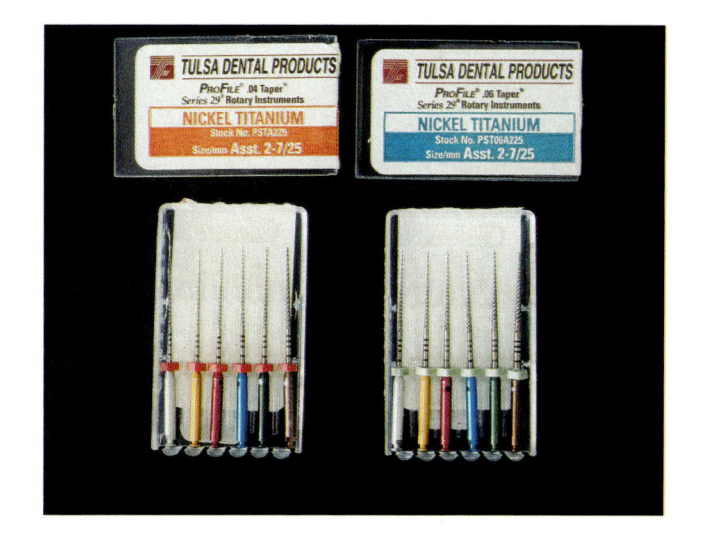

■ FIG. 10-3
Caixas com instrumentos Profile Séries 29, conicidades 0,04 mm e 0,06 mm.

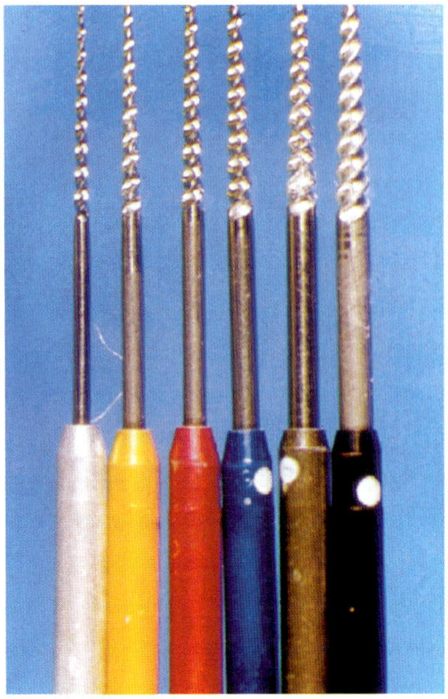

■ FIG. 10-4
Modeladores ou alargadores cervicais (Dentsply/Tulsa).

Thermaphil Plus

Os canais radiculares preparados pelo sistema Profile Séries 29 são recomendados pela Dentsply/Tulsa, para serem obturados pelo sistema Thermafil Plus, já descrito no Capítulo VI.

Referências bibliográficas

1. COHEN, S., BURNS, R.C. *Caminhos da polpa*. 6.ed. Rio de Janeiro: Guanabara Koogan S.A., 1997, 387p.
2. LOPES, H.P. *et al*. Emprego de limas acionadas a motor no preparo de canais radiculares. *Rev. Bras. Odont.*, v.53, n.3, p.4-7, 1996.
3. SCHILDER, H. Revolucionary new concepts in endodontics instruments sizing. *A. St. Endodon.*, v.7, p.166-72, 1993.
4. SCHILDER, H. Um novo conceito no desenho dos instrumentos. In: COHEN, S., BURNS, R.C. *Caminhos da polpa*. 6.ed., Rio de Janeiro: Guanabara Koogan S.A., p.387, 1997.

CAPÍTULO

Sistema Profile Séries 29 (Dentsply/Tulsa Dental) - Técnica

Hélio Pereira Lopes
José Freitas Siqueira Jr.

Técnica proposta por Lopes e Siqueira[1]

Os autores, propõem uma técnica renovada de instrumentação, baseada na associação e no aperfeiçoamento de alguns princípios. É importante ressaltar que a seqüência de instrumentos proposta por Lopes e Siqueira segue os princípios gerais, mas pode ser alterada, na dependência do caso clínico e da experiência do profissional. Como não existem dois canais radiculares absolutamente iguais, de acordo com os referidos autores os procedimentos operatórios às vezes precisam variar.

As limas do Sistema Profile Séries 29, de conicidade 0,04 mm/mm, são indicadas para canais radiculares atresiados retos ou curvos, enquanto as de 0,06 mm/mm, para canais amplos.

Na seqüência da técnica proposta, serão mencionados apenas os números dos instrumentos desse sistema.

Após os procedimentos operatórios iniciais, a seqüência da técnica proposta por Lopes e Siqueira recomenda os seguintes passos:

- **Exploração do canal radicular**

A exploração ou cateterismo do canal radicular, conforme suas características anatômicas, é realizada com limas manuais tipo K ISO, números 06, 08 e 10, de aço inoxidável ou 00, 0 e 1 da série 29. Durante este procedimento, o instrumento deve estar provido de um cursor (tope), dois milímetros menor que o comprimento aparente do dente (CAD), medido na radiografia para diagnóstico. Com o instrumento assim preparado, inicia-se um movimento de penetração e oscilação, até se atingir o comprimento previamente desejado. A seguir, determina-se o comprimento patente do canal (CPC).

Baseado neste, instrumenta-se o canal radicular em toda a sua extensão, até a lima manual tipo K ISO número 10, ou número 1 da série 29, com a técnica de limagem circunferencial.

Obs.: Para os autores, a limpeza do forame apical é realizada com um instrumento que percorre toda a extensão do canal radicular, desde um ponto de referência coronário (oclusal) até o ápice radiográfico. Essa medida é denominada por eles Comprimento de Patência do Canal (CPC).

- **Preparo do corpo do canal**

Esta etapa consiste no preparo do canal radicular, no sentido coroa-ápice. Após o uso da lima manual tipo K número 10, ou número 1 da série 29, alargadores cervicais (Orifice Shapers) de números 40, 30 e 20 são usados para ampliar o segmento cervical do canal radicular. Os instrumentos de números 40 e 30 geralmente atingem o comprimento planejado, não sendo necessário o emprego do alargador cervical de número 20. A seguir, as limas Profile 0,04 mm/mm números 6 (verde), 5 (azul) e 4 (vermelha) são utilizadas no preparo do canal no sentido coroa/ápice, até a profundidade de 2 a 3 mm aquém do comprimento do canal radicular.

- **Preparo apical**

Esta fase consiste no preparo do canal radicular até o limite apical determinado pelo Comprimento Real de Trabalho (CRT). Utilizam-se, em seqüência, as limas Profile 0,04 mm/mm de números 2 (branca), 3 (amarela), 4 (vermelha) e 5 (azul). A partir desta preparação apical, as limas de diâmetros maiores poderão ser sucessivamente levadas ao canal, com diminuição de 1mm para cada aumento de diâmetro.

Sendo necessário um preparo mais cônico para os canais radiculares atresiados e/ou curvos, pode-se empregar instrumento de conicidade 0,06 mm/mm, de número igual ao último, de conicidade 0,04 mm/mm, empregado no preparo apical.

Após o preparo do canal radicular, a patência foraminal e a ampliação do forame é realizada, com o objetivo de remover raspas de dentina e outros resíduos orgânicos, que poderão ser compactados na porção terminal do canal radicular.

Todos os passos desta técnica devem ser precedidos e seguidos de abundante irrigação/aspiração e inundação do canal, com solução química auxiliar (solução de hipoclorito de sódio, com concentração adequada ao caso clínico).

Obs.: Para os autores, **patência foraminal** é a manutenção do forame apical desobstruído, durante a instrumentação do canal radicular. É realizada com instrumento de pequeno calibre, o mesmo utilizado durante a exploração do canal e reutilizado até o forame, durante a instrumentação, para evitar sua obliteração pelo depósito de detritos resultantes do preparo.

Os instrumentos Profile Séries 29 (Dentsply/Tulsa Dental Products, EUA) podem ser substituídos pelos instrumentos acionados a motor da Dentsply/Maillefer (Suíça).

Descrição sumária da técnica proposta para canais radiculares atresiados e/ou curvos

Preparo apical inicial

- Até o comprimento de patência do canal (CPC)
  - Lima tipo K de aço inoxidável, 10 ou 15 (movimento limagem).

Preparo do corpo do canal

- Até dois terços ou três quartos do CPC
  - Alargadores cervicais 40, 30 e 20
- Checar a patência
- Até 2 a 3 mm aquém do CPC
  - Limas acionadas a motor 6, 5 e 4 (Dentsply/Tulsa) ou 35, 30 e 25 (Dentsply/Maillefer) de conicidade 0,04 mm/mm
  - Checar patência

Preparo apical

- Até o CRT (CPC-1mm)
  - Limas acionadas a motor 2, 3, 4 e 5 (Dentsply/Tulsa) ou 15, 20, 25 e 30 (Dentsply/Maillefer), de conicidade 0,04 mm/mm
  - Checar patência
  - Lima acionada a motor 5 (Dentsply/Tulsa) ou 30 (Dentsply/Maillefer), de conicidade 0,06 mm/mm
  - Patência e ampliação do forame com lima tipo K 20 (**Figura 11-1**)

É preciso ressaltar que o preparo biomecânico dos canais radiculares é um procedimento dinâmico, podendo a seqüência de instrumentação ser repetida até se atingirem os objetivos desejados. Para os canais radiculares amplos, os diâmetros dos instrumentos e os princípios de instrumentação poderão sofrer alterações quanto à seqüência mencionada.

Em todas as técnicas acionadas a motor, o preparo do corpo do canal pode ser realizado com brocas Gates Glidden e o acabamento apical com instrumentos tipo K manuais de aço inoxidável ou de NiTi.

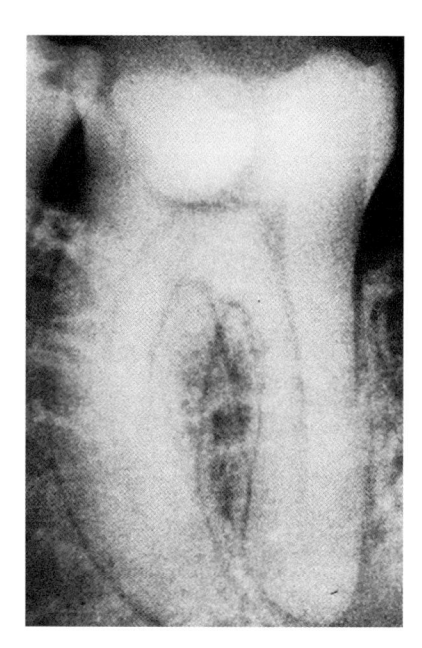

■ FIG. 11-1A
Radiografia para diagnóstico de primeiro molar inferior direito.

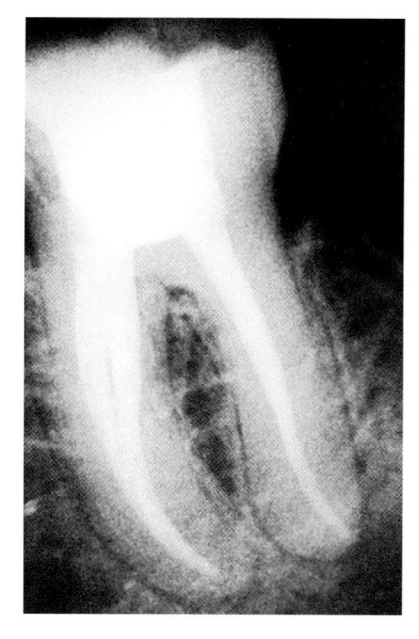

■ FIG. 11-1B
Radiografia da obturação dos canais radiculares, após instrumentação com sistema rotatório Profile. Séries 29. Gentileza do Prof. Hélio Pereira Lopes - Livre-Docente em Endodontia pela UERJ - Rio de Janeiro.

Referência bibliográfica

1. PEREIRA LOPES, H., SIQUEIRA Jr., J.F. *Endodontia:* biologia e técnicas. Rio de Janeiro: Medsi, p.358-9, 1999.

CAPÍTULO

SISTEMA PROFILE GT® ("PROSYSTEM GT®") DENTSPLY/TULSA DENTAL)

MÁRIO ROBERTO LEONARDO
RENATO DE TOLEDO LEONARDO

O sistema Profile GT® (Prosystem GT®), apresentado pela Dentsply/Tulsa Dental, no qual os instrumentos rotatórios são utilizados por meio de peça de mão, em baixa velocidade e alto torque, oferece um alargamento do canal radicular rápido, centralizado e acentuadamente cônico, transmitindo ao profissional excelente sensibilidade táctil.

Nesse sistema, os instrumentos são levados girando ao canal radicular, no sentido apical (coroa/ápice), proporcionando o alisamento e a planificação das paredes do canal, tornando-o circular e afunilado da direção cervical para a apical.

Ao mesmo tempo, as raspas de dentina decorrentes da ação dos instrumentos sobre as paredes dentinárias são aprisionadas nas ranhuras do instrumento, sendo removidas quando este é retirado do canal radicular.

O instrumento Profile GT é fabricado com liga de níquel-titânio, de super flexibilidade, cujas propriedades físicas, aliadas à presença das três superfícies radiais, evitam o auto-rosqueamento, quando introduzido girando no canal radicular; mantém ainda a sua parte inativa centralizada no eixo axial do canal, evitando a formação de degraus, *zipping* e transporte do forame apical.

Essas características fazem com que os instrumentos do sistema Profile GT (Dentsply/Tulsa Dental) sejam extremamente eficientes e de fácil manejo operatório.

Para a utilização dos instrumentos rotatórios do sistema Profile GT® da Dentsply/Tulsa Dental, algumas recomendações devem ser rigorosamente seguidas.

A abertura coronária, oferecendo acesso direto ao canal radicular, sem interferências dentinárias, é pré-requisito para a utilização desse sistema.

Os instrumentos do sistema Profile GT foram projetados para favorecer a obtenção de todos os benefícios da técnica coroa/ápice. Através do princípio coroa/ápice, o canal radicular é preparado por etapas, alargando inicialmente o terço coronário, depois o terço médio e finalmente o terço apical.

O preparo coroa/ápice melhora o acesso ao canal radicular, permitindo maior distribuição da solução irrigadora e não forçando apicalmente os restos necróticos.

Os instrumentos do sistema Profile GT devem ser usados com um leve toque, tendo como parâmetro que a pressão para quebrar o grafite de um lápis será suficiente para acarretar exagerada pressão no instrumento.

Os instrumentos deverão girar no canal radicular de forma controlada, isto é, em baixa velocidade, recomendando-se para os instrumentos do sistema Profile GT (Prosystem GT®) rotação de 300 rpm.

É fundamental a limpeza do instrumento após cada utilização, uma vez que este perde a ação quando as ranhuras estiverem carregadas de raspas de dentina.

O tratamento de canal radicular convencional inclui irrigação copiosa, sendo esse ato operatório fundamental na utilização dos sistemas rotatórios.

A fadiga cíclica do instrumento de níquel-titânio pode ocorrer:
- em canais radiculares com curvaturas abruptas.
- em canais radiculares com dureza dentinária acima do normal.
- em canais radiculares calcificados.

Obs.: Nesses casos, há um aumento do estresse sobre o instrumento, podendo levá-lo à fratura.

Para minimizar o risco de fratura dos instrumentos e para maximizar a sua eficiência de corte, a Dentsply/Tulsa Dental recomenda usá-los, uma única vez.

Identificação

Para facilitar a identificação, as limas do sistema Profile GT® (Prosystem GT®), da Dentsply/Tulsa Dental, apresentam toda a sua haste (base) dourada, com diferentes números de estrias/anéis.

Essas estrias/anéis representam a conicidade de cada lima e cada uma dessas estrias/anéis equivale a 0,02 mm/mm de conicidade. Assim sendo, 2 estrias/anéis correspondem às limas com conicidade de 0,04 mm/mm; 3 estrias/anéis correspondem às limas com 0,06 mm/mm; 4 estrias/anéis orrespondem às limas com conicidade de 0,08 mm/mm; 5 estrias/anéis correspondem às limas com conicidade de 0,10 mm/mm; 6 estrias/riscas (anéis) correspondem às limas com conicidade de 0,12 mm/mm.

Essas limas apresentam também, em sua haste, uma faixa (banda) colorida, que indica o diâmetro da ponta ativa (D_0) dos instrumentos. As cores dessas faixas (bandas) correspondem à estandardização de cores da ISO/FDI e ANSI/ADA.

A faixa (banda) amarela é para a lima que oferece 0,20 mm em sua ponta ativa D_0, a azul, para a lima que tem 0,30 mm no seu D_0, preta, para a lima com 0,40 mm na ponta ativa.

As limas acessórias com faixas (bandas) verdes correspondem aos diâmetros de 0,35 ou 0,70 na ponta ativa (D_0) e, finalmente, as limas com faixa amarela correspondem ao diâmetro de 0,50 mm na ponta ativa.

Essas limas apresentam ainda, na base da haste metálica da parte ativa, demarcações que correspondem ao comprimento de trabalho desejado, com as seguintes opções: 18, 19, 20, 22 e 24 mm de comprimento.

CAPÍTULO

Sistema Profile GT® ("Prosystem GT®") Dentsply/ Tulsa Dental) - Técnica

MÁRIO ROBERTO LEONARDO
RENATO DE TOLEDO LEONARDO

Após os procedimentos operatórios iniciais, a seqüência técnica recomendada para o sistema Profile GT Prosystem GT® (Dentsply/Tulsa Dental) deve seguir os passos:

Passo 1 - Coroa/Ápice

Esse passo é iniciado com a lima Profile GT 20/.10 (5 estrias/anéis e faixa amarela). Essa lima é levada girando (no sentido horário) ao canal radicular e, com ligeira pressão, deve ser "guiada" no canal, até que encontre resistência.

Em poucos segundos a lima atingirá uma profundidade a partir da qual não mais avançará. Retire o instrumento do canal radicular, ainda girando. As ranhuras deverão estar completamente carregadas com raspas de dentina.

A próxima lima a ser levada ao canal radicular será a 20/.08 (4 estrias/anéis e faixa amarela), aplicando-se a mesma cinemática de movimentos atribuída à lima anterior.

Avance em direção apical, até encontrar resistência. Essa lima deverá atingir a metade do canal radicular, ou ligeiramente além, dependendo da condição anatômica.

Ao remover a lima do canal radicular, pode-se observar que as suas ranhuras estão carregadas de restos pulpares e raspas de dentina.

Neste ponto, deve-se utilizar a lima 20/.06 (3 estrias/anéis e faixa amarela), usando ligeiros toques em direção apical, com a mesma cinemática de movimento observada nos procedimentos anteriores. Avance até encontrar resistência. Quando a lima deixar de avançar, realize a radiografia para odontometria e depois retire-a do canal radicular e determine quanto falta para atingir o Comprimento Real de Trabalho (CRT). Normalmente, essa lima deverá alcançar a posição 1 a 2 mm aquém do ápice de um canal radicular atresiado e curvo. Nesse momento, deve-se iniciar o Passo 2.

Obs.: A seqüência da técnica desse sistema recomenda o emprego de uma lima tipo K, para a realização do "desbridamento foraminal", *apical patency*.

Passo 2 - Preparo Apical

Desde que, com a instrumentação empregando o sistema Profile GT Prosystem GT®, o CRT tenha sido alcançado, recomenda-se o emprego dos instrumentos Profile GT, de conicidade 0,04 mm/mm, na seguinte seqüência: comece com a lima 20/.04 (2 estrias/anéis e faixa amarela). Essa lima deve ser levada ao canal radicular, com a mesma cinemática de movimento observada anteriormente, até que atinja o CRT.

Esse ato operatório deve ser repetido com as limas 25/.04 (2 estrias/anéis e faixa vermelha), 30/.04 (2 estrias/anéis e faixa azul) e, desde que as condições anatômicas do canal permitam, pode ser empregada também a lima 35/.04 (2 estrias/anéis e faixa verde). Nesse momento, o batente apical estará preparado.

Passo 3 - Opcional

O acabamento do preparo com as limas acessórias deverá ser realizado, dependendo da técnica de obturação a ser empregada.

Desde que o planejamento tenha recomendado o uso do Sistema Thermafil Plus, necessita-se de um aumento da conicidade do canal radicular, o qual pode ser obtido com essas limas acessórias.

CAPÍTULO

Sistema Hero 642 (Micro Mega®)

Pedro Ardines Limonchi
José Carlos Rivas Gutierrez

Tradução: Erika Maria Sequeira Delgado (El Salvador), aluna do Programa de Pós-Graduação em Odontologia - Área de Endodontia - Mestrado (2000/2001). Faculdade de Odontologia de Araraquara - UNESP (Convênio PEC - PG)

O instrumental rotatório tem sido utilizado para a realização do preparo de canais radiculares por mais de 80 anos, com o objetivo de facilitar o trabalho do operador e realizá-lo em menor tempo, sem sacrificar a qualidade da limpeza e a conformação do preparo. Nem sempre foi assim, pois os primeiros instrumentos eram confeccionados com a mesma conformação da parte ativa e a mesma liga metálica com que era fabricado o instrumental manual.

A Indústria Micro Mega, na década de 60, iniciou um projeto mecânico para limpeza e conformação de canais radiculares utilizando um contra-ângulo denominado *Giromatic*. Esse contra-ângulo realizava sua função dando um quarto de volta, ida e volta (**Figura 14-1**). Depois foram criados os sistemas sônicos, particularmente o sistema MM 1500 (**Figura 14-2**), indicado para canais radiculares atresiados.

Na década de 80, a mesma indústria desenvolveu um instrumento oferecendo uma conformação de tríplice hélice. Esta nova conformação foi empregada tanto na confecção de instrumentos manuais quanto na confecção de instrumentos mecânicos, entre eles o *Trio Sonic*, *Giro Triple File* e o *Trio Apical*. Estes instrumentos eram fabricados com ligas de aço inoxidável. Sem dúvida, este desenho oferecia múltiplas vantagens na limpeza dos canais radiculares.

No final da década de 80, surgiu a liga de níquel-titânio, quando inúmeras indústrias passaram a fabricar instrumentos endodônticos com essa liga, como o sistema Hero 642, desenvolvido pela própria Micro Mega.

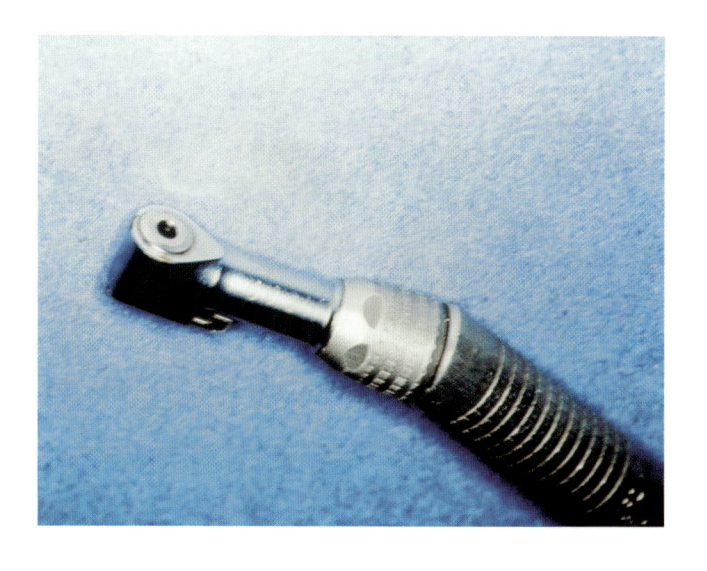

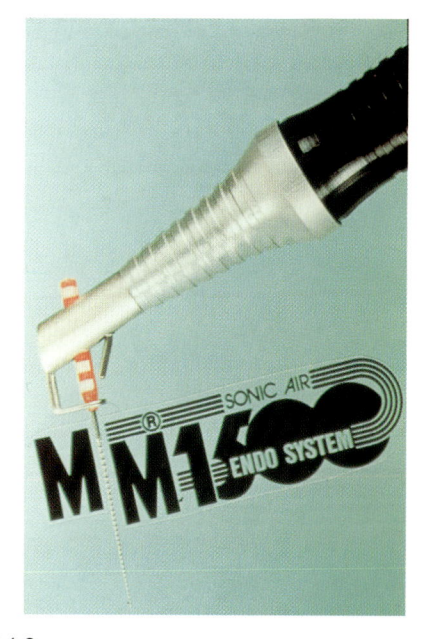

■ FIG. 14-1

■ FIG. 14-2

Hero 642 - high elasticity in rotation

Hero: Alta elasticidade em rotação.

O número 642 representa as três conicidades (0,02/0,04/0,06 mm/mm) oferecidas pelo sistema que utiliza seis diâmetros (D_1) de limas, 20, 25, 30, 35, 40, 45, com conicidade de 0,02 mm/mm e diâmetros (D_1) de 20, 25 e 30, com conicidade de 0,04 e 0,06 mm (mm).

Analisaremos o sistema Hero 642 através dos quatro pontos cardinais que devem ser observados em qualquer sistema rotatório: composição, conformação da parte ativa, filosofia e sistema.

- **Composição**

Hero 642: fabricado com uma liga à base de Ni-Ti, apresenta também outros componentes, como, por exemplo o carbono e o cádmio.

O níquel foi reconhecido por Consted em 1754 e isolado por Berhier em 1820. A superfície terrestre contém esse metal, numa porcentagem de 0,018%.

O titânio foi descoberto por Gregor em 1789 e isolado por Berzelius em 1825. É o nono elemento mais abundante na superfície terrestre.

A união destes dois elementos permite ao metal ter memória elástica, a qual permite que o instrumento fabricado com essa liga percorra todo o trajeto sinuoso do sistema de canais radiculares.

- **Conformação da parte ativa**

O instrumento Hero 642 é elaborado como um sistema de hélice tríplice, que apresenta um corpo central com massa densa, para resistir à fadiga, à carga, ao calor, à velocidade e ao estresse (**Figura 14-3**).

Apresenta ranhuras pouco profundas, evitando desta forma que a dentina adira na lima.

A lima apresenta um ângulo de corte positivo (**Figura 14-4**). Portanto, a liberação da borda cortante do instrumental sobre a parede dentinária não permite ação maior. Em outras palavras, depois que a lima cortou, ela é liberada tangencialmente, tornando-se ociosa. Com isto, evita-se que a lima trave no interior do canal e se desgaste excessivamente, aumentando, assim, a durabilidade do instrumento. A ponta do instrumento é romba, por isso a lima respeita a anatomia e curvatura do canal, mesmo nas grandes curvaturas (**Figura 14-5**).

- **Filosofia**

O sistema Hero 642 está baseado principalmente na curvatura do terço apical do canal radicular, considerando um canal radicular "fácil" aquele que apresenta a angulação < 5°; "moderado", aquele que a angulação é > 10° e < 25° e "difícil", quando a angulação for > 25°.

Dessa forma, o critério do operador prevalece sobre o instrumental, já que o obrigará a prever o grau de dificuldade que terá em cada um dos canais radiculares que irá tratar.

- **Sistema**

Para a aplicação do sistema Hero 642 é necessário um contra-ângulo redutor que permita atingir a velocidade de 300 a 600 rpm. As conicidades dos instrumentos são identificadas pela cor dos topes (cursores) de borracha: o tope preto indica um instrumento com conicidade de 0,06 mm, o tope cinza, uma conicidade de 0,04 mm e o tope branco, uma conicidade de 0,02 mm.

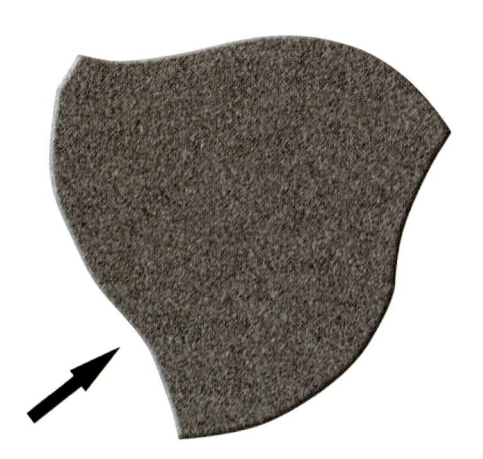

■ FIG. 14-3

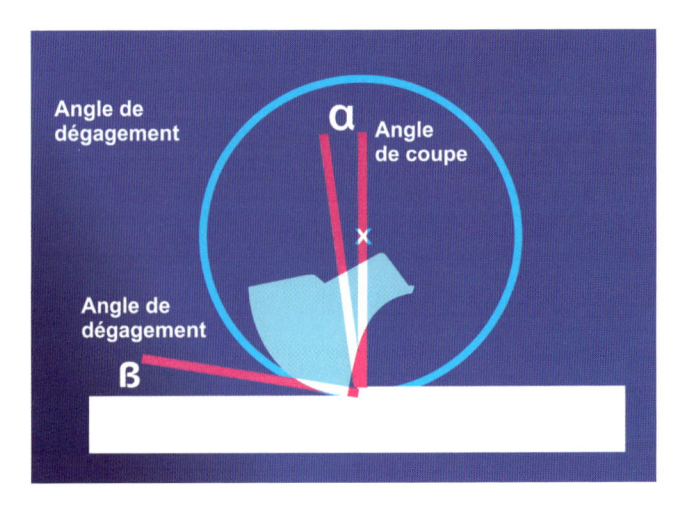

■ FIG. 14-4

SISTEMA HERO 642 (MICRO MEGA®)

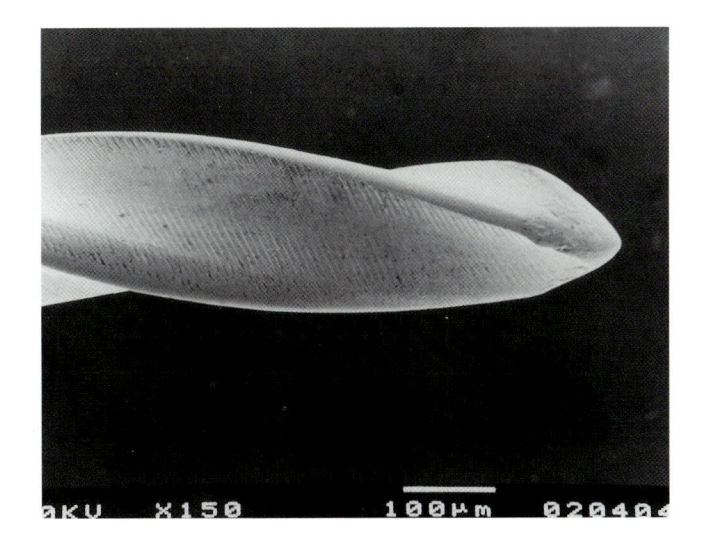

■ FIG. 14-5

Instrumento Hero 642. Ponta inativa e sem ângulo de transição - aresta lateral de corte (MEV - 150x).

Em todas as conicidades e diâmetros, o comprimento da parte ativa mede 16 mm. Os instrumentos de conicidade 0,06 mm/mm são mais curtos, já que estão indicados para realizar o preparo dos terços cervical e médio do canal radicular, sendo seu comprimento total de 21 mm. Os instrumentos de conicidade de 0,04 mm/mm são utilizados 2 mm aquém do CRT e os instrumentos de conicidade 0,02 mm/mm no CRT. Tanto os instrumentos com conicidade de 0,04 mm quanto aqueles de conicidade 0,02 mm, possuem um comprimento total de 25 mm.

Os instrumentos do sistema Hero 642 devem ser utilizados com movimento de bicada, em razão do ângulo positivo de corte e da conformação tríplice.

O emprego dos instrumentos do sistema Hero 642 deve seguir as escalas de cores observadas nas **Figuras 14-6, 14-7 e 14-8**. Para instrumentar canais radiculares "fáceis" deve-se seguir a linha de cor "azul" (**Figura 14-6**), para um canal "moderado" a linha "vermelha" (**Figura 14-7**), e para o preparo de canais "difíceis" se empregam os instrumentos da linha "amarela" (**Figura 14-8**).

Estas linhas permitem ao operador, no momento da limpeza, atribuir uma conicidade aos canais radiculares. Permitem também, ao operador, memorizar a seqüência dos instrumentos, tornando a aprendizagem mais acessível, tanto que estudantes de graduação podem utilizá-los (**Figura 14-9**).

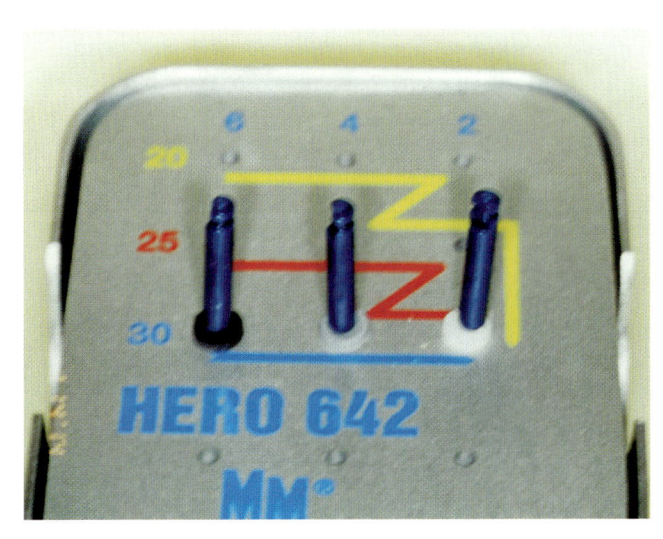

■ FIG. 14-6

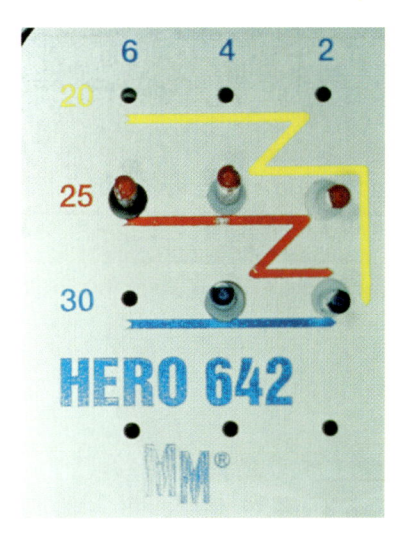

■ FIG. 14-7

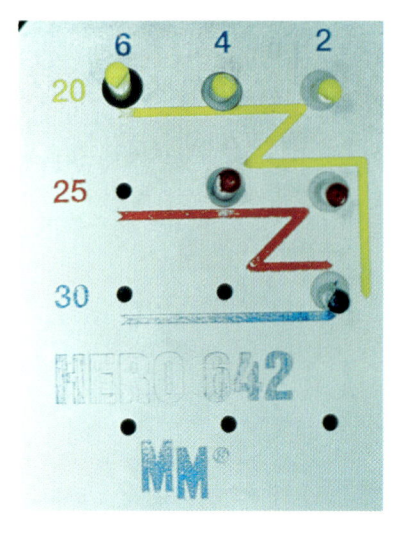

■ FIG. 14-8

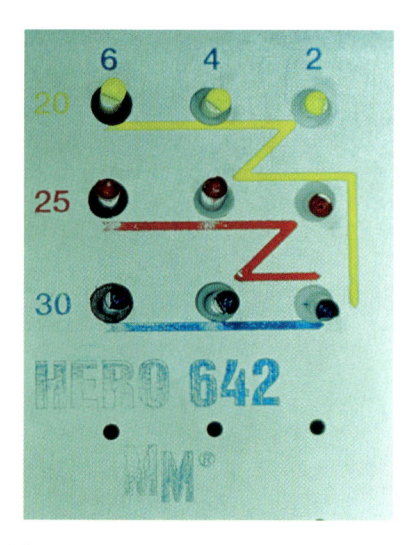

■ FIG. 14-9

O sistema permite tratar dentes com canais radiculares de curvaturas pronunciadas, curvaturas duplas, terços apicais com rizogênese incompleta e retratamentos, em poucos minutos.

- **Modificação do Sistema Hero**

Para os operaradores que desejam preparar manualmente o canal radicular na região apical, podemos sugerir instrumentos do Sistema Hero 642 com conicidades de 0,06 mm, nos terços cervical e médio, utilizando uma técnica *Crown-Down* (coroa/ápice) e com as limas 30, 25 e 20, no terço apical.

- **Características**

Novo instrumento à base de níquel-titânio.
- Hero: *High Elasticity in Rotation* (alta elasticidade em rotação)
- 642: conicidades 0,06 mm, 0,04 mm e 0,02 mm.
- Velocidade: 300 a 600 rpm
- Tempo requerido para preparo de um canal: 5 minutos.

- **O método Hero 642**

Obtido o CRT, classificam-se os canais radiculares em três categorias:
- Fáceis (30)
- Moderados (25)
- Difíceis (20)

Assim, o método combina três diâmetros 30, 25 e 20 e três conicidades 0,06 mm/mm, 0,04 mm/mm e 0,02 mm/mm.

- **Vantagens**

Esse instrumento possui três ângulos positivos de corte, que têm ação de tornear, ao invés de talhar a parede dentinária. Tem um núcleo maior, diminuindo a fadiga e reduzindo o risco de fratura.

Mantém um passo progressivo, que reduz o efeito "parafuso".

Possui três conicidades redutoras, que modelam o canal radicular.

A ponta da lima nunca entra em contato com a parede do canal, devido a sua conformação.

Não apresenta efeito de compressão da camada residual *smear layer* sobre os tubulos dentinários.

O método é fácil de aprender, seguro, versátil e econômico.

Sistema Hero 642 (micro mega)

Ilustrações radiográficas

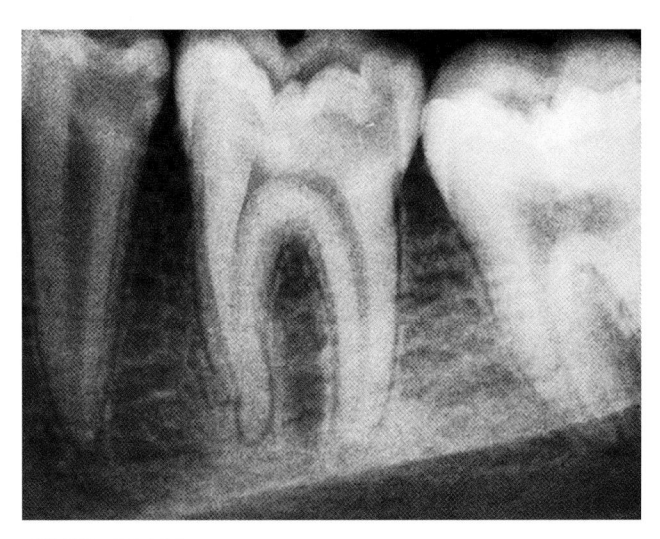

FIG. 14-10A

Radiografia para diagnóstico de 2° pré-molar inferior esquerdo, evidenciando uma cárie dental, responsável por pulpite irreversível. O canal radicular foi classificado como fácil.

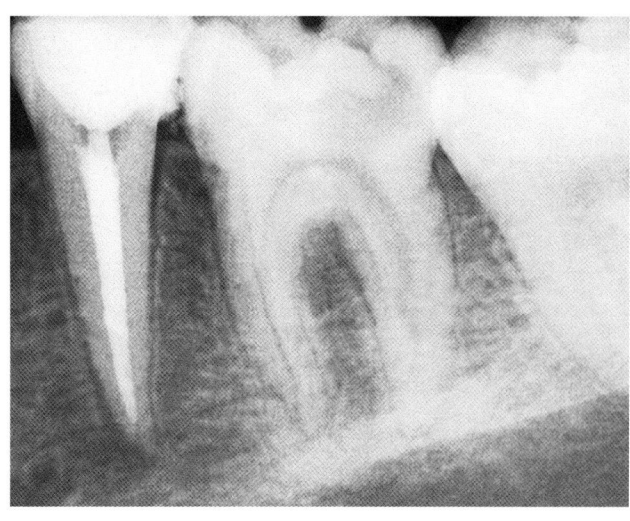

FIG. 14-10B

Radiografia da obturação do canal radicular, após instrumentação com o sistema Hero 642.

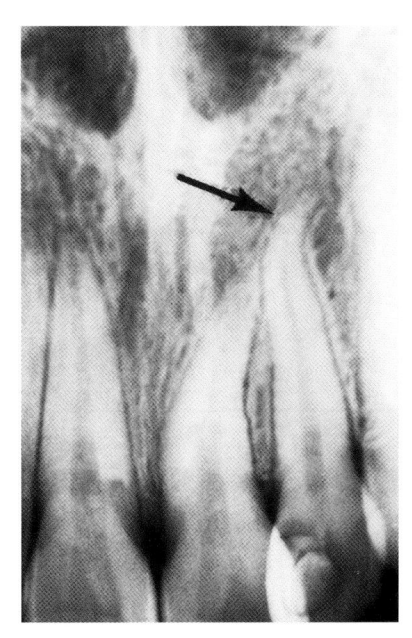

FIG. 14-11A

Radiografia para diagnóstico de incisivo lateral superior esquerdo, evidenciando canal radicular classificado como moderado.

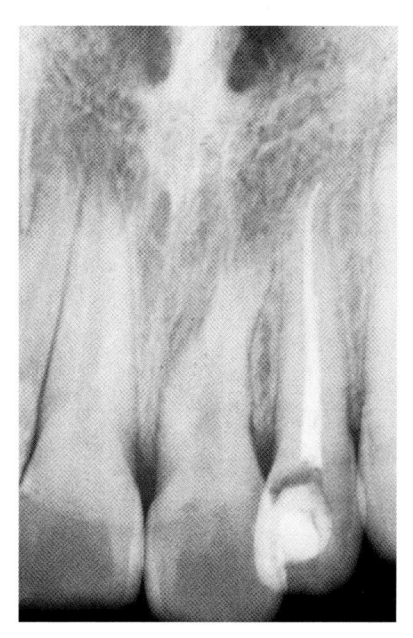

FIG. 14-11B

Radiografia da obturação do canal radicular, após instrumentação com o sistema Hero 642.

FIG. 14-12A
Radiografia para diagnóstico de 2º pré-molar inferior esquerdo, evidenciando canal radicular classificado como difícil.

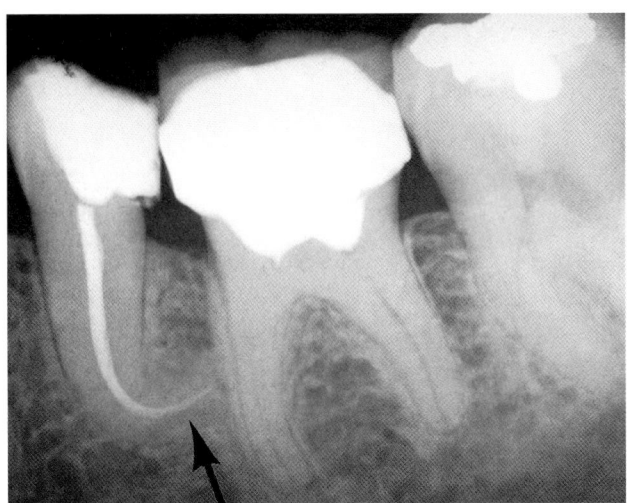

FIG. 14-12B
Radiografia da obturação do canal radicular, após instrumentação com o sistema Hero 642.

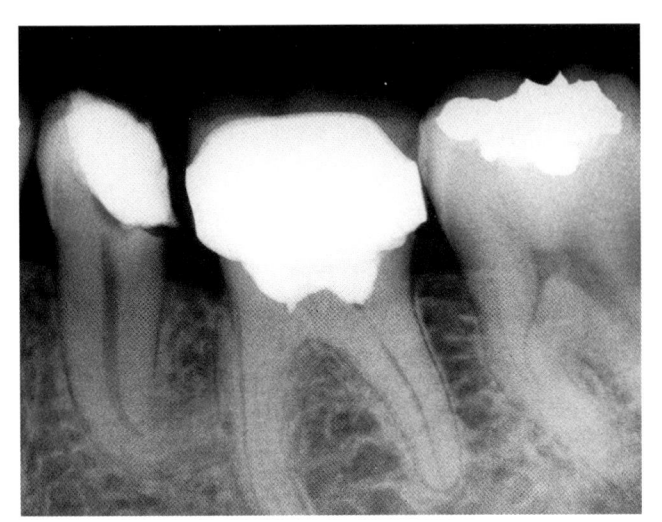

CAPÍTULO

Sistema Pow-R®
(Moyco Union Broach)

Mário Roberto Leonardo
Renato de Toledo Leonardo

As limas que compõem o Sistema Pow-R e que são oferecidas pela Moyco Union Broach* têm a vantagem de serem conduzidas, em seu avanço no interior do canal radicular, pela ação da superfície de sua guia de penetração (ponta Roane - **Figura 15-1**) que, somada ao princípio de sua aplicação (coroa-ápice sem pressão) orienta o acesso das mesmas ao canal e evita fraturas.

Essas limas são fabricadas com liga de níquel-titânio, que é de três a sete vezes menos rígida do que as de aço inoxidável e oferece maior longevidade quando submetida à rotação, em relação àquelas fabricadas com aço inoxidável. Elas podem resistir de duas a seis rotações completas antes de fraturarem, enquanto as limas fabricadas com aço inoxidável podem resistir a apenas uma ou duas rotações. No entanto, as limas de níquel-titânio quebram mais quando submetidas a uma carga menor (valor de torque), ao serem comparadas às de aço inoxidável. Esse fato, de acordo com Roane[1], precisa ser relembrado durante o emprego dessas limas, que deverão ser submetidas a menor pressão do que aquela aplicada a uma lima de aço inoxidável do mesmo diâmetro. Por essa razão, o clínico deve ser treinado para adquirir sensibilidade clínica, para ser capaz de reconhecer, proporcionalmente, quanto menor deve ser essa pressão para evitar fratura inesperada.

Assim, as limas de níquel-titânio podem ser usadas em uma peça de mão para a instrumentação do canal radicular; uma limitação a esse emprego, é a tendência da lima a se enroscar no canal, ao invés de alargá-lo. Esse problema pode ser controlado pela utilização desse instrumento com baixa rotação. A rotação média para a utilização das limas Pow-R é entre 100 e 300 rpm. O fabricante recomenda 200 rpm.

As limas do Sistema Pow-R® são disponíveis com a mesma conicidade de 0,02 mm/mm da parte ativa (ISO/FDI e ANSI/ÁDA), para atribuir maior flexibilidade ao instrumento, sendo portanto mais indicadas para canais radiculares curvos de molares. Elas se apresentam também com conicidade de 0,04 mm/mm da parte ativa, para atribuir maior conicidade ao canal radicular.

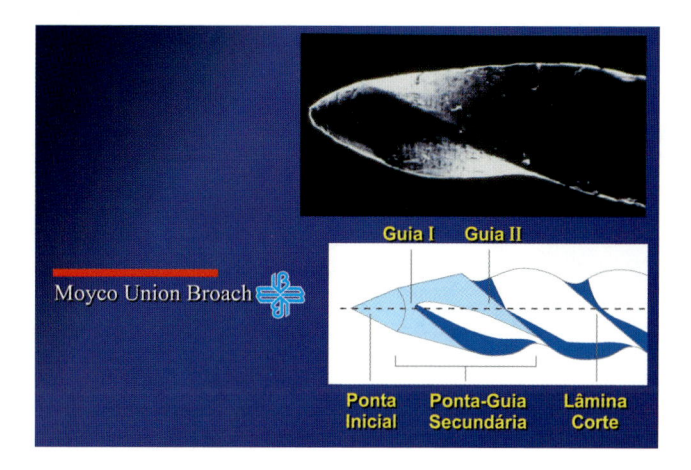

■ FIG. 15-1

Fotomicrografia da ponta tipo Roane e ilustração esquemática da mesma.
GUIA I - Ponta inicial, que centraliza a lima no canal radicular.
GUIA II - Ponta-guia secundária, que orienta a lima em canais radiculares curvos.
Lâmina cortante, responsável pela ação de corte do instrumento sobre as paredes dentinárias.
Ranhuras, que recebem as raspas de dentina.

* MOYCO UNION BROACH® - Dental Division - York - EUA.

Com o emprego desse sistema, o tempo de trabalho de instrumentação dos canais radiculares é reduzido em mais do que 50%.

Mais recentemente, foram lançadas no comércio especializado limas do sistema Pow-R®, com grandes conicidades 0,06 mm/mm e 0,08 mm/mm, denominadas *coronal shapers*, modeladores coronários, ou mesmo alargadores coronários, e indicadas para a realização do desgaste anticurvatura.

Sistema Pow-R™ (Moyco Union Broach)

Apresentação

As limas que compõem o Sistema Pow-R®, da Moyco Union Broach, são oferecidas da seguinte forma:

- Limas Pow-R (conicidade 0,02 mm/mm) - 1ª Série

Caixa contendo seis instrumentos, numerados de 15 a 40, com comprimentos totais de 21 ou 25 mm (**Figuras 15-2 e 15-3**), disponíveis também sortidos. Essas limas são identificadas por apresentarem hastes coloridas em alumínio anodizado, com as cores seguindo as recomendações ISO/FDI e ANSI/ADA (**Quadro 15-1**).

- Limas Pow-R (conicidade 0,02 mm/mm) - 2ª Série

Caixa contendo seis instrumentos, numerados de 45 a 80, nos comprimentos totais de 21 e 25 mm (**Figuras 15-4 e 15-5**). Essas limas são identificadas por apresentarem hastes coloridas em alumínio anodizado, com as cores seguindo as recomendações ISO/FDI e ANSI/ADA (**Quadro 15-2**).

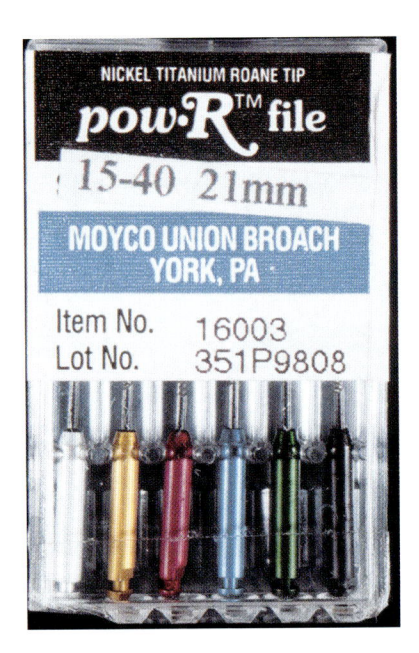

■ FIG. 15-2

Caixa contendo limas Pow-R® de nos 15 a 40, com 0,02 mm/mm e 21 de comprimento total.

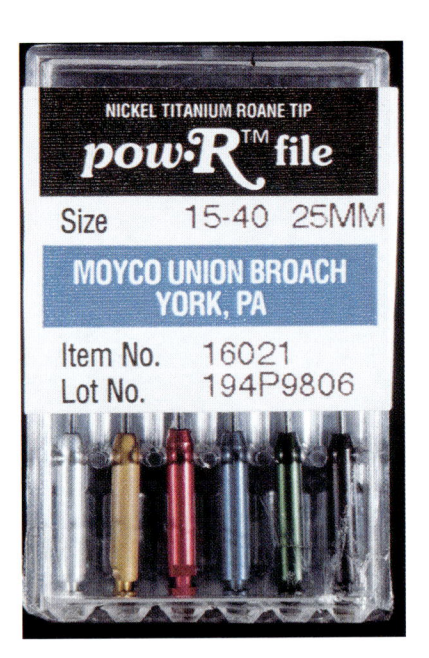

■ FIG. 15-3

Caixa contendo limas Pow-R® de nos 15 a 40, com 0,02 mm/mm de conicidade e com 25 mm de comprimento total.

SISTEMA POW-R® (MOYCO UNION BROACH)

DIÂMETRO (D_1) ESTANDARDIZADO	CORES (ISO/FDI) (ANSI/ADA)	CONICIDADE	ITEM 21MM	25MM	COMPRIMENTO TOTAL
15	Branco		16001	16015	
20	Amarelo		16002	16016	21
25	Vermelho	0,02 mm/mm	16003	16017	e/ou
30	Azul		16004	16018	25 mm
35	Verde		16005	16019	
40	Preto		16006	16020	

■ QUADRO 15-1

Limas POW-R (0,02 mm/mm) - 1ª Série.

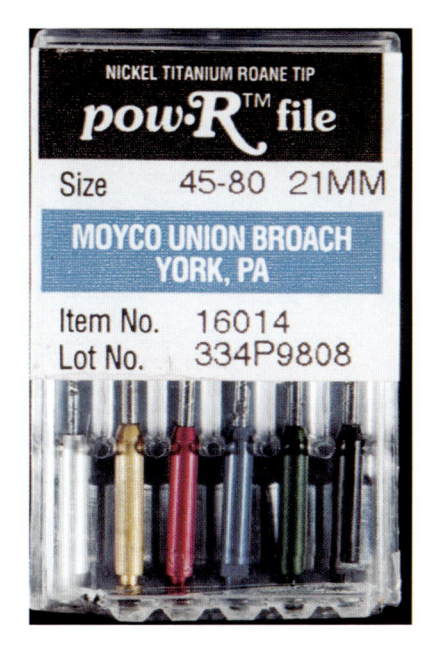

■ FIG. 15-4

Caixa contendo limas Pow-R® de n°s 45 a 80, 0,02 mm/mm de conicidade e com 21 mm de comprimento total.

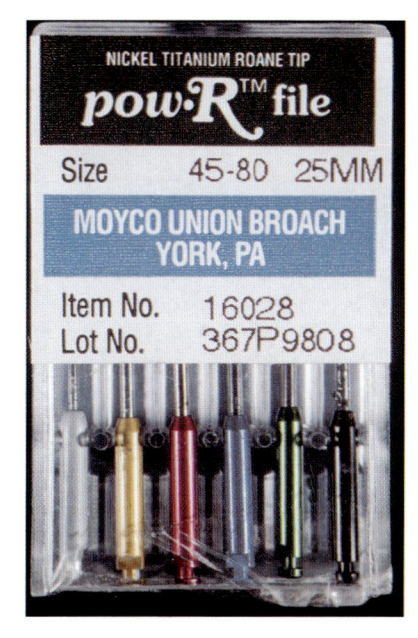

■ FIG. 15-5

Caixa contendo limas Pow-R® de n°s 45 a 80, 0,02 mm/mm de conicidade e com 25 mm de comprimento total.

DIÂMETRO (D_1) ESTANDARDIZADO	CORES (ISO/FDI) (ANSI/ADA)	CONICIDADE	ITEM 21MM	25MM	COMPRIMENTO TOTAL
45	Branco		16008	16022	
50	Amarelo		16009	16023	21
55	Vermelho	0,02 mm/mm	16010	16024	e/ou
60	Azul		16011	16025	25 mm
70	Verde		16012	16026	
80	Preto		16013	16027	

■ QUADRO 15-2

Limas POW-R (0,02 mm/mm) - 2ª Série.

- Limas Pow-R (conicidade 0,04 mm/mm) - 1ª Série

Caixa contendo seis instrumentos, numerados de 15 a 40, nos comprimentos totais de 21 e/ou 25 mm (**Figura 15-6**). Essas limas também são identificadas por apresentarem hastes coloridas em alumínio anodizado, com as cores de acordo com as recomendações ISO/FDI e ANSI/ADA (**Quadro 15-3**).

- Limas Pow-R (conicidade 0,04 mm/mm) - 2ª Série

Caixa com seis instrumentos, numerados de 35 a 60 (**Figura 15-7**), nos comprimentos de 21 ou 25 mm. Também são identificadas por hastes coloridas, de acordo com as recomendações ISO/FDI e ANSI/ADA (**Quadro 15-4**).

Os instrumentos Pow-R (*coronal shapers*), modeladores coronários (**Figura 15-8**), são fabricados também com a liga de níquel-titânio e em ponta "R" (Roane) não cortante.

Esses instrumentos são identificados por apresentarem grandes conicidades, 0,06 e 0,08 mm/mm da parte ativa e hastes coloridas, em alumínio anodizado, com as cores seguindo as recomendações da ISO/FDI e ANSI/ADA.

São disponíveis em caixas com quatro instrumentos, distribuídos de acordo com o **Quadro 15-5**.

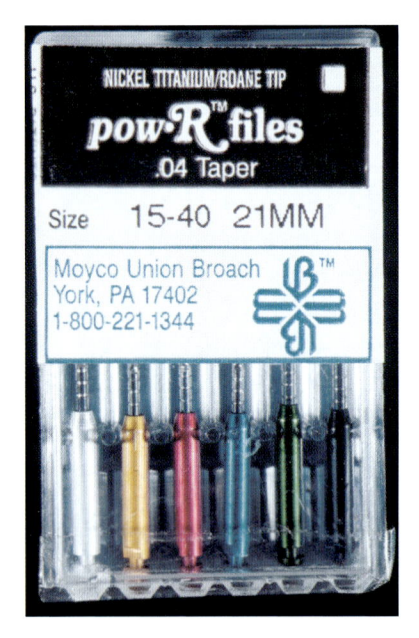

■ FIG. 15-6
Caixa contendo limas Pow-R® de n⁰ˢ 15 a 40, 0,04 mm/mm de conicidade e 21mm de comprimento total.

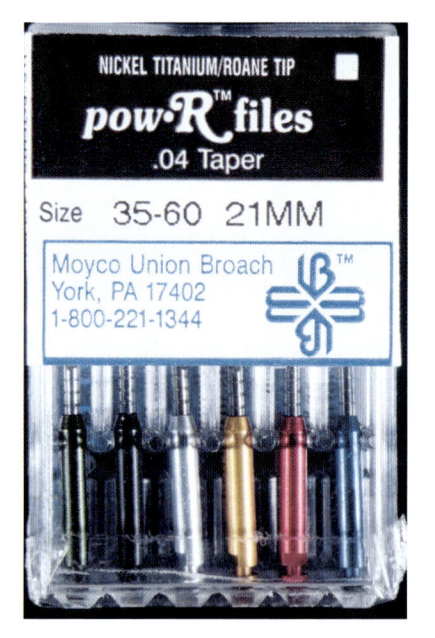

■ FIG. 15-7
Caixa contendo limas Pow-R® de n⁰ˢ 35 a 60, 0,04 mm/mm de conicidade e 21 mm de comprimento total.

DIÂMETRO (D_1) ESTANDARDIZADO	CORES (ISO/FDI) (ANSI/ADA)	CONICIDADE	ITEM 21MM	ITEM 25MM	COMPRIMENTO TOTAL
15	Branco		16030	16042	
20	Amarelo		16031	16043	21
25	Vermelho	0,04 mm/mm	16032	16044	e/ou
30	Azul		16033	16045	25 mm
35	Verde		16034	16046	
40	Preto		16035	16047	

■ QUADRO 15-3

Limas Pow-R (0,04 mm/mm) - 1ª Série.

SISTEMA POW-R® (MOYCO UNION BROACH)

■ FIG. 15-8A
Caixa contendo limas do Sistema Pow-R, denominadas *coronal shapers*, referência 15.990.

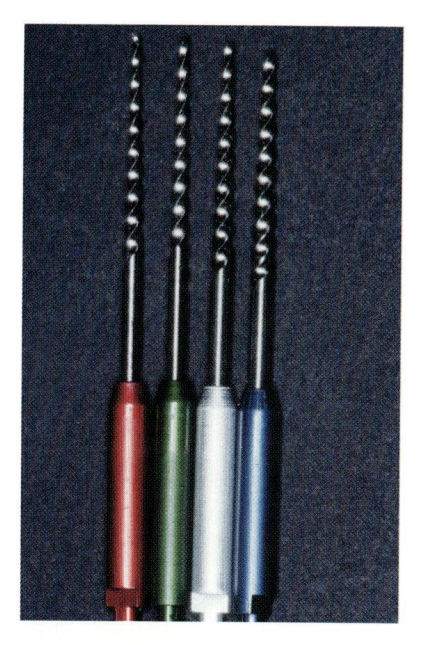

■ FIG. 15-8B
Coronal shapers - Alargadores cervicais n°s 25/.06 (haste vermelha), 35/.06 (haste verde), 45/.08 (haste branca) e 60/.08 (haste azul).

DIÂMETRO (D$_1$) ESTANDARDIZADO	CORES (ISO/FDI) (ANSI/ADA)	CONICIDADE	ITEM		COMPRIMENTO TOTAL
			21MM	25MM	
35	Verde		16034	16046	
40	Preto		16035	16047	21
45	Branco	0,04 mm/mm	16036	16048	e/ou
50	Amarelo		16037	16049	25 mm
55	Vermelho		16038	16050	
60	Azul		16039	16051	

■ QUADRO 15-4
Limas Pow-R (0,04 mm/mm) - 2ª Série.

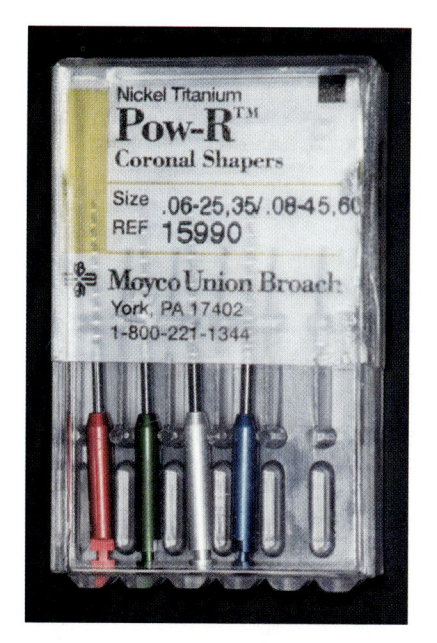

INSTRUMENTO	D1	CORES (ANSI/ADA) (ISO/FDI)	ÍTENS Nº	COMPRIMENTO TOTAL
Pow-R "CS" 0,06	25	Vermelho	012-15803	
Pow-R "CS" 0,06	35	Verde	012-15805	18 mm
Pow-R "CS" 0,08	45	Branco	012-15808	
Pow-R "CS" 0,08	60	Azul	012-15811	

■ QUADRO 15-5
Limas Pow-R *Coronal Shapers* - Alargadores cervicais.

A Moyco Union Broach oferece também um *kit* completo da técnica Pow-R®, com instrumento de 21 mm e/ou 25 mm, identificado pelo item nº 012-16054.

KIT nº 012-16054
- 1 frasco de lubrificante para canal radicular (slide™).
- 2 caixas de limas Mor-Flex 08 a 30.
- 2 caixas de limas Onyx-R 15 a 40.
- 1 envelope com topes delimitadores (Endo Top III).
- 2 caixas de limas Onyx-H 15 a 40.
- 2 caixas de instrumentos *Coronal Shapers* (modeladores coronários), com dois de cada: 25/35.06 e 45/60.08.
- 2 caixas de limas Pow-R 15 a 40.
- 2 caixas de limas Pow-R 35 a 60.
- 1 contra-ângulo *The Tardie*, com redutor de velocidade controlado entre 150 e 350 rpm.

Inject-R Fill™

A Moyco Union Broach® recomenda, para a obturação dos canais radiculares, o Inject-R Fill®, um processo de injeção de guta-percha termoplastificada, denominado *backfill*, obturação reversa.[2] O Inject-R Fill® é um dispositivo de injeção da guta-percha termoplastificada que consiste num tubo cilíndrico preenchido com guta-percha convencional e um eixo de aço inoxidável (**Figura 15-9**).

A técnica Inject R-Fill é extremamente simples, utilizando somente a chama de uma lamparina para a plastificação da guta-percha, dispensando aparelhos aquecedores.

Após a adaptação do cone de guta-percha principal, no batente apical, a guta-percha do Inject-R Fill é submetida a aquecimento por uma fração de segundos, e injetada no canal radicular. O eixo desse dispositivo atua como condutor da guta-percha termoplastificada. Após a injeção, o Inject-R Fill é retirado do canal com rotação manual, deixando a guta-percha para trás.

Obs.: O cimento obturador é levado ao canal radicular, após a adaptação do cone de guta-percha principal, por meio de pontas de papel absorvente.

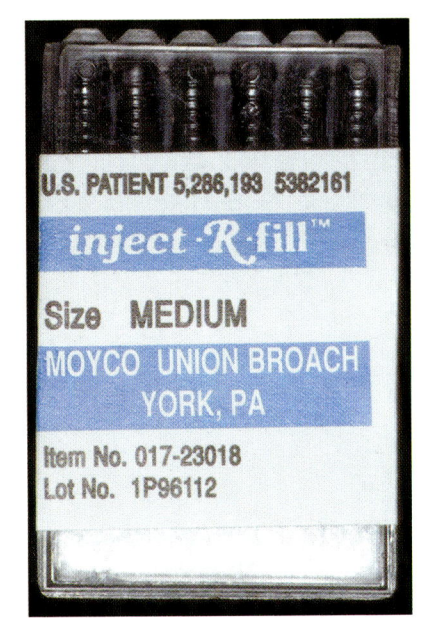

■ FIG. 15-9

Caixa com os carregadores de guta-percha, Inject-R Fill.

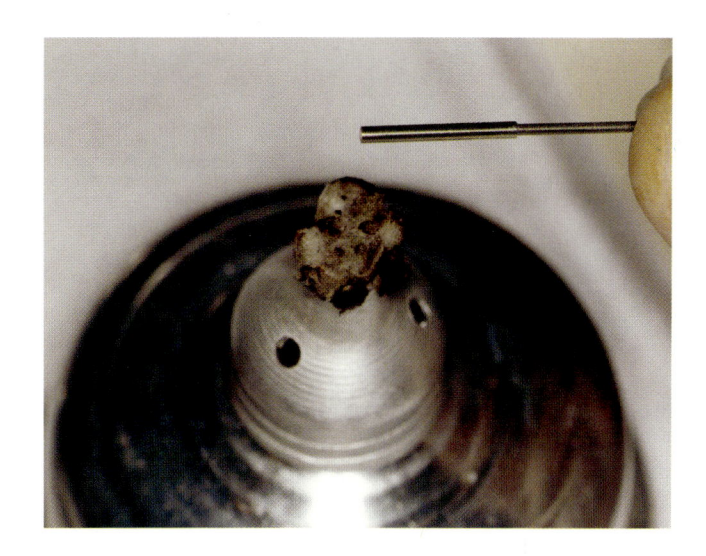

■ FIG. 15-10
Aquecimento do carregador Inject-R Fill, na chama de uma lamparina.

Referências bibliográficas

1. ROANE, J.B. Endodontic treatment techniques (Pow-R®.04 Techniques). *Dental Products Report*. Moyco Union Broach®, York, USA 2000.
2. *Endodontic obturation - Dental Products 2000.* Moyco Union Broach® - York, USA 2000.

CAPÍTULO

SISTEMA POW-R®
(MOYCO UNION
BROACH)
- TÉCNICAS

MÁRIO ROBERTO LEONARDO
RENATO DE TOLEDO LEONARDO

Técnica coroa/ápice de Roane[1]

A técnica que será descrita foi desenvolvida pelo Dr. James B. Roane, Professor de Endodontia da Faculdade de Odontologia da Universidade de Oklahoma - EUA.

Passos da técnica

- Radiografia diagnóstica para obtenção do Comprimento de Trabalho Provisório (CTP). É fundamental uma correta angulação dos raios-X, para evitar alongamento ou encurtamento, que influem negativamente no momento de preparar os canais radiculares.
- Abertura coronária suficiente para visualizar todos os orifícios de entrada dos canais radiculares.
- Acesso aos canais radiculares com uma broca Gates Glidden (GG), iniciando-se com a nº 6. O alargamento da zona de acesso se conseguirá com pequenos avanços em profundidade (sentido coroa/ápice) de penetração da GG, começando-se com a de maior diâmetro, para ir aumentando a profundidade com a de menor tamanho, progressivamente. Assim, se inicia o acesso a um canal radicular amplo ou relativamente amplo, com uma GG nº 6, com a qual procura-se penetrar 2 mm, aproximadamente.
- Irrigação copiosa do canal radicular com a solução de hipoclorito de sódio a 2,5%, podendo aumentar a sua concentração para 5,25% em casos de necrose pulpar ou retratamentos endodônticos.

Deve-se procurar manter a câmara pulpar como um reservatório de solução irrigadora durante a instrumentação e nunca trabalhar com o canal radicular seco.

- Progredir com a GG nº 5, penetrando mais 2 mm.
- Irrigação copiosa.
- Seguir avançando com a GG nº 4 e posteriormente com a nº 3, em sentido descendente, isto é, uma broca penetra 2 mm mais que a anterior e sempre com irrigação. A preparação com as GG deve atingir, aproximadamente, os dois terços do canal radicular.
- Após o preparo inicial, e eliminadas as interferências superiores, passa-se para uma lima tipo K manual, de pequeno calibre, que chegará ao ápice sem encontrar obstáculos, uma vez que já se encontra muito próxima do forame. Esse instrumento fino, flexível e muito sensível, transmitirá ao profissional informações sobre a curvatura final do canal radicular. Com essa lima (Lima tipo K nº 15, como mínimo) será realizada a odontometria, podendo ser utilizados os localizadores eletrônicos apicais (Mark B, da Moyco).

Acesso radicular e modelagem do canal radicular

- Completado o acesso ao terço médio com as GG (6-5-4-3), inicia-se a limpeza e o alargamento da área apical, continuando com a técnica coroa/ápice, isto é, utilizando as limas de maior diâmetro para as de menor, no sentido coroa/ápice. As limas Pow-R são recomendadas pelo Dr. Roane para esse processo.

Em caso de se preparar um canal radicular amplo como o do Incisivo Central Superior, a primeira lima Pow-R a ser usada será a nº 80. Em canais radiculares medianos, inicia-se com a nº 70. Esse instrumento substituirá a GG nº 2, uma vez que tem maior flexibilidade e pode ultrapassar uma curvatura apical sem fraturar.

Usadas em contra-ângulo, com redução de velocidade (150-300 rpm.), essas limas são levadas ao canal radicular, em movimento. Cuidadosamente, são impulsionadas em direção ao ápice e o avanço se faz com movimentos de bicada, de maneira a não se travar no canal.

Esse movimento de bicada, de avance e recuo, tem uma amplitude aproximada de 0,25 mm para cada lima. Cada instrumento não deve avançar mais que 2 mm, e, uma vez atingido esse avanço, deverá ser retirado, irrigando-se suficientemente o canal radicular, para remover os restos de seu interior.

Ao iniciar-se com uma lima Pow-R nº 80, troca-se pela nº 70 e continua-se avançando com movimentos de bicada 1 a 2 mm, em direção apical. Irrigação copiosa.

- Substituir pela Pow-R 60 e continuar avançando 1-2 mm.
- Procede-se da mesma maneira, trocando-se as limas, cada vez, para uma de número menor, e cada uma delas deverá penetrar 1-2 milímetros, mais apicalmente em relação à anterior, levando-se em consideração o Comprimento Real de Trabalho (CRT).
- Na técnica coroa/ápice, pode-se predeterminar o alargamento do canal radicular, como também a lima apical mestre. O Dr. Roane determina a área de controle apical como aquela que fica a 1,5 mm aquém do ápice radiográfico.
- Em canais radiculares amplos, quando se inicia com a lima nº 80, a lima Pow-R nº 60 (lima de controle) deve ficar 1mm aquém do ápice radiográfico.
- Nos canais radiculares medianos, nos quais se inicia com a lima nº 60, a lima Pow-R de controle será a nº 45.
- Em canais radiculares atresiados, nos quais se inicia com a lima nº 45, será a de nº 35.

Uma vez determinada a lima da área de controle, se prosseguirá com as limas menores, de acordo com cada caso. Com as limas Pow-R, fica-se a 0,5 mm do ápice, avançando-se sempre com movimentos de bicada e abundante irrigação. A passagem de uma lima para a seguinte, nesse momento, não é em ordem consecutiva, podendo-se omitir alguns números, porque o avanço é muito pequeno e o canal está suficientemente alargado para passar, por exemplo, da lima nº 60 para a nº 40, sem problemas.

- Uma vez instrumentada a área de controle, se levará outra lima de número inferior, para cada caso.
    - Canais radiculares amplos: lima controle nº 80 (0,5 mm) nº 40... nº 25.
    - Canais radiculares medianos: lima controle nº 60... (0,5 mm) nº 35... nº 20.
    - Canais radiculares atresiados: lima controle nº 45... (0,5 mm) nº 25... nº 15.
- Essas limas, também usadas com contra-ângulo, irão ultrapassar o forame.
- Esse passo deve ser cuidadoso, uma vez que, não existindo imagem periapical, a lima Pow-R poderia se fraturar ante a resistência óssea. Se a lima Pow-R não ultrapassar o forame, recomenda-se uma lima Flex-R.
- Irrigação, aspiração e secagem do canal radicular.
- O cone de guta-percha de eleição será o que corresponderá à lima mestre da área de controle, a 1 mm do ápice (números 60, 45 ou 35).
- Radiografia de conometria, para comprovar a localização e adaptação do cone de guta-percha no nível apical.
- Obturação do canal radicular.

Vantagens da técnica coroa/ápice de Roane, com as limas Pow-R

1. Permitir maior sensibilidade, através da ação da lima no terço apical, por haver eliminado as interferências cervicais.
2. Permitir maior efeito da irrigação, porque a agulha penetra mais no canal radicular.
3. Desinfecção coronária antes de chegar ao ápice.
4. Diminuir o risco de extrusão de detritos para o periápice.
5. Odontometria estável, como resultado da preparação do canal radicular, desde que a técnica seja aplicada corretamente.

Essa técnica pode ser usada sem grandes dificuldades em casos de canais radiculares com curvaturas moderadas, economizando tempo e diminuindo a fadiga. Mas é muito importante o conhecimento, a experiência e o preparo do profissional, por isso, recomenda-se a prática dessa técnica *in vitro*, antes de

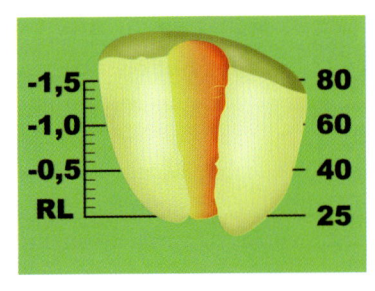

ESQUEMA 16-1

Seleção do diâmetro do instrumento à 1,5mm da zona de controle.

usá-la clinicamente, reduzindo-se o risco de se produzirem erros de procedimento e prevenindo-se problemas causados pela falta de hábito.

Técnica empregando limas Pow-R® .04[1]

JOSEPH S. DOUGAN

Seqüência da técnica

Preparo coroa/ápice

- Obtenção do Comprimento de Trabalho Provisório (CTP) com base na radiografia para diagnóstico.
- Imaginar o preparo coroa/ápice, em três fases.
    1ª fase: terço cervical (primeira região)
    2ª fase: terço médio (segunda região)
    3ª fase: terço apical (última região)

"Imagine o que você deseja e isso provavelmente ocorrerá."

Vantagens da técnica coroa/ápice

a) Assegura melhor sensibilidade tátil junto ao terço apical e às curvaturas do canal, pela redução inicial das constrições da região cervical.
b) Irrigação mais efetiva, atingindo a mesma profundidade da instrumentação, promovendo a desinfecção da porção cervical antes de ser alcançado o terço apical.
c) Minimiza o risco de extrusão de microrganismos e produtos irritantes para a região periapical, uma vez que estes são removidos antes da instrumentação do terço apical.
d) Odontometria mais estável, uma vez que o Comprimento de Trabalho é obtido após a redução inicial da curvatura cervical do canal radicular.

Abertura coronária e localização dos canais radiculares

A abertura coronária deve oferecer acesso direto e em linha reta ao canal radicular.

Utilize inicialmente uma sonda exploradora própria para endodontia para localizar os canais radiculares, e depois uma lima tipo K nº 15, de aço inoxidável.

Desde que necessário, modifique a abertura para obter acesso em linha reta ao canal radicular ou a forma de conveniência. A forma de conveniência é mais necessária em dentes posteriores, com maior divergência das paredes coronárias, para a direção vestibular ou mesial.

Limpeza e modelagem coroa/ápice

a) Preparo da porção cervical do canal radicular.
    1. Se o orifício de entrada do canal radicular foi explorado com uma lima tipo K nº 25:
        - Nos molares, utilize as brocas Gates Glidden nºs 2 a 4.
        - Nos pré-molares, utilize as brocas Gates Glidden nºs 2 a 5.
        - Anteriores, utilize as brocas Gates Glidden nºs 2 a 6.
    2. Se não foi possível explorar o orifício de entrada do canal radicular com uma lima tipo K nº 25:
        - Utilize as limas tipo K de números 08 a 25 (aço inoxidável) Mor-Flex-Union Broach) com a cinemática de movimento com rotação no sentido horário e tração. Não é necessário, nesse momento, atribuir o comprimento de trabalho às limas.

As brocas Gates-Glidden devem ser usadas com um leve toque. Não as acione próximo às curvaturas e muito profundamente no canal radicular, pois poderão ocorrer perfurações.

O objetivo desse passo é facilitar a colocação do instrumento acionado a motor no interior do canal radicular e obter melhor acesso ao seu terço médio. A região cervical continuará sendo preparada com o emprego das limas de níquel-titânio acionadas a motor. Devido à tendência de fratura, a broca Gates Glidden nº 1 deverá ser usada após as nºs 2-4, e somente se necessário.

    3. Irrigação
    4. Se foi possível atingir 1 mm do Comprimento de Trabalho Provisório, com uma lima tipo K nº 10 realize a odontometria, ou, preferentemente, com um aparelho localizador eletrônico apical. Confirme radiograficamente. Se a lima nº 10 não alcançar o limite desejado para a obtenção do Comprimento Real de Trabalho, utilize a limagem manual ou siga para o próximo passo.

b) Preparo do terço médio e apical do canal radicular, com instrumentos acionados a motor.

1. O instrumento selecionado deve ser levado ao canal radicular, avançando em direção apical, 0,5 a 3 mm, ou até encontrar resistência.
2. Irrigue.
3. Se o desbridamento foraminal (*Apical Patency*) já foi determinado manualmente, continue a realizá-lo após o uso de cada instrumento. Se ainda não foi estabelecido, tente alcançá-lo entre cada instrumento. Se, ainda assim, não foi possível determiná-lo (desbridamento foraminal), utilize limas tipo K, nº 10 ou 15, pré-curvadas, entre cada instrumento acionado a motor.
4. Prossiga com o instrumento rotatório de menor diâmetro, avançando 0,5 mm a 3 mm, ou até encontrar resistência. Repita esses passos operatórios até que o Comprimento Real de Trabalho seja alcançado. Repita os passos 2 e 4.

Preparo rotatório escalonado, quando for necessário um maior alargamento cônico do corpo do canal radicular

Comumente, exige-se maior conicidade do canal radicular para permitir o emprego de instrumentos utilizados na obturação, nos 2 a 4 mm apicais, naturalmente, dependendo do método de obturação usado.

a) Comece com o instrumento de diâmetro maior que o último utilizado no Comprimento Real de Trabalho. Esse instrumento deve ficar 1 a 2 mm aquém do Comprimento de Trabalho.
b) Irrigue o canal radicular.
c) Continue com o instrumento seguinte, de maior diâmetro, realizando um ligeiro recuo de 1 a 2 mm (escalonamento). Repita até que o instrumento nº 60, ou maior, tenha atuado até próximo à junção média e coronária do canal radicular.

Obs.: Não repita essa série.

Preparo apical e remoção da camada residual (smear layer)

a) Reafirme o Comprimento Real de Trabalho, através da sensibilidade tátil, com o localizador eletrônico apical, e comprove radiograficamente. Faça os ajustes necessários.
b) Inicie com uma lima manual estandardizada de número aproximadamente igual ao do último instrumento rotatório usado no Comprimento Real de Trabalho e continue até completar o alargamento apical adequado. A lima Flex-R de aço inoxidável e a Onyx-R de níquel-titânio possuem a ponta não cortante tipo Roane, e são indicadas para a técnica de forças balanceadas.
c) Irrigue o canal radicular.
d) Aplique o EDTA a 15-17% (Moyco Endo dilator - item nº 39211) no canal radicular e agite por 3 minutos. Use a técnica de "bombeamento da guta-percha" para agitar o EDTA. Como os instrumentos rotatórios contactam e planificam as paredes dentinárias, a formação de camada residual (*smear layer*) é acentuada, devendo ser removida.
e) Irrigue e seque o canal radicular.

Obturação

Obture pelo método de obturação que preferir.

SUGESTÃO: Pratique essa técnica previamente, em dentes extraídos ou em canais simulados em blocos de plástico. Comece a trabalhar, lenta e cuidadosamente. A endodontia tem pouco espaço para erros. A diferença entre uma boa conduta operatória e o acidente operatório é, às vezes, questão de segundos. A utilização dos instrumentos acionados a motor, no Comprimento Real de Trabalho, requer tempo considerável de prática. Até sentir segurança, o terço apical do canal radicular deve ser preparado manualmente. Recorra a treino adicional, se estiver inseguro.

Recomendações básicas para a instrumentação do canal radicular com limas de níquel/titânio

- Utilize peça de mão de alto torque e baixa velocidade, variando de 150 a 350 rpm. O contra-ângulo Tardie CS-Union Broach incorpora uma redução de 64:1 e, quando acoplado a um motor de 20.000 rpm, fica programado para os instrumentos do sistema Pow-R.
- Mantenha a velocidade constante, sem oscilações.
- Leveza de toque é necessária. Nunca pressione o instrumento no canal radicular.
- Irrigue constantemente o canal radicular.
- Manter o instrumento girando no canal radicular por período prolongado de tempo induzirá tensão adicional, que favorecerá a fratura do mesmo.

- As limas nº 40, ou maiores, podem oferecer a sensação de que estão sendo "puxadas" para dentro do canal radicular. Essa tendência pode ser minimizada com um adicional alargamento da porção cervical, se possível, ou utilizando um instrumento de conicidade menor, como o Pow-R.02.

Se você sentir que o instrumento, de repente, parece estar sendo "puxado" para o interior do canal radicular, retire a lima do canal o mais rapidamente possível. Se não der tempo e o instrumento travar no interior do canal, pare imediatamente o motor e desconecte-o da peça de mão, manualmente, ou com o auxílio de uma pinça, e gire o instrumento no sentido anti-horário para removê-lo.

Não imagine que, ao acionar o motor no sentido horário, você conseguirá retirá-lo. Isso somente fará com que o instrumento trave mais firmemente na parede do canal, dificultando a sua remoção, e resultando em fratura. Uma vez travado no canal radicular, é recomendável descartar esse instrumento.

Canais radiculares amplos requerem instrumentação em todas as suas paredes para uma limpeza adequada. Caso contrário, você estaria realizando preparação circular em um canal que é mais oval, ou em forma de "amendoim" à secção transversal, resultando na acumulação de restos nas áreas não instrumentadas.

Minimizando fraturas de instrumentos

- Nunca use um instrumento Pow-R sem ampliar inicialmente a região cervical.
- Nunca pressione um instrumento rotatório. Um instrumento acionado a motor deverá sempre ser precedido pelo uso de uma lima nº 10 e/ou, de preferência, maior. Se alguma resistência for sentida, use o próximo instrumento rotatório menor, ou mesmo uma lima manual.
- Nem todos os canais radiculares podem ser preparados com instrumentos rotatórios.
- Atenção especial deve ser observada em canais radiculares com mudanças abruptas de direção, canais em forma de "garrafa", canais em forma de "S" e dois canais que terminam em um único forame. Esses canais podem causar deflexão na lima pela pressão exercida sobre um de seus lados, resultando em formação de degrau, dobra e fratura.
- Utilize os instrumentos acionados a motor no início da curvatura, nas constrições ou na união de áreas preparadas, e prepare o resto do canal radicular manualmente, até o comprimento de trabalho desejado. Devem-se utilizar instrumentos de aço inoxidável pré-curvados ou limas manuais de níquel-titânio, como a Onyx-R.
- Nunca tente preparar um canal radicular apressadamente.
- Sinta a resposta ao emprego do instrumento, pois ele irá informá-lo sobre o que fazer na próxima etapa. Empregue um leve torque e recue, com movimento suave, avançando de 0,5 a 3 mm de profundidade no canal radicular. Canais radiculares atresiados e/ou calcificados requerem maior tempo de ação e cuidados especiais.
- Após o uso do instrumento em cada canal radicular, remova-o e examine-o em relação à sua deformação por dobra, torsão ou distensões. A luz do refletor incidindo sobre o instrumento evidenciará essas alterações, através de pequenos pontos brilhantes que se refletem à luz. A auxiliar deve analisar visualmente cada lima. Em caso de dúvida, a lima deverá ser descartada.
- Não use as limas até que elas fraturem. Isso pode encarecer, mas lembre que a fratura do instrumento dentro do canal radicular pode custar ainda mais. Você poderá passar mais tempo instrumentando ao lado da lima fraturada, tentando ultrapassá-la, e isso acarretará perda de confiança por parte do paciente. Ninguém sabe ao certo quantas vezes uma lima pode ser usada até fraturar; assim, como rotina, é melhor descartá-la em caso de dúvida.

Você poderá justificar os custos com melhor preparo do canal e menor tempo de tratamento. Ajuste os seus preços de acordo com as necessidades, já que agora você está realizando um tratamento melhor que antes.

Algumas orientações de uso, adquiridas através da experiência clínica com os instrumentos de níquel-titânio acionados a motor

- As limas nºs 15 e 20 devem ser descartadas após utilizá-las quatro vezes. Essa conduta pode exigir várias limas para completar o preparo.
- Se você abusou, utilizando uma lima em canal radicular muito atresiado ou calcificado, esta deverá ser descartada imediatamente. Essa conduta poderá exigir maior número de limas para completar o preparo. Imagine que a lima poderá fraturar com um mínimo de 400 rotações, nessas circunstâncias.

- Os instrumentos nº 40, ou maiores, deverão ser descartados após serem utilizados em 4 a 8 canais radiculares.
- Os instrumentos nº 45, ou maiores, podem ser usados 10 a 20 vezes.

Pow-R .04 - normas

Preparo cervical

Gates Glidden nº 2
Gates Glidden nº 3
Gates Glidden nº 4
Gates Glidden nº 5
Gates Glidden nº 6 (se necessário)
Gates Glidden nº 1 (se necessário)

COMPLETE ESSA SÉRIE SOMENTE UMA VEZ

Irrigue.
Explore o canal radicular com uma lima tipo K nº 10.
Determine o Comprimento de Trabalho Provisório (CTP).

Preparo médio e apical com instrumentos rotatórios

Lubrifique o canal radicular.
Lima Pow-R.04 nº 45
Confira o desbridamento foraminal (*Apical Patency*)
Lima Pow-R.04 nº 35
Lima Pow-R.04 nº 30
Confira o desbridamento foraminal (*Apical Patency*)
Irrigue
Use um lubrificador, quando necessário
Lima Pow-R.04 nº 25
Confira o desbridamento foraminal
Lima Pow-R.04 nº 20
Confira o desbridamento foraminal
Lima Pow-R.04 nº 15
Irrigue

Preparo rotatório escalonado para maior conicidade

Lima Pow-R.04 nº 20
Lima Pow-R.04 nº 25
Lima Pow-R.04 nº 30
Lima Pow-R.04 nº 35
Lima Pow-R.04 nº 45
Lima Pow-R.04 nº 60

NÃO REPITA ESSA SÉRIE

PREPARO APICAL COM LIMAS MANUAIS E REMOÇÃO DA CAMADA RESIDUAL (*SMEAR LAYER*)

Irrigue
Confira o desbridamento foraminal
Confirme o Comprimento de Trabalho. Ajuste, se necessário
Lima Flex-R ou Onyx-R nº 25
Lima Flex-R ou Onyx-R nº 30
Lima Flex-R ou Onyx-R nº 35
Irrigue
Aplicar EDTA, por 3 minutos

Seqüência técnica recomendada pela Disciplina de Endodontia da Faculdade de Odontologia de Araraquara/SP (UNESP)

- Indicação - canais radiculares atresiados curvos e/ou retos de molares (preferentemente).
- Princípio de ação - coroa/ápice sem pressão.
- Passos da técnica (**Figura 16-1**)

Após os procedimentos operatórios iniciais, incluindo uma abertura coronária que ofereça acesso direto e em linha reta ao canal radicular ou canais radiculares, e exploração dos mesmos com uma lima tipo K de aço inoxidável, de número compatível, inicia-se a aplicação do sistema Pow-R, com os seguintes passos:

Seqüência coroa/ápice

1. Lima Pow-R nº 40* (40/.04)
2. Lima Pow-R nº 40 (40/.02)
3. Lima Pow-R nº 35 (35/.04)
4. Lima Pow-R nº 35 (35/.02)
5. Lima Pow-R nº 30 (30/.04)
6. Lima Pow-R nº 30 (30/.02)
7. Lima Pow-R nº 25 (25/.04)
8. Lima Pow-R nº 25 (25/.02)

ATÉ ENCONTRAR RESISTÊNCIA E/OU ATÉ ATINGIR O COMPRIMENTO DE TRABALHO PROVISÓRIO (CTP)(HIPOTÉTICO)

9. Brocas Gates Glidden nºs 2 e 3 - **ATÉ ENCONTRAR RESISTÊNCIA**
10. Lima Pow-R nº 20 (20/.04) - **ATÉ ENCONTRAR RESISTÊNCIA**
11. Lima Pow-R nº 20 (20/.02) - **ATÉ O CTP (HIPOTÉTICO)**
12. Odontometria - **Objetivo:** Obter o Comprimento Real de Trabalho (CRT)
13. Lima Pow-R nº 15 (15/.04) - **ATÉ ENCONTRAR RESISTÊNCIA**
14. Lima Pow-R nº 15 (15/.02) - **ATÉ O CRT** (Hipotético).

Obs.: Nos casos de necropulpectomia II, realizar o desbridamento foraminal com limas tipo K, manuais.

15. Lima Pow-R nº 20 (20/.02)* - Até o CRT.
16. Lima Pow-R nº 25 (25/.02)* - Até o CRT.
17. Lima Pow-R nº 30** (30/.02)* - Até o CRT.

ATÉ O CRT.
*OBJETIVO: DILATAR O BATENTE APICAL

IMPORTANTE: Após o uso de cada lima, irrigar copiosamente o canal radicular, aspirar e inundar o mesmo.

Obs.: A possibilidade de diminuição brusca do diâmetro do canal radicular faz com que o uso seqüencial das limas Pow-R possa ser alterado, reduzindo, muitas vezes, o número de limas a ser usado. Por exemplo, após o emprego da lima nº 35/.02, a próxima a avançar em profundidade no canal será, por exemplo, a nº 20/.04, ou mesmo 15/.04.

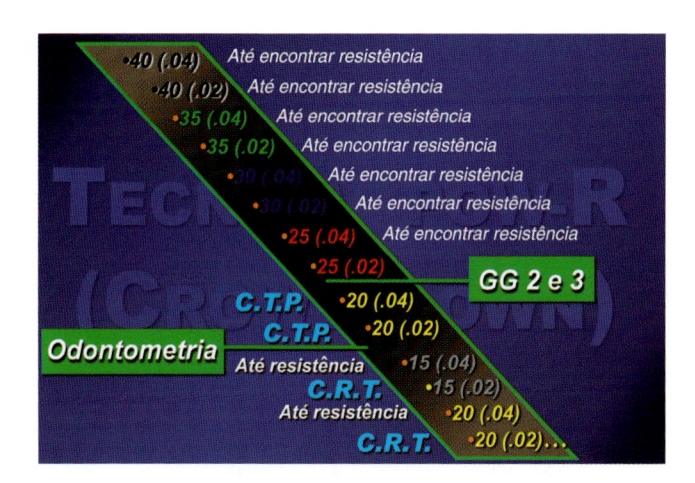

■ FIG. 16-1A

Seqüência técnica recomendada pela Disciplina de Endodontia da Faculdade de Odontologia de Araraquara (UNESP).

---

* Dependendo do diâmetro da entrada do canal radicular (embocadura). Está indicada também a série *coronal shapers* (alargadores coronários) 60/.08 (azul), 45/.08 (branco), 35/.06 (verde) ou 25/.06 (vermelho).
** A lima Pow-R nº 30/.02, assim como as nºs 35/.02 e/ou 40/.02, estão indicadas para a dilatação do Batente Apical, dependendo das condições anatômicas do canal radicular.

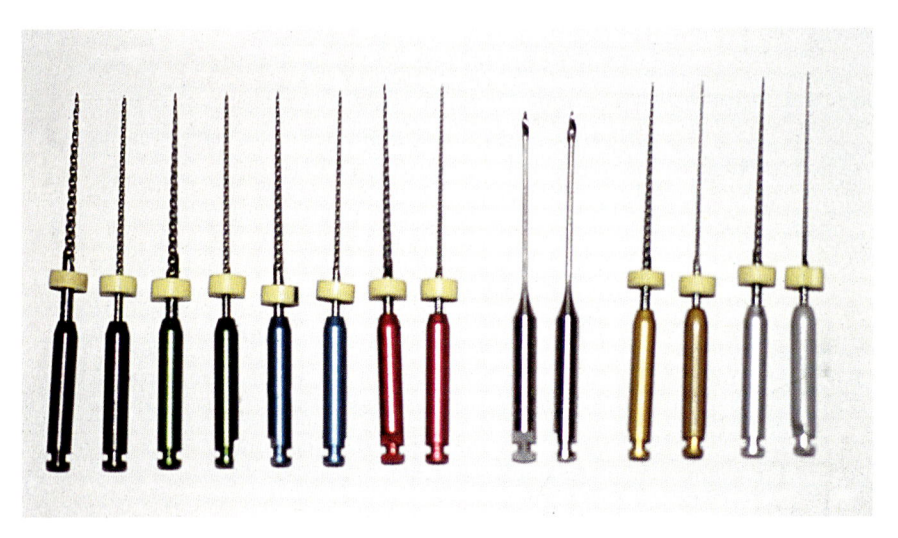

■ FIG. 16-1B

Disposição dos instrumentos, de acordo com a seqüência recomendada pela Disciplina de Endodontia da Faculdade de Odontologia de Araraquara (UNESP).

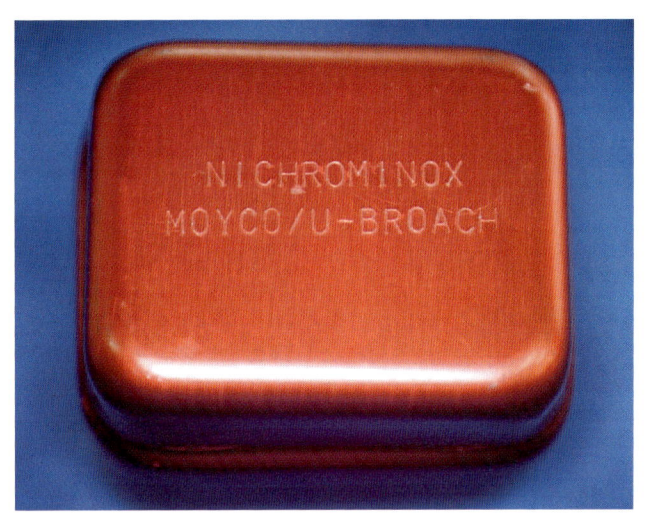

■ FIG. 16-1C

Estojo metálico da Moyco Union Broach, para a organização e esterilização das limas Pow-R.

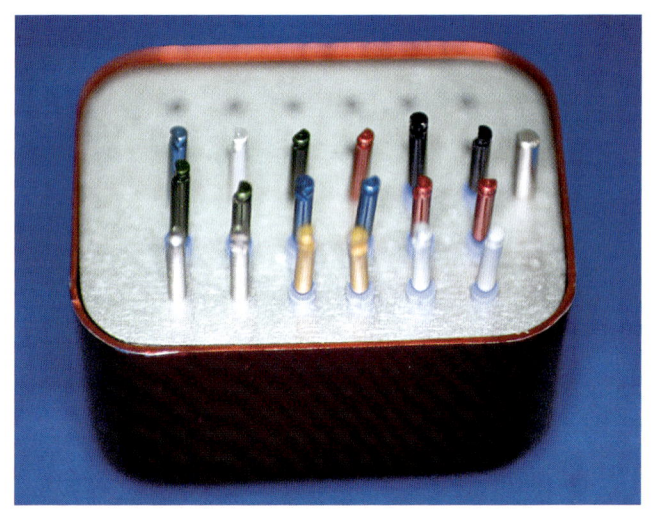

■ FIG. 16-1D

Limas Pow-R, organizadas de acordo com a seqüência de técnica sugerida pela Disciplina de Endodontia da Faculdade de Odontologia de Araraquara-UNESP.

Seqüências radiográficas de casos instrumentados pelo sistema Pow-R, de acordo com recomendação da Disciplina de Endodontia da Faculdade de Odontologia de Araraquara (UNESP) (Figura 16-2)

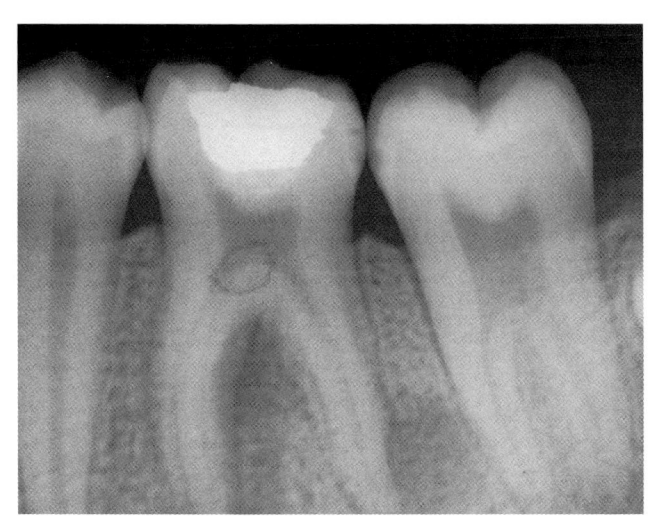

■ FIG. 16-2A

Radiografia para diagnóstico de 1° molar inferior esquerdo, evidenciando lesão periapical crônica nas raízes mesial e distal.

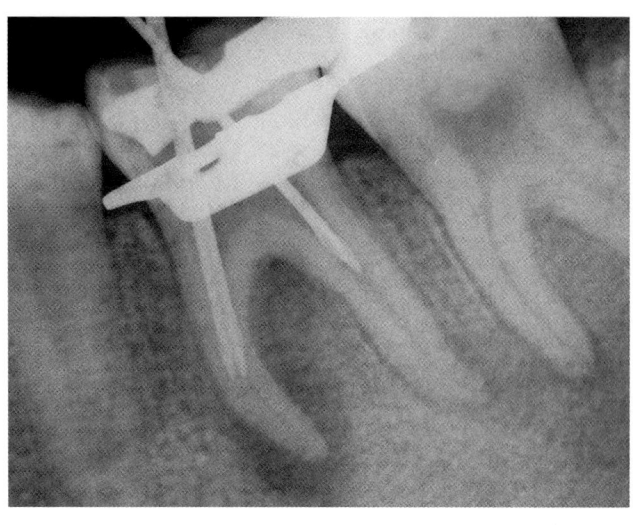

■ FIG. 16-2B

Utilização de brocas Gates Glidden n°s 2 e 3 nos canais radiculares mesiais e 2, 3 e 4 no distal, após o uso das limas Pow-R.

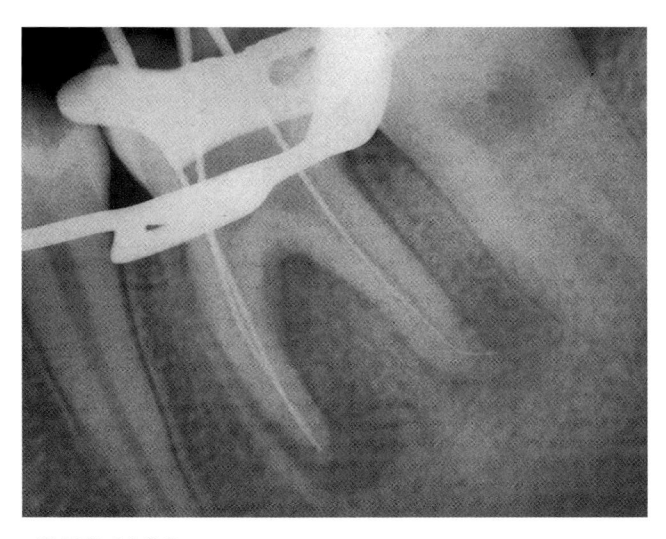

■ FIG. 16-2C

Odontometria.

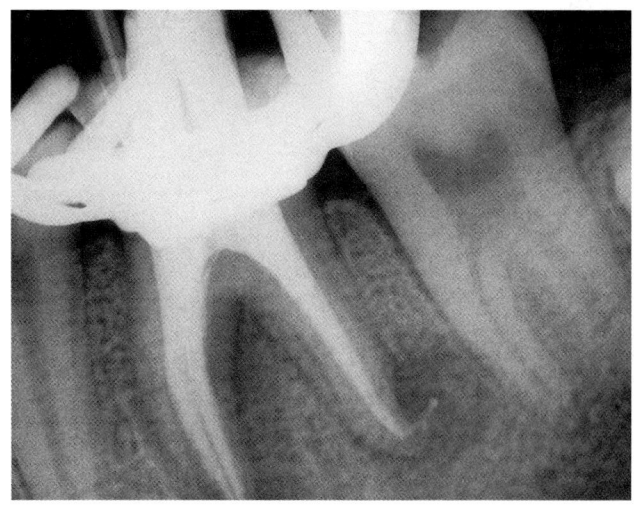

■ FIG. 16-2D

Obturação dos canais radiculares, pela técnica da condensação lateral ativa, com cones de guta-percha.

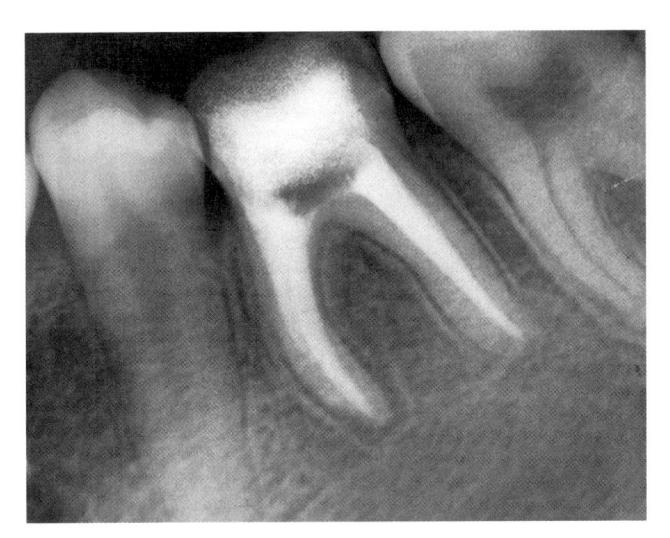

■ FIG. 16-2E
Radiografia de proservação, 1 ano após o tratamento endodôntico.

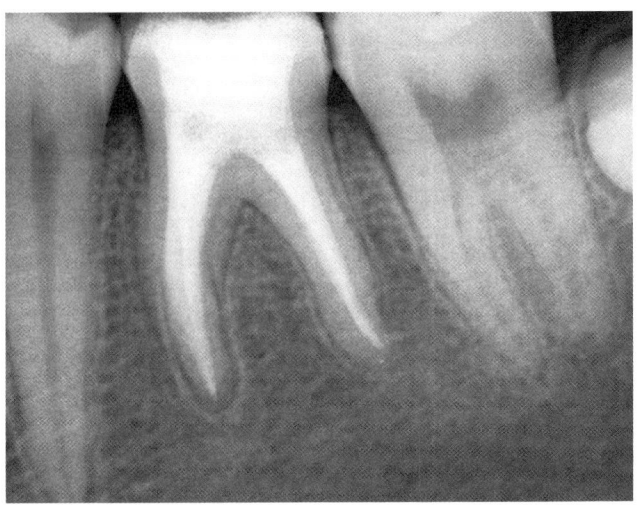

■ FIG. 16-2F
Radiografia de proservação, 2 anos após o tratamento.

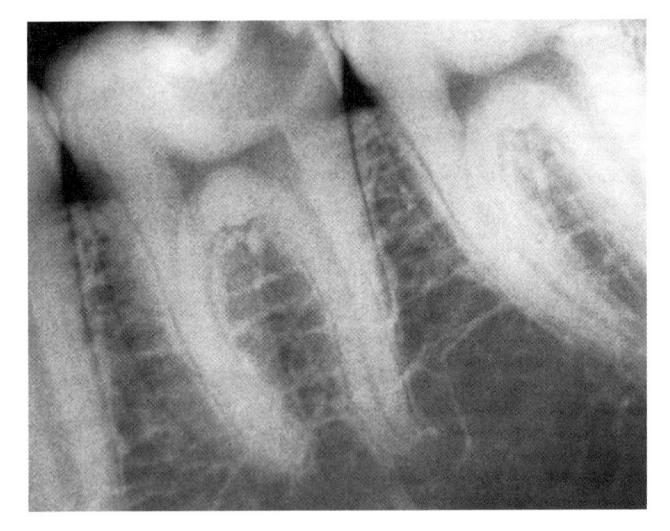

■ FIG. 16-3A
Radiografia para diagnóstico de 1° molar inferior esquerdo, evidenciando extensa cárie dentária (Pulpite Irreversível).

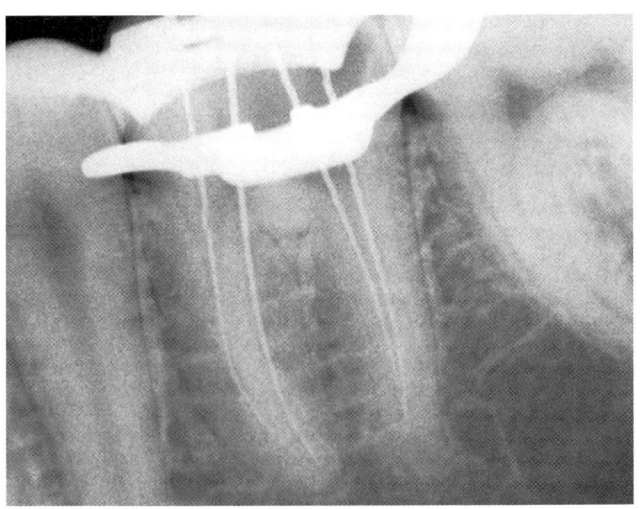

■ FIG. 16-3B
Radiografia para odontometria.

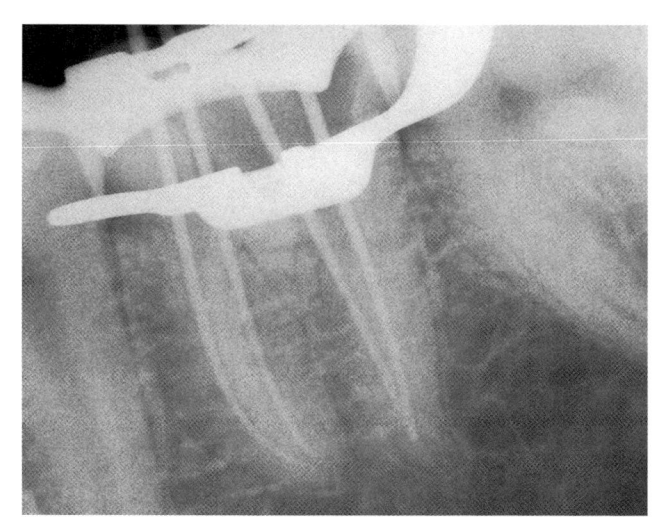

■ FIG. 16-3C
Radiografia para confirmação da escolha clínica dos cones de guta-percha principais, após a instrumentação com o sistema Pow-R.

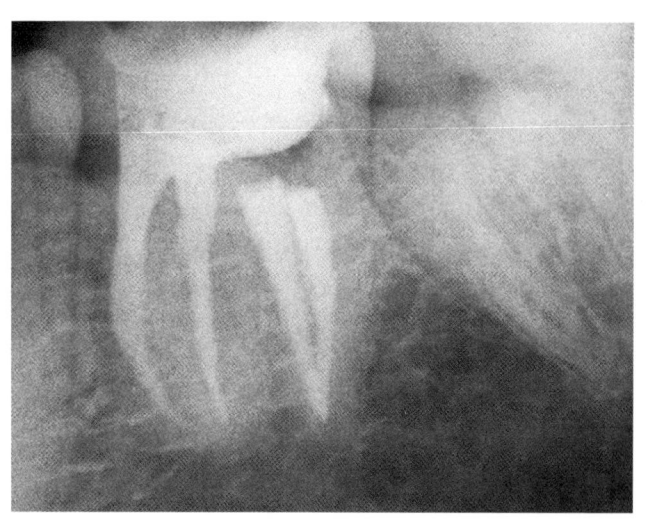

■ FIG. 16-3D
Radiografia da obturação dos canais radiculares, pela técnica da condensação lateral ativa.
Gentileza do C.D. Marcel Pelegrino D'Amico, aluno do Curso de Especialização em Endodontia da APCD-Regional de São Carlos (Biênio 2000/2001).

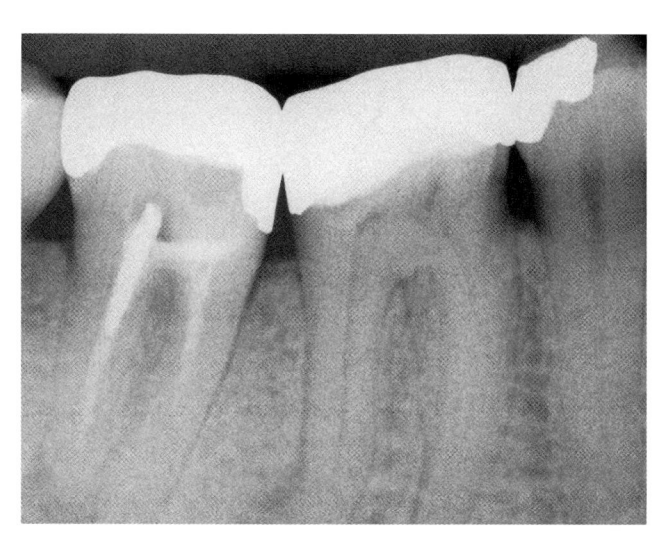

■ FIG. 16-4A
Radiografia de primeiro molar inferior direito, evidenciando lesão periapical crônica na raiz distal.

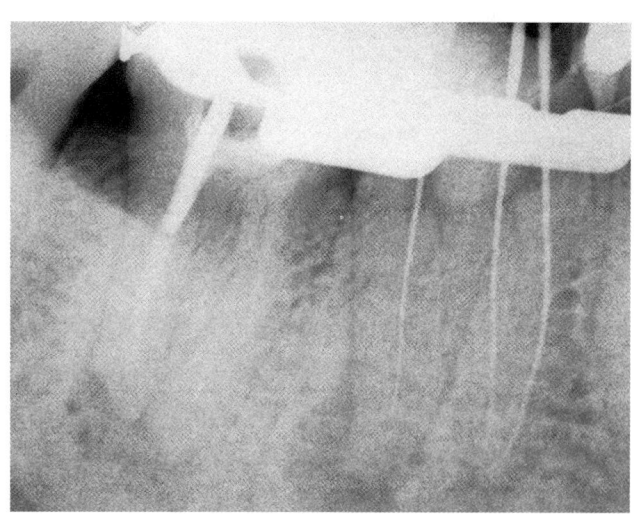

■ FIG. 16-4B
Odontometria.

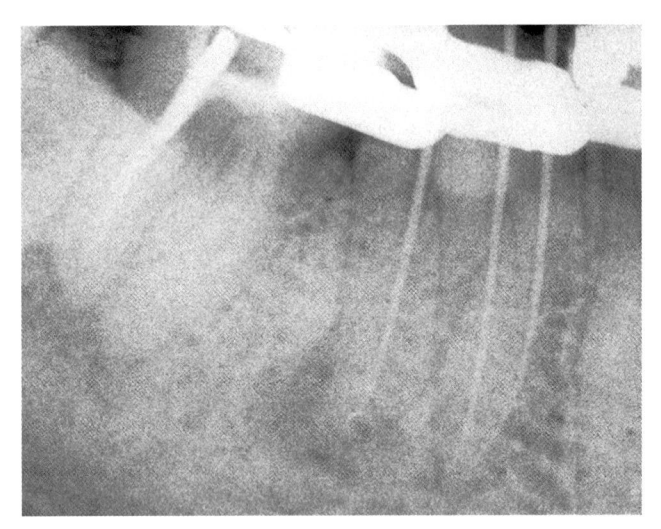

■ FIG. 16-4C
Confirmação radiográfica de escolha clínica dos cones de guta-percha principais.

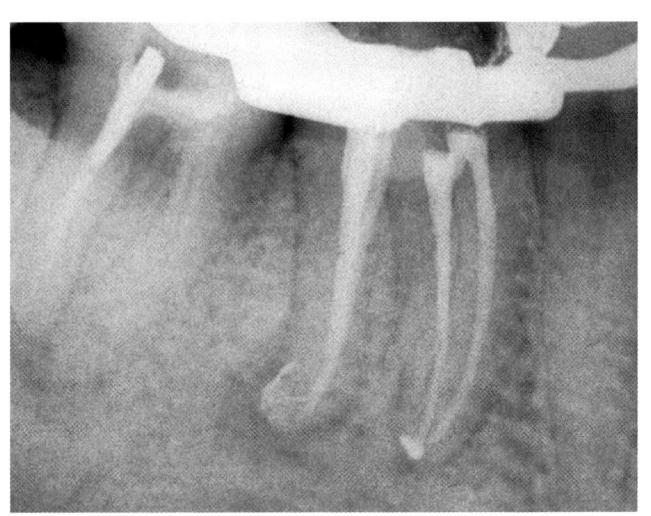

■ FIG. 16-4D
Obturação dos canais radiculares (técnica da condensação lateral ativa).
Gentileza do C.D. Marcel Pelegrino D'Amico, aluno do Curso de Especialização em Endodontia da APCD-Regional de São Carlos (Biênio 2000/2001).

CAPÍTULO

SISTEMA
LIGHTSPEED

ILSON JOSÉ SOARES

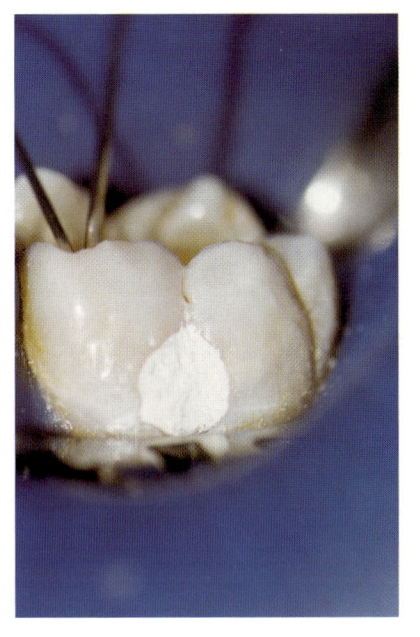

■ **FIG. 18-22**
Irrigação/aspiração dos canais radiculares, com solução diluída de hipoclorito de sódio (0,5 ou 1%).

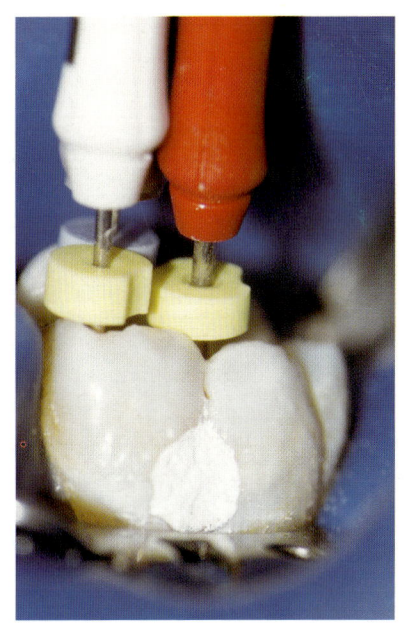

■ **FIG. 18-23**
Limas tipo K (colorinox) n°s 15, 20 e 25, para a realização da Odontometria.

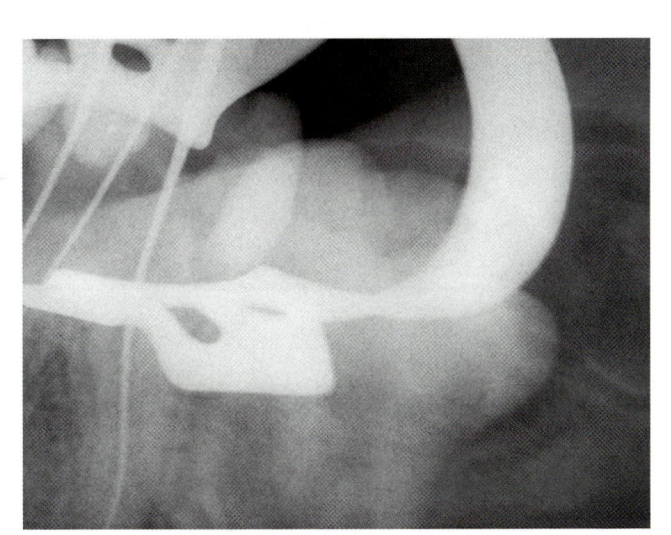

■ **FIG. 18-24**
Radiografia para Odontometria - Obtenção do C.R.T.

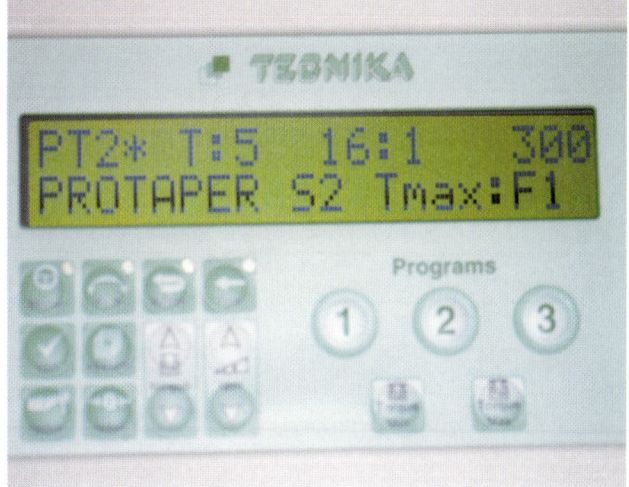

■ **FIG. 18-25**
Motor Tecnika, programado para a utilização dos instrumentos Protaper - S_1 e S_2, com 300 r.p.m. (Programa 2).

18-18

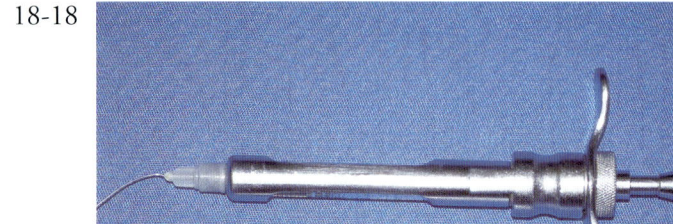

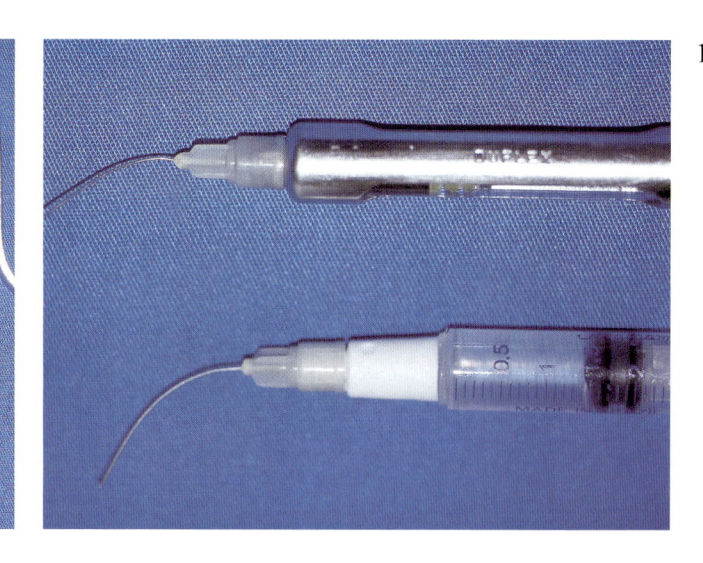

18-19

■ FIGS. 18-18 E 18-19

Irrigação da câmara pulpar com solução de hipoclorito de sódio - 4/6%, e água oxigenada - 10 vol. - alternadamente - Seringa Carpule e/ou seringa especial - sugestão do Prof. Luiz Roberto G. Fava.

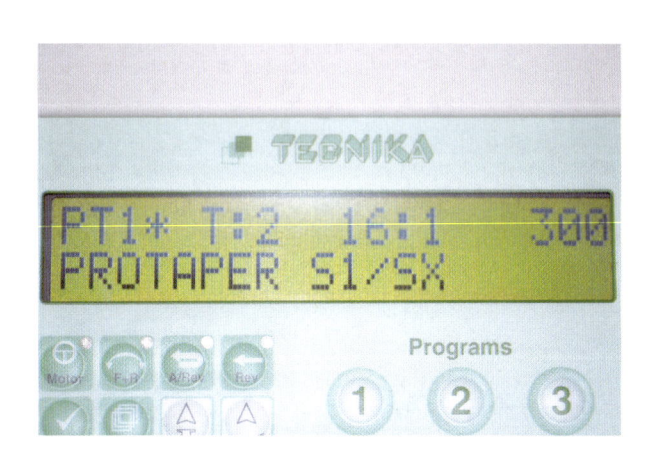

■ FIG. 18-20

Motor Tecnika, com o visor indicando emprego das limas Pro-Taper S_1 e SX (Programa 1).

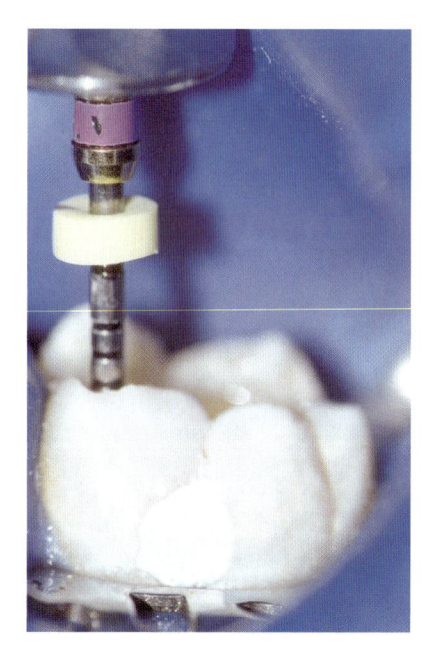

■ FIG. 18-21

Emprego da lima S_1 no canal radicular no canal radicular mésio-vestbular.

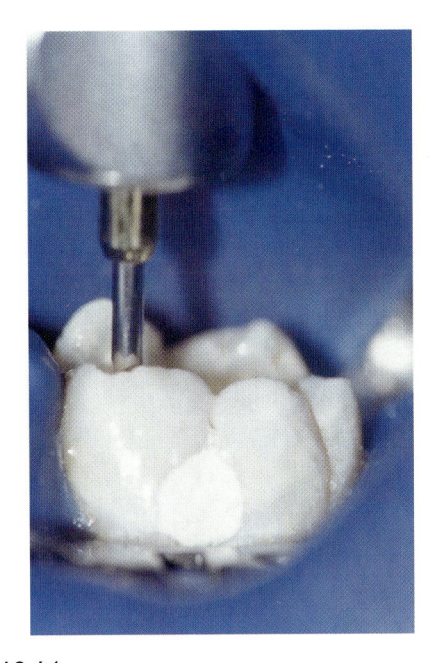

■ FIG. 18-14

Desgaste compensatório - ponta diamantada nº 3082.

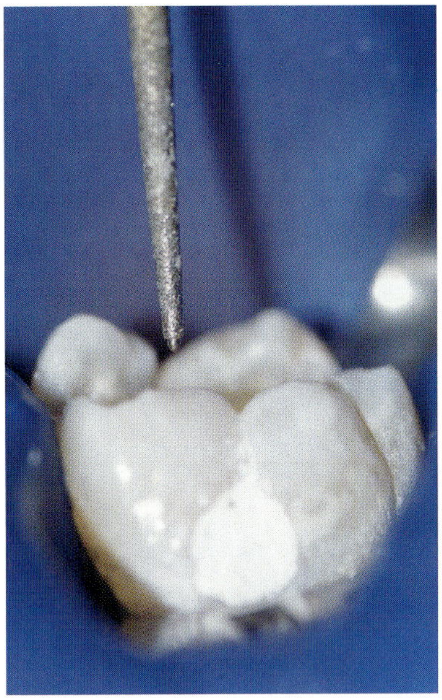

■ FIG. 18-15

Desgaste compensatório - ponta diamantada nº 3082.

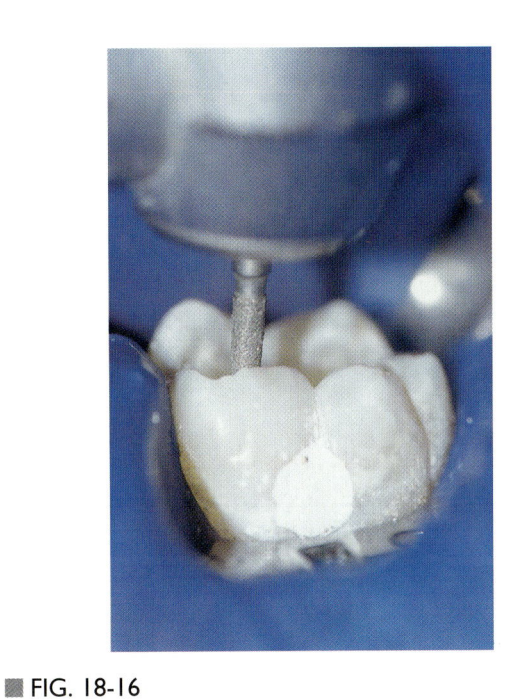

■ FIG. 18-16

Desgaste compensatório - ponta diamantada nº 3082.

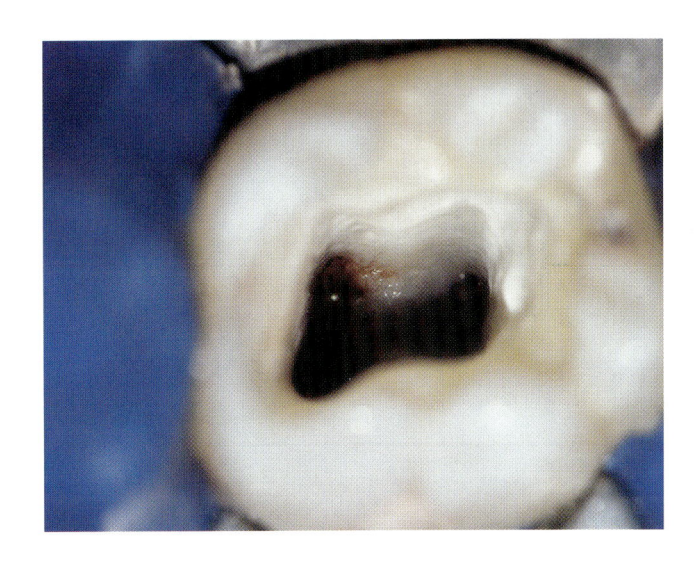

■ FIG. 18-17

Abertura coronária - forma de conveniência.

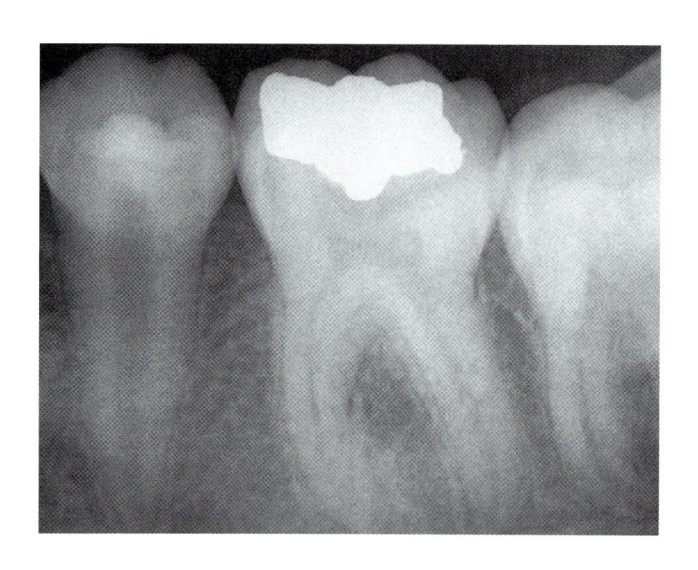

FIG. 18-10
Radiografia para diagnóstico de primeiro molar inferior esquerdo.

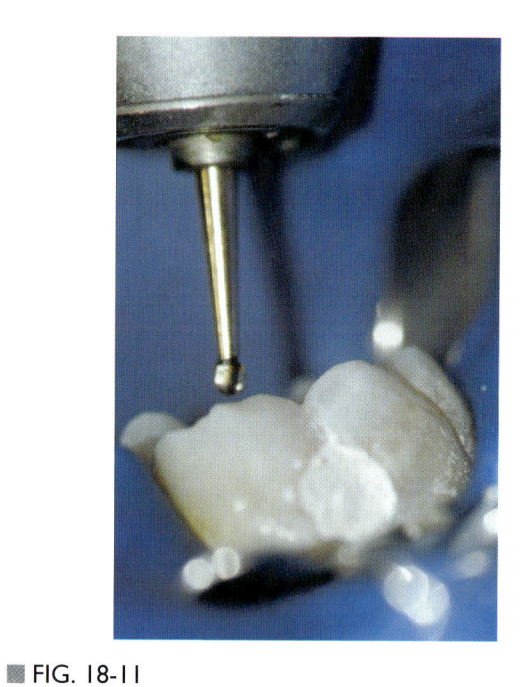

FIG. 18-11
Seqüência da abertura coronária.

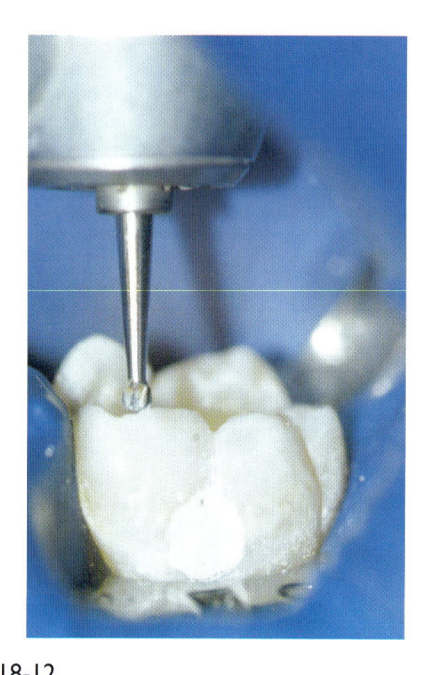

FIG. 18-12
Seqüência da abertura coronária.

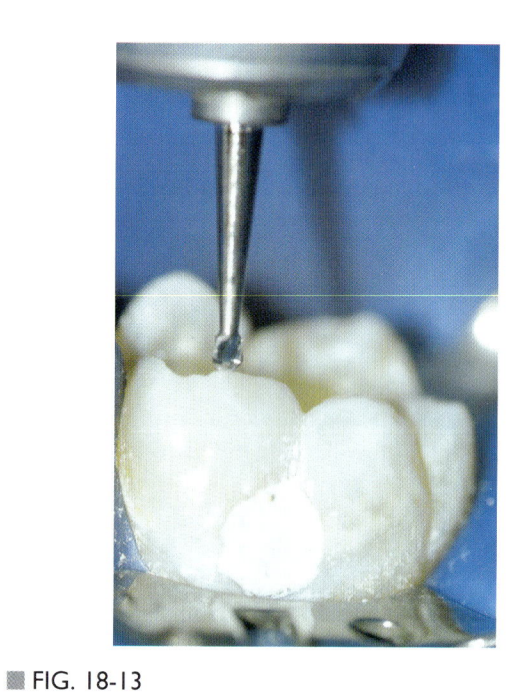

FIG. 18-13
Seqüência da abertura coronária.

Seqüência clínico/radiográfica

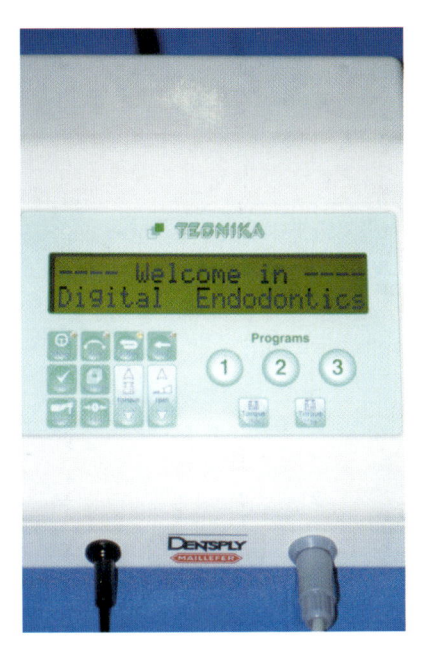

FIG. 18-6
Motor Tecnika (Dentsply/Maillefer).

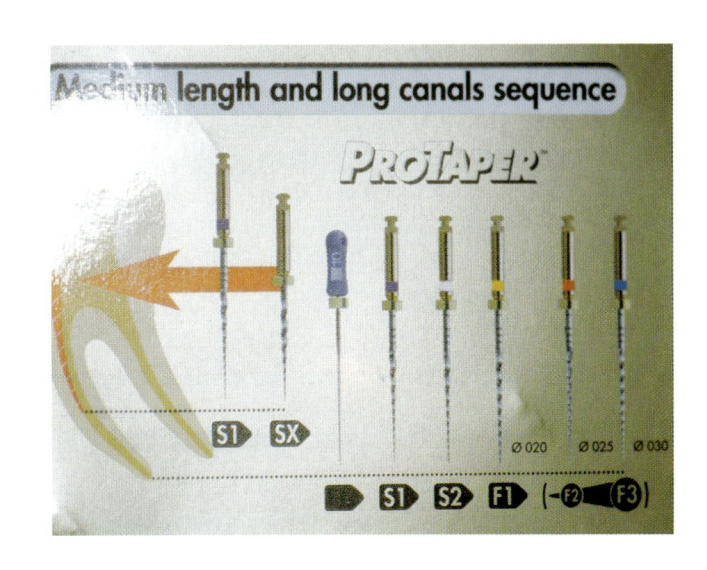

FIG. 18-7
Seqüência utilizada (para canais radiculares atresiados e curvos).

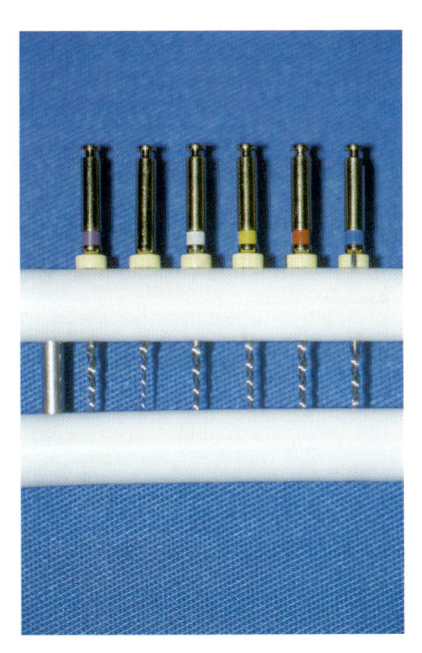

FIG. 18-8
Suporte metálico com os instrumentos Protaper na seqüência de uso.

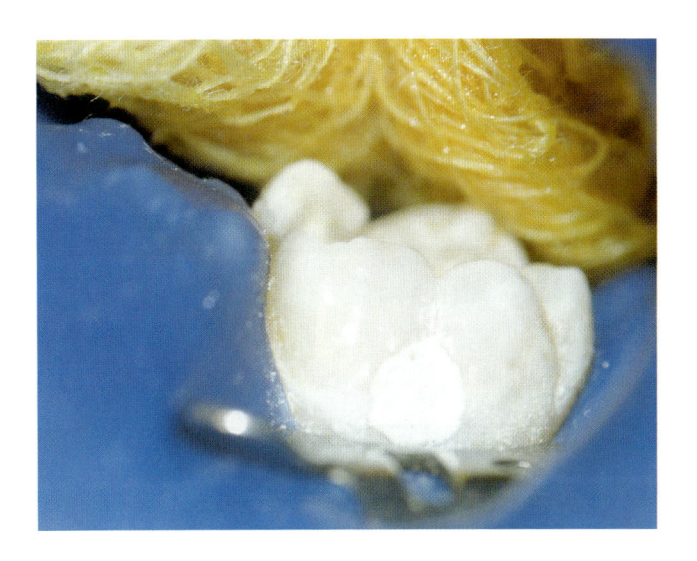

FIG. 18-9
Anti-sepsia do campo operatório com álcool/iodado 0,3%.

SISTEMA LIGHTSPEED

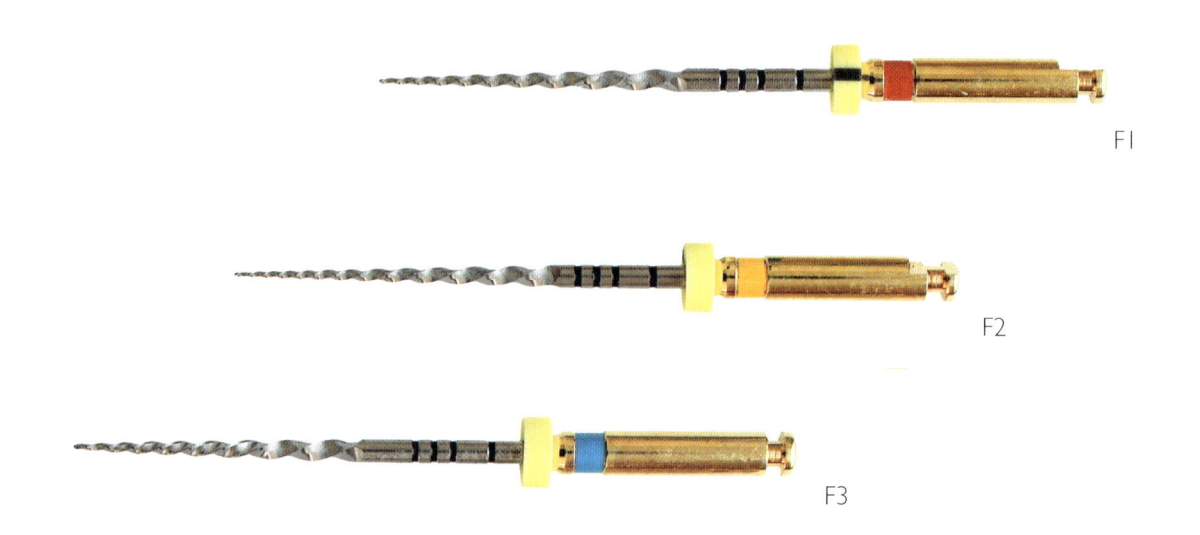

F1

F2

F3

■ FIG. 18-3
Limas Pro-Taper utilizadas para o acabamento.

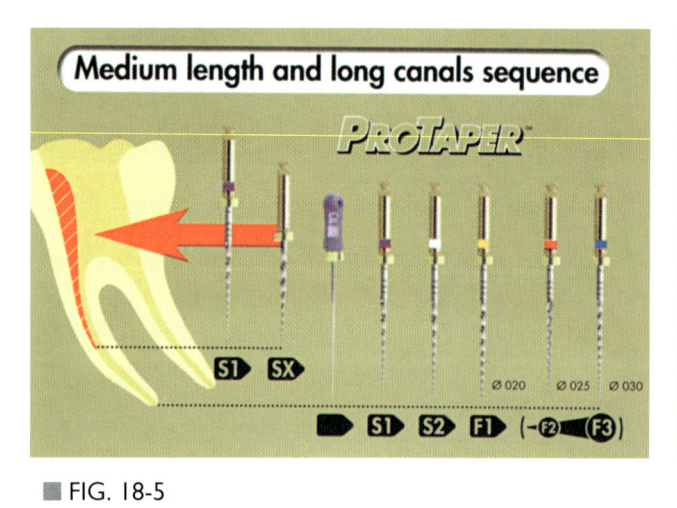

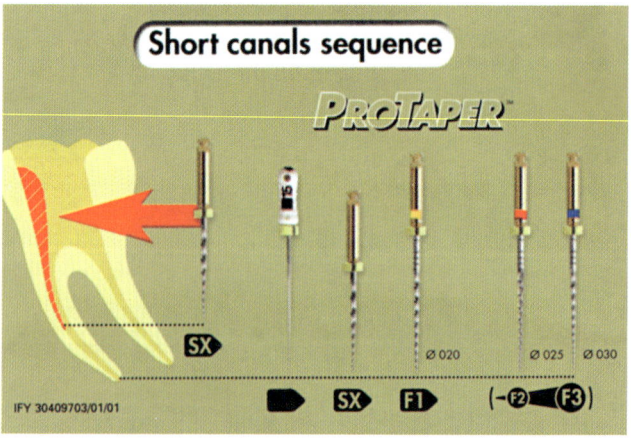

■ FIG. 18-5

■ FIG. 18-6

261

Esses instrumentos são utilizados em movimento de "bicada" até atingir-se o CRT.

As "finishing files", limas de acabamento, aumentam o diâmetro cirúrgico no CRT, que tem por objetivo, realizar o batente apical no canal radicular. Tem D_0 respectivamente de 0,20mm, 0,25mm e 0,30mm e são denominadas F1, F2 e F3 (**Figura 18-3**).

De acordo com o fabricante, existem duas seqüências a serem seguidas. a partir de canais radiculares curtos e canais radiculares médios ou longos.

Para canais radiculares curtos, a seqüência a ser utilizada é a seguinte:

1. Instrumento SX até o terço médio do canal radicular.
2. Lima manual tipo K ou Flexofile de pequeno diâmetro inicial (nºs 10 ou 15) até o CRT.
3. Instrumento SX até o CRT.
4. Instrumento F1 até o CRT.
5. Instrumento F2 e F3 até o CRT. (**Figura 18-4**)

Para canais radiculares médios e longos a seqüência preconizada é a seguinte:

1. Instrumento S_1 até o terço médio do canal radicular.
2. Instrumento SX até o terço médio do canal radicular.
3. Lima manual de pequeno D_0 (nº 10 ou 15) tipo K ou Flexofile até o CRT.
4. Instrumentos S_1, S_2, F1, F2 e F3 até o CRT. (**Figura 18-5**)

O sistema Pro-Taper pode ser utilizado em qualquer motor elétrico, mas de acordo com o fabricante, ele foi preconizado para uso com motor Tecnika (**Figura 18-6**).

O sistema Pro-Taper é o mais recente lançamento da Dentsply-Maillefer. Os instrumentos oferecidos por esse sistema, apresentam-se com secção transversal triangular de arestas arredondadas e ângulo de corte ligeiramente negativo, assim como, num só instrumento, são observadas várias conicidades, constituindo-se uma inovação. O instrumento Pro-Taper, tem a parte ativa com conicidades múltiplas e progressivas. No início da parte ativa, em D_0, a conicidade é de 0,02mm/mm, porém, a cada 2 milímetros, até atingir-se D_{16}, a conicidade aumenta 0,02mm/2mm. Assim no mesmo instrumento, encontramos as conicidades 0,02; 0,04; 0,06; 0,08; 0,10; 0,12; 0,14; 0,16; 0,18 e 0,19mm/mm (**Figura 18-1**).

De acordo com o fabricante, essa característica facilita a instrumentação na porção apical de canais radiculares, geralmente curva e atrésica.

Por possuírem pequena conicidade no início da parte ativa, esses instrumentos possuem excelente flexibilidade. São empregados principalmente em canais longos (mais de 21mm) e curvos.

Utilizando-se 3 ou 4 instrumentos, realiza-se todo o preparo biomecânico.

Os instrumentos do sistema Pro-Taper dividem-se em 2 grupos:

- "Shaping files" ou instrumentos para modelagem e
- "Finishing files" ou instrumentos para acabamento.

As "shaping files", limas para modelagem, apresentam D_0 respectivamente 0,19mm, 0,17mm e 0,20mm e são denominadas SX, S_1 e S_2 (**Figura 18-2**).

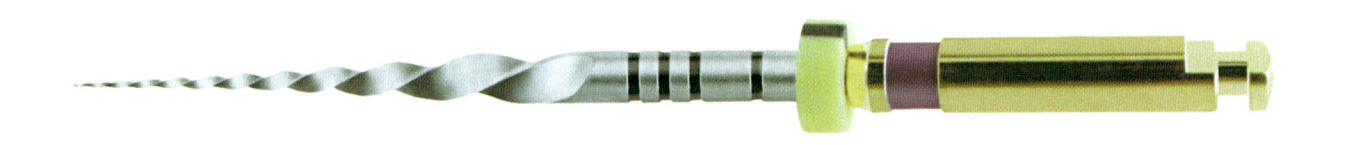

■ FIG. 18-1

Lima Pro-Taper S_1.

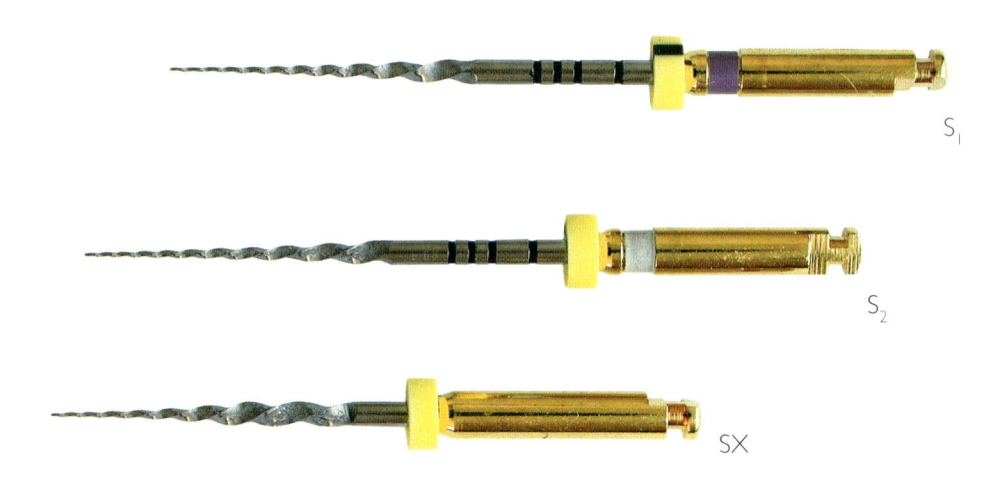

■ FIG. 18-2

Limas S_1, S_2 e SX, utilizadas para modelagem.

CAPÍTULO

SISTEMA PROTAPER (DENTSPLY/ MAILLEFER)

MÁRIO ROBERTO LEONARDO
RENATO DE TOLEDO LEONARDO

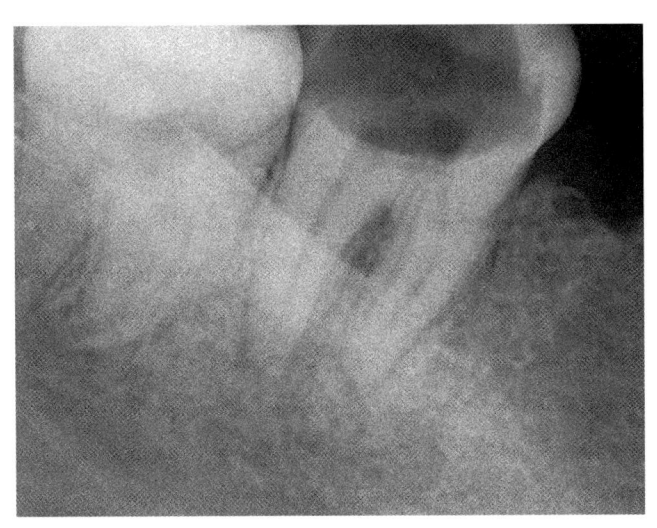

■ FIG. 17-6A
Radiografia para diagnóstico de segundo molar inferior direito.

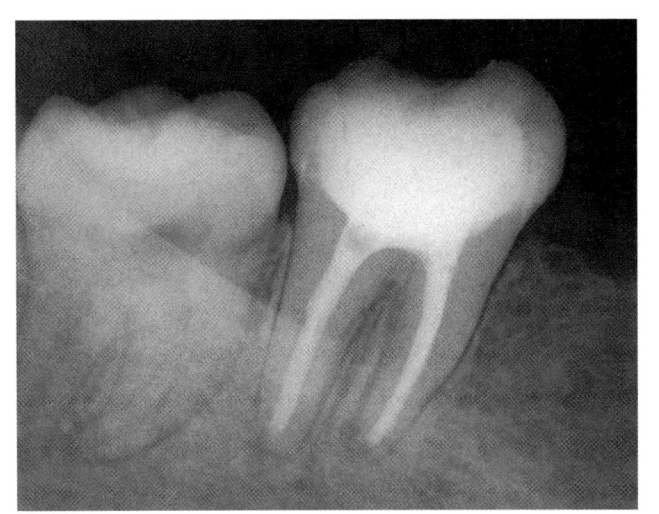

■ FIG. 17-6B
Radiografia final.
Seqüências radiográficas de casos de tratamentos endodônticos com instrumentação empregando o Sistema *LIGHTSPEED*, cedidas gentilmente pelo Prof. Dr. Ilson José Soares - Centro de Estudos Endodônticos - Florianópolis/SC.

Referências bibliográficas

1. BARBAKOW, F., LUTZ, F. The "Lightspeed" preparation technique evaluated by Swiss clinicians after attending continuing education courses. *Int. Endod. J.*, v.30, p.46-50, 1997.
2. GLOSSON, C.R. *et al.* A comparison of root canal preparations using NiTi hand, NiTi engine-driven, and K-Flex endodontic instruments. *J. Endod.*, v.21, p.146-51, 1995.
3. KNOWLES, K.I., IBARROLA, J.L., CHRISTIANSEN, R.K. Assessing apical deformation and transportation following the use of Ligthspeed root-canal instruments. *Int. Endod. J.*, v.29, p.113-7, 1996.
4. WILDEY, W.L., SENIA, E.S. A new root canal instrument and instrumentation technique. A preliminary report. *Oral Surg., Oral Med., Oral Pathol.*, v.67, p.198-207, 1989.
5. WILDEY, W.L., SENIA, E.S. Montgomery, S. Another look at root canal instrumentation. *Oral Surg., Oral Med., Oral Pathol.*, v.74, p.499-507, 1992.

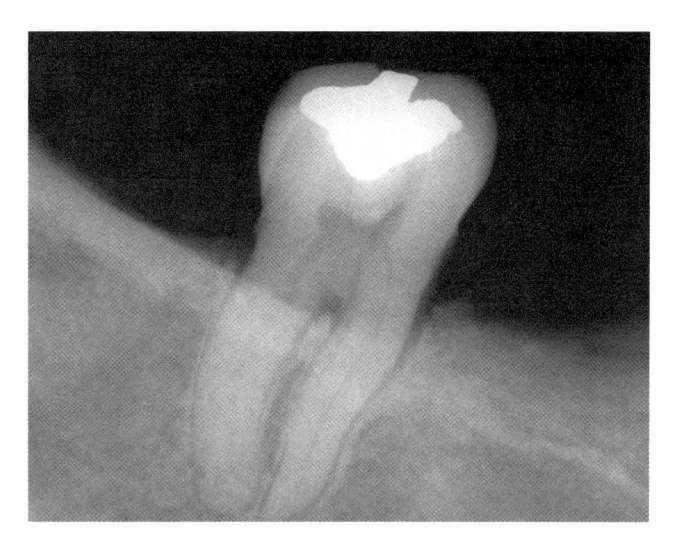

SISTEMA LIGHTSPEED

FIG. 17-5A
Radiografia para diagnóstico de molar inferior direito, com indicação para tratamento de canais radiculares.

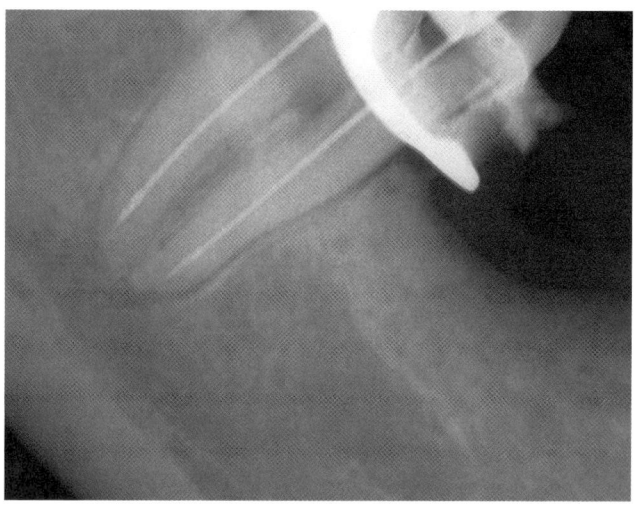

FIG. 17-5B
Radiografia para realização da Odontometria, com instrumentos do sistema *Lightspeed*.

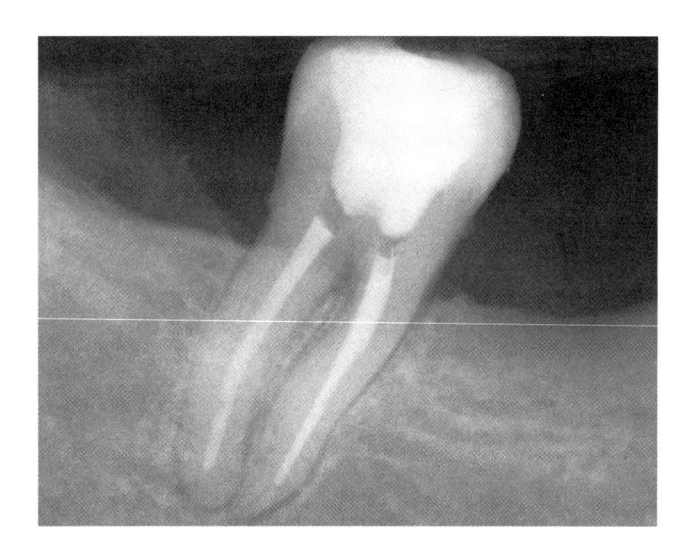

FIG. 17-5C
Radiografia final.

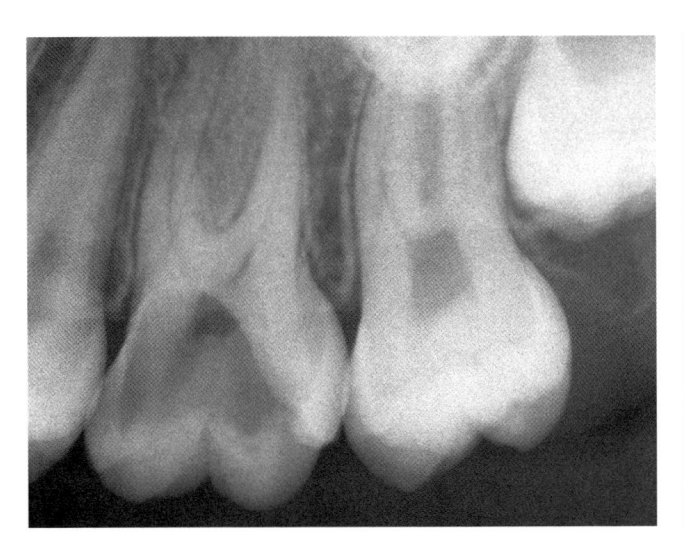

■ FIG. 17-4A
Radiografia para diagnóstico de primeiro molar superior esquerdo.

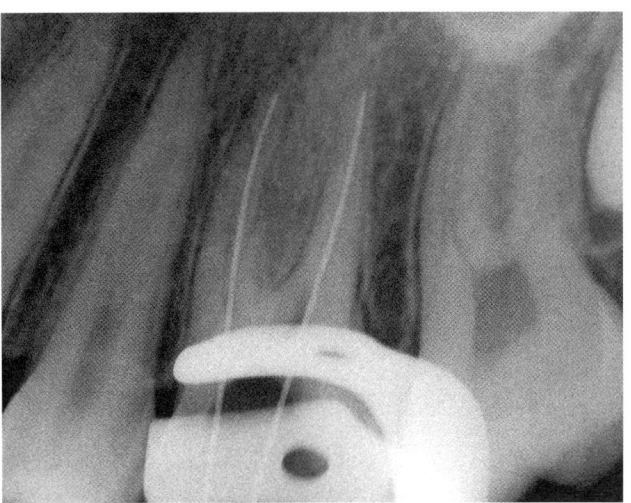

■ FIG.17-4B
Radiografia para a realização da Odontometria com instrumentos do sistema *Lightspeed*.

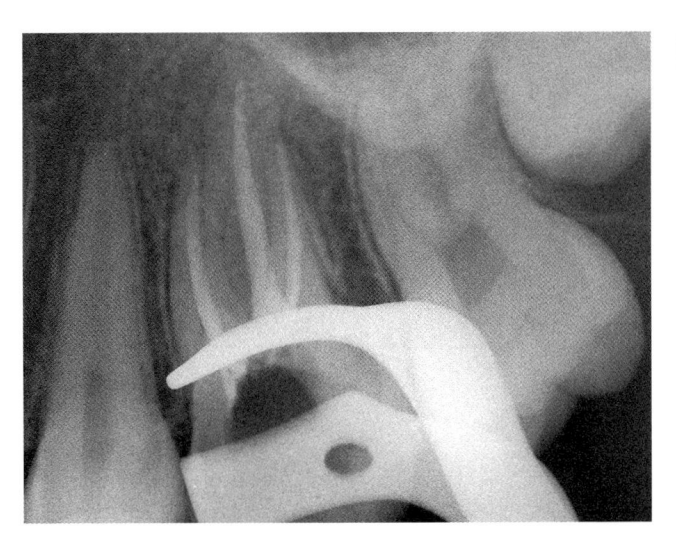

■ FIG. 17-4C
Radiografia para comprovação clínica da obturação dos canais radiculares.

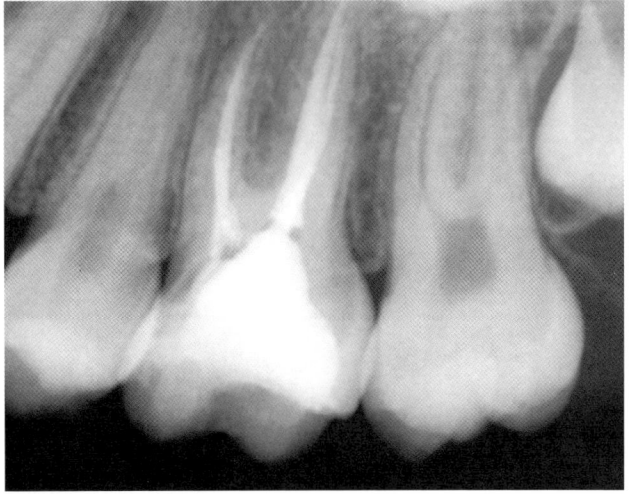

■ FIG. 17-4D
Radiografia final - Tratamento realizado em uma única sessão.

8. Colocar o instrumento escolhido (e calibrado) no micromotor e, com ele em movimento, por toques, introduzi-lo lenta e suavemente até o comprimento desejado.
9. Se houver resistência, o instrumento não deve ser forçado. O excesso de pressão provocará a fratura do instrumento. Avanços de 1 mm com retrocessos de 1 a 3 mm (vaivém) auxiliam a vencer a resistência.
10. Não se deve exercer pressões laterais sobre as paredes dentinárias. As características da haste e da parte ativa originam preparos que mantêm o canal centrado e com mínima incidência de transportação ou formação de degraus.
11. Quando o primeiro instrumento estiver entrando e saindo livremente no canal radicular, utilizar, com a mesma técnica e na ordem, os de números imediatamente superiores.
12. A irrigação, entre um instrumento e outro, é fundamental. Durante a instrumentação, mantenha o canal inundado com a solução irrigadora.
13. Para adequada modelagem, a maioria dos canais radiculares deve ter o terço apical instrumentado até o nº 40 (Instrumento Memória). Com seu emprego, a modelagem da porção apical estará concluída.
14. O preparo tem continuidade pela técnica escalonada, com recuo programado de 1 mm, usando os instrumentos *Lightspeed* nº 42,5; nº 47,5; nº 50... até alcançar um calibre que coincida, aproximadamente, com a broca G.G. usada no preparo do terço cervical. As características do *Ligtspeed* fazem com que o preparo com estes instrumentos origine canais de forma cilíndrica (mesmo diâmetro em toda a extensão).

Nessas circunstâncias, para respeitar a conicidade da maioria dos canais, o emprego da técnica escalonada é fundamental.

15. Como em toda técnica escalonada, após o uso de cada instrumento é necessário repassar o Instrumento Memória.
16. Uma última irrigação conclui a modelagem.

Observações

a) Os instrumentos *Lightspeed* têm vida útil limitada. Os instrumentos finos (20-47,5) podem ser usados em até 8 canais; os de maior calibre, em até 16 canais.

Diante dessas limitações, é necessário registrar o número de vezes em que o instrumento foi utilizado e descartá-lo ao complementar aquelas quantidades.

b) Em canais com curvatura acentuada o instrumento utilizado deverá ser descartado.

17-2C

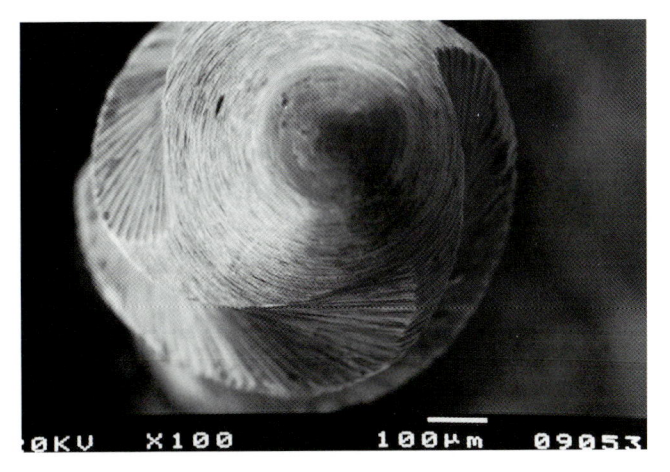

■ FIGS. 17-2A A 17-2C
Parte ativa do Lightspeed onde é possível notar a guia de penetração inativa e o ângulo de corte bastante biselado.

■ FIG. 17-3
Tabela de cores dos cabos, com os respectivos números, dos instrumentos *Lightspeed*.

Ao ser usado, o *Lightspeed* deve entrar e sair girando do canal e não deve ser forçado. Também não é correto exercer pressão lateral sobre as paredes dentinárias; em ambas as situações, pressão exagerada ou lateralidade, poderá ocorrer fratura do instrumento.

Sugestão da técnica de preparo biomecânico com o emprego do Lightspeed

Todos os procedimentos básicos e inerentes à instrumentação dos canais radiculares devem ser rigorosamente observados.

1. Isolamento, acesso ao canal radicular e preparo de sua entrada.
2. Preparo do terço cervical ou da parte reta e acessível do canal. A correta execução desta fase é fundamental para que o instrumento acesse os terços médio e apical sem necessidade de pressões exageradas e, principalmente, com um ângulo correto. Sempre que possível, o emprego das brocas Gates Glidden, de número adequado às dimensões do canal, proporcionará o preparo necessário.
3. Exploração do canal com uma lima Flexofile nº 10 ou 15, no Comprimento de Trabalho Provisório (para exploração).
4. Odontometria.
5. Início da modelagem com instrumentos manuais nº 15 (ou até o nº 15). Irrigação.

Uso do *Lightspeed*

6. Colocar cursores (topes de borracha ou silicone) nos instrumentos *Lightspeed*, calibrando-os no comprimento estabelecido para modelagem (Preparo biomecânico).
7. Provar manual e progressivamente (# 20, # 22,5, 25, etc.) até encontrar o *Lightspeed* que se ajuste, convenientemente, no canal radicular.

Periodicamente, a endodontia tem sido contemplada com a possibilidade de utilização de instrumentos rotatórios para o preparo mecânico dos canais radiculares.

Dentre as diversas maneiras de realização de uma instrumentação mecanizada, merecem destaque aquelas propostas por Wildey & Senia[4] que, em 1989, apresentaram o Canal Master; pequenas modificações possibilitaram, algum tempo depois, o lançamento do Canal Master U. Finalmente, em 1993, mantendo ainda algumas características dos instrumentos anteriores, surgem os instrumentos *Lightspeed.*

O *Lightspeed* é um instrumento destinado à modelagem (preparo biomecânico) dos canais radiculares. Fabricado com uma liga de níquel-titânio, apresenta uma haste de alta flexibilidade e com superfícies paralelas (**Figura 17-1**). A parte ativa é pequena (0,25 a 1,75), tem a forma semelhante à de uma broca Gates Glidden (G.G.) e, também, extremidade inativa (**Figuras 17-2A a 2C**). O ângulo de corte bastante biselado permite controlar a penetração do instrumento com mais facilidade.

Além dos números habituais (20, 25, etc.), os instrumentos *Lightspeed* apresentam números intermediários e a **Figura 17-3** identifica a numeração existente. O cabo dos instrumentos com números intermediários (22,5, 27,5, etc.) tem a mesma cor do instrumento que o antecede, diferenciado por uma marca branca no topo do engate.

Colocado em um micromotor, com redução de 4.1, o instrumento deve ser usado com suave pressão, a uma velocidade entre 750 e 2.000 rpm. Ainda que possa ser empregado em qualquer velocidade, dentro dessa amplitude, a velocidade escolhida deve ser constante. Oscilações podem provocar a fratura do instrumento. Esta exigência impõe o uso de micromotores com velocidade controlada e com torque elevado, como acontece quando os instrumentos são utilizados nos motores elétricos. Nos micromotores acionados a ar, a velocidade depende da pressão do fluxo de ar e é impossível mantê-la constante.

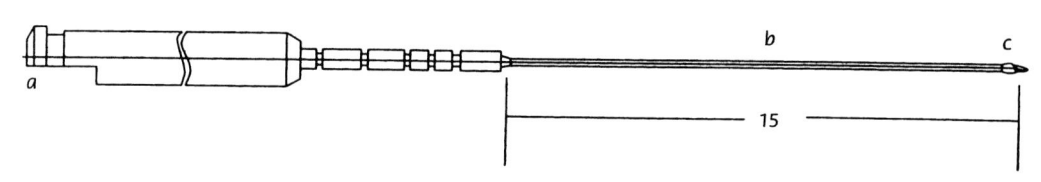

■ FIG. 17-1

O desenho ilustra as partes do *Lightspeed.* O engate (a), a haste (b) e a parte (c).

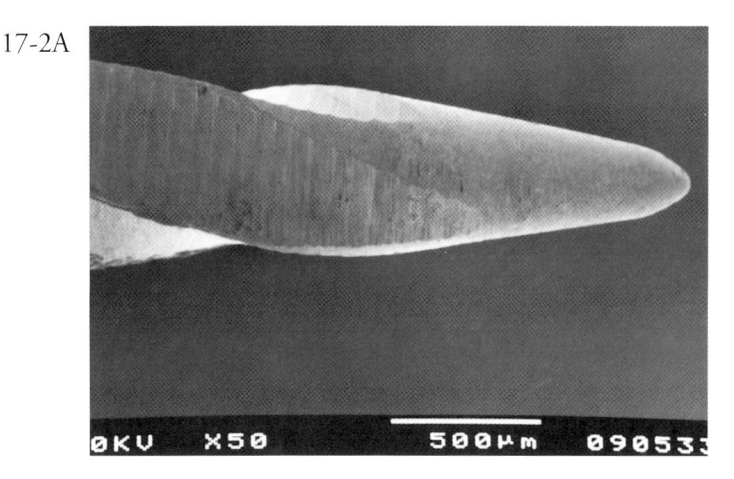

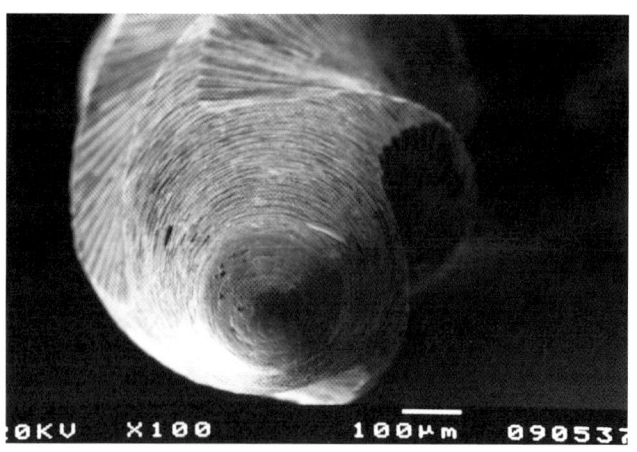

17-2A   17-2B

■ FIGS. 17-2A A 17-2C

Parte ativa do *Lightspeed,* onde é possível notar a guia de penetração inativa e o ângulo de corte bastante biselado.

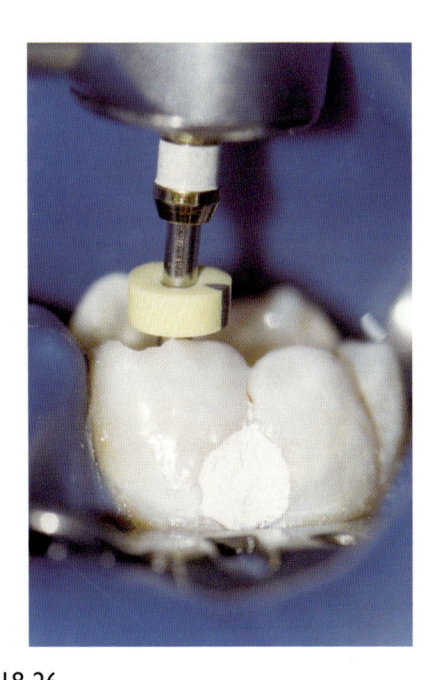

■ FIG. 18-26
Lima Protaper S$_2$ - até o C.R.T.

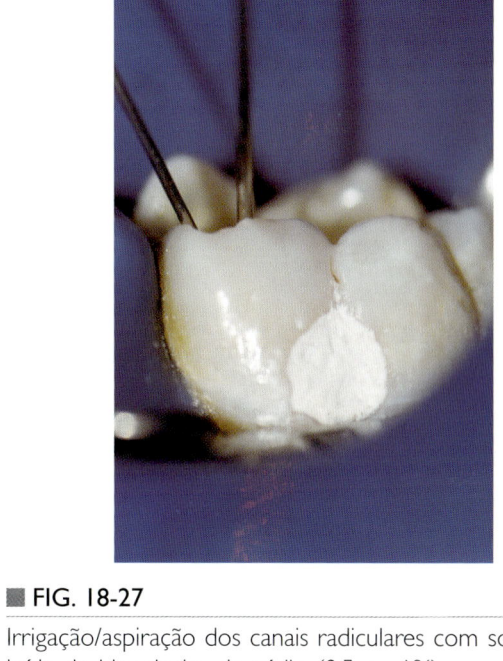

■ FIG. 18-27
Irrigação/aspiração dos canais radiculares com solução diluída de hipoclorito de sódio (0,5 ou 1%).

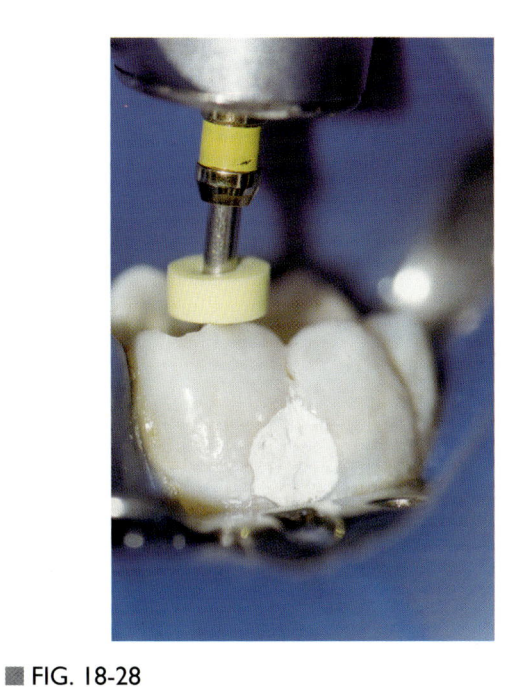

■ FIG. 18-28
Lima Protaper - F1 - até o C.R.T.

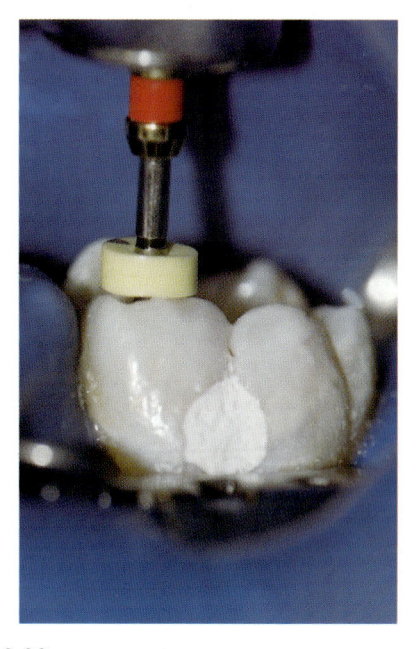

■ FIG. 18-29
Lima Protaper - F2 - até o C.R.T.

■ FIG. 18-30
Lima Protaper - F3 - Até o C.R.T.

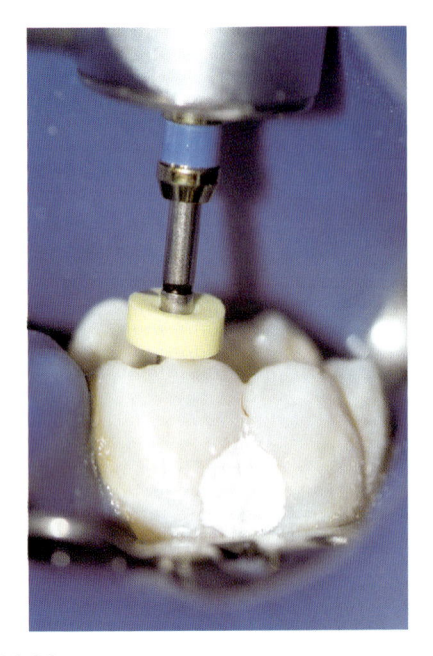

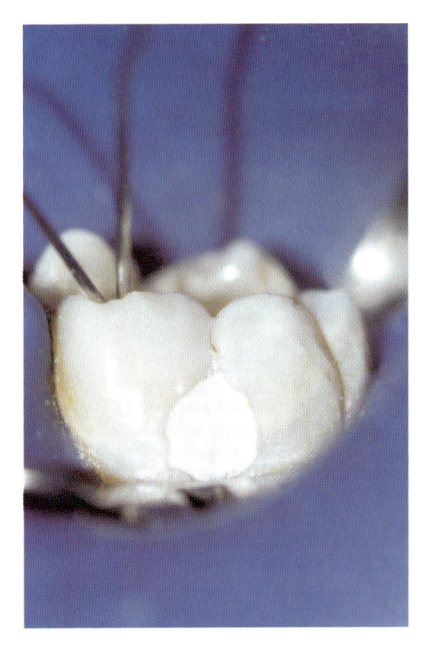

■ FIG. 18-31
Irrigação/aspiração dos canais radiculares, com solução de hipoclorito de sódio (0,5 ou 1%).

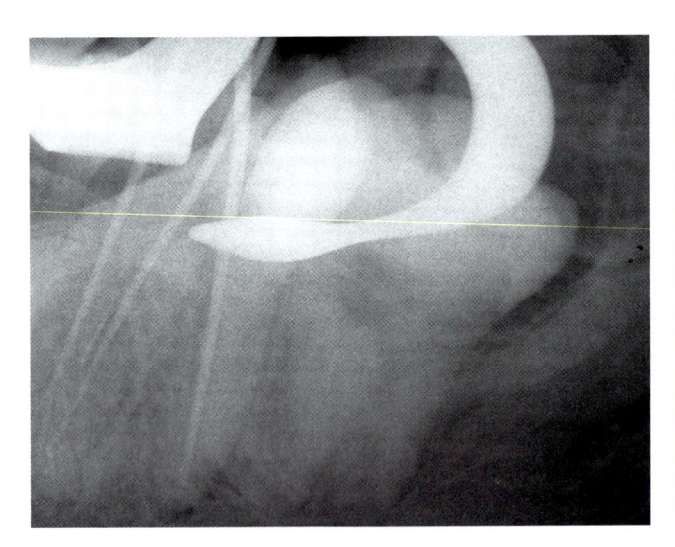

■ FIG. 18-32
Radiografia para a confirmação da escolha clínica dos cones de guta-percha principais.

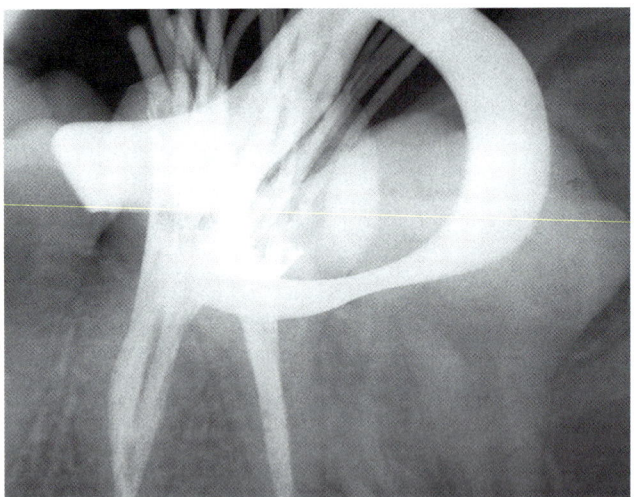

■ FIG. 18-33
Radiografia para a comprovação da condensação lateral ativa de cones de guta-percha auxiliares.

SISTEMA LIGHTSPEED

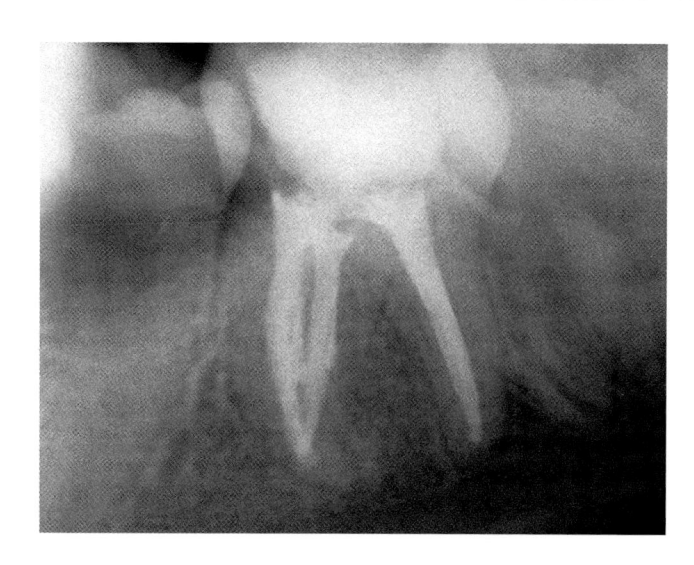

FIG. 18-34
Radiografia final.

CAPÍTULO

Sistema K³√Endo (Sybron Dental Specialties/Kerr)

Mário Roberto Leonardo
Renato de Toledo Leonardo

Desenvolvido pelo Dr. John T. MacSpadden e lançado comercialmente em 2001, o sistema K³√Endo apresenta instrumentos com diferenças significantes em relação aos outros, como, por exemplo:

1. três diferentes ângulos de corte positivo
2. ângulo helicoidal variável
3. amplas superfícies radiais
4. pequeno comprimento para acesso
5. três diferentes superfícies radiais
6. variação no diâmetro do núcleo
7. código de cores simplificado
8. ponta segura (**Figura 19-1**)

Diferentemente da maioria dos instrumentos rotatórios, que apresentam ângulo de corte negativo, o sistema K³√Endo apresenta três diferentes dentes de corte positivo, com ângulos diferentes, sendo o que apresenta maior capacidade de corte (**Figura 19-2**).

Na confecção dos instrumentos K³√Endo são utilizados tornos com comando numérico, com sete eixos fixos diferentes e com o oitavo eixo variável (**Figura 19-3**). Esse eixo variável é responsável pela confecção do sulco que cria o ângulo helicoidal e varia de 31° para 43° (**Figura 19-4**).

Em contraste com os demais sistemas, o sistema K³√Endo apresenta ampla superfície radial, conferindo ao instrumento maior massa na região de maior estresse no contato com a dentina, otimizando a resistência e o poder de corte (**Figura 19-5**). Atrás dessa massa de superfície radial, encontra-se ampla área de escape, ampliando a ranhura para acúmulo de raspas de dentina. A maneira de identificar os instrumentos é através de diferentes cores em código (**Figura 19-6**).

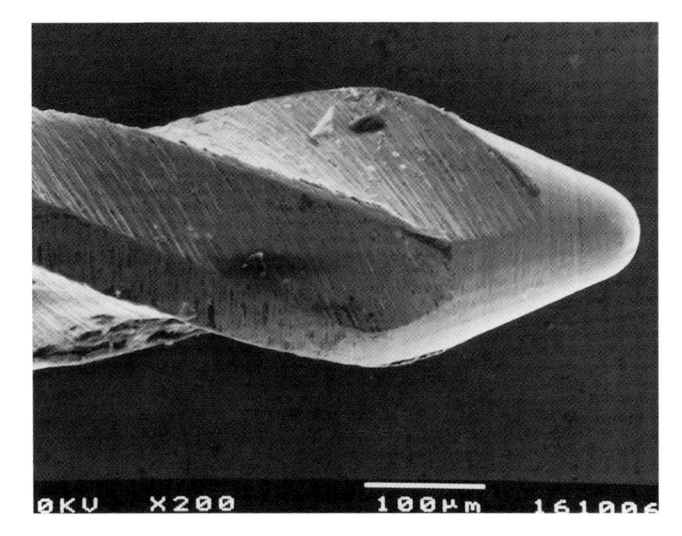

■ FIG. 19-1

Fotomicrografia da ponta do instrumento k3.

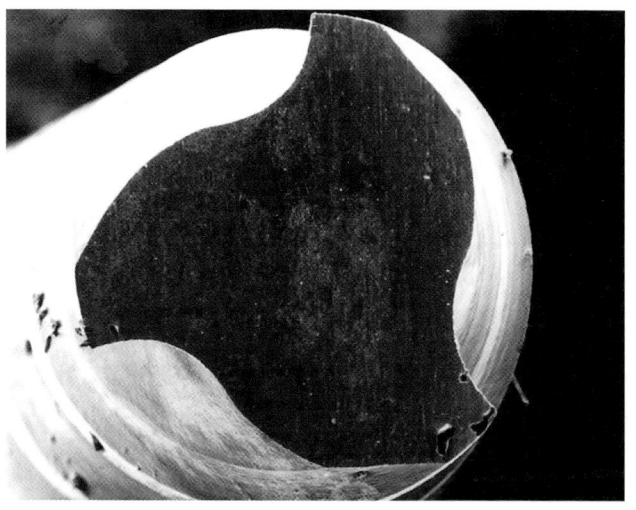

■ FIG. 19-2

Fotomicrografia da secção transversal do instrumento k3.

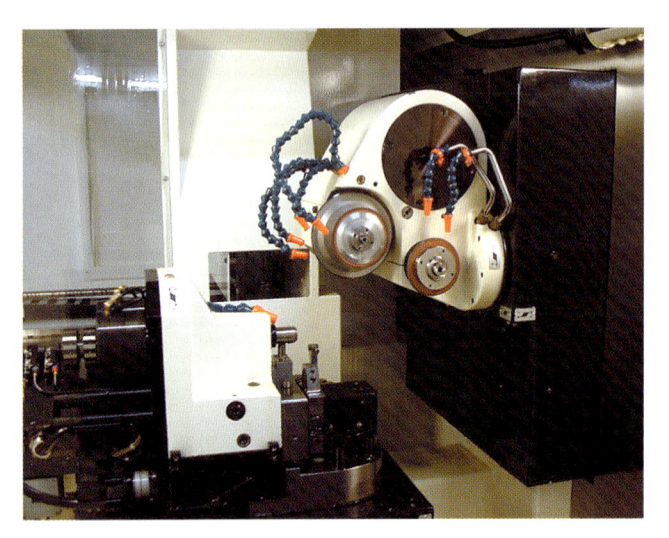

■ FIG. 19-3

Torno com comando numérico. Gentileza do Prof. Dr. Giulio Gavini e do Dr. Alexandre Cappeli.

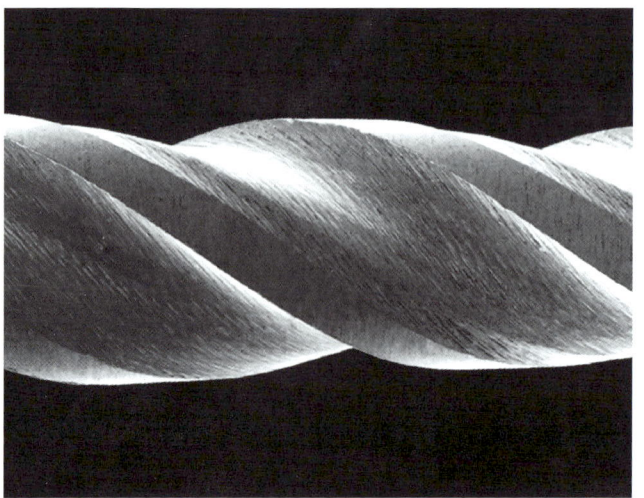

■ FIG. 19-4

Fotomicrografia do instrumento k3, visto lateralmente.

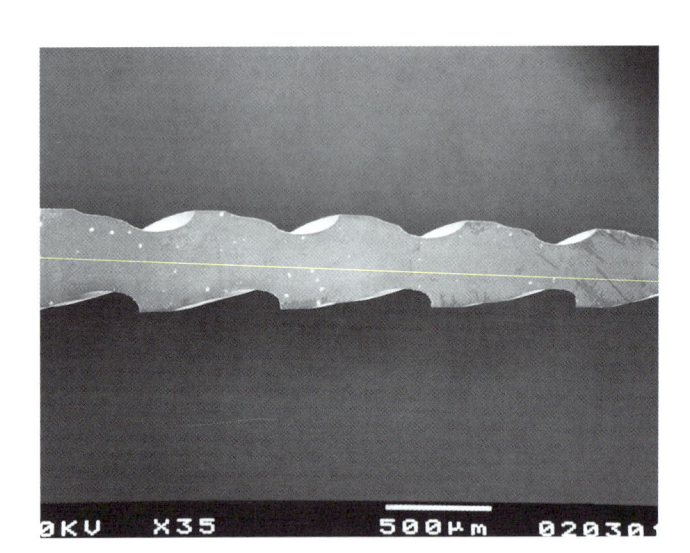

■ FIG. 19-5

Fotomicrografia do instrumento k3 cortado longitudinalmente.

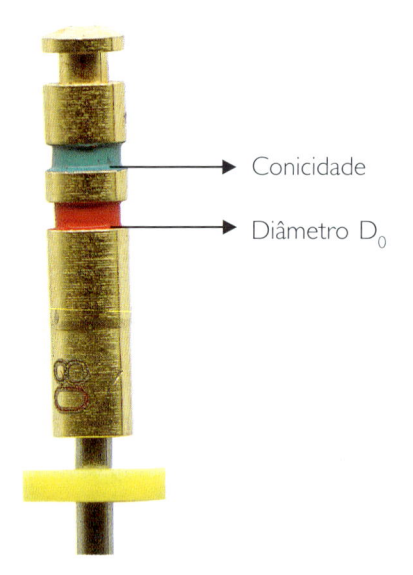

■ FIG. 19-6

Código de cores indicativo de conicidade e diâmetro do início da ponta ativa.

Apresentação dos instrumentos K³√ENDO

LIMAS			COMPRIMENTO TOTAL
15/.04	(estria/anel superior verde	− 0,04 mm de conicidade)	
	estria/anel inferior branco	− 0,15 mm de D_0)	
20/.04	(estria/anel superior verde	− 0,04 mm de conicidade)	
	estria/anel inferior amarelo	− 0,20 mm de D_0)	
25/.04	(estria/anel superior verde	− 0,04 mm de conicidade)	
	(estria/anel inferior vermelho	− 0,25 mm de D_0)	
30/.04	(estria/anel superior verde	− 0,04 mm de conicidade)	
	(estria/anel inferior azul	− 0,30 mm de D_0)	
35/.04	(estria/anel superior verde	− 0,04 mm de conicidade)	21 mm
	(estria/anel inferior verde	− 0,35 mm de D_0)	25 mm
40/.04	(estria/anel superior verde	− 0,04 mm de conicidade)	e
	(estria/anel inferior preto	− 0,40 mm de D_0)	30 mm
45/.04	(estria/anel superior verde	− 0,04 mm de conicidade)	
	(estria/anel inferior branco	− 0,45 mm de D_0)	
50/.04	(estria/anel superior verde	− 0,04 mm de conicidade)	
	(estria/anel inferior amarelo	− 0,50 mm de D_0)	
55/.04	(estria/anel superior verde	− 0,04 mm de conicidade)	
	(estria/anel inferior vermelho	− 0,55 mm de D_0)	
60/.04	(estria/anel superior verde	− 0,04 mm de conicidade)	
	(estria/anel inferior azul	− 0,60 mm de D_0)	

LIMAS			COMPRIMENTO TOTAL
15/.06	(estria/anel superior laranja	− 0,06 mm de conicidade)	
	(estria/anel inferior branco	− 0,15 mm de D_0)	
20/.06	(estria/anel superior laranja	− 0,06 mm de conicidade)	
	(estria/anel inferior amarelo	− 0,20 mm de D_0)	
25/.06	(estria/anel superior laranja	− 0,06 mm de conicidade)	
	(estria/anel inferior vermelho	− 0,25 mm de D_0)	
30/.06	(estria/anel superior laranja	− 0,06 mm de conicidade)	
	(estria/anel inferior azul	− 0,30 mm de D_0)	
35/.06	(estria/anel superior laranja	− 0,06 mm de conicidade)	21 mm
	estria/anel inferior verde	− 0,35 mm de D_0)	25 mm
40/.06	(estria/anel superior laranja	− 0,06 mm de conicidade)	e
	(estria/anel inferior preto	− 0,40 mm de D_0)	30 mm
45/.06	(estria/anel superior laranja	− 0,06 mm de conicidade)	
	(estria/anel inferior branco	− 0,45 mm de D_0)	
50/.06	(estria/anel superior laranja	− 0,06 mm de conicidade)	
	(estria/anel inferior amarelo	− 0,50 mm de D_0)	
55/.06	(estria/anel superior laranja	− 0,06 mm de conicidade)	
	(estria/anel inferior vermelho	− 0,55 mm de D_0)	
60/.06	(estria/anel superior laranja	− 0,06 mm de conicidade)	
	(estria/anel inferior azul	− 0,60 mm de D_0)	

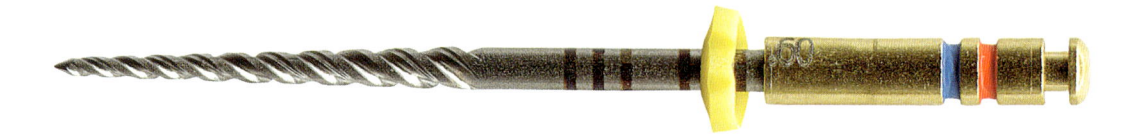

■ FIG. 19-7

Instrumento k3 da segunda série com conicidade 0,06 mm/mm e D_0 60.

ALARGADORES CERVICAIS (*ORIFICE OPENER*)	COMP. DA PARTE ATIVA	COMP. TOTAL
25/.08 (estria/anel superior verde claro - 0,08 mm de conicidade) (estria/anel inferior vermelho - 0,25 mm de D_0) 25/.10 (estria/anel superior rosa - 0,10 mm de conicidade) (estria/anel inferior vermelho - 0,25 mm de D_0)	10 mm	17 mm

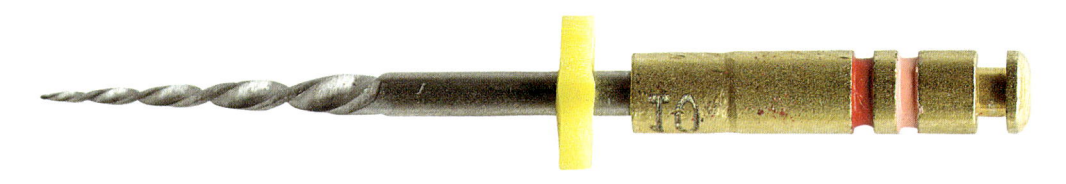

■ FIG. 19-8

Instrumento *Orifice Opener* com conicidade 0,10 mm/mm e D_0 25.

Técnica I

Seqüência K³√Endo (original) sds/Kerr (Starterkit)

K³√Endo (técnica)

Indicação: Essa técnica deve ser usada para canais radiculares atresiados ou relativamente atresiados (médios). Canais radiculares amplos necessitam de instrumentos mais calibrosos.

Princípio de Ação: Princípio coroa-ápice sem pressão (*Crown Down Pressureless Technique*)

Passos da técnica

1. Obtenha acesso direto à câmara pulpar.
2. Explore o canal radicular com uma lima nº 10 K-Flex para confirmar a acessibilidade (*patency*) até pelo menos três quartos do Comprimento de Trabalho.
3. Abra o terço coronário do canal radicular, com o instrumento K³, abridor de orifício (*orifice opener*) 25/.10 - Estria/anel superior rosa - 0,10 mm (conicidade) e estria/anel inferior vermelho - 0,25 mm (D_0).
4. Com o K³, abridor cervical, 25/.08, estria/anel superior verde claro-0,08 mm (conicidade) e estria/anel inferior vermelho - 0,25 mm (D_0), avance no canal 1 a 3 mm.
5. Irrigue (solução de hipoclorito de sódio).
6. Utilize a lima tipo K-Flex nº 10 e, com o aparelho localizador eletrônico apical *Apex Finder* confirme o Comprimento de Trabalho e o desbridamento foraminal (*apical patency*).
7. Comece a instrumentação com as limas K³ √Endo. Use as limas em seqüência, do maior para o menor diâmetro:
   - 40/.06 (preto/laranja)
   - 35/.06 (verde/laranja)
   - 30/.06 (azul/laranja)
   - 25/.06 (vermelho/laranja)
   - 20/.06, até o ápice (amarelo/laranja)

Obs.: Irrigue com solução de hipoclorito de sódio, após o uso de cada lima. As limas deverão ser utilizadas a 300 rpm e com torque de 1 a 3, no K³ etcm.

Use para cada lima não mais do que 3 a 5 segundos, com ligeira pressão apical.

Quando a conformação desejada for alcançada, obture o canal radicular com pontas de guta-percha de número apropriado.

Seqüência resumida (identificação)

1. Alargador cervical (*Orifice opener*) - 25/.10
   - Estria (anel) sup. rosa - 0,10 (conicidade)
   - Estria (anel) inf. vermelha - 0,25 mm (D_0)

2. Alargador cervical (*Orifice opener*) - 25/.08
   - Estria (anel) sup. verde - 0,08 mm (conicidade)
   - Estria (anel) inf. vermelha - 0,25 mm (D_0)

3. Instrumento K³√Endo - 40/.06
   - Estria (anel) sup. laranja - 0,06 mm (conicidade)
   - Estria (anel) inf. preta - 0,40 mm (D_0)

4. Instrumento K³√Endo - 35/.06
   - Estria (anel) sup. laranja - 0,06 mm (conicidade)
   - Estria (anel) inf. verde - 0,35 mm (D_0)

5. Instrumento K³√Endo - 30/.06
   - Estria (anel) sup. laranja - 0,06 mm (conicidade)
   - Estria (anel) inf. azul - 0,30 mm (D_0)

6. Instrumento K³√Endo - 25/.06
   - Estria (anel) sup. laranja - 0,06 mm (conicidade)
   - Estria (anel) inf. vermelha - 0,25 mm (D_0)

7. Instrumento K³√Endo - 20/.06
   - Estria (anel) sup. laranja - 0,06 mm (conicidade)
   - Estria (anel) inf. amarela - 0,20 mm (D_0)

Opção 8 - Instrumento K³√Endo - 15/.06
   - Estria (anel) sup. laranja - 0,06 mm (conicidade)
   - Estria (anel) inf. branca - 0,15 mm (D_0)

K³ Endo (sds/Kerr)

Técnica II

Seqüência técnica proposta pela Disciplina de Endodontia da Faculdade de Odontologia de Araraquara - UNESP 2002

- **Indicação:**
  - Biopulpectomia
  - Necropulpectomia I
  - Necropulpectomia II
- **Princípio de Ação:** Coroa/ápice sem pressão (*Crown Down Pressureless Technique*)
- **Velocidade recomendada:** 300 rpm
- **Recomendação:** Molares superiores (canais radiculares vestibulares) e molares inferiores (canais radiculares mesiais)
- **Tempo de uso de cada lima:** 3 a 5 segundos

Seqüência técnica (hipotética) em caso de biopulpectomia (molar inferior)

1. Organização da mesa clínica de trabalho.
2. Atomização da cavidade bucal com soluções anti-sépticas.
3. Exame clínico.
4. Radiografia para diagnóstico.
5. Diagnóstico clínico e radiográfico.
6. Indicação - Biopulpectomia.
7. Planejamento do tratamento endodôntico.
   - Determinação do Comprimento de Trabalho Provisório (CTP): CAD - 2 mm = CTP
   - Observar na radiografia para diagnóstico o diâmetro aproximado das entradas dos canais radiculares, objetivando a seleção do abridor de orifício (*orifice opener*).
8. Anestesia troncular.
9. Preparo do dente para receber o dique de borracha.
10. Colocação do dique de borracha.
11. Anti-sepsia do campo operatório.
    - Solução de gluconato de clorexidina a 0,12%.
12. Abertura coronária.
    - Remoção da polpa coronária.
    - Irrigação da câmara pulpar com solução de hipoclorito de sódio 4/6%, alternadamente com água oxigenada 10 vol.
    - Desgaste compensatório.
    - Irrigação com líquido de Dakin ou solução de Milton.
13. Localização da entrada dos canais radiculares com sonda exploradora própria para endodontia.
    - Mentalização das localizações e diâmetros das entradas dos canais radiculares.
14. Exploração dos canais radiculares com uma lima tipo K-Flex (n°s 08, 10, 15, 20 ou 25), até o CTP ou até os dois terços do canal radicular, para confirmar seu acesso e diâmetro, abrir espaço em profundidade, observar o trajeto inicial da lima e mentalizar o acesso ao canal, em linha reta.
15. Ampliação do terço coronário do canal radicular (desgaste anticurvatura), com o instrumento K^3 - abridor de orifício ou alargador cervical (*orifice opener*) 25/.10* (estria/anel superior rosa - 0,10 mm de conicidade) (estria/anel inferior vermelho - 0,25 mm - D_0).
16. Irrigação com solução diluída de hipoclorito de sódio (0,5 ou 1%).
17. Ampliação do terço coronário (desgaste anticurvatura) com o instrumento K^3 - abridor de orifício ou alargador cervical (*orifice opener*), 25/.08* (estria/anel superior verde claro - 0,08 mm de conicidade) (estria/anel inferior vermelho - 0,25 mm - D_0), com um avanço de 1 a 3 mm além do obtido com o instrumento 25/.10.
18. Irrigação com solução diluída de hipoclorito de sódio.
19. Odontometria com o emprego de uma lima tipo K-flex, de número compatível com o diâmetro do canal radicular - Objetivo: obtenção do Comprimento Real de Trabalho (CRT) e determinação do Instrumento Apical Inicial (IAI).
20. Início da instrumentação dos canais radiculares, com as limas K^3 Endo, até ser alcançado o CRT, observando-se o princípio coroa/ápice, com a seqüência abaixo:
    - Lima 40/.06* (Estria/anel superior laranja - 0,06 mm de conicidade) (Estria/anel inferior preto - 0,40 mm de D_0)
    - Lima 40/.04 (Estria/anel superior verde - 0,04 mm de conicidade) Estria/anel inferior preto - 0,40 mm de D_0)
    - Lima 35/.06* (Estria/anel superior laranja - 0,06 mm de conicidade) (Estria/anel inferior verde - 0,35 mm de D_0)
    - Lima 35/.04 (Estria/anel superior verde - 0,35 mm de conicidade) (Estria/anel inferior verde - 0,35 mm de D_0)

* Dependendo do diâmetro da entrada do canal radicular.

- Lima 30/.06 (Estria/anel superior laranja - 0,06 mm de conicidade) (Estria/anel inferior azul - 0,30 mm de D_0)
- Lima 30/.04 (Estria/anel superior verde - 0,04 mm de conicidade) (Estria/anel inferior azul - 0,30 mm de D_0)
- Lima 25/.06 (Estria/anel superior laranja - 0,06 mm de conicidade) (Estria/anel inferior vermelho - 0,25 mm de D_0)
- Lima 25/.04 (Estria/anel superior verde - 0,04 mm de conicidade) (Estria/anel inferior vermelho - 0,25 mm de D_0)
- Lima 20/.06 (Estria/anel superior laranja - 0,06 mm de conicidade) (Estria/anel inferior amarelo - 0,20 mm de D_0)
- Lima 20/.04 (Estria/anel superior verde - 0,04 mm de conicidade) (Estria/anel inferior amarelo - 0,20 mm de D_0)
- Lima 15/.06 (Estria/anel superior laranja - 0,06 mm de conicidade) (Estria/anel inferior branco - 0,15 mm de D_0)
- Lima 15/.04 (Estria/anel superior verde - 0,04 mm de conicidade) (Estria/anel inferior branco - 0,15 mm de D_0)

Objetivo: Alcançar o CRT

Obs.: Essa seqüência é aplicada até que a primeira lima K³√Endo de conicidade 0,04 mm atinja o CRT Irrigação volumosa com solução de hipoclorito de sódio diluído, após o uso de cada lima.

21. Após atingir o CRT, recomenda-se alargar o Batente Apical até o correspondente a 2 ou 3 limas de números subseqüentes ao IAI e com conicidade de 0,04 mm.

Seqüência clínico/radiográfica de biopulpectomia em 2º molar inferior esquerdo

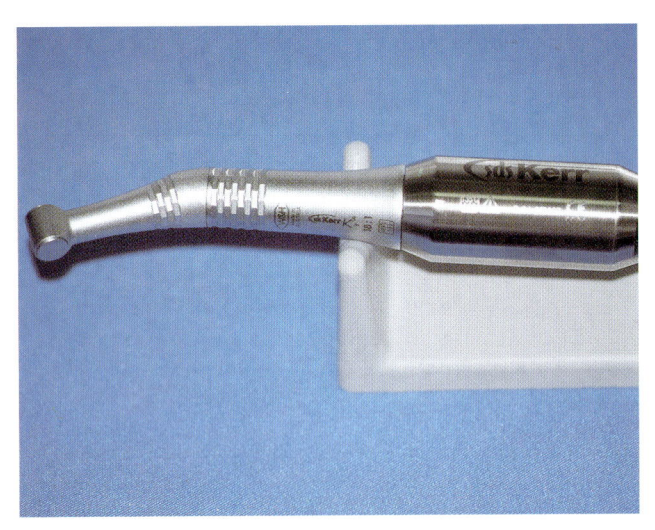

■ FIG. 19-9A

Micromotor com contra-ângulo redutor.

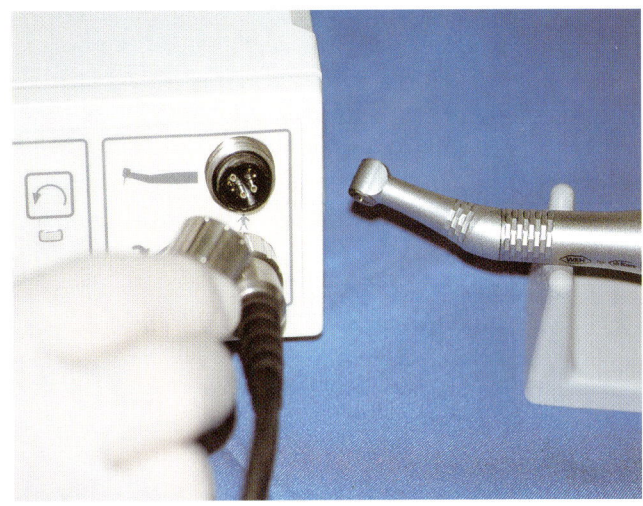

■ FIG. 19-9B

Acoplagem do micromotor na unidade elétrica.

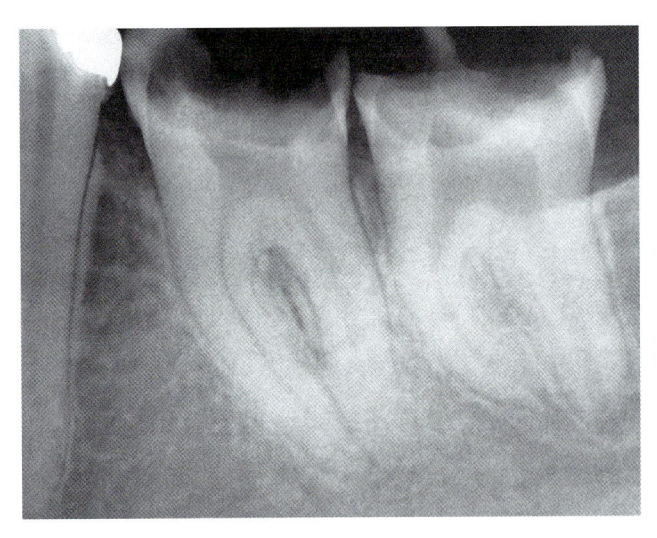

■ FIG. 19-9C

Radiografia para diagnóstico.

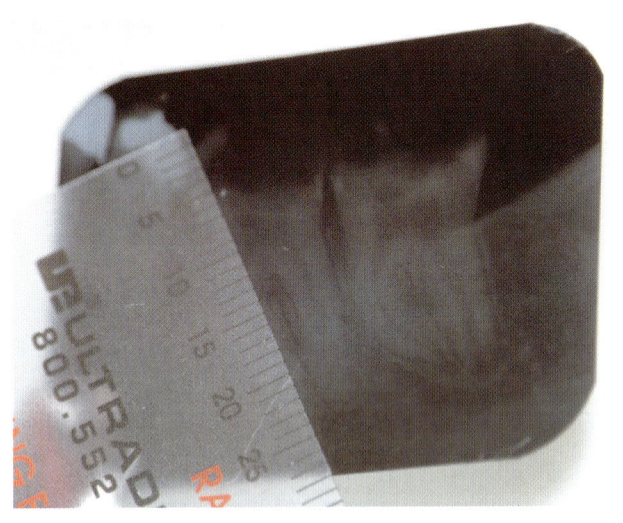

■ FIG. 19-9D

Tomada do comprimento aparente do dente (CAD).

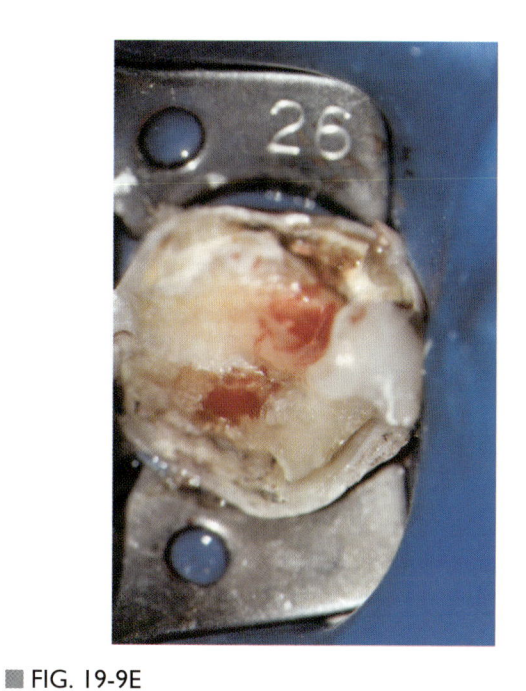

SISTEMA K³ENDO (SYBRON DENTAL SPECIALTIES/KERR)

■ FIG. 19-9E
Isolamento do elemento dentário.

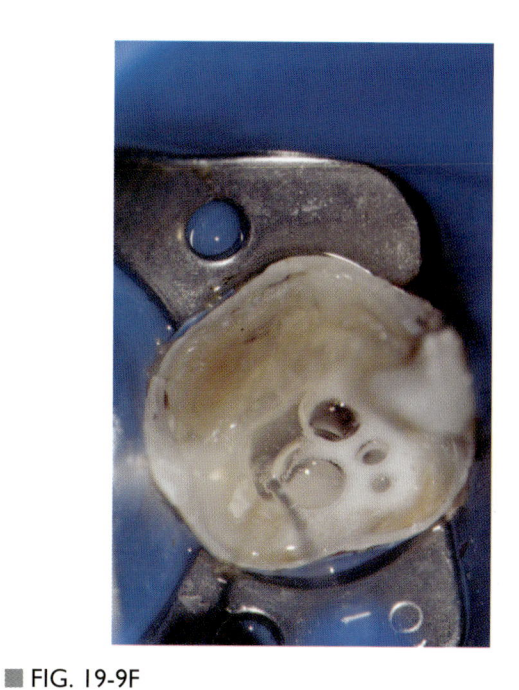

■ FIG. 19-9F
Irrigação da câmara coronária.

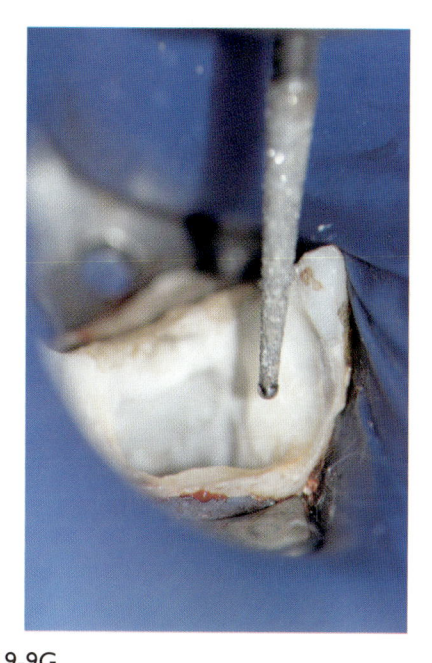

■ FIG. 19-9G
Abertura coronária e desgaste compensatório.

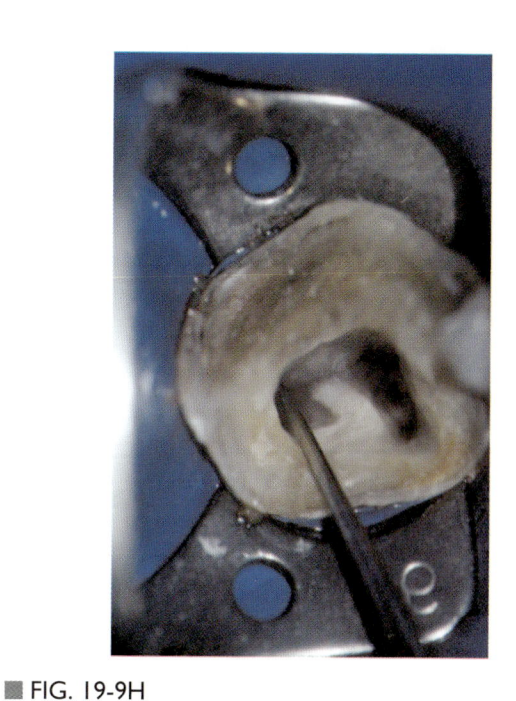

■ FIG. 19-9H
Exploração das entradas dos canais radiculares com sonda endodôntica.

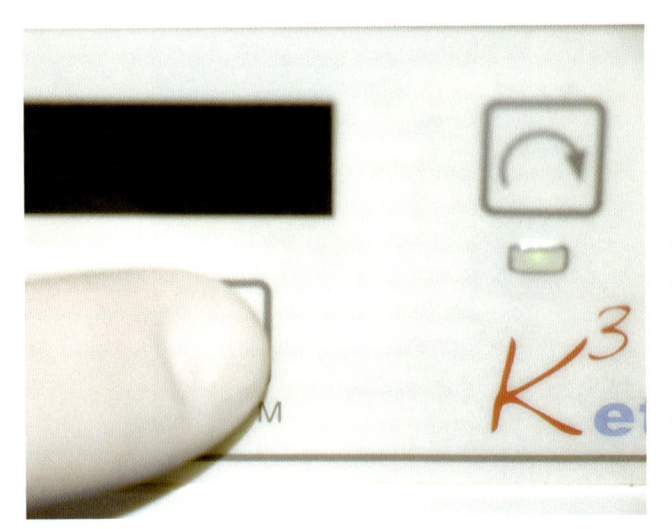

SISTEMAS ROTATÓRIOS EM ENDODONTIA - INSTRUMENTOS DE NÍQUEL-TITÂNIO

■ FIG. 19-9I
Ajuste do torque.

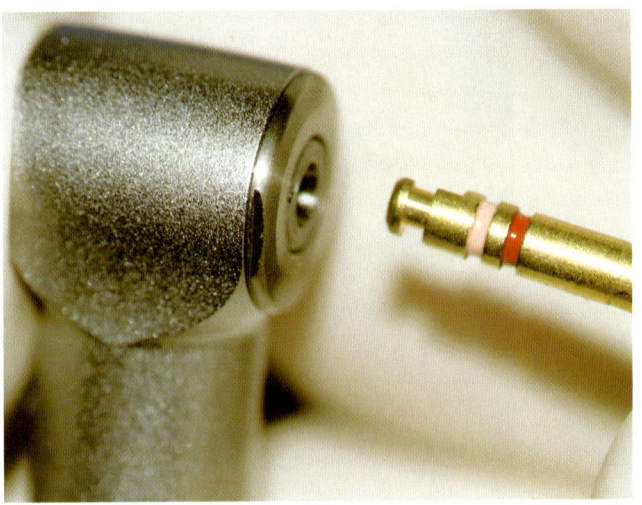

■ FIG. 19-6J
Orifice Opener sendo levado ao contra-ângulo.

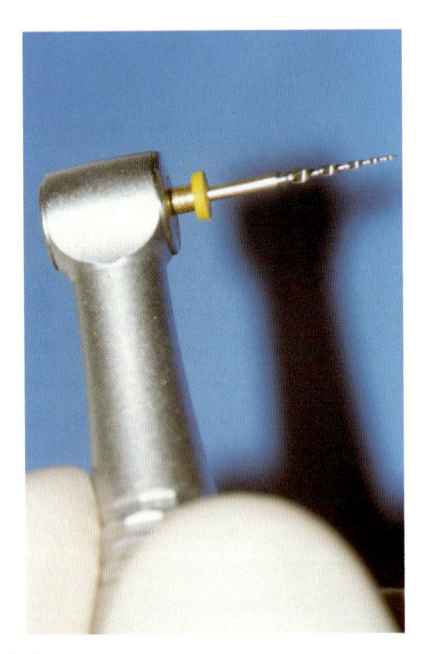

■ FIG. 19-9K
Orifice Opener acoplado.

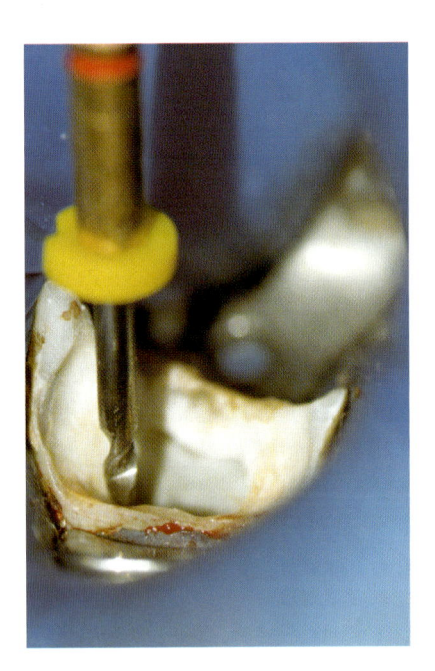

■ FIG. 19-9L
Desgaste cervical.

SISTEMA K³√ENDO (SYBRON DENTAL SPECIALTIES/KERR)

FIG. 19-9M
Desgaste cervical.

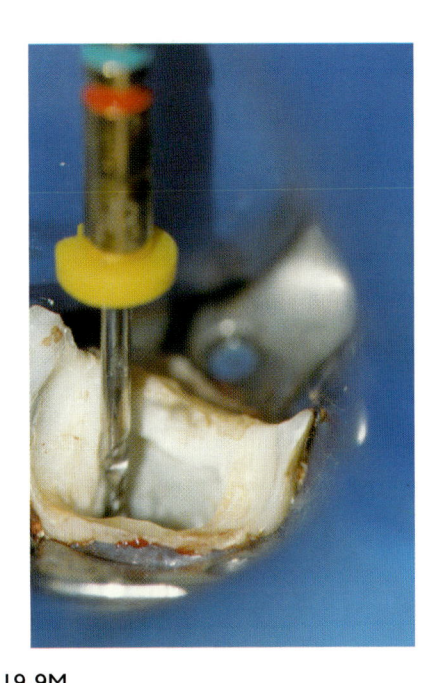

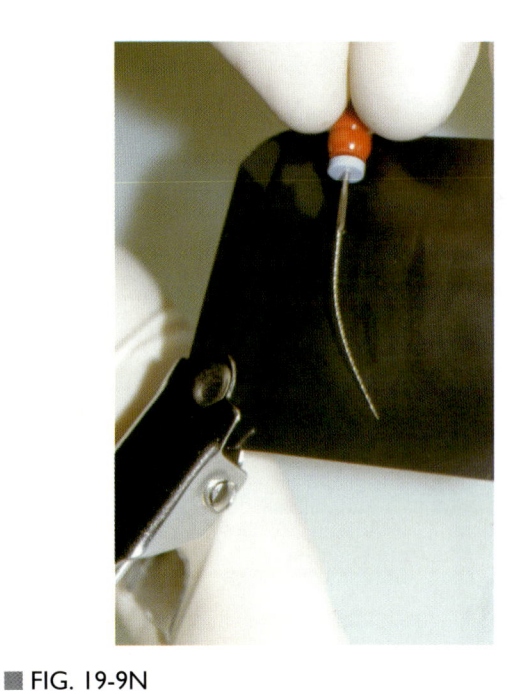

FIG. 19-9N
Exploração manual.

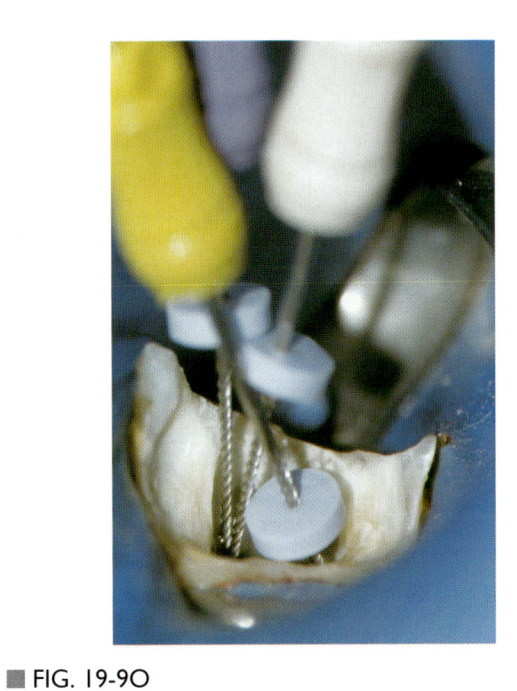

FIG. 19-9O
Odontometria com limas no comprimento de trabalho provisório (CTP).

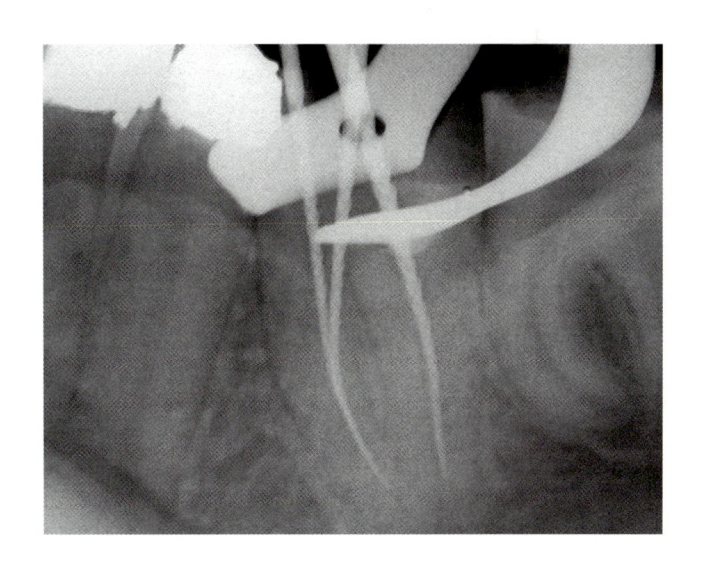

FIG. 19-9P
Comprimento de trabalho provisório.

■ FIG. 19-9Q
Comprimento real de trabalho (CRT).

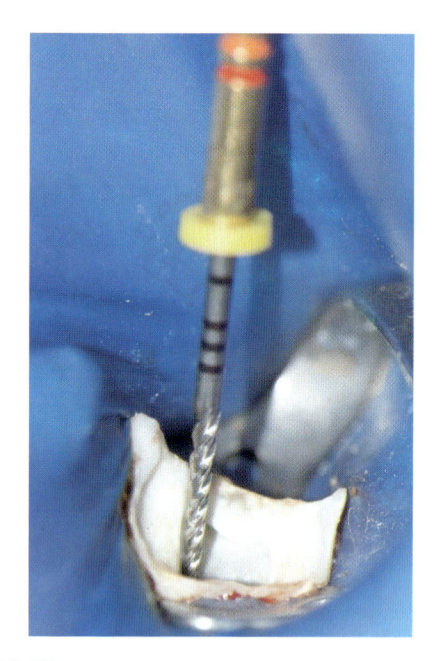

■ FIG. 19-9R
Seqüência coroa/ápice 0,06.

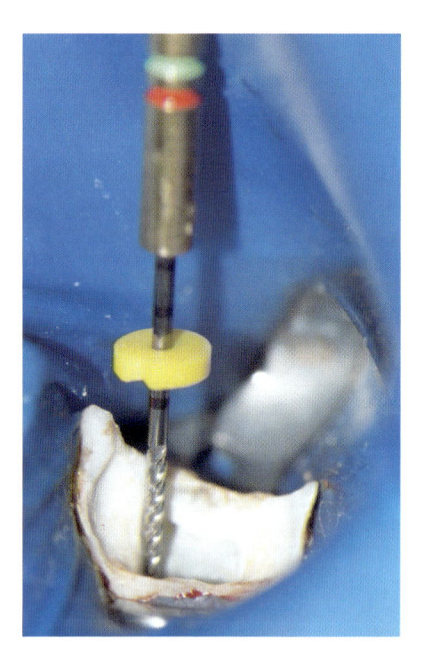

■ FIG. 19-9S
Seqüência coroa/ápice 0,04.

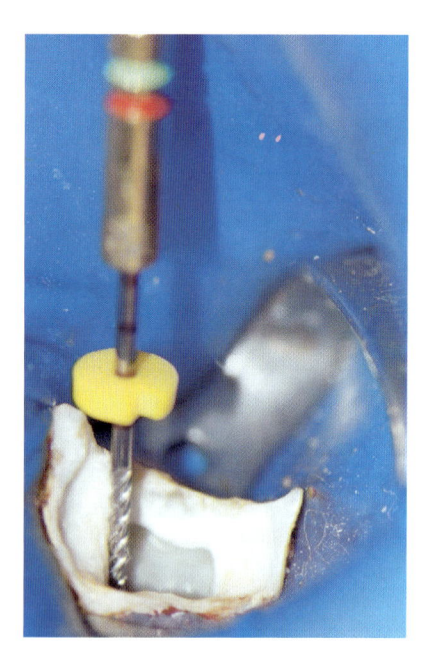

■ FIG. 19-9T
Seqüência coroa/ápice até atingir o comprimento de trabalho.

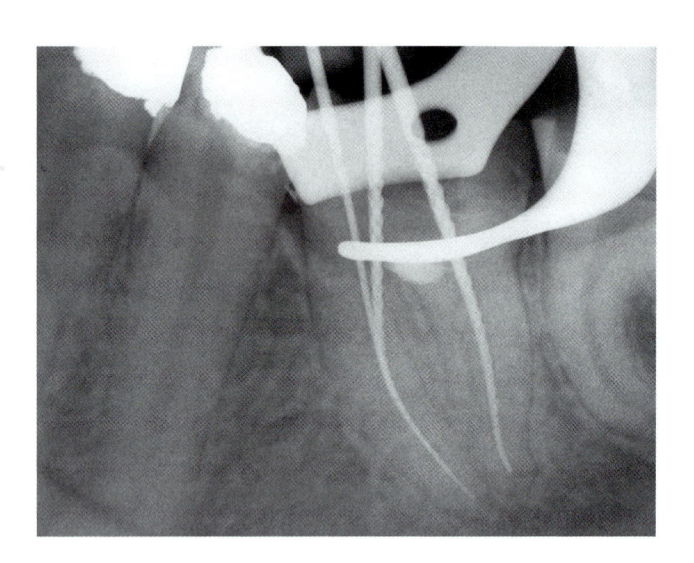

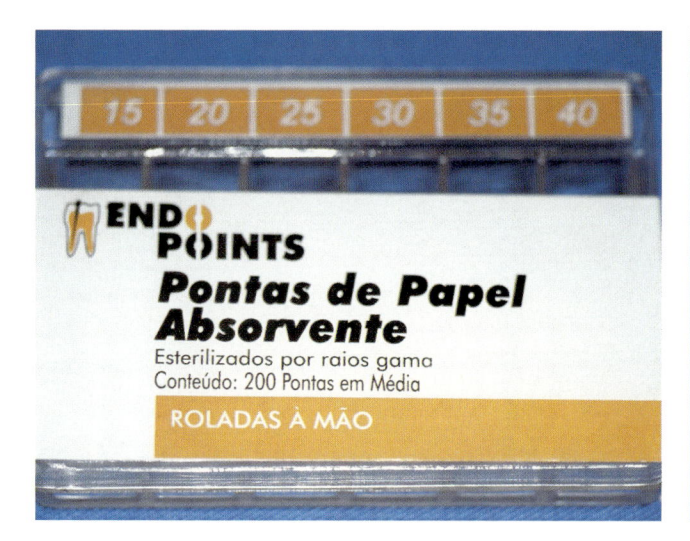

SISTEMA K³ENDO (SYBRON DENTAL SPECIALTIES/KERR)

■ FIG. 19-9U

Irrigação/aspiração e secagem do canal radicular com pontas de papel absorvente.

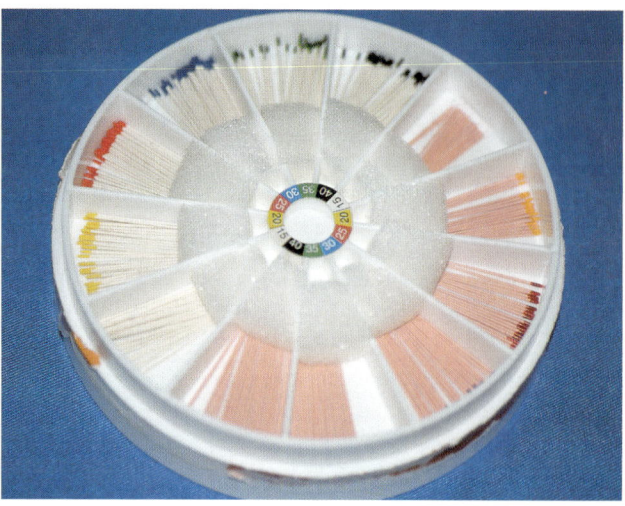

■ FIG. 19-9V

Seleção do cone principal de guta-percha.

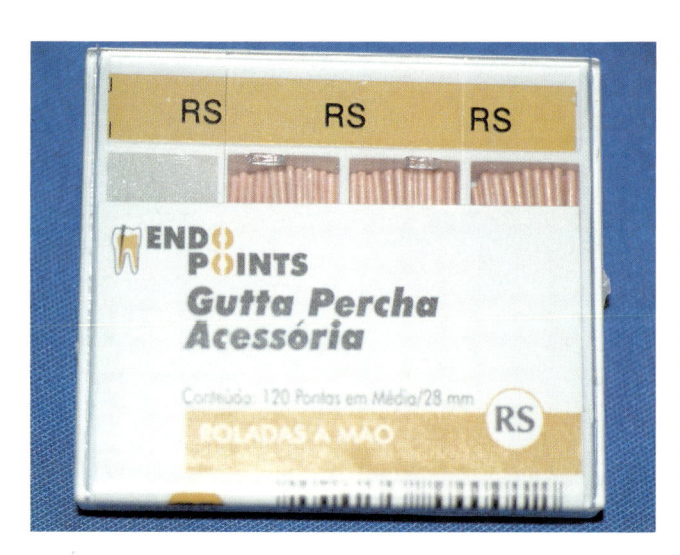

■ FIG. 19-9W

Seleção dos cones auxiliares de guta-percha.

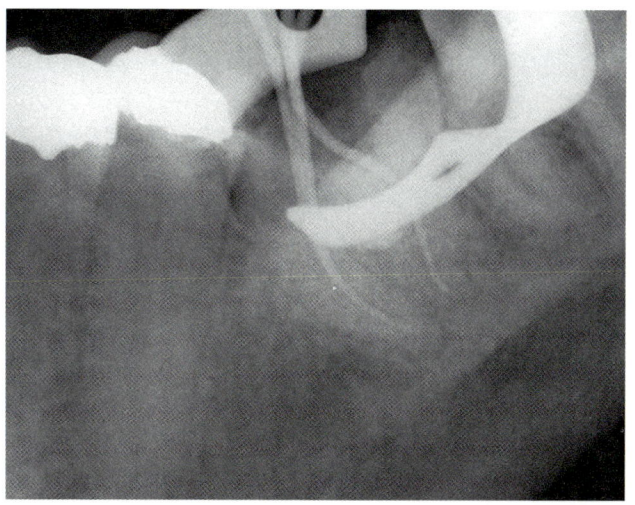

■ FIG. 19-9X

Comprovação radiográfica da prova dos cones de guta-percha principais.

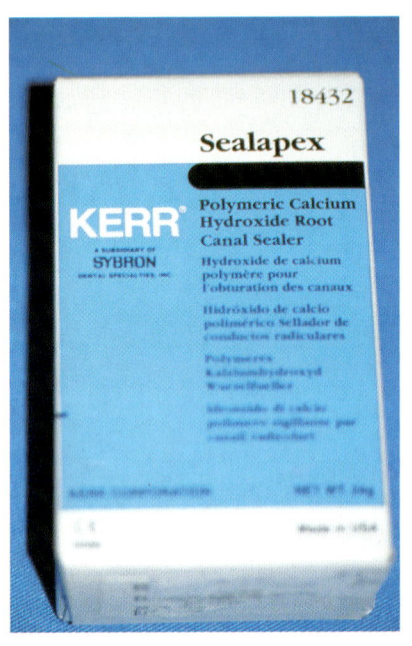

■ FIG. 19-9Y
Cimento obturador biocompatível.

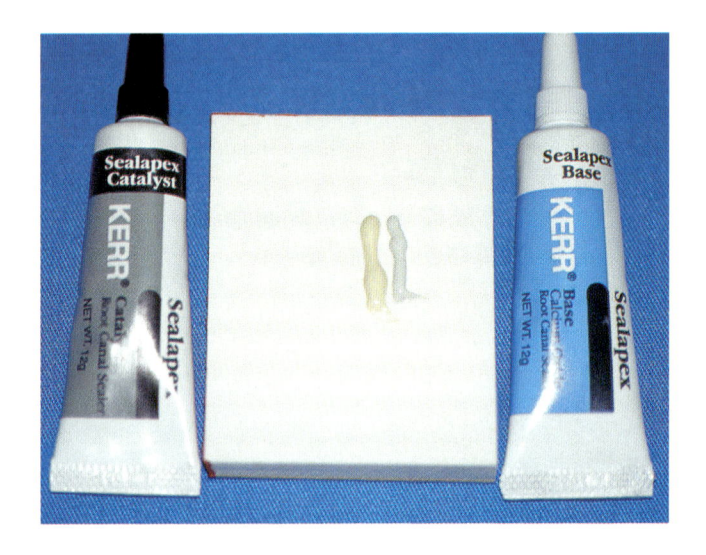

■ FIG. 19-9Z
Disposição do cimento.

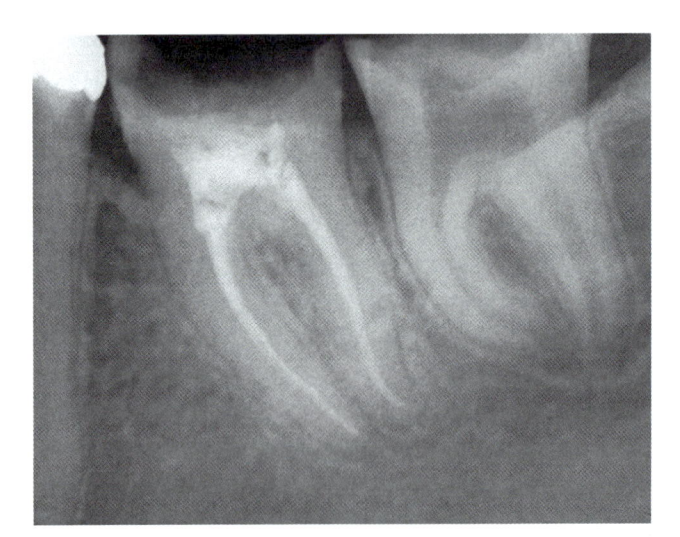

■ FIG. 19-6Za
Radiografia final.
Caso clínico realizado pelo Prof. Dr. Mário Tanomaru Filho da disciplina de Endodontia da Faculdade de Odontologia de Araraquara - UNESP.

CAPÍTULO **20**

SISTEMA EASY-ENDO-MULTITAPER

HENRIQUE ARTUR AZEVEDO BASSI

Técnica de preparo segmentado

Introdução

Os sistemas mecânicos rotatórios, dia após dia, ganham mais espaço entre os clínicos gerais e endodontistas. De uma forma geral todos os sistemas são bons, com pontos positivos e negativos. Desde a introdução dos mesmos, por volta de 1990, inúmeros avanços foram incorporados à esses sistemas tais como:

1. **Modificações nas limas;**
2. **Modificações nos motores.**

1. As modificações incorporadas às limas foram as mais variadas, com novos "design" e diferentes características de ação mecânica.

Entre estas inovações podemos incluir:

- Limas de grandes conicidades (GT rotatórias) - Dentsply/Tulsa.
- Alargadores cervicais (Orifice shapers) - Dentsply/Maillefer.
- Seqüência "Multitaper" (Quantec Séries 2000).
- Redução da parte ativa de corte - de 16 mm para até 4 mm.
- Limas com diferentes comprimentos para facilitar o acesso aos canais radiculares.
- Novas composições da liga de níquel-titânio.

2. As modificações incorporadas aos motores, consideradas como os avanços mais recentes, merecem certo destaque. De uma forma geral, podemos dizer que existem no mercado 3 gerações de motores que acionam limas de níquel-titânio e que são:

Motores de primeira geração (alto torque)

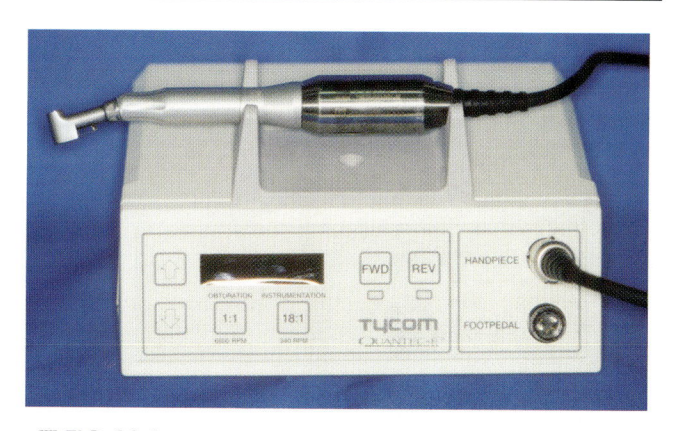

■ **FIG. 20-1**
Aparelho Quantec Séries 2000.

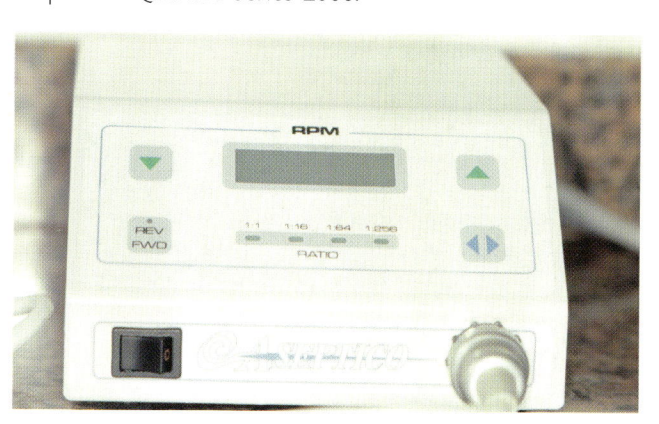

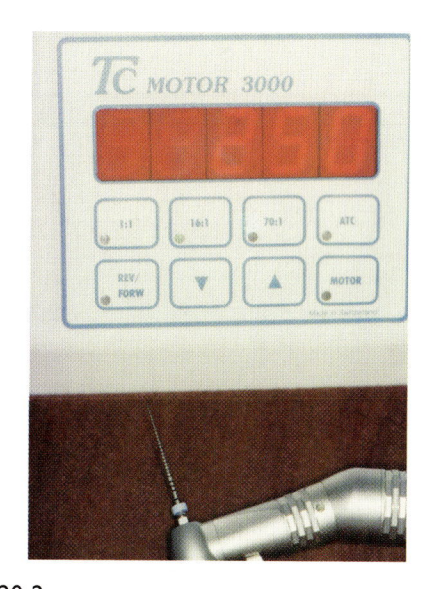

■ **FIG. 20-2**
Aparelho TCM 3000 Nouvag.

■ **FIG. 20-3**
Aparelho Asséptico.

Os primeiros modelos de motores, primeira geração, foram lançados por volta de 1990. Estes aparelhos apresentavam como características principais, baixa Velocidade, Estável e um Alto Torque. Atualmente, a velocidade destas unidades variam entre 100 RPM a 1.500 RPM e apresentam torques aproximados de 30 n. cm.

Foram introduzidos também, contra ângulos redutores acionados a ar comprimido. Porém, estes dispositivos não apresentam estabilidade de velocidade e apresentam variação de torque, sendo pouco utilizados e não recomendados.

Devido ao alto torque disponibilizado pelos aparelhos da primeira geração, um alto índice de fraturas de limas pode ocorrer, independente do grau de treinamento do operador.

Motores de segunda geração (limitadores de torque)

Estes aparelhos lançados por volta do ano de 1999, apresentam uma sensível redução dos valores de torque fazendo com que o índice de fraturas das limas diminuísse substancialmente.

Apesar desta modificação ter sido um grande avanço para a redução das fraturas das limas, os valores de torque transmitidos aos instrumentos não eram, na maioria das vezes, os mais adequados.

Os valores de torque inadequados não propiciam a execução de um trabalho mecânico ideal. Em algumas situações, a liberação de pequena quantidade de torque para instrumentos que suportam maior quantidade de força, vão determinar a sub-utilização mecânica destes instrumentos endodônticos.

Por outro lado, a liberação de quantidade de energia (torque) maior que a quantidade máxima que a lima suporta, pode determinar a fratura da mesma.

Em 1997, a Easy Equipamentos Odontológicos já realizava modificações no "hardware" dos aparelhos Quantec Séries 2000, introduzindo a redução do torque nas unidades elétricas.

Atualmente, os aparelhos de segunda geração apresentam torques que variam de 1 a 5 Newtons. cm. Nestes aparelhos o operador deve ajustar o torque do aparelho à sua vontade, supondo que a mesma fique de acordo com a resistência da lima em uso. Na realidade, não existe nenhuma relação direta entre a lima em uso e o torque pré-ajustado.

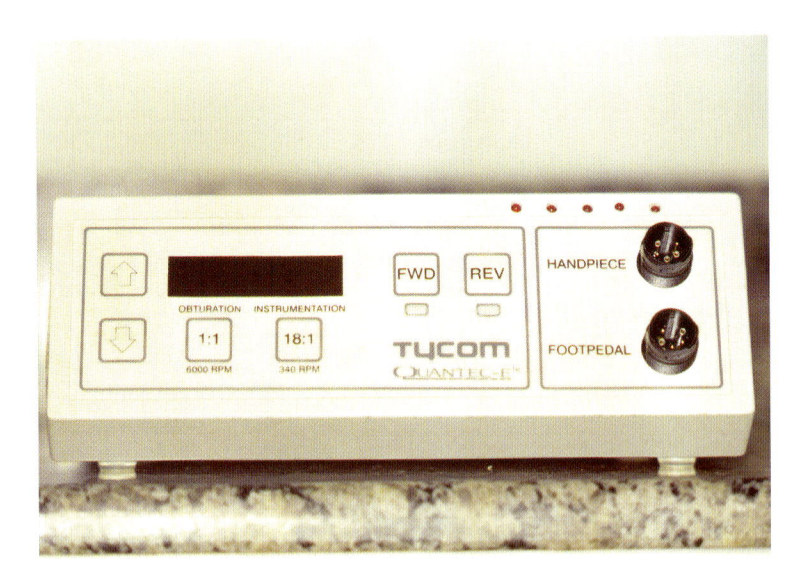

■ FIG. 20-4

Aparelho Quantec Séries 2000, com 5 redutores de torque adaptados pela EASY Equipamentos Odontológicos - Segunda geração.

Terceira geração (controle de torque)

Estes aparelhos constituem a última evolução dos motores elétricos, com dispositivos eletrônicos comandados por microprocessadores.

O objetivo principal dos aparelhos da terceira geração é maximizar o aproveitamento da Energia Mecânica com o máximo de segurança possível.

Uma vez que cada instrumento apresenta um valor de resistência máximo para executar o TRABALHO de corte, um microprocessador "libera" somente a quantidade exata de ENERGIA (torque) para a realização do TRABALHO desejado. Desta maneira, o instrumento (lima) estará sempre "TRABALHANDO" com sua capacidade máxima, otimizando o gasto de Energia, e agindo mecanicamente, de forma mais eficiente possível.

O CONTROLE DE TORQUE se faz automaticamente, pois, qualquer "sobre esforço" (pressão acima do normal, sobre o contra ângulo) realizado inadvertidamente pelo operador, paralisa o motor (**Figura 20-5**).

Podemos dizer que nunca em toda a história da Endodontia, investiu-se tanto em pesquisa para que os clínicos pudessem realizar os tratamentos endodônticos cada vez mais rápidos e com melhor qualidade.

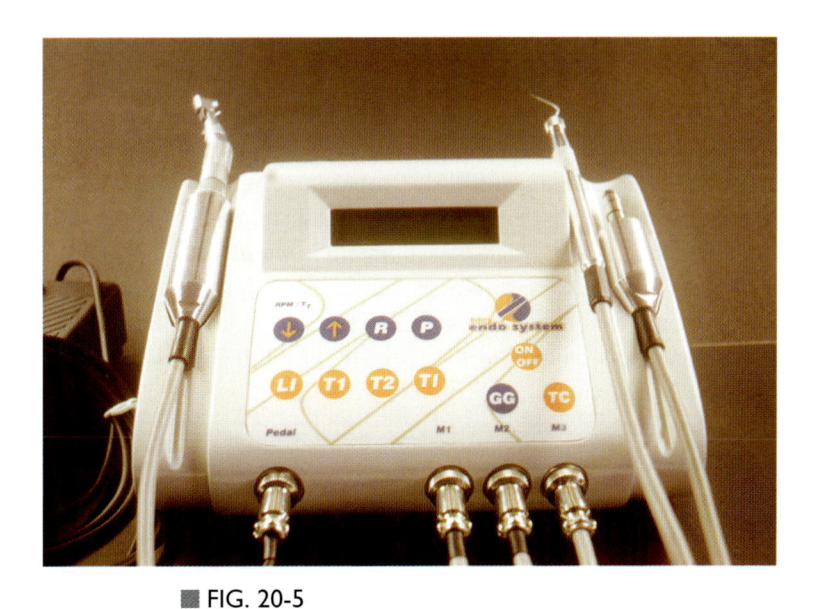

FIG. 20-5
EASY ENDO System (Easy Equipamentos Odontológicos, Belo Horizonte).

Mecânica das limas endodônticas

As limas endodônticas mecânico-rotatórias, descrevem uma cinemática completamente diferente dos instrumentos manuais. Enquanto as limas manuais apresentam uma cinemática de movimento vetorial vertical (limagem) e outra rotatória (um quarto de volta à esquerda e ou à direita por exemplo), as limas rotatórias descrevem um movimento rotacional contínuo (360 graus) em torno do próprio eixo.

Devido à esta peculiaridade de movimento, as limas rotatórias estão sujeitas basicamente a dois tipos de "esforços" que são as principais causas de fraturas das mesmas:

- Fadiga cíclica
- Limite de resistência à torção

Fadiga cíclica

As ligas metálicas quando submetidas a esforços repetitivos, sofrem o que chamamos de fadiga cíclica. Esta fadiga cíclica é devido ao movimento de Flexão e DEFLEXÃO.

As **Figuras 20-6** e **20-7** ilustram o momento estático em que as moléculas da superfície de limas estão sofrendo CONTRAÇÃO, na sua superfície interna, e expansão na sua superfície externa.

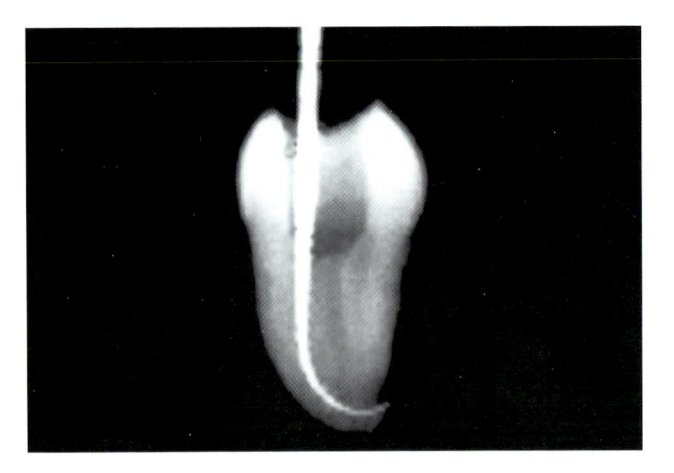

■ FIG. 20-6

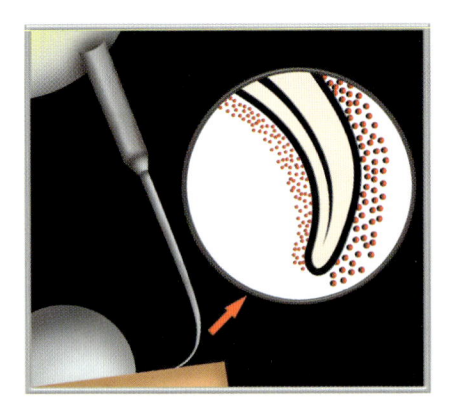

■ FIG. 20-7

Ao girar a lima e completar 180 graus ou meia volta, as moléculas da superfície da lima sofrem uma inversão e passam a sofrer expansão. Estes movimentos de contração e expansão das moléculas da superfície são devidos aos movimentos de flexão e deflexão da lima dentro dos canais radiculares curvos. A fadiga cíclica é considerada um dos piores tipos de esforços que uma liga é capaz de suportar. Devido ao movimento rotatório que as limas mecânicas de NiTi descrevem, elas estão sujeitas à essa fadiga cíclica.

Apesar de todo este esforço, a liga de NiTi tem a capacidade de suportar um grande número de ciclos repetitivos se comparada com a liga de aço inoxidável. Algumas pesquisas têm demonstrado um número bastante alto para "Ciclos de fadiga" para as limas endodônticas de NiTi. Bassi et al.,[1] demonstraram em um trabalho "in vitro", que mesmo as limas de maior conicidade, 0,05 e 0,06 mm/mm da parte ativa, suportam um grande número de ciclos de fadiga em angulações de 90 graus.

Devemos esclarecer que todo corpo tem o seu limite de fadiga próprio para uma determinada situação. Assim, uma determinada lima de NiTi, suporta x "ciclos para fadiga" em um canal de 30 graus de curvatura. Porém, a mesma lima, em um canal com 40 graus de curvatura, suporta um número de ciclos diferente. Assim, torna-se muito difícil controlar os ciclos de fadiga dos instrumentos endodônticos pois em um mesmo dente temos canais radiculares com diferentes graus de curvatura.

Fraturas inesperadas podem ocorrer se o usuário insistir em não "descartar os instrumentos" mesmo com poucas vezes de uso, devido à fadiga metálica.

O motivo deste tipo de fratura é devido às MICRO FRATURAS que ocorrem na superfície dos instrumentos que não são detectáveis a olho nu. Por esse motivo, os fabricantes recomendam um máximo de 4 a 5 vezes de uso. O ideal é o uso ÚNICO do instrumento.

Ainda assim, essa recomendação representa somente uma média da análise de desgastes e incidências de micro fraturas, porém não significa uma medida totalmente correta. Os principais fatores que influenciam a FADIGA CÍCLICA são:

- Tipo de liga metálica
- Diâmetro da secção transversal da haste metálica
- Grau de curvatura dos canais radiculares

Tipo de liga metálica

Existem diversos minerais na Tabela Periódica que combinados, formam o que chamamos de ligas de Memória Elástica. Dentre estas ligas encontramos a liga de níquel/titânio (NiTi). A liga de NiTi apresenta índices altíssimos em relação ao número de ciclos para fadiga. Podemos dizer que o limite para fadiga isoladamente ou seja, o número de vezes que uma LIMA de NiTi pode sofrer CONTRAÇÃO e DISTENSÃO, é muito acima das especificações que os fabricantes recomendam para o número de vezes de uso de cada instrumento.

Atualmente, a liga de NiTi (em diversas composições) é a principal liga em uso para os instrumentos mecânico-rotatórios.

Definitivamente isto não quer dizer que estamos diante de uma "super liga" e que não existe mais nada a se pensar no desenvolvimento de um novo material. Devemos imaginar que a liga de NiTi, para o momento atual, apresenta-se como a liga mais

COMPATÍVEL do ponto de vista econômico e mecânico.

Por muito tempo, creditou-se à fadiga cíclica, o principal motivo para as FRATURAS dos instrumentos endodônticos.

Em um trabalho de pesquisa realizado in vitro, para verificarmos a influência do raio de curvatura, do ângulo de curvatura e da velocidade, sobre o aumento da conicidade, verificamos valores de "Ciclos para Fadiga" muito acima dos recomendados pelo fabricante. (Veja **Quadro 20.1**).

Ao finalizarmos este trabalho, surgiram grandes dúvidas:

- Se nós temos uma margem de ciclos para fratura tão extensa, porque ocorrem fraturas de limas quando usadas pela primeira vez ?
- Por que ocorrem fraturas com instrumentos em canais radiculares com pequenas curvaturas ?
- Por que ocorrem fraturas com instrumentos relativamente novos, com poucas vezes de uso ?

Obviamente, outros fatores devem ser considerados conjuntamente para podermos explicar tais fraturas.

■ FATOR HUMANO

A maior dificuldade para os usuários dos sistemas rotatórios com o uso de limas de NiTi é a determinação da FORÇA aplicada ao contra ângulo para que a lima execute o trabalho de corte.

Os fabricantes apregoam que deve ser feita uma pequena pressão. Esta REGRA é uma explicação muito vaga e difícil de ser transmitida ao usuário.

Devemos reconhecer que as HABILIDADES individuais existem e cada indivíduo recebe as mensagens de forma diferente e as coloca em prática também de maneira diferente.

Assim sendo, podemos considerar o FATOR HUMANO como o principal motivo das fraturas das limas endodônticas.

Existe hoje um consenso que a fadiga cíclica é uma causa importante das fraturas das limas, porém não é a principal causa das mesmas.

Ângulo/RPM	Raio menor				Raio maior			
	Lima 5	Lima 6	Lima 7	Lima 8	Lima 5	Lima 6	Lima 7	Lima 8
30°/160 RPM	5'00"	5'00"	5'00"	5'00"	5'00"	5'00"	5'00"	5'00"
30°/320 RPM	5'00"	5'00"	5'00"	5'00"	5'00"	5'00"	5'00"	5'00"
45°/160 RPM	5'00"	5'00"	5'00"	5'00"	5'00"	5'00"	5'00"	5'00"
45°/320 RPM	5'00"	5'00"	5'00"	4'10"	5'00"	5'00"	2'22"	3'45"
60°/160 RPM	5'00"	3'30"	4'24"	1'42"	5'00"	3'54"	3'30"	2'26"
60°/320 RPM	3'20"	2'16"	1'08"	1'08"	4'50"	2'28"	2'14"	3'17"
90°/160 RPM	3'09"	2'13"	1'48"	0'46"	4'59"	4'12"	2'40"	1'39"
90°/320 RPM	1'42"	1'13"	0'34"	0'28"	3'15"	3'01"	1'11"	0'52"

■ QUADRO 20.1
Valores de "Ciclos para Fadiga" para as limas n°s 5, 6, 7 e 8 do Sistema Quantec Séries 2.000.

Diâmetro da secção transversal da haste metálica

Sabemos pelas leis da física, que quanto maior o diâmetro da secção transversal do metal, mais este metal estará sujeito à fadiga cíclica. Um exemplo bastante corriqueiro é a comparação entre a fratura de dois CLIPS (prendedor de papel) de metal. Um clips mais grosso e outro mais fino.

O clips mais grosso fratura (quebra) mais rápidamente que o mais fino, apesar do mais grosso necessitar de mais ENERGIA para leva-lo a fratura.

Se fizermos uma analogia com a prática endodôntica, as limas de maior conicidade fraturam com menor número de ciclos que as limas de menor conicidade (Verifique **Quadro 20.1**).

Na prática as limas de maior conicidade (0,05 mm, 0,06 mm, 0,08 mm, etc...) estão mais sujeitas à fadiga cíclica e devem ser substituídas com menor número de vezes de uso, do que as limas de menor conicidade (0,02 mm, 0,04 mm).

Grau de curvatura dos canais radiculares

Inicialmente devemos lembrar o que é RAIO de curvatura dos canais radiculares e também Grau de curvatura das raízes.

RAIO de curvatura dos canais radiculares é constituído pelo raio do círculo traçado pelas retas.

O ângulo de curvatura da raiz é dado pelo ângulo obtido pelas retas traçadas.

Devemos lembrar que duas raízes podem ter o mesmo ângulo de curvatura porém raios de curvatura diferentes.

Podemos afirmar que:

- "Quanto maior o grau de curvatura de uma raiz, menor o número de ciclos para fratura".
- "Quanto menor o RAIO de curvatura de um canal radicular, menor o número de ciclos para fratura" (**Figura 20-8**).

Em função dos raios de curvatura dos canais radiculares e dos ângulos de curvatura das raízes terem uma variação enorme, torna-se imperioso que a SEQÜÊNCIA de limas escolhidas para a realização do preparo biomecânico considere a flexibilidade dos instrumentos pois, somente limas com flexibilidade ótima, à nível apical, têm condição de trabalhar em raios pequenos ou grandes curvaturas (**Figuras 20-9A e 9B**).

De uma maneira geral, somente pequenos raios de curvatura como os localizados nas raízes distais de molares inferiores e ou raízes palatinas de molares superiores, são perigosos para a execução completa de instrumentação mecânica. Nestes casos, indica-se a execução da manutenção da PATÊNCIA APICAL com limas MANUAIS.

Limite de resistência máximo dos instrumentos

O limite máximo de resistência das limas endodônticas é diretamente proporcional à força de ligação dos átomos do metal que as compõem.

Do ponto de vista da mecânica, podemos dizer que o limite de resistência de uma lima endodôntica é proporcional ao RAIO do instrumento na porção em que o mesmo esteja realizando um trabalho.

Isto equivale a dizer que o limite de resistência da lima é diretamente proporcional ao Torque (força) necessário para romper as forças de ligação dos átomos naquele ponto.

Raio de curvatura (r) e ângulo de curvatura (α). A representa um raio de curvatura maior, enquanto B representa uma curvatura de canal acentuada, portanto um raio de curvatura menor.

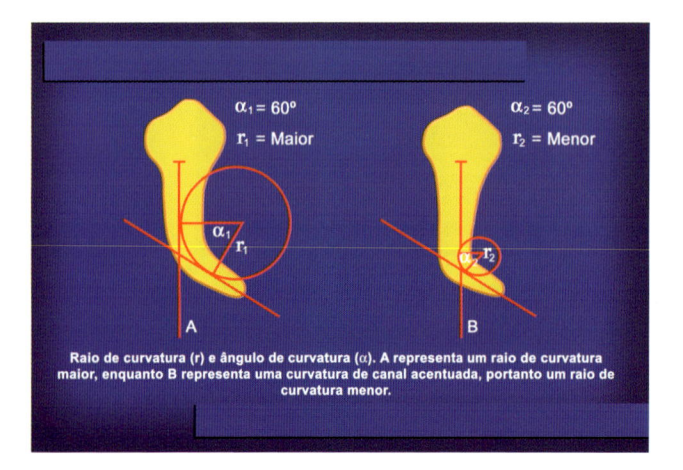

■ FIG. 20-8

Ilustração de acordo com o texto.

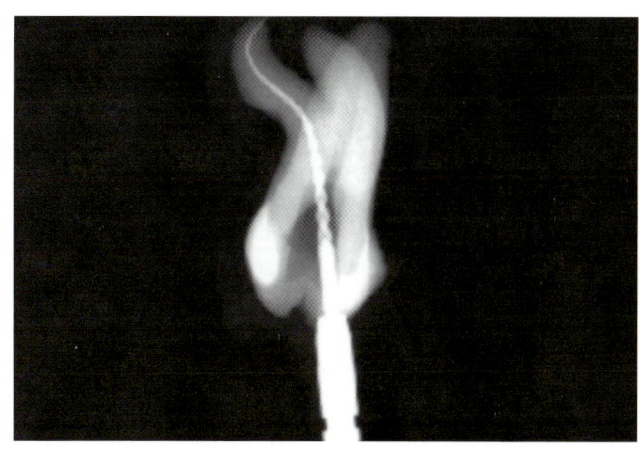

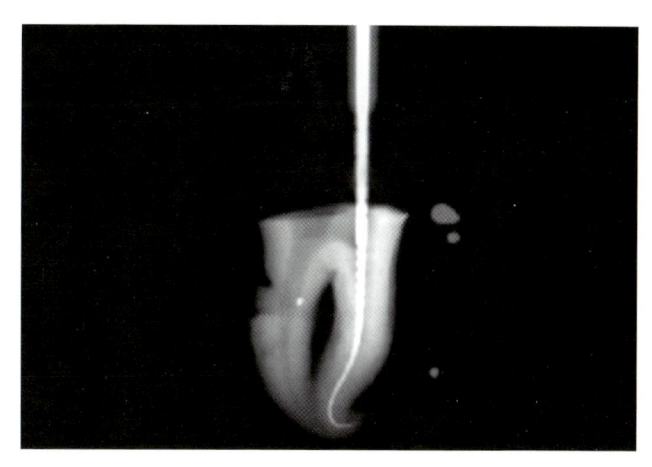

FIG. 20-9A e 9B
Ilustração de acordo com o texto.

Podemos também afirmar que o LIMITE DE RESISTÊNCIA MÁXIMO DA LIMA É IGUAL AO TORQUE NECESSÁRIO PARA FRATURAR ESTA LIMA.

A definição é muito simples porém, não podemos esquecer que as limas endodônticas apresentam uma conformação cônica (taper) e as forças resultantes na superfície lateral da lima, não se distribuem igualmente sobre sua superfície, uma vez que as limas endodônticas são instrumentos CÔNICOS e possuem vários raios.

T = F x R (**Figura 20-10**)

Para entendermos melhor o limite de resistência dos instrumentos, devemos fechar os olhos e imaginar uma lima endodôntica rotatória, em movimento, penetrando nos canais radiculares.

Quando o diâmetro da lima começa a ficar próximo ao diâmetro do canal, as lâminas das limas começam a entrar em contato com as paredes do canal radicular e desempenham seu trabalho de corte. Este primeiro contato entre lima e parede do canal radicular vai demandar uma certa quantidade de energia.

Ao penetrar um pouco mais, imediatamente acima do ponto onde a lima começou a realizar o trabalho de corte, já existe um novo contato, com um diâmetro menor, que determina uma outra quantidade de energia e assim sucessivamente, até que a lima atinja o comprimento de trabalho desejado.

Também devemos entender que a ponta ou uma porção mais apical da lima, é a primeira porção do instrumento que toca as paredes do canal radicular durante a penetração. Avançando em direção ao Comprimento Real de Trabalho, a lima poderá encontrar situações anatômicas que podem impedir o

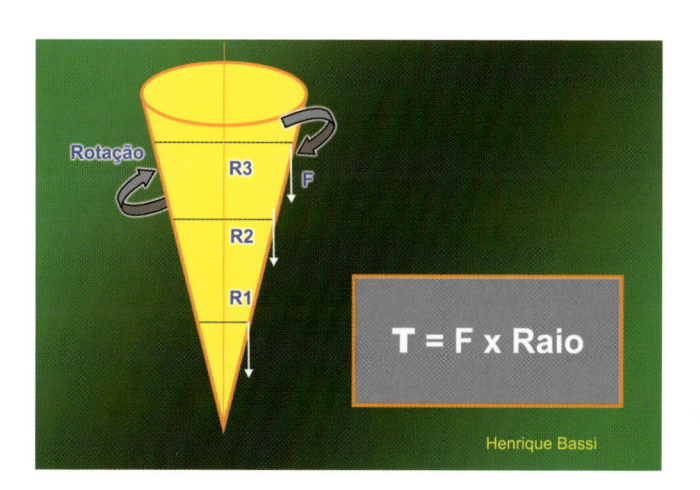

FIG. 20-10
Ilustração de acordo com o texto.

avanço ou "dificultar" a passagem da mesma em sua porção mais frágil. Caso o operador "force" a passagem da lima, o instrumento poderá vir a sofrer uma "tensão" para executar um trabalho que não é adequado à sua característica (resistência) e fraturar.

Do ponto de vista mecânico, QUANTO MAIOR FOR A DIFERENÇA ENTRE O DIÂMETRO DO CANAL E DA LIMA, MAIOR A FORÇA que o operador deverá exercer sobre o contra ângulo para que a lima desempenhe seu TRABALHO de corte.

A grande dificuldade no aprendizado ou domínio de instrumentação mecânica é o desenvolvimento do "feeling" para distinguir situações de risco (Fator Humano).

Como veremos mais adiante, novos motores inteligentes, passaram a nos orientar com mensagens o controle da pressão exercida (Diminuição do Fator Humano).

Ação mecânica das limas rotatórias dentro dos canais radiculares

- Eficiência mecânica
- Ineficiência mecânica
- Controle de torque

Para que a lima desempenhe o seu trabalho PLENO de corte, ou seja, apresente EFICIÊNCIA MECÂNICA DURANTE O CORTE, devemos sempre fornecer o máximo de energia possível (torque).

Se nós fornecermos uma determinada quantidade x de energia, abaixo da quantidade IDEAL, para que a lima realize o trabalho mecânico de corte, ela estará sendo SUB UTILIZADA. Consequentemente, o sistema estará sendo ineficiente mecanicamente.

Por outro lado, se nós liberarmos uma quantidade x de energia maior que a IDEAL para que a lima desempenhe seu trabalho mecânico de corte, ela estará sendo SOBRE UTILIZADA (estressada) e poderá ocorrer um rompimento do instrumento.

Desta forma, a ENERGIA IDEAL é aquela na qual o instrumento endodôntico realiza o seu trabalho mecânico de corte dentro de limites de segurança para que não ocorram fraturas.

A partir deste princípio foi elaborado o conceito de Controle de Torque.

O controle de torque permite a correta transferência de valores de torque para os instrumentos, através do monitoramento de um MICROPROCESSADOR, que libera somente a quantidade exata de energia mecânica (torque) permitindo uma otimização das limas endodônticas. (**Figura 20-11**)

Diferentes sistemas, diferentes formas de gastos de energia

Basicamente existem dois tipos de sistemas:

- Sistemas de conicidade (taper) única
- Sistemas Multi Taper (conicidade)

Sistemas de conicidade única

Os sistemas rotatórios de NiTi de taper (conicidade) único foram introduzidos primeiro pois, historicamente, as limas manuais são sistemas de taper (conicidade) único, isto é, 0,02 mm/mm. Ou seja, todas as limas fabricadas em aço inoxidável passaram a ser fabricadas em NiTi.

Devido a necessidade clínica de criar formatações anatomicamente CÔNICAS, introduziu-se os sistemas de taper (conicidade) 04. Este sistema foi introduzido por Ben Johnson e basicamente era utilizado através da Técnica "Crown Down" (coroa/ápice).

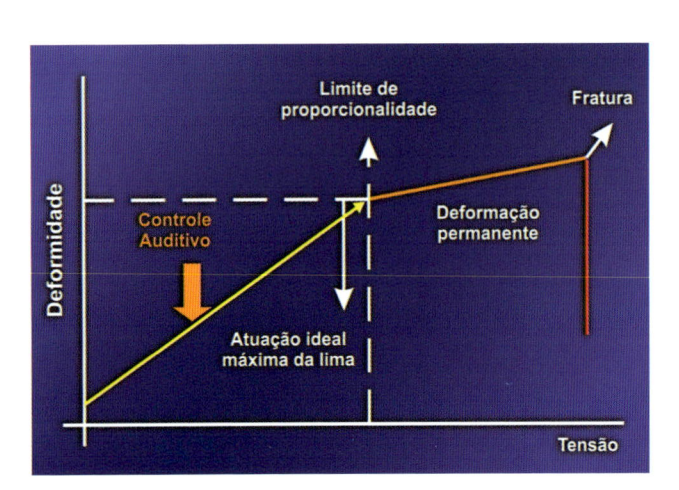

■ FIG. 20-11

Ilustração de acordo com o texto.

Nos sistemas de conicidade única, somente a ponta do instrumento (D_0/D_1) sofre alteração e o "taper" é mantido constante.

Quando a variação nos instrumentos de uma seqüência ocorre somente à nível de aumento da ponta, ocorre um engajamento (atrito) em uma grande área entre lima e parede dos canais radiculares, que irá causar uma grande dissipação de energia pelo instrumento.

A ação mecânica dos sistemas que empregam limas de conicidade única, é reconhecidamente ineficiente, exatamente pelo fato desta dissipação de energia.

Um dos grandes problemas ao se utilizar sistemas de taper único é a tendência de PARAFUZAMENTO ("SCREW IN EFFECT") das limas no interior dos canais radiculares. Os clínicos menos treinados são surpreendidos por este efeito, que por fim, causam quase sempre a fratura dos instrumentos.

Existem diversas opiniões divergentes para o efeito "Screw in effect" porém acreditamos que o efeito esteja muito mais ligado ao fato das conicidades, da lima e do canal radicular se apresentarem muito próximas (**Figura 20-12**).

Sistemas Multi Taper (conicidade)

Os sistemas Multitaper foram introduzidos pioneiramente por John T. McSpadden. Em uma segunda geração (1995) de sistemas Multi Taper, McSpadden introduziu o Sistema Quantec Séries 2000 ("Graduating Tapers Technique").

Mecanicamente, os sistemas Multi Taper apresentam um melhor aproveitamento da energia mecânica pois concentra o contato entre lima e paredes do canal radicular em pequenas porções fazendo com que a energia destinada ao corte esteja concentrada em pequenas porções do instrumento (**Figura 20-13**).

Este melhor aproveitamento da energia mecânica leva a um gasto menor de energia ou seja, permite ao operador trabalhar com menores valores de torque que por fim garantem um menor risco de fratura dos instrumentos.

A proposta do sistema Quantec proposta por McSpadden ("Graduating Tapers Technique") causou um grande avanço do ponto de vista mecânico. O sistema é composto de 10 limas em seqüência e bastante simples.

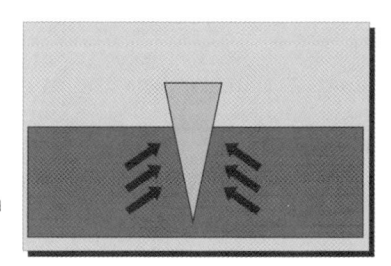

■ FIG. 20-12

Ilustração de acordo com o texto.

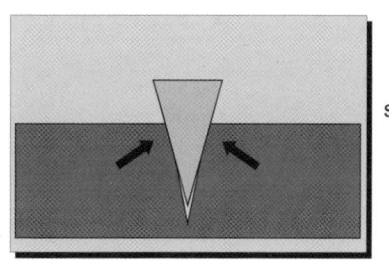

■ FIG. 20-13

Entretanto, o sistema Quantec apresenta falhas quando usado em canais radiculares de menor raio de curvatura (não necessariamente muito atresiado), raízes com grande curvaturas e ou duplas curvaturas.

Ao analisarmos o sistema Quantec Séries 2000, verificamos que o principal predicado da técnica, que é de concentrar cortes em pequenas porções de parede radicular, é contrariado.

Um outro problema, que justifica as fraturas em canais radiculares com raio de curvatura pequeno e ou duplas curvaturas, é o fato da Técnica apresentar graduação de conicidades (tapers), porém com o mesmo diâmetro de ponta, que consequentemente apresentam as limas de maior taper com a ponta rígida, propiciando a fadiga cíclica (**Figura 20-14**).

Técnica de preparo segmentado

Histórico

O sistema de graduação de conicidade ("Graduating Tapers Technique") (Quantec) proposto por McSpadden mostrou-se bastante eficiente em canais radiculares de curvatura até 30 graus (Classe II de Schineider). Porém, em canais radiculares com curvaturas mais acentuadas ou com raio de curvatura pequeno, as limas nº 7 e nº 8 apresentam problemas sérios ao atingirem o Comprimento Real de Trabalho.

Esse problema ocorre, pois se você não levar estes instrumentos até Comprimento Real de Trabalho (CRT), a formação cônica do canal torna-se falha ou deficiente.

Muitos são os relatos de fraturas de limas quando da tentativa de se chegar com estes instrumentos ao Comprimento Real de Trabalho.

Algumas fraturas com instrumentos, na primeira vez de uso, foram também verificadas em grandes curvaturas e raios pequenos. O motivo para estas fraturas foram creditadas ao enrijecimento das pontas das limas que tendem a se fraturar por fadiga cíclica (Pruet et al.,[2] 1997).

Um achado clínico muito interessante foi verificado em relação ao comprimento do local das fraturas que se repetiam, entre 4 a 7 mm da ponta dos instrumentos, o qual passamos a chamar de ZONA DE PERIGO. Foi verificado que as limas Quantec nº 7 e nº 8 se tornam bastante rígidas à nível de D 5 e sofrem muito "stress" por fadiga cíclica.

A forma de preparo dos canais radiculares em três estágios (cervical, apical e intermediário) proposta por McSpadden, também se mostrou muito eficiente, visto que pouquíssimas vezes ocorre um entupimento ou obstrução dos canais ou perda da Patência Apical.

Desta forma, decidimos realizar experimentos buscando alternativas de composição de uma seqüência de limas que buscasse o equilíbrio entre aumento do taper (formatação cônica) e também a flexibilidade dos instrumentos (evitar a fadiga cíclica), sempre usando o princípio de McSpadden.

Objetivos da técnica de preparo segmentado

1. Potencializar os princípios da Técnica de Graduação de Conicidade.
2. Obter uma seqüência de limas com o menor número possível das mesmas.
3. Dar mais flexibilidade às limas na zona de perigo.
4. Criar uma ponta guia passiva.

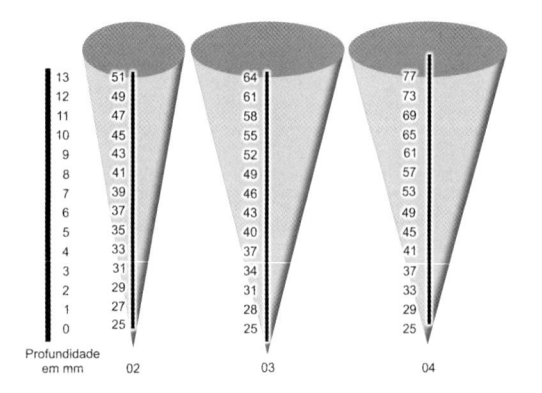

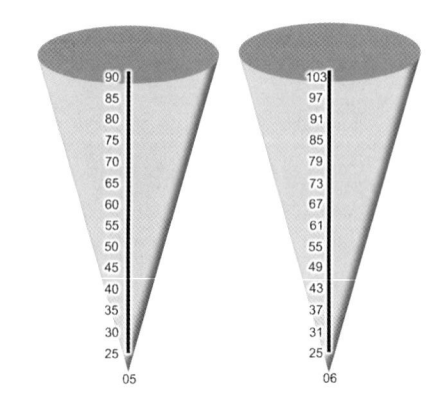

■ FIG. 20-14

Ilustração de acordo com o texto.

5. Utilizar o princípio de pré alargamento.
6. Potencializar o controle de torque.

Potencializar os princípios da técnica de graduação de conicidade (John T. McSpadden)

"Maximizar a eficiência das limas pela diminuição da área de contato entre lima e parede do canal radicular".

Este é o enunciado proposto por McSpadden para o Sistema Quantec. Porém, ao analisarmos a seqüência de limas utilizadas, verificaremos que o enunciado é contrariado.

Na Técnica de McSpadden, para que se crie a formatação ideal dos canais radiculares, devemos levar todas as limas ao mesmo comprimento de trabalho. Ao analisarmos a **Figura 20-14** é facil de notar que todas as limas quando atingem o comprimento de trabalho estão tocando toda a superfície das paredes dos canais radiculares (verificar figura).

Sabemos que a lima ao tocar as paredes do canal radicular, em uma grande extensão, uma grande quantidade de energia é dissipada por todo o instrumento e dificulta o controle da pressão exercida sobre a lima.

Para contornar este problema, durante a fase de "acabamento", vamos utilizar limas com ponta D_0/D_1) menor que a última lima utilizada para realizar o preparo apical. Desta forma estaremos realizando corte somente em porções fora dos últimos 3 ou 4 mm apicais.

Obter uma seqüência com o menor número de limas possível

O número de limas de uma seqüência varia de acordo com os passos de dilatação que executaremos nos canais radiculares. Assim, quanto menor for a diferença de diâmetros entre uma lima e a sua seqüente, menor a força ou pressão que será exercida sobre o contra ângulo.

O ideal é uma seqüência com um número grande de limas, em que a diferença de diâmetro entre uma lima e a sua seqüente seja o menor possível.

Porém, um grande número de instrumentos em uma seqüência é muito dispendioso.

Para estabelecermos uma seqüência de limas, devemos obedecer um limite de aumento de diâmetro para cada profundidade entre uma lima e sua seqüente.

Basicamente, a diferença entre o diâmetro de uma lima e sua seqüente é proporcional a capacidade do metal de sofrer esforços de torção.

Dar mais flexibilidade à zona de perigo (ZP) e obtenção da ponta guia passiva

A flexibilidade obtida na zona de perigo foi obtida pela diminuição da massa do instrumento (diminuição do diâmetro da lima) na região.

A solução encontrada para a obtenção deste objetivo foi encontrada da seguinte maneira:

- À partir do momento que a matriz apical estava dilatada (nº 25), não havia mais a necessidade das limas realizarem corte para dilatar o forame. Desta forma optamos por diminuir o diâmetro das pontas das limas que realizariam o refinamento apical. A situação fica melhor ilustrada se analisarmos a **Figura 20-15**.

Para não perdermos o benefício do preparo cônico proporcionado pelas limas de maior conicidade (taper), utilizamos limas de grande taper no preparo do refinamento apical.

Ao diminuirmos a ponta do instrumento para um número menor que o último utilizado para o preparo apical, a lima na ZP fica mais flexível pois um menor raio acarretará uma menor massa e consequentemente mais flexibilidade.

Além da flexibilidade obtida, um outro benefício importante foi obtido com a Ponta Guia Passiva. Como as últimas limas utilizadas no preparo tem as pontas menores que a última lima do preparo apical, a ponta das limas de refinamento apical apenas servem de guia para as porções mais grossas das limas.

Princípio de pré-alargamento

O princípio de Pré Alargamento é atualmente bastante difundido entre endodontistas de todo o mundo, porém é pouco compreendido e mal executado.

A filosofia adotada por M Scianamblo e Cliff Ruddle na técnica é bastante inovadora e arrojada e desmitifica a preocupação básica de todo endodontista que é a Patência Apical.

Para os autores, a Patência Apical é obtida de maneira passiva como "Conseqüência" e não como objetivo.

O princípio de pré alargamento muitas vezes foi usado por clínicos por intuição.

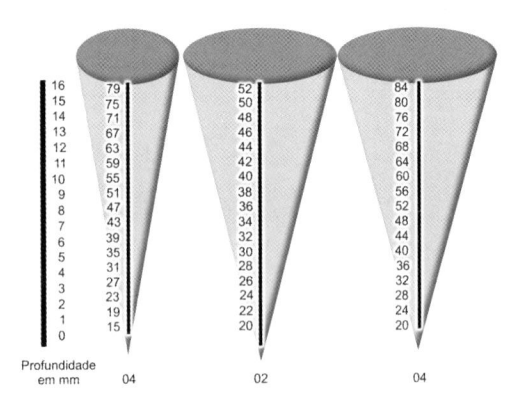

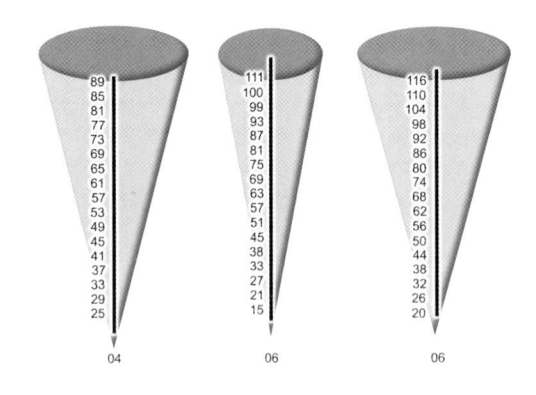

■ FIG. 20-15

Seqüência de Easy Endo.

A técnica de Preparo Segmentado segue a filosofia do pré alargamento e para isto utiliza brocas Gates Glidden por julgarmos ser instrumentos bastante difundidos entre todos os endodontistas de todo o mundo, bastante utilizados nas escolas de Odontologia, além de serem instrumentos bastante seguros se utilizados da forma correta. Uma outra vantagem é o custo reduzido.

Gostaríamos de salientar que pré alargamento é apenas um "conceito" e o clínico pode utilizar qualquer tipo de instrumento que esteja mais familiarizado para executar o trabalho como:

- Gates Glidden
- Limas tipo K
- Limas tipo Hedströen
- Limas tipo R
- Brocas Largo

Alguns instrumentos como Orifice Shapers e brocas Gates Glidden de NiTi não são capazes de realizar o Preparo Anti Curvatura preconizado pela Técnica de Pré Alargamento.

Potencializar o controle de torque

Vimos anteriormente que o torque é proporcional ao diâmetro do instrumento na região onde ele exerce o trabalho de corte. Assim sendo, quanto mais "segmentado", ou melhor, quanto menor for a área de atrito entre a lima e a parede do canal radicular melhor será o efeito do controle de torque.

Técnica de preparo segmentado

A técnica de preparo segmentado é dividida em três fases bastante distintas:

1. Preparo cervical
2. Preparo apical
3. Refinamento

Preparo cervical

O preparo cervical é bastante importante pois vai determinar e facilitar o acesso de todas as limas seguintes à região apical e intermediária do canal radicular.

Após a neutralização primária do conteúdo séptico/tóxico dos canais radiculares através de irrigação copiosa, faremos a sondagem para a localização da entrada dos canais radiculares com a sonda endodôntica apropriada. A primeira lima rotatória (nº 25/.06 será levada no longo eixo do canal radicular, sem forçar a mudança de direção do mesmo, para não provocar tensão desnecessária à lima.

Alguns profissionais tem o hábito de localizar, ou realizar a "orientação" dos canais radiculares através de limas tipo K de pequeno calibre nº 10 ou nº 15. Esta é uma manobra correta que pode ser utilizada desde que o profissional não exerça uma pressão grande sobre a lima e evite ir a uma profundidade à nível do terço apical.

A primeira lima rotatória é levada à aproximadamente 2/3 do Comprimento Aparente do Dente.

Considerando que o tamanho médio dos molares é de 22 mm, vamos levar a primeira lima rotatória à aproximadamente 17 mm. Mesmo que o canal radicular permita, não devemos deixar que o instrumento progrida em direção apical para se evitar o MÁXIMO de entulhamento de material necrótico e ou restos dentinários.

Em momento algum o instrumento é forçado em direção apical e deve trabalhar de forma bastante leve em movimentos de "vai/vem" de pequena amplitude.

Atenção: CASO JULGUE NECESSÁRIO REPITA O PROCEDIMENTO !!!

Devido à peculiaridade do movimento rotatório, dificilmente ocorrerão "bloqueios" ou "entupimentos", apesar do calibre da primeira lima a ser usada.

Em canais radiculares atrésicos ou de difícil acesso devemos utilizar limas manuais para realizar um pré alargamento manual para depois iniciarmos os trabalhos dos instrumentos mecânicos.

Devemos ter em mente, que em momento algum devemos forçar uma lima mecânica em direção apical. Se o instrumento encontrar resistência para realizar o trabalho devemos lançar mão de limas MANUAIS, as quais temos completo controle da pressão exercida.

Após o uso da lima nº 25/.06, vamos utilizar as brocas Gates Glidden.

O uso das brocas Gates Glidden deve ser bastante passivo e de modo anti-curvatura, "fugindo da região de furca". Devemos sempre realizar o recuo programado das brocas através do uso de cursores de borracha. Alguns profissionais, mais experientes, optam pelo recuo anatômico, o que não deve ser considerado errado. Porém, iniciantes devem optar pelo uso de cursores de borracha.

O objetivo desta fase é permitir que as próximas limas atinjam a região apical de forma direta, com a menor interferência possível. Como as limas apicais só exercerão o trabalho de corte na região apical, sem interferência no corpo do canal, o controle de torque do motor ficará mais facilitado pois a área de controle das limas fica restrita ao Segmento apical (2 a 3 mm apicais).

Preparo apical

Após a tomada radiográfica inicial e de posse do Comprimento Aparente do Dente (na radiografia) (CAD) ou (CDR), o clínico deverá levar a primeira lima (nº 15/.04) ao comprimento total aparente do dente.

Ao atingir o (CAD) ou CDR, deverá ser tomada nova radiografia para estabelecimento do comprimento patente do canal (CPC) e em conseqüência, do Comprimento de Trabalho (CT).

Alguns clínicos preferem trabalhar com comprimento de trabalho à cerca de 1 mm do CPC. Porém, devido a alta qualidade de limpeza oferecida pelas limas rotatórias, sugerimos que se trabalhe com os instrumentos o mais próximo do comprimento patente do canal ou do Terminus do canal.

A seguir, devemos levar as outras limas de dilatação apical ao mesmo comprimento de trabalho nº 20/.02, 20/.04 e 25/.04.

Muito importante:

Após a execução do pré alargamento, as limas que serão levadas ao Terminus do canal, deverão atingir a região apical com a menor interferência possível no corpo do canal.

Qualquer resistência encontrada durante o percurso das limas apicais ao Terminus do canal, deverá ser trabalhada da seguinte maneira:

- Utilize as próximas 2 limas da seqüência e retorne à lima que não atingiu o comprimento desejado.

Caso a lima rotatória ainda assim não atinja o comprimento desejado, UTILIZE UMA LIMA MANUAL CORRESPONDENTE.

Preparo intermediário

A escolha das limas que serão utilizadas na realização do preparo intermediário deverão ter a ponta da lima sempre igual ou menor que a última lima utilizada no preparo apical.

Assim, devido ao pré alargamento inicial e pontas menores, as limas que farão o refinamento do preparo não sofrerão nenhum tipo de tensão apical para realização de corte na região intermediária do canal.

As limas de ACABAMENTO serão responsáveis pela formatação final do canal e também pelo alisamento das irregularidades causadas pelas brocas Gates Glidden.

Assim, após o uso da última lima apical, vamos utilizar as seguintes limas:

- nº 15/.06 para canais radiculares de classe III "super" (segundo Schneider) (dupla curvaturas e angulações)
- nº 20/.06 para canais radiculares de classe III (segundo Schneider)

- nº 25/.06 para canais radiculares de classe II (segundo Schneider)

Esquema prático de uso:

Preparo cervical

- Limas nº 25/.06 2/3 do canal ou aproximadamente 16 mm (molares)
- Brocas Gates Glidden 1-4 (5) em Step back

Atenção: As brocas GG devem trabalhar de maneira passiva e ANTI-CURVATURA, evitando ao máximo a região de FURCA.

Preparo apical

- Limas nº 15/.04 (CDR) → RX → CPC → CT
- Limas nº 20/.02 → CT
- Limas nº 20/.04 → CT
- Limas nº 25/.04 → CT

Preparo intermediário ou acabamento

- Limas nº 15/.06 → CT → Curvatura muito acentuada → cone de guta-percha Easy Endo Fine Médium nº 15
- Limas nº 20/.06 → CT → Curvatura acentuada → cone de guta-percha Easy Endo Médium nº 20
- Limas nº 25/.06 → CT → Curvatura moderada → cone de guta-percha Easy Endo Médium nº 25 (**Figuras 20-16A e 20-16B**)

Considerações importantes:

A lima nº 15/.06 somente é utilizada em canais radiculares com grau de curvatura bastante acentuada. Como canais com angulações e ou curvaturas acentuadas ocorrem com menos freqüência no dia a dia dos consultórios, elas não fazem parte do conjunto de 6 (seis) limas que compõem o Sistema Easy de limas. Estas limas, assim como outras numerações vem em conjuntos separados.

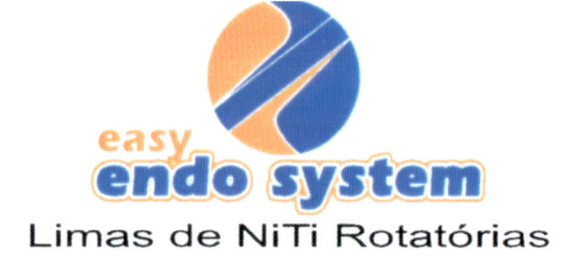

■ FIG. 20-16A

Caixa de limas de níquel/titânio rotatórias do *Easy Endo System*.

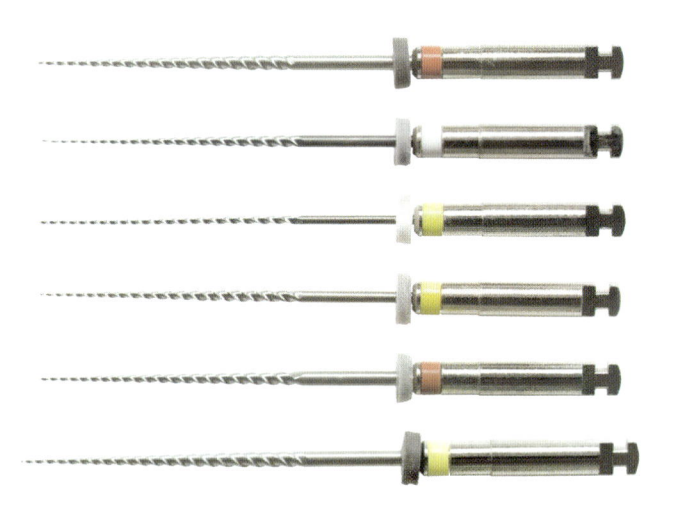

■ FIG. 20-16B

Limas de níquel/titânio rotatórias do *Easy Endo System*: 25/.06, 15/.04, 20/.02, 20/.04, 25/.04 e 20/.06.

SISTEMA EASY-ENDO-MULTITAPER

20-17A

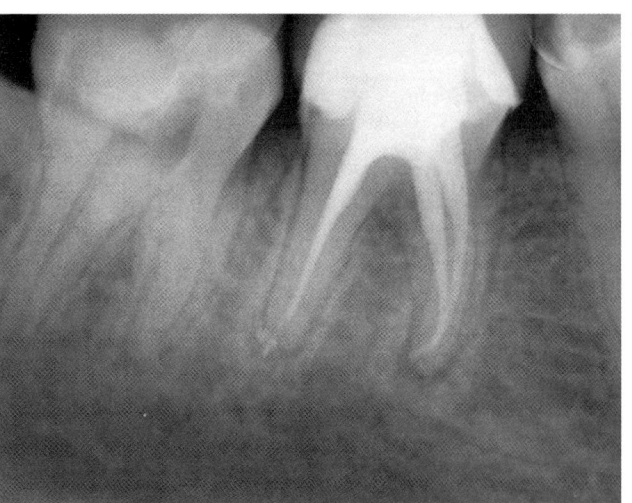

20-17B

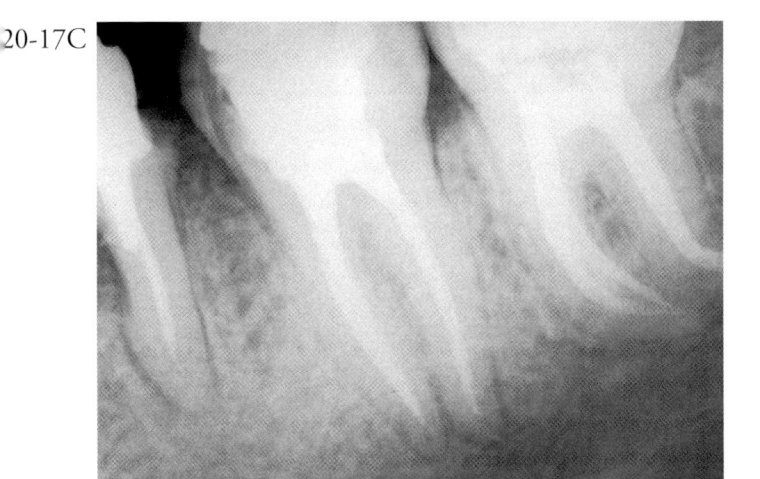

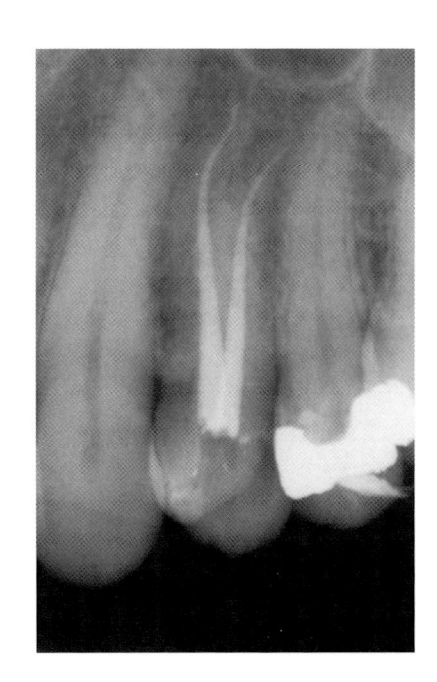

20-17C

20-17D

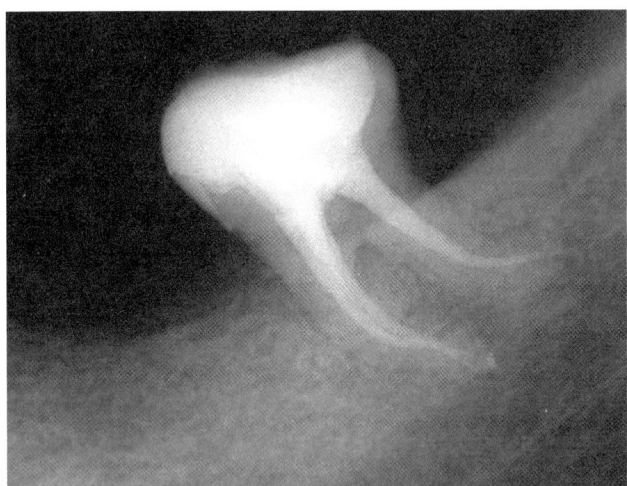

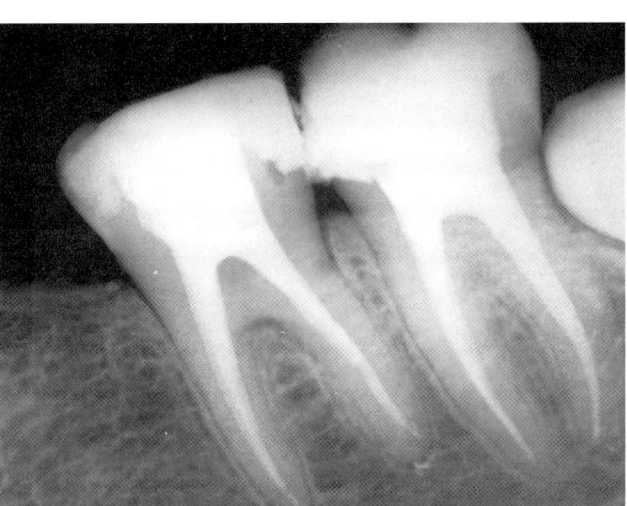

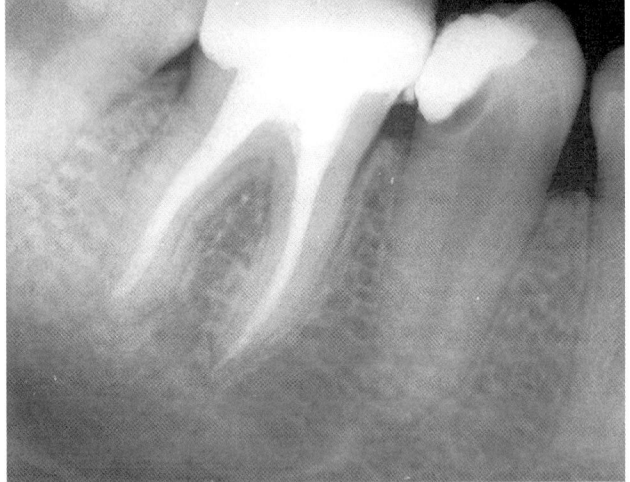

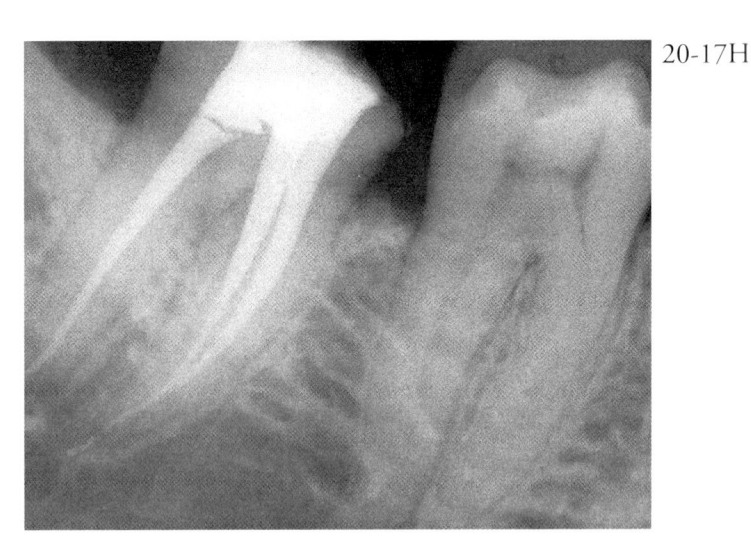

FIGS. 20-17A A 17H

Radiografias finais de diferentes casos, evidenciando a obturação de canais radiculares submetidos ao tratamento com o emprego do sistema Easy-endo-multitaper.
Por gentileza e permissão do Profº Henrique Artur Azevedo Bassi.

Seqüência clínico/radiográfica de biopulpectomia em 2º molar inferior esquerdo

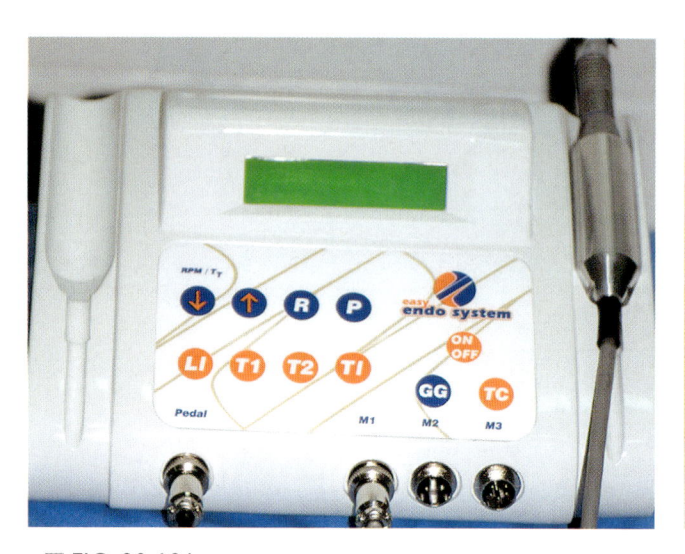

FIG. 20-18A
Aparelho Easy-endo.

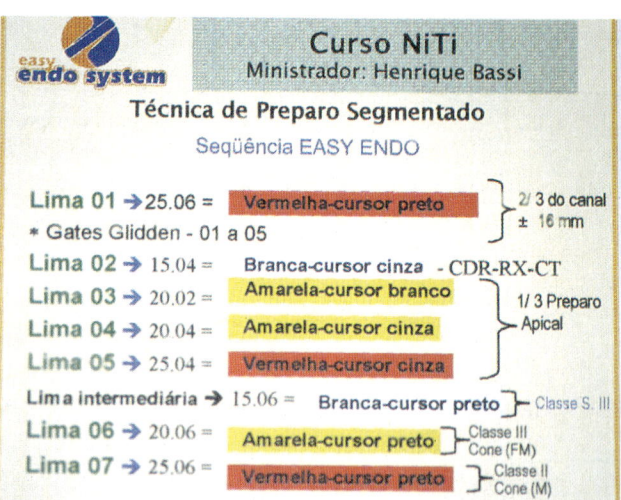

FIG. 20-18B
Seqüência técnica do preparo segmentado.

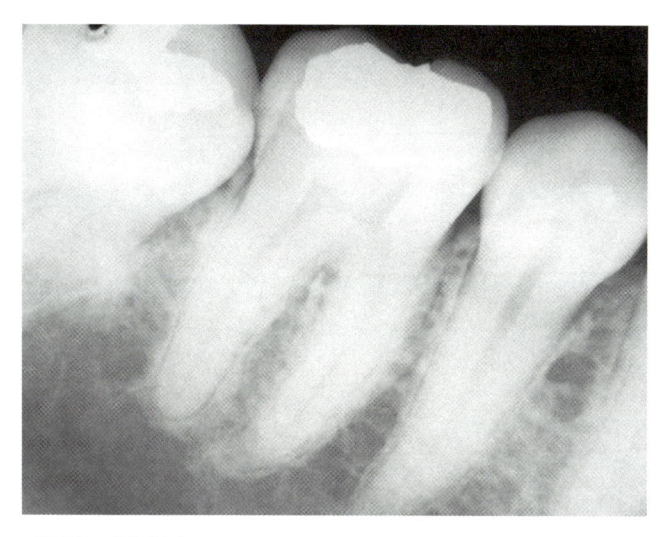

FIG. 20-19A
Radiografia para diagnóstico de 1º molar inferior direito.

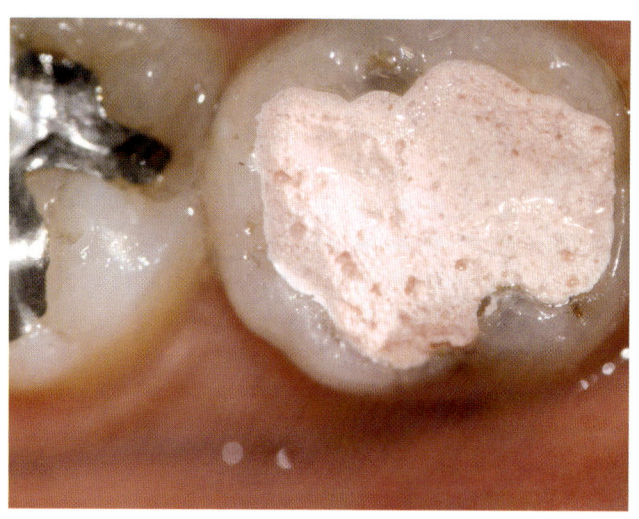

FIG. 20-19B
Aspecto clínico pré-operatório.

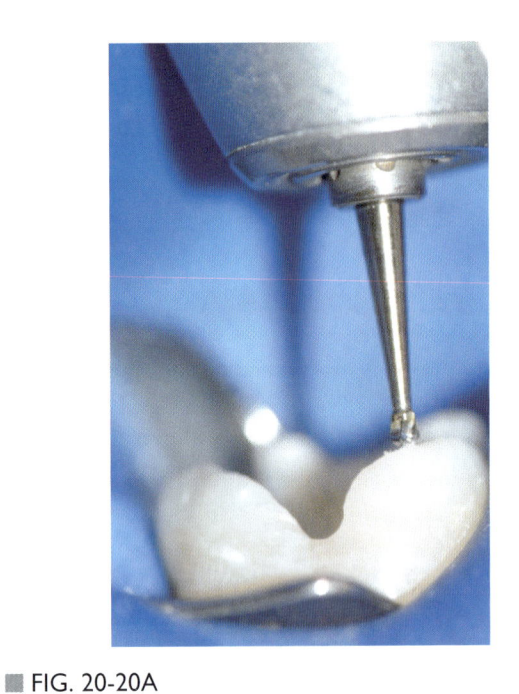

■ FIG. 20-20A
Abertura coronária.

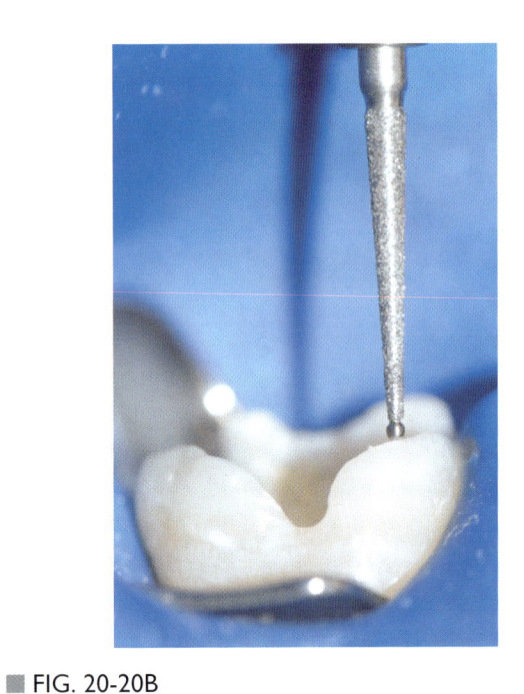

■ FIG. 20-20B
Desgaste compensatório.

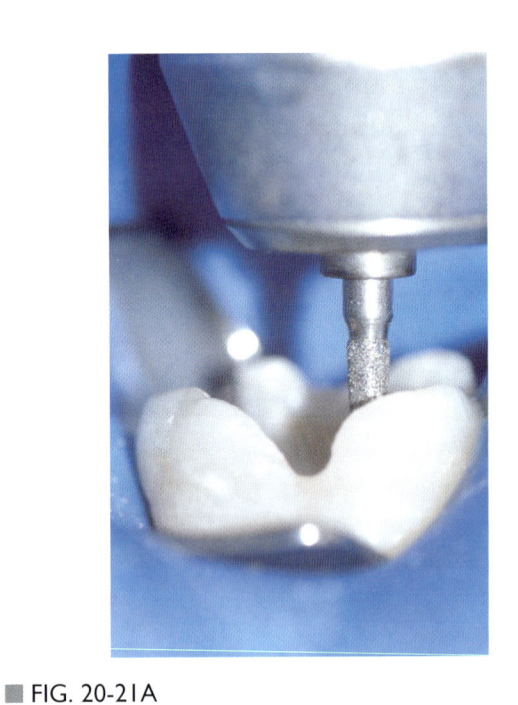

■ FIG. 20-21A
Desgaste compensatório.

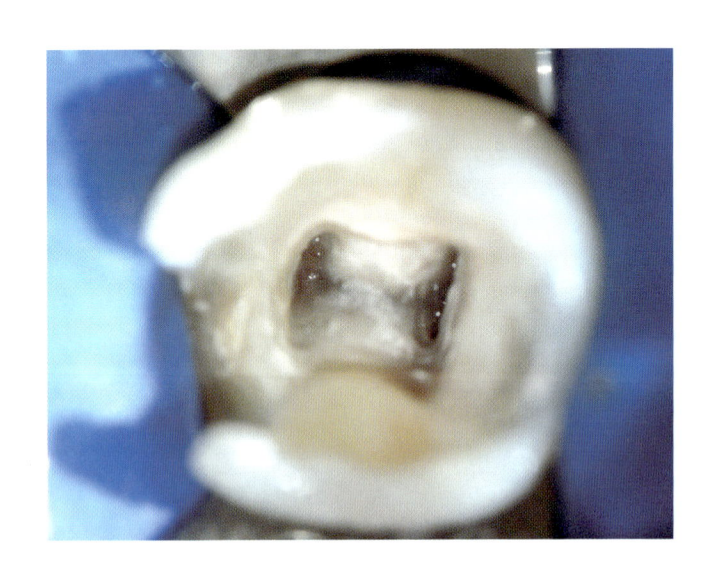

■ FIG. 20-21B
Abertura coronária - forma de conveniência.

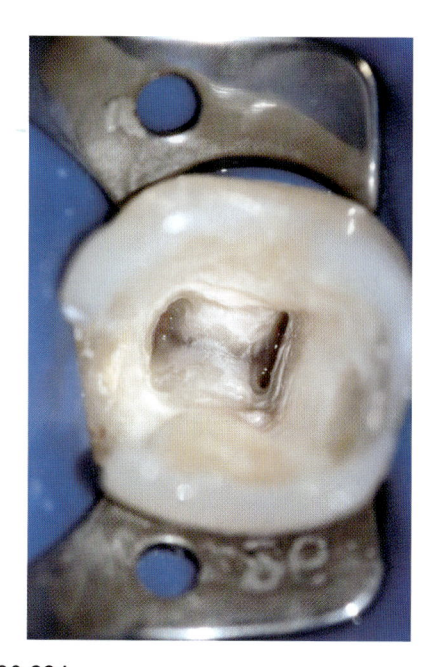

SISTEMA EASY-ENDO-MULTITAPER

■ FIG. 20-22A
Abertura coronária.

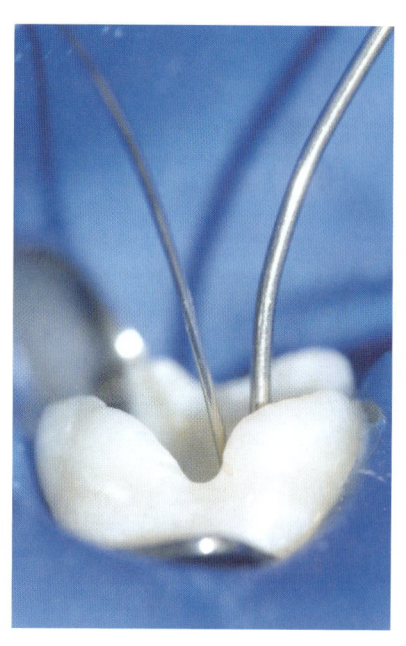

■ FIG. 20-22B
Irrigação/aspiração e inundação com solução diluída de hipoclorito de sódio.

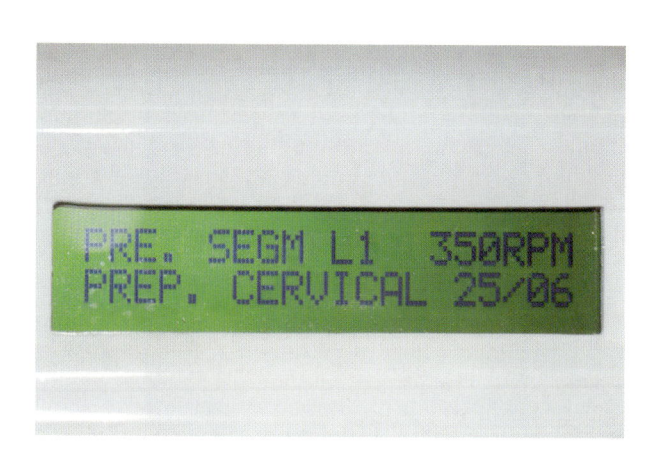

■ FIG. 20-23A
Visor do aparelho Easy-endo evidenciando o uso de lima 1 (25/.06).

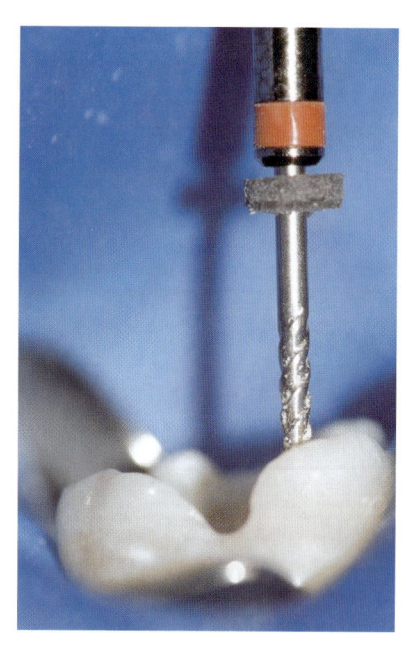

■ FIG. 20-23B
Lima 25/.06 - preparo cervical.

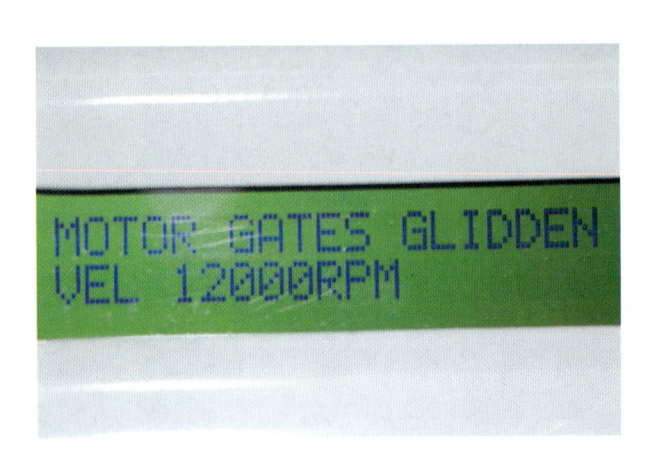

FIG. 20-24A
Visor do aparelho Easy-endo evidenciando o uso de brocas Gates Glidden.

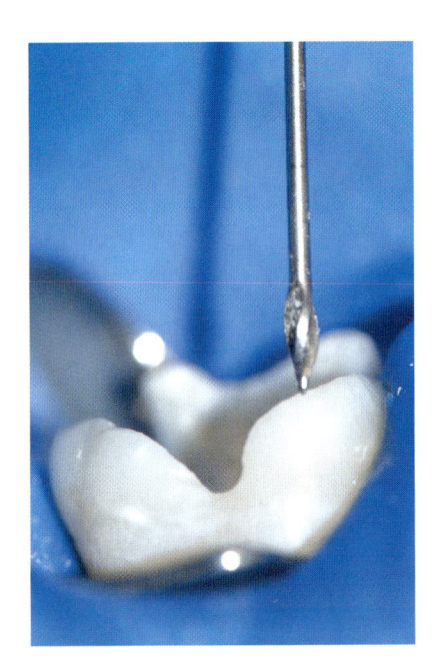

FIG. 20-24B
Broca Gates Gladden n° 4 - preparo cervical.

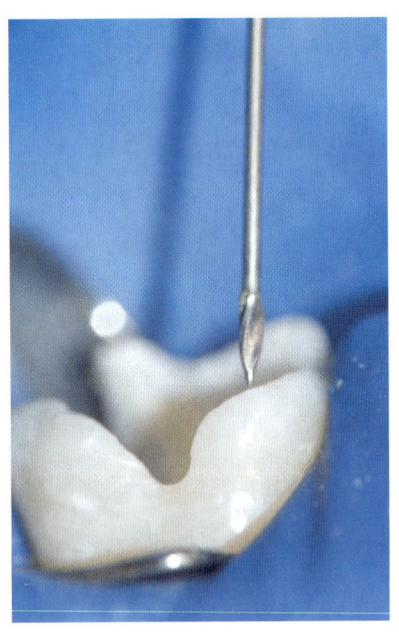

FIG. 20-25A
Broca Gates Gladden n° 2 - preparo cervical.

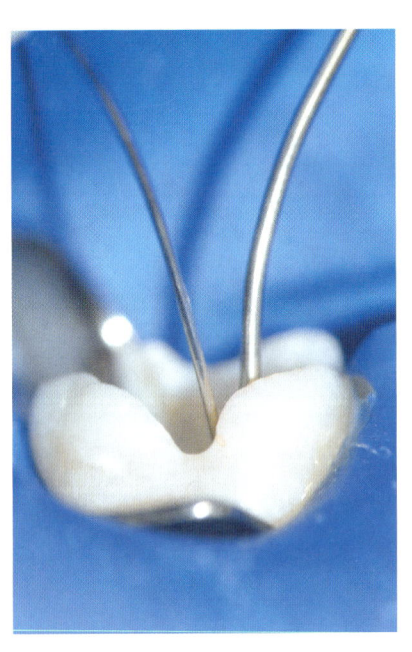

FIG. 20-25B
Irrigação/aspiração e inundação com solução diluída de hipoclorito de sódio.

SISTEMA EASY-ENDO-MULTITAPER

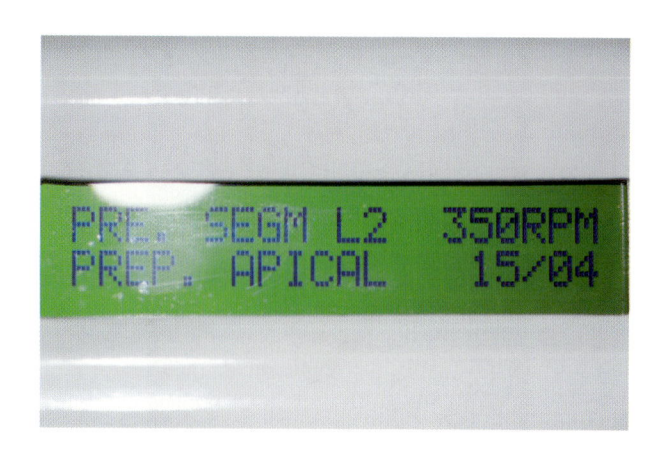

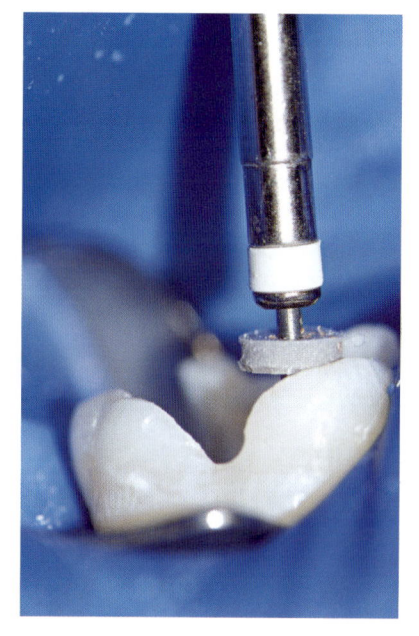

■ FIG. 20-26A
Visor do aparelho Easy-endo evidenciando o uso de lima 2 (15/.04) - preparo apical.

■ FIG. 20-26B
Lima 15/.04 - preparo apical.

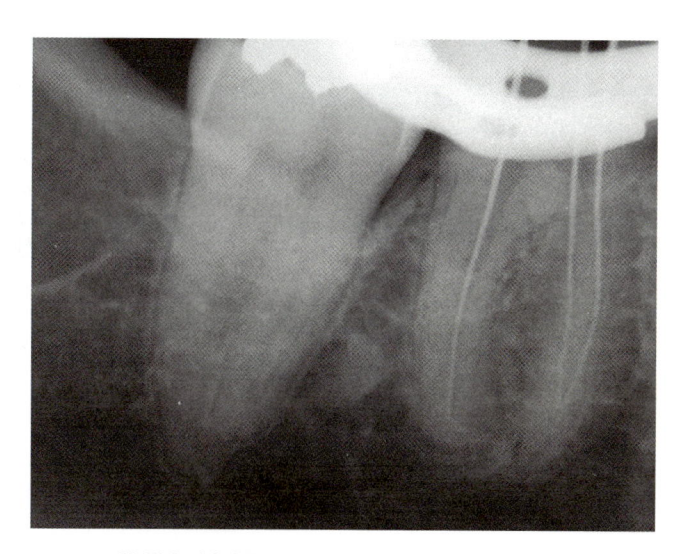

■ FIG. 20-27
Odontometria.

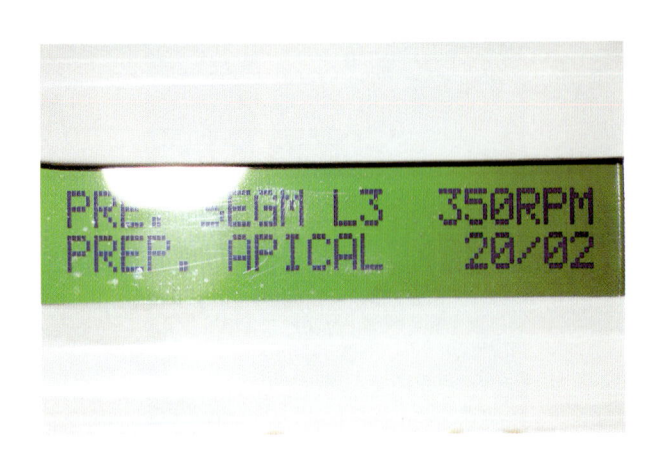

FIG. 20-28A
Visor do aparelho Easy-endo evidenciando o uso de lima 3 (20/.02).

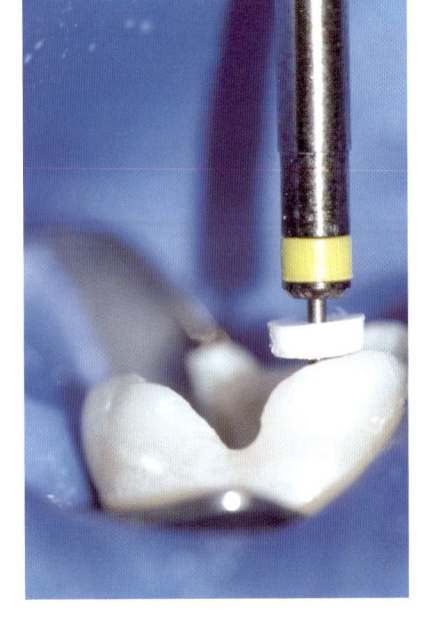

FIG. 20-28B
Lima 20/.02 - preparo apical.

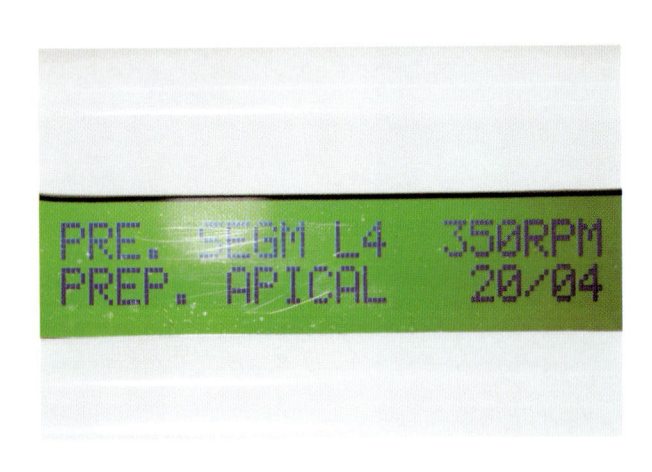

FIG. 20-29A
Visor do aparelho Easy-endo evidenciando o uso de lima 4 (20/.04).

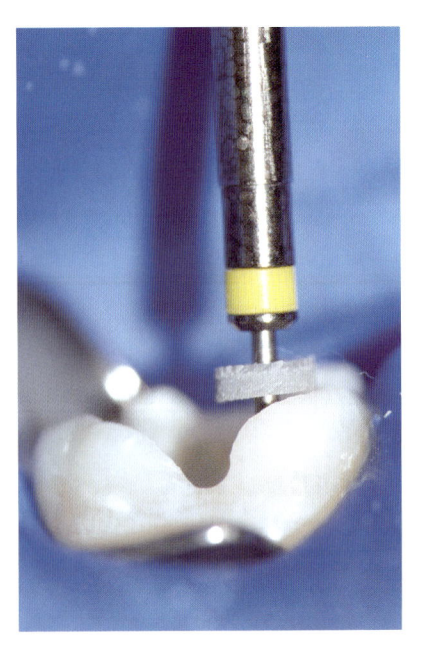

FIG. 20-29B
Lima 20/.04 - preparo apical (dilatação do batente apical).

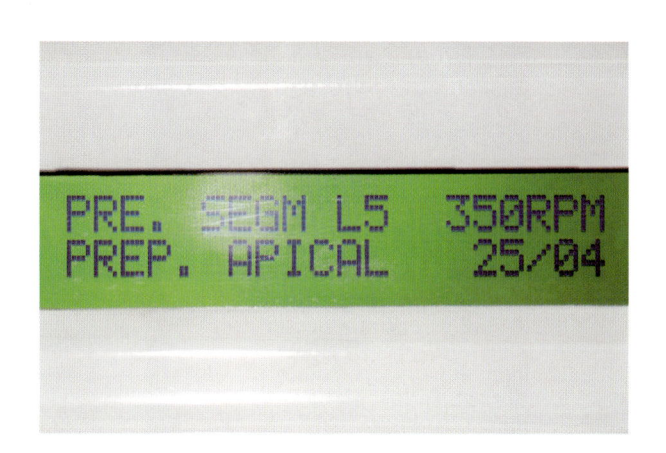

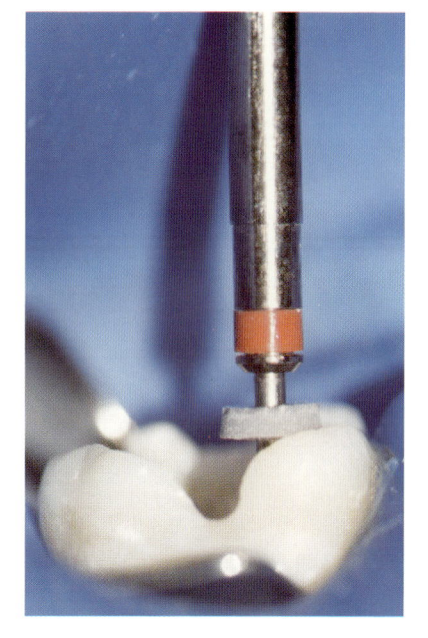

■ FIG. 20-30A

Visor do aparelho Easy-endo evidenciando o uso de lima 5 (25/.04).

■ FIG. 20-30B

Lima 25/.04 - preparo apical (dilatação do batente apical).

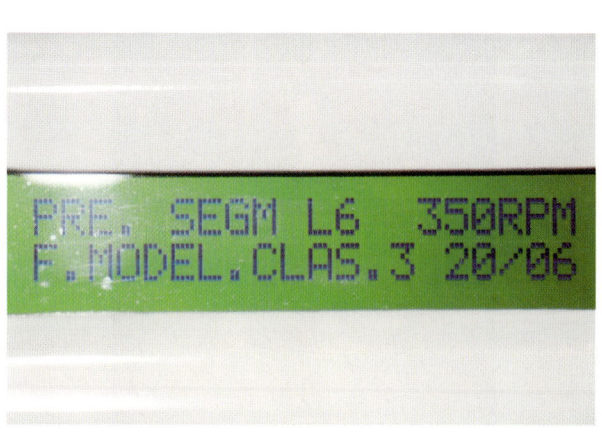

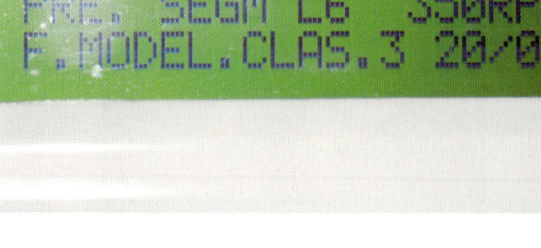

■ FIG. 20-31A

Visor do aparelho Easy-endo evidenciando o uso de lima 6 (20/.06).

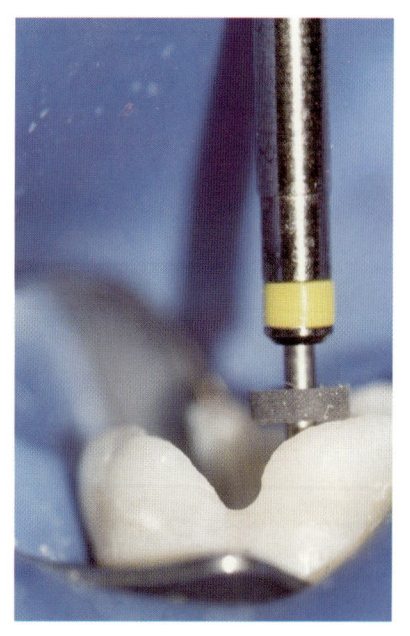

■ FIG. 20-31B

Lima 20/.06 - preparo intermediário (acabamento).

■ FIG. 20-32A
Visor do aparelho Easy-endo evidenciando o uso de lima 7.

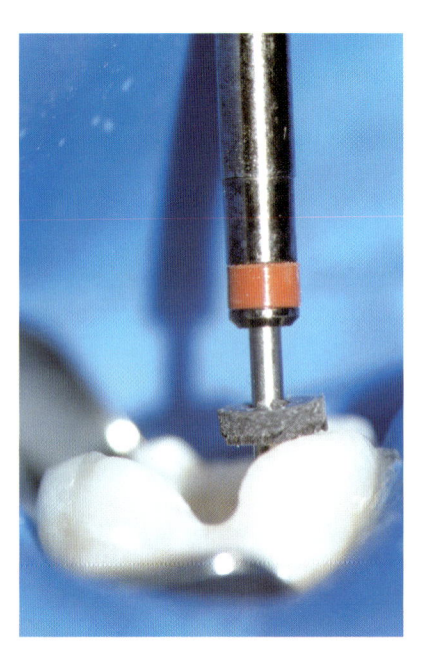

■ FIG. 20-32B
Lima 25/.06 - preparo intermediário (acabamento).

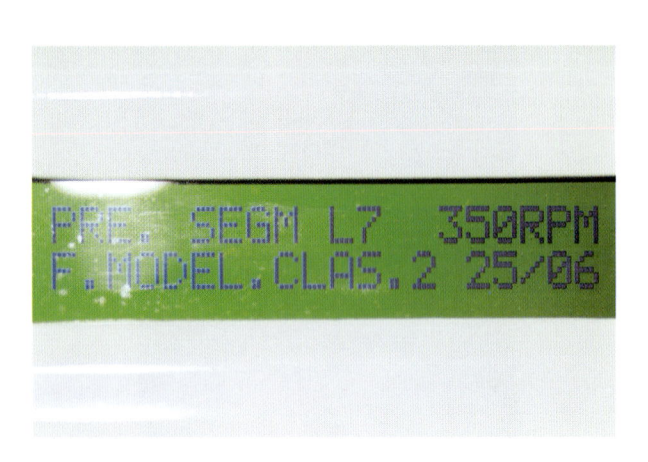

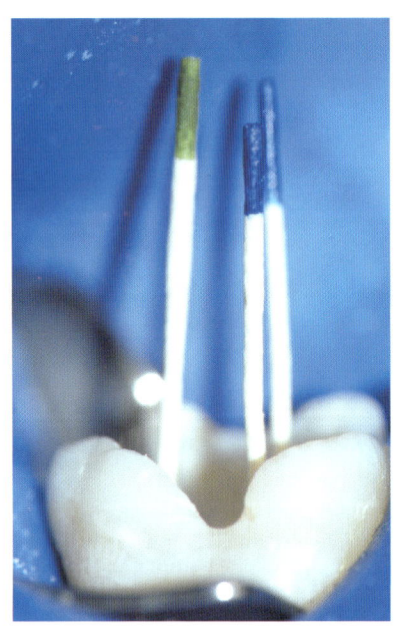

■ FIG. 20-33A
Secagem dos canais radiculares, com pontos de papel absorvente.

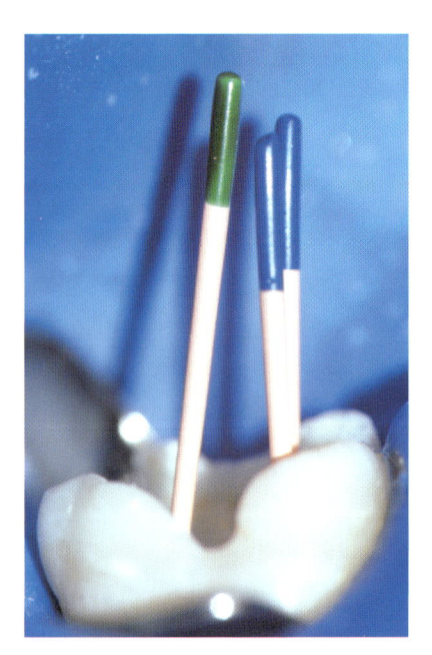

■ FIG. 20-33B
Escolha clínica dos cones de guta-percha principais.

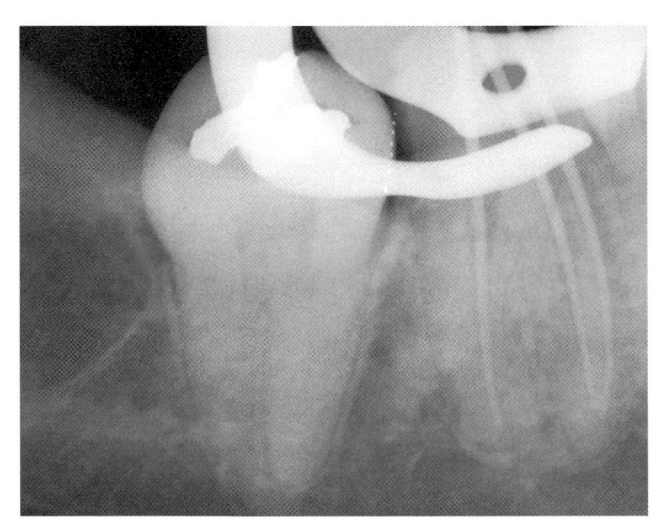

SISTEMA EASY-ENDO-MULTITAPER

■ **FIG. 20-34A**
Confirmação radiográfica da escolha clínica dos cones de guta-percha principais.

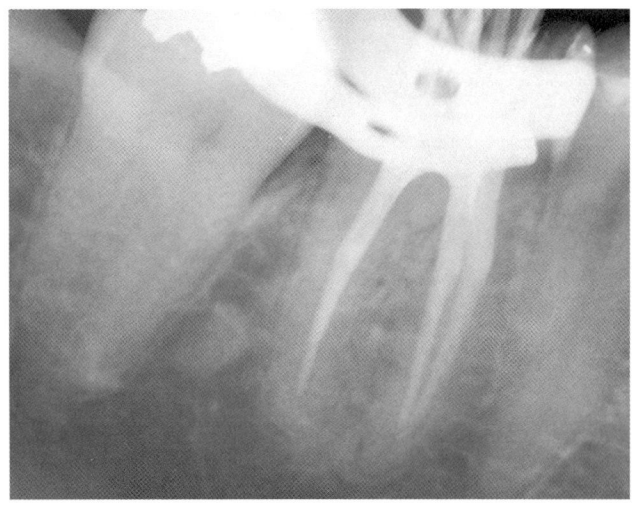

■ **FIG. 20-34B**
Radiografia para comprovação de condensação lateral ativa.

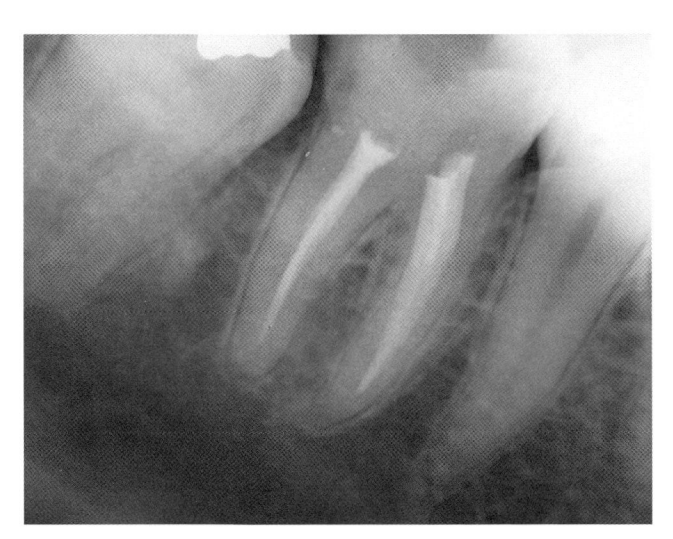

■ **FIG. 20-35A**
Radiografia final.

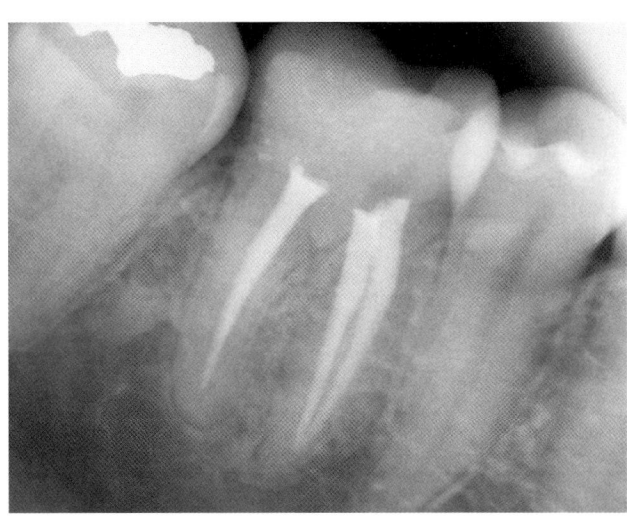

■ **FIG. 20-35B**
Radiografia final evidenciando os dois canais radiculares mesiais.

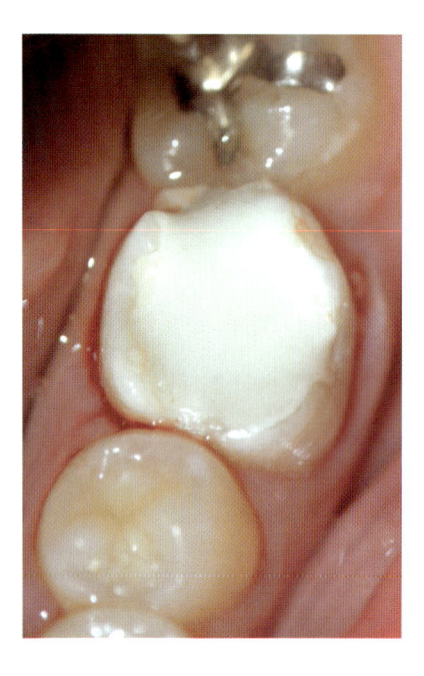

■ FIG. 20-36
Aspecto clínico final.

Tratamento realizado pelo Prof.º Dr. MARIO TANOMARU FILHO - Disciplina de Endodontia da Faculdade de Odontologia de Araraquara - UNESP.

Referências bibliográficas

1. BASSI, H.A.A. et al. *Estudo "in vitro" da influência do ângulo e raio de curvatura dos canais radiculares e velocidade de rotação na fadiga dos instrumentos rotatórios de níquel titânio*. Belo Horizonte, 1999. Monografia (Especialização em Endodontia) - Associação Brasileira de Odontologia - Belo Horizonte/MG.
2. PRUET, J.P., CLEMENT, D.J., CARNES, D.L. Cyclic fatigue testing of nickel-titanium endodontic instruments. *J. Endod.*, v.23, n.2, p.77-85, 1997.

CAPÍTULO 21

Sistemas Rotatórios que acionam Instrumentos de Níquel-Titânio – Perguntas mais Freqüentes

Mário Roberto Leonardo
Renato de Toledo Leonardo

1. Por que as Limas Quebram?

Dentre as causas que levam à fratura dos instrumentos de níquel-titânio movidos a motor, a mais freqüente é atribuída ao próprio profissional que os utiliza. A iatrogenia constitui a principal razão de fratura dos instrumentos. Por outro lado, falhas na fabricação, dentre elas a falta de homogeneidade da liga, são também responsáveis pelas fraturas.

Uma vez que o tratamento endodôntico é rico em detalhes técnicos e a possibilidade de ocorrer um acidente operatório, como a fratura dos instrumentos, é, às vezes, questão de segundos, o domínio do emprego desses sistemas é de fundamental importância para evitá-lo. Assim, antes de aplicá-los clinicamente, o profissional deverá praticar a técnica em canais radiculares simulados em blocos de resina, em dentes extraídos, ou mesmo em cursos especializados, nos quais são ensinados os diversos sistemas hoje existentes. É mais correto que, após esse aprendizado, o clínico defina o sistema e a técnica que mais dominou. Para aplicar o sistema clinicamente, o profissional deverá possuir, com os sistemas rotatórios, o mesmo domínio técnico (predicados técnicos) que já possuía com os instrumentos manuais. Dessa forma, para os profissionais que já possuíam predicados técnicos para a realização de um tratamento de canal radicular considerado difícil, com o sistema rotatório este e tornará mais fácil e as dificuldades serão menores.

Concomitantemente ao domínio técnico do sistema, os itens abaixo relacionados são fundamentais para evitar a fratura dos instrumentos.

- A "esterilização química" deve ser evitada, pois os produtos utilizados podem alterar a liga de níquel-titânio.
- Uma abertura coronária que ofereça acesso direto e em linha reta ao canal radicular, é de fundamental importância. Para atingir esse objetivo, a realização do desgaste compensatório e, principalmente, a atribuição de uma correta forma de conveniência durante a abertura coronária, são fundamentais. Jamais um instrumento de níquel-titânio deverá entrar no canal radicular desviando-se do seu eixo principal, por interferências dentinárias.
- Antes de usar o instrumento rotatório, localize e mentalize as entradas dos canais radiculares com uma sonda exploradora própria para endodontia, e explore o canal com uma lima tipo K manual, de aço inoxidável, de número compatível, suficientemente rígida para abrir espaço em profundidade, e para transmitir ao profissional, através da sensibilidade tátil, as condições anatômicas do mesmo. A exploração prévia do canal não deve ser encarada apenas com um ato mecânico, mas sim, ter como objetivo a mentalização das condições anatômicas do mesmo.
- Ao aplicar o princípio coroa/ápice (*crown-down*), inicie a técnica com o instrumento de maior diâmetro e que seja compatível com o diâmetro da entrada do canal radicular (embocadura).
- A falta de orientação de como essas limas devem ser empregadas (propulsão e alívio) é motivo de fraturas.
- Ao reutilizar um instrumento rotatório de níquel-titânio, analise-o detalhadamente. Possíveis distenções da parte ativa da lima, perda de elasticidade, e uso anterior em canal radicular com "dureza dentinária" maior do que a normal, sugerem que o instrumento deverá ser descartado.
- Irrigação copiosa e constante, após o uso de cada instrumento, em canais radiculares atresiados, e após o emprego de dois instrumentos em canais radiculares amplos ou relativamente amplos é fundamental, particularmente durante o preparo do terço apical de canais radiculares atresiados e curvos.
- O tempo de uso do instrumento durante o ato operatório deverá ser de aproximadamente 5 a 10 segundos.
- Nunca utilize instrumentos acionados a motor em canal radicular seco.
- Não fique muito tempo com o instrumento no canal radicular. Lembre-se que cada lima deverá ser usada de 5 a 10 segundos.
- Nunca exceda a pressão necessária para que o instrumento avance 1 a 2mm em profundidade.

- As condições anatômicas do canal radicular também influem na pressão a ser exercida sobre a lima.
- Jamais pressione o instrumento para que o mesmo avance mais que 1 a 2 mm em direção apical.
- A cinemática de movimento para o emprego desse instrumento é de ligeiros toques ou bicadas, sendo ideal que, a cada toque (bicada), o instrumento avance 0,25 mm. Cada instrumento não deve avançar mais do que 2 mm.
- Ao encontrar resistência, isto é, desde que o instrumento deixe de avançar em direção apical, não o pressione e não permaneça na mesma profundidade, ou seja, no mesmo comprimento de trabalho. O "brunimento" da dentina pela ação persistente do instrumento, através do aquecimento (estresse), o levará à fratura.
- Quando o instrumento deixar de avançar no sentido apical, remova-o do canal radicular imediatamente. Se as suas ranhuras estiverem repletas, carregadas de raspas de dentina, submeta-o a limpeza com um dispositivo especial denominado *Clean Stand*, podendo voltar a utilizá-lo. Desde que as ranhuras não estejam com raspas de dentina, quando o instrumento deixar de avançar apicalmente, isso significa que você deverá passar para a próxima lima no sentido coroa-ápice.
- Utilize os sistemas que acionam os instrumentos de níquel-titânio em ambiente de trabalho silencioso, pois assim mesmo um ligeiro ruído (estalido) poderá ser ouvido durante o seu emprego, momento em que o instrumento deve ser retirado imediatamente do canal radicular. Esse clique poderá representar um aviso de próxima fratura.
- Utilize velocidade constante e as rotações recomendadas pelos fabricantes. Alterações bruscas de velocidade podem determinar a fratura do instrumento.
- Os instrumentos rotatórios de níquel-titânio devem entrar e sair girando do canal radicular.
- Instrumentos de grandes diâmetros, como as limas Quantec n°s 6, 7 e 8, assim como os instrumentos da série Profile n°s 35, 40 (5 e 6), precisam ser evitados em casos de canais radiculares atresiados e com curvaturas bruscas, maiores que 45°. Considerando que essas limas são utilizadas com rotações constantes, e em torno de seu próprio eixo, quando acionadas a 300 rpm, giram 25 vezes a cada 5 segundos, e a cada giro efetuam movimentos de flexão e deflexão na porção acentuadamente curva do canal. Nesse ponto da lima, localizado aproximadamente 3 mm aquém de sua ponta, haverá um acúmulo de energia, ocasionando aquecimento e estresse, com conseqüente fratura do instrumento, ocasionada por fadiga por flexão cíclica. A fadiga da lima aumenta com o grau de curvatura do canal radicular e com o aumento do número de rotações. De acordo com Pereira Lopes & Elias[*], durante o uso clínico é impossível controlar com segurança o número de ciclos de carregamento e a intensidade das tensões na região de flexão de um instrumento. Todavia, isso pode ser minimizado. **1** - Reduzindo a velocidade de giro e o tempo de uso do instrumento; **2** - Não deixando o instrumento permanecer, por tempo prolongado, girando em canais radiculares curvos; **3** - Não flambando o instrumento no interior do canal radicular; 4 - Descartando o instrumento, após o primeiro uso.

Obs.: A deformação elástica de um instrumento endodôntico no interior do canal radicular curvo pode ocorrer devido à flexão e/ou flambagem. A flambagem ocorre quando o instrumento, ao avançar em direção apical, fica encurvado devido ao carregamento compressivo na direção de seu eixo.

- Até ser atingido o domínio da técnica de emprego dos instrumentos de níquel-titânio acionados a motor, utilize as limas manuais para o preparo do terço apical de canais radiculares atresiados e acentuadamente curvos.
- A utilização de instrumentos especiais, como Flare Séries, Orifice Shapers, Coronal Shapers, GT Rotatórios, de grande conicidade, ou mesmo das brocas Gates Glidden, permite melhor acesso e maior sensibilidade táctil, no terço apical, devido à eliminação das interferências cervicais (desgaste anticurvatura). Essa conduta contribuirá para diminuir o risco de fratura do instrumento.
- Ao manter um instrumento de níquel-titânio girando no canal radicular por um período pro-

---

[*] PEREIRA LOPES, H., ELIAS, C.N. Fratura dos instrumentos endodônticos de NiTi a motor. Fundamentos teóricos e práticos. *Rev. Bras. Odont.*, v.58, n.3, p.207-10, 2001.

- longado de tempo, sem avançar em profundidade, será induzida tensão adicional ao mesmo, favorecendo a fratura.
- Diante da sensação de que o instrumento está sendo "puxado" para o interior do canal radicular, retire-o imediatamente. Essa sensação é observada com instrumentos de maiores diâmetros. Ao se deixar o instrumento "guiar-se por si mesmo", para o interior do canal radicular, este irá travar-se nas paredes dentinárias. Nesse momento, não acione o motor no sentido horário, pois a fratura será iminente.
- Nem todos os canais radiculares podem ser preparados com o emprego de sistemas rotatórios que acionam instrumentos de níquel-titânio.
- Para evitar fraturas, nunca utilize os sistemas rotatórios apressadamente.
- Quanto maior o número de limas de níquel-titânio empregadas numa determinada técnica, maior será a possibilidade de fratura de uma delas. Procure utilizar seqüências com menor número de instrumentos.
- Nunca utilize uma lima até que a mesma se frature.
- Instrumentos endodônticos de níquel-titânio quando perdem a elasticidade, a forma, e não retornam à posição original, devem ser descartados, pois irão se fraturar.
- Ainda não se pode afirmar, categoricamente, quantas vezes um instrumento de níquel-titânio pode ser usado, como indicativo de descarte do mesmo. Em caso de dúvida, é preferível descartá-lo. Assim, os instrumentos de pequeno diâmetro, como as limas da série Profile 15/20, ou 2 a 3, da série Quantec e as do sistema Pow-R n°s 15 e 20 (0,02 mm), devem ser descartadas normalmente, após utilizadas seis vezes. Em algumas situações, devem ser descartados após uma única vez.
- Quando as ranhuras (áreas de escape) do instrumento estiverem carregadas de raspas de dentina, o mesmo deixará de avançar (em profundidade). Evite, nesse caso, aumentar a pressão sobre o instrumento, uma vez que raspas de dentina em excesso, rotação constante e aumento de pressão, levarão o instrumento ao estresse e conseqüentemente à fratura.
- Para minimizar o risco de fratura dos instrumentos e maximizar a eficiência de corte, a Dentsply/Tulsa recomenda utilizá-los apenas uma vez.
- Ao levar o instrumento girando no canal radicular, a sua tendência é a de se prender nas paredes dentinárias. Nesse momento ele deve ser removido rapidamente, sendo a seguir reintroduzido. Esse movimento de "entrar e sair", de progressão e alívio (recuo), denominado por John McSpadden[**] movimento de bicada (*Pecking Motion*), não deve ter amplitude maior do que 1 a 3 mm.

2. Recentemente foram lançados no mercado especializado, motores elétricos redutores de velocidade, com torques programados. Eles são confiáveis com relação ao torque?

De acordo com Pereira Lopes & Elias[***], a tendência atual é a fabricação de motores elétricos que interrompam o giro quando ocorrer o início da imobilização do instrumento acionado no interior do canal radicular. O torque a ser selecionado no motor deverá ser menor do que o limite de resistência à fratura por tração do instrumento empregado. Assim, quando o carregamento atinge determinado nível, o giro do motor é interrompido, evitando a sobrecarga e a fratura do instrumento. Alcançar este objetivo é difícil, porque a lâmina cortante (parte ativa) do instrumento endodôntico tem configuração geométrica cônica e o torque máximo de resistência à fratura depende da área da seção reta transversal do instrumento. Conseqüentemente, o limite de resistência à fratura do instrumento tem valores variáveis ao longo de sua lâmina cortante (parte ativa).

Outro aspecto a ser considerado é o diâmetro do instrumento em relação ao diâmetro do canal radicular. Quanto maior a adaptação do instrumento no interior do canal radicular, maior será o torque necessário para girá-lo durante o preparo endodôntico. Isto se deve ao aumento da área de corte das paredes do canal e da força de atrito.

[**] TYCON Endodontic (Extraordnary) solutions. TYCOM Corp. Irvine Ca.-EUA.
[***] PEREIRA LOPES, H., ELIAS, C.N. Fratura dos instrumentos endodônticos de NiTi a motor. Fundamentos teóricos e práticos. *Rev. Bras. Odont.*, v.58, n.3, p.207-10, 2001.

O torque máximo de fratura de um instrumento, durante o uso clínico, depende também da anatomia do canal radicular. Certamente, o torque necessário para a fratura de um instrumento imobilizado em um segmento curvo é menor do que em um segmento reto do canal. Em um canal curvo, o instrumento é submetido a carregamentos combinados de flexão alternada e torção. Esta condição é mais severa do que a observada em um canal reto, onde o carregamento do instrumento é apenas por torção.

Não se pode negar que equipamentos com torques programados para acionar os instrumentos endodônticos são resultado dos avanços tecnológicos. Todavia, em função do exposto, o melhor recurso para reduzir a ocorrência de fratura por torção de instrumentos endodônticos acionados a motor é sem dúvida mantê-los não imobilizados durante o preparo do canal radicular. Isso é alcançado com o conhecimento dos princípios mecânicos da instrumentação, com técnica adequada, habilidade e experiência profissional.

3. O emprego dos sistemas rotatórios que acionam os instrumentos de níquel/titânio justifica um custo maior para o paciente?

A maior rapidez de preparo através desses sistemas, o maior conforto experimentado pelo paciente, principalmente quando já submetido anteriormente ao tratamento clássico de canais radiculares, justificam um custo maior para esse tipo de tratamento.

Com o emprego dos sistemas rotatórios, o profissional realiza um tratamento de canal radicular com uma tecnologia avançada e melhor do que a anteriormente utilizada, justificando custo maior.

4. Qual é a velocidade recomendada pelos fabricantes para os diferentes sistemas rotatórios?

- Sistema Quantec séries 2000 (Analytic Endodontics) - 340 rpm.
- Sistema Profile .04/.06 (Dentsply/Maillefer) - 250 rpm.
- Sistema Profile séries 29 (Dentsply/Tulsa) - 250 rpm.
- Sistema Pow-R (Moyco Union Broach) - 200 rpm.
- Sistema GT Profile (Dentsply/Maillefer) - 300 rpm.
- Sistema Hero 642 (Micro-Mega) - 300 a 600 rpm.
- Sistema Lightspeed - 750 a 2000 rpm.

5. Posso usar os instrumentos de níquel-titânio movidos a motor até o comprimento real de trabalho (CRT)?

Os primeiros instrumentos que normalmente alcançam o CRT são os de menor diâmetro, como os instrumentos Quantec n°s 2, 3 ou 4, os da série Profile, n°s 15, 20 ou 25 (2, 3 ou 4) (0,04 mm) e os do Sistema Pow-R, n°s 15, 20, 25 (0,02 mm). Esses instrumentos exigem grande sensibilidade tátil por parte do operador, por não resistirem a pressão além daquela exigida por seus diâmetros. Assim, a utilização dos mesmos até o CRT, exige grande habilidade, cautela e cuidados especiais, adquiridos pelo domínio da técnica.

Por essa razão, alguns autores recomendam a utilização de limas tipo K manuais para o início da realização do batente apical.

6. Posso usar as brocas Gates Glidden para a realização ou complementação do desgaste anticurvatura?

O emprego das brocas Gates Glidden (GG) proporciona maior desgaste anticurvatura, permitindo acesso livre dos instrumentos de níquel-titânio ao terço apical dos canais radiculares atresiados e curvos.

Embora sejam economicamente mais acessíveis, quando comparadas com os instrumentos especiais (Flare Séries, Orifice Shapers, Coronal Shapers, GT Rotatórias) as brocas Gates Glidden apresentam algumas limitações de uso. Para os canais radiculares mesiais de molares, recomendamos iniciar com a utilização das brocas GG n° 2, cujo maior diâmetro da parte ativa corresponde ao de uma lima tipo K manual de n° 70, seguida da GG n° 3, que corresponde ao de uma lima tipo K 90.

Não recomendamos, para esses casos, as GG de números maiores, pela possibilidade de trepanações no nível de furca, como também não recomendamos a GG n° 1, pela sua facilidade em fraturar, conforme relatos da literatura.

Em canais radiculares atresiados, iniciamos o desgaste anticurvatura com limas tipo K (manuais), alternando-as com limas tipo H (Hedströen) de número imediatamente anterior ao da última lima tipo K utilizada nesse desgaste, para criar espaço para a utilização da broca GG nº 2.

Devido à possibilidade de trepanações no nível da furca, a indicação das brocas Gates Glidden em molar estará condicionada à correta tomada radiográfica do caso a ser submetido a esse tipo de tratamento.

Jamais utilize em canais radiculares muito atresiados (exploração com limas tipo K (manuais) nºs 08, 10) a broca GG nº 1, diretamente. Nos casos em que a entrada do canal radicular é ampla ou relativamente ampla (exploração com limas manuais tipo K, nº 20, 25 e 30), recomendamos o uso direto das brocas GG nºs 2 e 3. O princípio de uso dessas brocas é o de alargar um espaço anteriormente aberto.

7. Por que as técnicas que aplicam o princípio coroa/ápice sem pressão (Crown-down Pressureless Technique) são mais vantajosas?

Embora a conformação da parte ativa dos instrumentos de níquel/titânio acionados a motor faça com que o conteúdo necrótico/pulpar e as raspas de dentina sejam trazidos para a porção cervical do canal radicular durante sua ação, a aplicação do princípio coroa/ápice, empregando-se instrumentos de maior para menor diâmetro, da direção cervical para a apical, avançando em profundidade, o risco de extrusão daqueles restos necróticos para o periápice é muito menor. A graduação de conicidade (da maior para a menor conicidade) maximiza a ação de alargamento do instrumento sobre as paredes dentinárias e minimiza o estresse do mesmo.

8. Qual é o fator determinante para que os instrumentos rotatórios fiquem centralizados em canais radiculares curvos?

É a presença da superfície radial ampla (*radial land*). Os instrumentos que apresentam três superfícies radiais são os preferidos.

9. Na técnica que aplica o princípio coroa/ápice sem pressão, os instrumentos de maior diâmetro, principalmente, devem ser levados em profundidade, com ligeiros toques (bicadas), até encontrar resistência. O que significa encontrar resistência?

Encontrar resistência significa que, ao se aplicar pressão ao instrumento, que deve ser proporcional ao seu diâmetro, este deverá avançar de 0,25 mm a 1mm. No momento em que esse instrumento deixar de avançar, em profundidade, quando submetido à pressão, significa que encontrou resistência. Nesse momento, se estivermos aplicando o princípio coroa/ápice, devemos passar para a próxima lima, de menor diâmetro. Se estivermos aplicando uma técnica que não segue esse princípio, deve-se retornar ao instrumento anterior, ou aos passos anteriores dessa instrumentação. Se, mesmo assim, esses instrumentos não avançarem, utilize limas tipo K manuais.

10. Posso usar instrumentos de níquel-titânio associados a motor, até o comprimento real de trabalho (CRT)?

Sim, desde que você já tenha adquirido os predicados técnicos para utilizá-los.

11. É necessário levar os instrumentos de níquel-titânio, de maiores diâmetros, até o CRT?

Não. Em canais radiculares atresiados e com curvaturas abruptas (maiores que 45º), os instrumentos que alcançarão o CRT, deverão ser no máximo até o nº 25 (4) da série Profile, o nº 6 da série Quantec e o nº 25 (0,02) do sistema Pow-R.

12. Qual deve ser a conduta, se um instrumento de pequeno diâmetro, como a lima Quantec nº 2, ou da série Profile nº 15 (2), ou Pow-R (15-0,02), não alcançar o CRT?

Não force e nem aumente a pressão sobre essas limas. Substitua-as por limas manuais tipo K, nº 08,

10 ou 15, de forma a abrir espaço em profundidade. Com o emprego dessas limas, você irá abrir um "caminho" para o uso dos instrumentos rotatórios. Somente após o uso das limas manuais, os instrumentos rotatórios de pequenos diâmetros alcançarão o CRT.

13. Por que substâncias cremosas tipo R. C. Prep não são indicadas quando da utilização dos sistemas rotatórios?

A conformação da parte ativa desses instrumentos irá proporcionar a remoção desses cremes para a região cervical, deixando o canal radicular, após determinado tempo de uso, sem o lubrificante.

14. Qual é a solução irrigadora recomendada pela maioria dos autores para ser utilizada durante a instrumentação do canal radicular com sistemas rotatórios?

São recomendadas as soluções de hipoclorito de sódio, mais concentradas para canais radiculares de dentes com lesão periapical crônica, e menos concentradas, para canais radiculares em casos de tratamento de dentes com vitalidade pulpar e/ou sem lesão periapical visível radiograficamente.

15. Por que os instrumentos do sistema Quantec SC, que têm atividade de corte em sua ponta, são mais indicados para casos de canais radiculares acentuadamente constrictos e/ou calcificados?

Os instrumentos rotatórios com ponta inativa (cilíndrica e lisa) não avançam em profundidade e, ao permanecerem no mesmo comprimento de ação, determinam um "brunimento" na dentina, levando-os ao estresse e finalmente à fratura. Os instrumentos Quantec SC cortam a dentina, avançam em profundidade, minimizando o estresse.

16. Como devo promover a limpeza do instrumento rotatório durante a sua utilização?

Utilize uma gaze umedecida em álcool, de preferência adaptada em dispositivos tipo *clean stand*. Após o seu emprego, a melhor forma de limpeza é a ativação ultra-sônica.

17. Qual é a vantagem do emprego dos sistemas rotatórios com o princípio coroa/ápice sem pressão?

A aplicação desses instrumentos com movimentos de propulsão e alívio (recuo), de pequena amplitude (1mm) (bicadas), possibilita a penetração passiva dos mesmos no canal radicular, permitindo ao clínico, através da sensibilidade tátil, determinar subjetivamente a extensão a ser alcançada (de 0,5 mm a 1 ou 2 mm) para cada instrumento usado. Assim, aplicando o princípio coroa/ápice sem pressão, a possibilidade de fratura do instrumento é menor quando comparada com a técnica ápice/coroa (*Step-back preparation*).

18. A Tycon Co., atualmente Analytic Endodontics, recomenda a técnica de obturação através do sistema Microseal, para os canais radiculares preparados pelo sistema Quantec séries 2.000. Essa orientação é obrigatória?

Necessariamente você não precisa obturar os canais radiculares pelo Sistema Microseal. Pode ser utilizada qualquer outra técnica de obturação, como a condensação lateral ativa. Essa mesma resposta é válida para os outros sistemas, como a série Profile, com relação ao Thermafil e Pow-R, com relação ao Inject R. Fill.

19. Posso usar os sistemas rotatórios para outras finalidades, além do preparo dos canais radiculares?

Sim, esses sistemas são eficientes para a desobturação de um canal radicular, sendo que os instrumentos SC do Sistema Quantec são os mais recomendados. Com o uso desses instrumentos, SC, a cada 2 mm de avanço no canal radicular, recomenda-se a tomada radiográfica para confirmar se o instrumento está sendo introduzido (através da *radial land*) na luz do canal radicular em direção apical.

20. Posso usar o instrumento de níquel-titânio de um determinado sistema no motor utilizado por um outro sistema?

Qualquer instrumento de níquel-titânio pode ser utilizado nos motores oferecidos por todos os sistemas.